N. Rüsch

Das Stigma psychischer Erkrankung

Strategien gegen Ausgrenzung und Diskriminierung

Nicolas Rüsch

Das Stigma psychischer Erkrankung

Strategien gegen Ausgrenzung und Diskriminierung

Wissenschaftsbasiertes Sachbuch

Mit Beiträgen von: Martina Heland-Graef und Janine Berg-Peer

ELSEVIER

Elsevier GmbH, Hackerbrücke 6, 80335 München, Deutschland
Wir freuen uns über Ihr Feedback und Ihre Anregungen an books.cs.muc@elsevier.com

ISBN 978-3-437-23520-7
eISBN 978-3-437-06037-3

1. Auflage 2021

Wichtiger Hinweis für den Benutzer
Die medizinischen Wissenschaften unterliegen einem sehr schnellen Wissenszuwachs. Der stetige Wandel von Methoden, Wirkstoffen und Erkenntnissen ist allen an diesem Werk Beteiligten bewusst. Sowohl der Verlag als auch die Autorinnen und Autoren und alle, die an der Entstehung dieses Werkes beteiligt waren, haben große Sorgfalt darauf verwandt, dass die Angaben zu Methoden, Anweisungen, Produkten, Anwendungen oder Konzepten dem aktuellen Wissenstand zum Zeitpunkt der Fertigstellung des Werkes entsprechen.
Der Verlag kann jedoch keine Gewähr für Angaben zu Dosierung und Applikationsformen übernehmen. Es sollte stets eine unabhängige und sorgfältige Überprüfung von Diagnosen und Arzneimitteldosierungen sowie möglicher Kontraindikationen erfolgen. Jede Dosierung oder Applikation liegt in der Verantwortung der Anwenderin oder des Anwenders. Die Elsevier GmbH, die Autorinnen und Autoren und alle, die an der Entstehung des Werkes mitgewirkt haben, können keinerlei Haftung in Bezug auf jegliche Verletzung und/oder Schäden an Personen oder Eigentum, im Rahmen von Produkthaftung, Fahrlässigkeit oder anderweitig übernehmen.

Für die Vollständigkeit und Auswahl der aufgeführten Medikamente übernimmt der Verlag keine Gewähr.
Geschützte Warennamen (Warenzeichen) werden in der Regel besonders kenntlich gemacht (®). Aus dem Fehlen eines solchen Hinweises kann jedoch nicht automatisch geschlossen werden, dass es sich um einen freien Warennamen handelt.

Bibliografische Information der Deutschen Nationalbibliothek
Die Deutsche Nationalbibliothek verzeichnet diese Publikation in der Deutschen Nationalbibliografie; detaillierte bibliografische Daten sind im Internet über https://www.dnb.de abrufbar.

22 23 24 25 5 4 3 2

In ihren Veröffentlichungen verfolgt die Elsevier GmbH das Ziel, genderneutrale Formulierungen für Personengruppen zu verwenden. Um jedoch den Textfluss nicht zu stören sowie die gestalterische Freiheit nicht einzuschränken, wurden bisweilen Kompromisse eingegangen. Selbstverständlich sind **immer alle Geschlechter** gemeint.

Planung: Uschi Jahn, München
Projektmanagement: Christine Kosel, München
Redaktion: Karin Beifuss, Ohmden
Herstellung: Ute Landwehr-Heldt, Bremen
Satz: SPi Global, Puducherry, India
Druck und Bindung: Drukarnia Dimograf Sp. z o. o., Bielsko-Biała/Polen
Umschlaggestaltung: SpieszDesign, Neu-Ulm
Titelfotografie: © Deborah – stock.adobe.com

Aktuelle Informationen finden Sie im Internet unter **www.elsevier.de**.

Vorwort

Das Stigma psychischer Erkrankung belastet Betroffene und Gesellschaft auf vielerlei Weise. Dieses Buch versucht einen verständlichen Brückenschlag zwischen Forschung und Praxis zu diesem Thema. Es möchte auf Stigma als Last und Unrecht aufmerksam machen und eine Gesprächsgrundlage für Antistigma-Initiativen bieten. Das Buch erhebt keinen Anspruch auf Vollständigkeit in Bezug auf Literatur oder auf Antistigma-Projekte. Es geht in erster Linie um eine klärende Darstellung der Konzepte und sinnvollen Ansätze von Antistigma-Arbeit. Alle, deren Initiativen oder Veröffentlichungen unerwähnt bleiben, mögen mir das nachsehen.

Wie ist das Buch zu lesen? Die Abschnitte bauen inhaltlich aufeinander auf. Wer Muße hat, kann das Buch also von vorne bis hinten lesen. Niemand lasse sich durch die Querverweise (auf andere Buchabschnitte oder -kapitel) ablenken. Sie dienen lediglich dazu, eiligen Lesern nur einzelner Abschnitte Bezüge zu anderen Teilen des Buches zu erleichtern, so dass sie zu einem Thema beispielsweise Grundlagen (vorne im Buch) oder Anwendungen (hinten) nachschlagen können. Wenn Ausdrücke unklar sind, zumal englischsprachige, lohnt sich ein Blick ins Glossar zu Beginn des Buches. Zu Beginn gelesen wird es die Lektüre erleichtern. Wörter wie *Recovery* oder *Empowerment* werden verwendet, da sie im Deutschen als Fremdwörter verbreitet und zudem schlecht übersetzbar sind.

Dieses Buch ist kein wissenschaftliches Fachbuch zu methodischen Details oder Lücken und Einzelbefunden der Forschung. Zwar verweise ich durchweg auf zugrunde liegende Literatur, doch orientiere ich mich im Interesse der Lesbarkeit eher an neueren Übersichtsarbeiten als an Einzelstudien (➤ Kap. 1.5). Wenn ich aus einer Übersichtsarbeit, die Zitate aus verschiedenen Einzelstudien versammelt, zitiere, nenne ich für das Zitat als Beleg die Übersichtsarbeit und nicht die Originalquelle. Das ist zwar philologisch schlampig, doch verkürzt es die Literaturliste und erleichtert das Lesen. Fremdsprachige Originalzitate (außer Bibelstellen) sind von mir ins Deutsche übersetzt. Ebenfalls im Interesse der Lesbarkeit verwende ich meist nur die männliche Form, also „Kollegen", auch wenn es sich um Kolleginnen und Kollegen handelt.

An manchen Stellen mag mein Unwille über Missstände durchschimmern. Das liegt bei Themen wie Diskriminierung und sozialem Unrecht nahe. Berechtigter Ärger ist ein Begriff aus der Stigmaforschung; er kann zu sozialem Wandel beitragen und Menschen für Veränderung motivieren. Schon aus Altersgründen tauge ich nicht zum jungen Wilden, könnte aber mittlerweile als „angry old man" durchgehen.

Das Schreiben dieses Buches hat mich Dankbarkeit gelehrt. Mein Dank gilt zunächst denjenigen, die meine Beschäftigung mit dem Thema Stigma psychischer Erkrankung über viele Jahre ermöglicht und begleitet haben. In chronologischer Folge sind das Pat Corrigan, Stigmaforscher aus Chicago, der mir seit 20 Jahren Mentor und Freund ist; Mathias Berger ließ mir in Freiburg den Freiraum, mich neben der Hirnforschung dem Stigmathema zu widmen; Wulf Rössler, Zürich, und seine Kollegen ermöglichten mir, im dortigen ZInEP-Projekt zum Thema Stigma zu arbeiten. Seit Jahren habe ich das Glück, mit Thomas Becker am Bezirkskrankenhaus Günzburg und an der Universität Ulm zu arbeiten. Uns beide beschäftigen soziale Aspekte psychischer Erkrankung, und ich verdanke dem Austausch mit ihm und seiner Unterstützung sehr viel. Mein Dank gilt schließlich den Bezirkskliniken Schwaben, zu denen das BKH Günzburg gehört, und ihrem Vorstandsvorsitzenden Thomas Düll, der meine Arbeit mit Interesse gefördert hat.

Dem Günzburger Home-Treatment-Team und allen Patienten, die sich dorthin wenden, verdanke ich die Freude an meiner klinischen Arbeit.

Meine Arbeit an der Universität Ulm und der dortigen Sektion Public Mental Health wäre nicht möglich ohne Kolleginnen und Kollegen der letzten Jahre: Nathalie Oexle, die sich u. a. mit Stigma und Suizidalität befasst (➤ Kap. 5.2), Lea Mayer, die zum IWS-Programm arbeitet (➤ Kap. 9.2), Ziyan Xu, die neben ihren Studien (u.a. ➤ Kap. 10.3) eine reiche ost-westliche Perspektive einbrachte, Moritz Wigand, dem ich für dieses Buch nicht nur eine Gedichtübertragung verdanke (➤ Kap. 5.4.4), und Nadja Puschner, die mir gelassen half, Berge von Literatur in den Griff zu bekommen. Dankbar bin ich für den Austausch mit meinen wissenschaftlichen Kollegen in Günzburg: Reinhold Kilian, Markus Kösters, Silvia Krumm und Bernd Puschner. Mein Nachdenken über Stigma wäre nicht möglich ohne den steten und langjährigen Austausch mit, neben Pat Corrigan, Sara Evans-Lacko und Graham Thornicroft in London. Besonderer Dank gilt meinem Freund Roland Zahn und unseren Gesprächen, ohne die es dieses Buch so nicht gäbe.

Eine Reihe von Angehörigen, Freunden und Kollegen gaben mir sehr wichtige Kommentare zu einer früheren Fassung dieses Manuskripts, die zu inhaltlichen Änderungen führten. Ihnen allen gilt mein herzlicher Dank: Reinhold Aschenberg, Cornelia und Thomas Becker, Alexander Gallus, Joachim Hein, Rainer Höflacher, Andreas Jung, Johannes Keller, Florian Rüsch, Hans Joachim Salize, Georg Schomerus und Roland Zahn. Weiteren Lesern danke ich für das Auffinden diverser Versehen und Unklarheiten. Alle verbliebenen Irrtümer sind meine. Herzlicher Dank gilt den Kolleginnen des Elsevier-Verlags Uschi Jahn und Christine Kosel ebenso wie der Lektorin Karin Beifuss und der Zeichnerin Heike Hübner.

Während der Arbeit an diesem Buch tauchte ich immer wieder ab ins Lesen und Schreiben. Das war notwendig für das Buch, jedoch eine Zumutung für meine Familie. Meiner Frau danke ich daher nicht nur für ihre wichtigen Hinweise zu allen Teilen dieses Buches, sondern ihr ebenso wie meinen Kindern für ihre Geduld mit mir in dieser Zeit.

Wenn Sie als Leser dieses Buches auf Lücken oder Unklarheiten stoßen oder schlicht anderer Meinung sind, freue ich mich über konstruktive Rückmeldung an: nicolas.ruesch@uni-ulm.de.

Ulm, im Sommer 2020
Nicolas Rüsch

Autoren

Nicolas Rüsch

Studium der Klassischen Philologie in München, Tübingen und Master-Abschluss in Oxford, UK. Medizinstudium, überwiegend in Freiburg im Breisgau. Ausbildung in Psychiatrie und Psychotherapie in Freiburg, 2 Jahre Neurologie in Rom. Habilitation im Bereich der Hirnforschung (MRT). Zweijähriger Forschungsaufenthalt zum Thema Stigma psychischer Erkrankung am Illinois Institute of Technology, Chicago, bei Pat Corrigan; dreijährige Arbeit an der Psychiatrischen Universitätsklinik Zürich im Kriseninterventionszentrum und in der Stigmaforschung. Seit 2013 Oberarzt im Home Treatment an der Klinik für Psychiatrie und Psychotherapie II der Universität Ulm am Bezirkskrankenhaus Günzburg/Bezirkskliniken Schwaben sowie Professor für Public Mental Health an der Universität Ulm. Seit über 10 Jahren Gastwissenschaftler bei Graham Thornicroft und Kollegen am Institute of Psychiatry, Psychology and Neuroscience, King's College London, UK.

Janine Berg-Peer

Autorin und Coach, Bloggerin. Tochter einer bipolar erkrankten Mutter und Mutter einer schizoaffektiv erkrankten Tochter. Vier Kinder, drei Enkelkinder, ein Urenkelkind. Studium der Soziologie in Berlin und Kairo, wissenschaftliche Mitarbeiterin. Tätigkeiten an internationaler Wirtschaftshochschule und als Unternehmensberaterin, seit 2013 Beraterin und Coach für Angehörige psychisch Erkrankter, Vorträge und Lesungen vor Angehörigen im In- und Ausland. Buchautorin, u. a. von „Wer früher plant, ist nicht gleich tot – Meine Vorbereitung auf ein entspanntes Leben im Alter“, Goldmann Verlag 2020; „Aufopfern ist keine Lösung – Mut zu mehr Gelassenheit für Eltern psychisch erkrankter Kinder und Erwachsener“, Kösel Verlag 2015; „Schizophrenie ist scheiße, Mama!“ Vom Leben mit meiner psychisch erkrankten Tochter, Fischer Verlag 2013.

Martina Heland-Graef

57 Jahre alt, Krankenschwester, verheiratet. In der Selbsthilfe organisiert, um den Menschen eine Stimme zu geben, die sich nicht selbst trauen oder vertreten können: „Ich bin für die laut, die zu leise sind.“ Arbeitet hauptsächlich politisch und organisiert Selbsthilfetage in Bayern, Vorstandsmitglied des Bayerischen Landesverbandes Psychiatrie-Erfahrener e. V. Sie strickt und häkelt gern, näht viele ihrer Kleidungsstücke selbst. Ihr Motto in guten wie in schlechten Tagen: „Geht nicht, gibt‘s nicht! Psychose heißt nicht tot sein. Psychose heißt intensiver leben.“

Glossar und Abkürzungen

Allgemeinbevölkerung Mit diesem Oberbegriff wird in diesem Buch die nichtstigmatisierte, „gesunde" oder „normale" Öffentlichkeit bezeichnet. Zu ihr gehören u. a. Personen in Machtpositionen, die Diskriminierung ausüben können, z. B. Arbeitgeber oder Vermieter. Zu ihr gehört auch die Öffentlichkeit, an die sich Medien richten oder die in Bevölkerungsbefragungen untersucht wird.

Antistigma-Strategien Drei Hauptstrategien zum Abbau öffentlichen Stigmas sind Protest, Edukation und Kontakt (siehe jeweils dort und ➤ Kap. 8.1, ➤ Kap. 8.3, ➤ Kap. 8.4).

BZgA Bundeszentrale für gesundheitliche Aufklärung in Bonn (bzga.de) mit den Zielen Gesundheitserziehung und Gesundheitsförderung, inkl. Vorbeugung von Gesundheitsrisiken und Prävention.

DALY Disability-Adjusted Life Year (behinderungsbereinigtes Lebensjahr) ist ein Maß für durch Krankheit und Behinderung verlorene gesunde Lebensjahre. DALYs erfassen sowohl die durch frühen Tod verlorenen Jahre als auch die mit krankheitsbedingter Behinderung oder Einschränkung gelebten Jahre. DALYs ermöglichen daher Vergleiche der Krankheitsbelastung über verschiedene Arten von Krankheit und Behinderung hinweg.

DGPPN Deutsche Gesellschaft für Psychiatrie, Psychotherapie, Psychosomatik und Nervenheilkunde.

Diskriminierung Verhalten als Folge eines Vorurteils („Als Arbeitgeber werde ich Menschen mit psychischen Erkrankungen keine Stelle geben"); zu struktureller Diskriminierung siehe dort.

Edukation Abbau öffentlichen Stigmas, indem falsche Stereotype über Menschen mit psychischer Erkrankung und Vorurteile durch Fakten ersetzt werden (➤ Kap. 8.1).

Empowerment Gefühl von persönlicher Stärke, Selbstbestimmung und Kontrolle über die eigene Lebensführung. So kann man trotz einer psychischen Erkrankung positives Selbstwertgefühl empfinden und durch Vorurteile nicht wesentlich eingeschränkt sein. Empowerment ist eine wichtige Voraussetzung für Recovery.

EX-IN *Experienced Involvement*, dt. „Beteiligung aus Erfahrung". Gemeint ist, dass Menschen mit eigener Erfahrung psychischer Erkrankung (Peers, siehe dort) eine EX-IN-Weiterbildung durchlaufen und anschließend als Genesungsbegleiter oder eben als EX-IN-Mitarbeiter tätig sind, z. B. in Kliniken, Beratungsstellen oder sozialen Einrichtungen.

FAZ Frankfurter Allgemeine Zeitung.

ICD Internationale Klassifikation der Krankheiten und verwandter Gesundheitsprobleme (engl. International Classification of Diseases and related health problems) der Weltgesundheitsorganisation (WHO). Derzeit gilt die zehnte Version (ICD-10), ab 2022 die elfte (ICD-11).

IPS *Individual Placement and Support* (individuelle Platzierung und Unterstützung) ist die am besten definierte und wirksamste Art unterstützter Beschäftigung (➤ Kap. 7.1.2, Supported Employment). Bei IPS werden Menschen mit psychischer Erkrankung ohne vorhergehendes Training oder Rehabilitation direkt in den allgemeinen Arbeitsmarkt vermittelt (daher „Erst platzieren, dann trainieren"). Sie werden durch sog. Job Coaches unterstützt, sowohl bei der Arbeitsuche als auch am neuen Arbeitsplatz.

IWS *In Würde zu sich stehen* ist ein von Peers (siehe dort) geleitetes Gruppenprogramm zum Thema Offenlegung der eigenen psychischen Erkrankung (➤ Kap. 9.2).

Kontakt Strategie zum Abbau öffentlichen Stigmas, indem Mitglieder der Allgemeinbevölkerung (z. B. Arbeitgeber, deren Einstellungen verbessert werden sollen) mit Peers (siehe dort) in Kontakt kommen. Das heißt, Menschen mit eigener Erfahrung psychischer Erkrankung (Peers) erzählen von sich und verfolgen mit der Zielgruppe (z. B. Arbeitgebern) ein gemeinsames Ziel, z. B. gegenseitigen Austausch in einem Seminar oder Projektarbeit. Nur solch kooperativer, gut gestalteter Kontakt wirkt gegen Stigma.

NECT *Narrative Enhancement and Cognitive Therapy* ist ein Gruppenprogramm zum Abbau von Selbststigma (➤ Kap. 9.1.3).

OECD Organisation für wirtschaftliche Zusammenarbeit und Entwicklung (engl. Organization for Economic Cooperation and Development). Die OECD hat 36 Mitgliedstaaten, darunter Deutschland, Österreich und die Schweiz, und legt regelmäßig ausführliche Berichte und Daten u. a. zu Gesundheitssystemen vor.

Peer Das englische Wort *Peer* bezeichnet eine Person, die einem ähnlich ist, ähnliche Erfahrungen gemacht hat oder zur eigenen Gruppe gehört. In diesem Buch sind mit Peers Personen gemeint, die Erfahrung mit einer eigenen psychischen Erkrankung oder mit Behandlung in der Psychiatrie haben (Mehrzahl: *Peers*). Sie können *Peer Support* anbieten, also als Peers andere Betroffene unterstützen (➤ Kap. 7.3.4).

Profi In diesem Buch ist damit eine im Bereich der Psychiatrie oder Psychotherapie tätige Person mit einer Form von Berufsausbildung, u. a. Krankenpflege, Psychologie, Medizin, Sozialarbeit, Ergotherapie usw. gemeint (zu Peers, d. h. Experten aus Erfahrung, nicht durch Ausbildung, siehe dort).

Protest Strategie zum Abbau öffentlichen Stigmas (➤ Kap. 8.3). Protest kann sich z. B. über E-Mails, Post oder soziale Medien gegen Werbung eines Unternehmens, die sich über Menschen mit psychischen Erkrankungen lustig macht, oder gegen Gesetzesvorhaben richten.

PsychKHG Psychisch-Kranken-Hilfe-Gesetze der deutschen Bundesländer (auch Psychisch-Kranken-Gesetz oder, im Saarland, Unterbringungsgesetz; die Namen unterscheiden sich leicht zwischen den Ländern). Diese Gesetze regeln u. a. die Einweisung und Unterbringung in einer psychiatrischen Klinik von Menschen mit psychischen Erkrankungen bei akuter Eigen- oder Fremdgefährdung (➤ Kap. 7.5.5).

RCT Randomisierte, kontrollierte Studie (engl. randomised controlled trial ➤ Kap. 1.5), in der die Wirksamkeit einer Therapie oder z. B. einer Antistigma-Intervention überprüft wird. Dabei werden Studienteilnehmer per Los entweder der Intervention oder einer Vergleichsgruppe (ohne Intervention) zugeteilt. Dann wird die Veränderung bei Interventionsteilnehmern im Vergleich zu Menschen ohne Intervention (Vergleichsgruppe) beurteilt. Durch diesen Vergleich kann man die Wirksamkeit von Interventionen besser beurteilen als in Vorher-Nachher-Studien (ohne eine Vergleichsgruppe, die die Intervention nicht erhält).

Recovery Zu deutsch in etwa Gesundung oder Genesung (➤ Kap. 5.1.6). Bei Recovery geht es nicht nur um Symptomrückgang, sondern v.a. um die Zuversicht und positive Einstellung, auch mit einer psychischen Erkrankung und möglichen Einschränkungen ein gutes, selbstbestimmtes Leben führen zu können. Recovery beschreibt einen individuellen Genesungsprozess.

SGB Sozialgesetzbuch, d. h. deutsches Sozialrecht in 13 Büchern, von SGB I bis SGB XIV; z. B. geht es im SGB V um Leistungen der gesetzlichen Krankenversicherung, im SGB IX um Rehabilitation und Teilhabe von Menschen mit Behinderungen (➤ Kap. 7.5.3).

Stereotype Ansichten über eine soziale Gruppe, die diese Gruppe mit Attributen (Eigenschaften) verbinden, z. B. „Schotten sind geizig" oder „Menschen mit psychischen Erkrankungen sind inkompetent" (➤ Kap. 3.2.3 ff.).

StGB Strafgesetzbuch.

Stigma/Selbststigma Stigma ist ein Oberbegriff für Stereotype, Vorurteile und Diskriminierung (siehe dort). Stigma in diesem Buch bezeichnet nicht nur das stigmatisierte Merkmal („psychisch krank"), sondern die davon ausgehende Kaskade, die bis zu Diskriminierung reicht (➤ Kap. 3.1.4). Aufgrund von Stigma sind Menschen mit psychischer Erkrankung Vorurteilen und Diskriminierung ausgesetzt, weil die Erkrankung oft als Makel gilt (➤ Kap. 5.1.1). Mitglieder der Allgemeinbevölkerung (siehe dort; u. a. Arbeitgeber oder Vermieter) können Menschen mit psychischen Erkrankungen benachteiligen, was als öffentliche Stigmatisierung bezeichnet wird. Menschen mit einer psychischen Erkrankung können Vorurteilen zustimmen und sie gegen sich wenden, was Selbststigma genannt wird („Ich bin psychisch krank, daher muss ich faul und inkompetent sein" ➤ Kap. 5.1.3).

Strukturelle Diskriminierung Benachteiligung von Angehörigen einer Gruppe durch Regeln und Abläufe u. a. in Institutionen, Firmen, politischen Abläufen oder im Rechtssystem (➤ Kap. 5.1.8). Diese Diskriminierung kann absichtlich oder unabsichtlich geschehen. Verwandte Begriffe sind organisatorisches, institutionelles oder systemisches Stigma (zum Begriff Diskriminierung siehe dort).

UN-BRK Behindertenrechtskonvention der Vereinten Nationen, 2006 verabschiedet. Inzwischen ratifiziert und geltendes Recht u. a. in Deutschland, Österreich, der Schweiz und der EU (➤ Kap. 7.5.2).

Vorurteil Zustimmung zum Stereotyp und emotionale Reaktion („Ja, Menschen mit psychischen Erkrankungen sind faul, daher ärgere ich mich über sie").

WHO Weltgesundheitsorganisation (World Health Organization) der Vereinten Nationen (UN).

Internetadressen

Die hier alphabetisch aufgeführten Internetadressen (Stand Februar 2020) sind im Text aufgeführt. Mehr Informationen finden sich in den genannten Textabschnitten.

alz.co.uk/everythreeseconds ➤ Kap. 5.4.4
alzheimerfest.it ➤ Kap. 5.4.4
alzpoetry.com ➤ Kap. 5.4.4
bagw.de ➤ Kap. 7.2.1
bastagegenstigma.de ➤ Kap. 8.4.7
bergundmental.de ➤ Kap. 5.4.3
bibb.de ➤ Kap. 7.2.1
blaupause-gesundheit.de ➤ Kap. 7.3.2
bzga.de ➤ Kap. 5.2.3
cartercenter.org ➤ Kap. 7.4.7
cochrane.de ➤ Kap. 1.5
cochrane.org ➤ Kap. 1.5
deutsche-depressionshilfe.de ➤ Kap. 5.2.3
dgbs.de ➤ Kap. 5.4.2, ➤ Kap. 7.3.2
empowerment-college.com ➤ Kap. 5.1.6
ex-in.de ➤ Kap. 7.3.4, ➤ Kap. 9.1.5
ex-in.eu ➤ Kap. 9.1.5
feantsa.org ➤ Kap. 7.2.1
frnd.de ➤ Kap. 5.2.3, ➤ Kap. 7.4.5
gedenkort-t4.eu ➤ Kap. 2.1.2
hearing-voices.org ➤ Kap. 8.1.4
hopprogram.org ➤ Kap. 9.2.5
indigo-group.org ➤ Kap. 1.5
institut-fuer-menschenrechte.de ➤ Kap. 7.5.2
iom.int ➤ Kap. 5.8
irremenschlich.de ➤ Kap. 8.4.6
irrsinnig-menschlich.de ➤ Kap. 8.4.5
itgetsbetter.org ➤ Kap. 4.3.4
konfetti-im-kopf.de ➤ Kap. 5.4.4
kopfsalat.podigee.io ➤ Kap. 5.2.3
mentalhealthcrowd.de ➤ Kap. 5.4.3
muenchen-depression.de ➤ Kap. 8.1.6
mutmachleute.de ➤ Kap. 8.4.3
neunerhaus.at ➤ Kap. 7.2.3
ohrenkuss.de ➤ Kap. 5.4.6
projekt-yam.at ➤ Kap. 5.2.3
promenz.at ➤ Kap. 5.4.4
psychenet.de ➤ Kap. 8.1.6
recoverycollegeberlin.de ➤ Kap. 5.1.6
refukey.org ➤ Kap. 5.8
robert-enke-stiftung.de ➤ Kap. 5.2.3
scope.org.uk/campaigns/end-the-awkward ➤ Kap. 5.4.6
seelischegesundheit.net ➤ Kap. 12.2
seemescotland.org ➤ Kap. 12.1
stimmenhoeren.de ➤ Kap. 8.1.4
stolpersteine-gp.de/theodor-kynast ➤ Kap. 2.1.2
suizidpraevention.de ➤ Kap. 5.2.3
suizidpraevention-deutschland.de ➤ Kap. 7.4.7
t4-denkmal.de ➤ Kap. 2.1.2
time-to-change.org.uk ➤ Kap. 12.1, ➤ Kap. 12.2
triplep.de ➤ Kap. 7.3.4
unhcr.org ➤ Kap. 5.8
uni-ulm.de/med/iws ➤ Kap. 9.2.5
woche-seelische-gesundheit.de ➤ Kap. 8.1.6

Abbildungsnachweis

Der Verweis auf die jeweilige Abbildungsquelle befindet sich bei allen Abbildungen im Werk am Ende des Legendentextes in eckigen Klammern. Alle nicht besonders gekennzeichneten Grafiken und Abbildungen © Elsevier GmbH, München.

G282	Becker, T. et al.: Versorgungsmodelle in Psychiatrie und Psychotherapie, 1. Auflage 2008. Kohlhammer GmbH Stuttgart
J810-008	ART Collection / Alamy Stock Foto
J810-009	PRISMA ARCHIVO / Alamy Stock Foto
J810-010	Science History Images / Alamy Stock Foto
J810-011	Moviestore Collection Ltd / Alamy Stock Foto
J810-013	World History Archive / Alamy Stock Foto
L143	Heike Hübner, Berlin
P735	Martina Heland-Graef, Neustadt
W798-002	World Health Organization Regional Office for EuropeUN City Marmorvej 51DK-2100 Copenhagen Ødenmark
X376	Metropolitan Museum, New York City

Inhaltsverzeichnis

KAPITEL

1 Einleitung

Menschen mit psychischen Erkrankungen stehen vor einer doppelten Herausforderung. Nicht nur müssen sie sich mit Symptomen ihrer Erkrankung auseinandersetzen, u. a. mit tiefer Traurigkeit, Stimmenhören, Angst, Energieverlust oder Suizidalität. Sie begegnen häufig auch der Etikettierung als *psychisch krank* und in der Folge Vorurteilen und Diskriminierung. Zu solcher Benachteiligung durch andere (öffentliches Stigma) können Selbststigma und Scham über die Erkrankung kommen und schließlich Diskriminierung in rechtlichen oder organisatorischen Abläufen (strukturelle Diskriminierung). Stigma mit all seinen Folgen wiegt für viele Betroffene schwerer als die Symptome ihrer Erkrankung. Daher wurde es treffend als *zweite Krankheit* bezeichnet [1].

Unterstützungs- und Behandlungsmöglichkeiten jeglicher Art, von der Selbsthilfe bis zur Psychiatrie, sind bekannter und werden häufiger genutzt als noch vor wenigen Jahrzehnten. Doch gegen Stigma wird wenig unternommen. Das ist ein erheblicher Missstand und in sich schon ein Zeichen der Benachteiligung dieser großen Bevölkerungsgruppe. Unsere Gesellschaft würde eine auch nur annähernd so ausgeprägte soziale Ausgrenzung und Diskriminierung von Menschen mit körperlichen Erkrankungen nicht akzeptieren. Dabei ist Stigma kein kosmetisches Problem, kein kleiner Schönheitsfehler im sozialen

Umgang. Die Folgen sind zahlreich und brutal: Ausschluss aus dem Miteinander von Familie, Freunden und Gemeinschaft am Wohnort; Isolation, Verzweiflung und Suizidalität; Armut und Not u. a. durch Benachteiligung in den Bereichen Arbeit und Wohnen; Vermeidung von Hilfesuche, Benachteiligung im Gesundheitssystem und um viele Jahre früherer Tod; Zerrbilder in den Medien; Benachteiligung im Rechtssystem, u. a. bis 2019 im deutschen Wahlrecht; und nicht zuletzt Stigma als Barriere für ein gleichberechtigtes und möglichst gutes Leben mit der Erkrankung, d. h. für Recovery.

1.1 Ziele und Inhalt des Buches

Dieses Buch hat zwei Ziele: erstens, das Stigma psychischer Erkrankung in seinen verschiedenen Aspekten und Auswirkungen darzustellen. Die Folgen von Stigma werden häufig unterschätzt, nur einzelne Aspekte werden gesehen, wenn überhaupt. Doch Stigma kann in verschiedenen Zusammenhängen viele Formen annehmen und zahlreiche Folgen haben. Erst die Kenntnis seiner Vielgestaltigkeit ermöglicht die Entwicklung von Antistigma-Programmen, die das Ziel des Stigmaabbaus weder naiv für einfach halten noch Nebenwirkungen gut gemeinter Ansätze verkennen. Denn wenn man eine Form von Stigma zu verringern versucht, kann das andere Formen von Stigma verstärken (➤ Kap. 1.3).

In diesem Sinne gleicht Stigma dem Meergott Proteus der griechischen Sage, der sich in viele Gestalten verwandeln kann und daher schwer zu greifen ist (Homer, *Odyssee*; 4, 349 ff.). Doch hat man Proteus einmal gefasst, kann er die Zukunft vorhersagen. Daher sollen – als zweites Ziel des Buches – auf der Grundlage verschiedener Formen und Folgen von Stigma Wege aufgezeigt werden, wie Stigma und soziale Ausgrenzung von Menschen mit psychischen Erkrankungen künftig abgebaut werden können. Wir wissen viel darüber, was hilft, nur werden gute Antistigma-Programme viel zu selten eingesetzt – obwohl allein in Deutschland viele Millionen Menschen betroffen sind. Es ist Zeit, zu handeln.

Das Buch gliedert sich in folgende Teile. Nach dieser Einleitung werden die Themen psychische Gesundheit/Krankheit und Stigma eingeordnet in Form von Schlaglichtern auf Geschichte, gesellschaftliche Zusammenhänge, Belastung durch psychische Erkrankungen und soziale Inklusion (➤ Kap. 2). Es folgt eine Darstellung im Rückgriff auf soziologische und sozialpsychologische Arbeiten dazu, was Stigma ist und welche Funktionen es erfüllt, für Einzelne und Gruppen sowie aus evolutionärer Sicht (➤ Kap. 3). Anschließend geht es um Folgen von Stigma für stigmatisierte Personen ebenso wie für die Allgemeinbevölkerung (➤ Kap. 4). Bis hierher handelt es sich um Grundlagen, die für das Stigma psychischer Erkrankung wichtig sind, aber auch für Menschen mit anderen, oft zusätzlich zu psychischer Erkrankung vorhandenen stigmatisierten Eigenschaften, z. B. bei Langzeitarbeitslosigkeit.

➤ Kap. 5 wendet sich zunächst dem Thema Stigma für Menschen mit psychischer Erkrankung allgemein zu (➤ Kap. 5.1), anschließend einigen Gruppen, die aufgrund ihrer Problematik (z. B. Suizidalität), ihrer sozialen Rolle oder der Art ihrer Erkrankung in besonderer Weise mit Stigma zu kämpfen haben (➤ Kap. 5.2 bis ➤ Kap. 5.8). Es folgen persönliche Perspektiven auf Stigma aus Sicht einer Psychiatrie-Erfahrenen (Martina Heland-Graef ➤ Kap. 6.1) und einer Angehörigen (Janine Berg-Peer ➤ Kap. 6.2).

Stigma wirkt in sozialen Zusammenhängen. Daher werden spezifische Aspekte für verschiedene Gesellschaftsbereiche diskutiert, und zwar in Bezug auf Arbeitswelt, Wohnungslosigkeit, Gesundheitssystem, Medien und Rechtssystem (➤ Kap. 7). Da sich Antistigma-Interventionen sinnvollerweise einem bestimmten sozialen Umfeld zuwenden, finden sich in ➤ Kap. 7 für jeden Gesellschaftsbereich spezifische Antistigma-Interventionen. Um Grundlagen, Wirksamkeit und Beispiele gelungener Antistigma-Arbeit außerhalb dieser speziellen Gesellschaftsbereiche geht es in ➤ Kap. 8 bis ➤ Kap. 12. Am Ende steht ein Ausblick (➤ Kap. 13).

Um Orientierung und Lesen zu erleichtern, steht Folgendes zur Verfügung: zu Beginn eine alphabetische Liste von Begriffen (Glossar und Abkürzungsverzeichnis in einem), am Ende des Buches Literaturangaben und Register. Im ganzen Text finden sich Verweise auf andere Kapitel oder Unterkapitel, um Bezüge herzustellen, z. B. zwischen Stigmakonzepten zu Beginn und Antistigma-Interventionen gegen Ende. Gelegentlich sind englischsprachige Ausdrücke oder Webseiten erwähnt, über die sich weiterführende Informationen finden lassen. Alle fremdsprachigen Zitate wurden von mir ins Deutsche übersetzt (Ausnahme: Zitate aus dem Neuen Testament in der Fassung der Luther-Übersetzung von 1967). Meine Übersetzungen sind nicht autorisiert, Originalstellen sind für Interessierte angegeben.

1.2 Sprache

Die Worte, in denen wir über uns und andere sprechen und nachdenken, beeinflussen unser Handeln. Wenn ich als Arzt *den Schizophrenen* behandle, werde ich anders mit ihm umgehen (und er mit mir), als wenn ich mich Herrn Maier zuwende, der einen Beruf hat, Kinder, einen Hund und eine Schizophrenie. Jeder von uns hat viele Rollen und Eigenschaften, auch Gesundheit und Krankheiten in all ihren Facetten, und niemand *ist* seine Erkrankung. Im Englischen heißt der daraus folgende Grundsatz, zuerst die Person zu nennen (Herrn Maier) anstatt zuerst die Erkrankung: „person-first language". Manchen mögen heutzutage die Anforderungen an politisch korrekte Sprache übertrieben erscheinen. Doch der Anspruch, die Person zuerst zu nennen und so auch mit ihr umzugehen, scheint mir so sinnvoll, dass in diesem Buch nicht von *psychisch Kranken* die Rede ist, sondern von *Menschen mit psychischer Erkrankung.*

Sprache kann auch zum Kampfplatz werden: Man kann sich im Streit um Worte verzetteln – gerade bei einem Thema wie Stigma und Diskriminierung, das mit sozialer Ungerechtigkeit zu tun hat und Empörung auslösen kann. Manche lehnen schon den Begriff *Stigma* ab, weil er den Makel gleichsam in die Person verlege (➤ Kap. 3.1.2). Das Gespräch über Stigma kann abbrechen, wenn man sich in Worte verbeißt. Ich erinnere mich an eine Konferenz, bei der ich neben einem Herrn mit Psychiatrie-Erfahrung auf dem Podium saß. Das Ziel des Gesprächs war es, über gemeinsame Ansätze und Vorgehen von Psychiatrie-Erfahrenen, Angehörigen und Profis in der Antistigma-Arbeit zu sprechen. Das Gespräch brach allerdings ab, bevor es begonnen hatte, denn der Herr sagte, es gebe keine *psychischen Erkrankungen,* daher könne es auch keine Programme gegen das *Stigma psychischer Erkrankungen* geben. Ende der Diskussion.

und ohne Psychose) können aggressiv sein, und Angst ist dann eine naheliegende Reaktion. Stigma heißt nicht, vor einer Person in einer bestimmten Situation begründete Angst zu haben. Stigma heißt, dass ich jemanden nicht mehr als Individuum, sondern aufgrund der seiner Gruppe zugeschriebenen Eigenschaften beurteile und so auf ihn reagiere („Alle Psychotiker sind gefährlich und machen mir Angst, auch wenn sie einmal ruhig wirken").

Das Beispiel der jungen Frau zeigt, dass man beim Thema Stigma psychischer Erkrankung reale Probleme nicht ausblenden sollte. Sie gleichsam schönzureden, mag zwar positiv klingen, doch wird es dem Leid, das (auch) mit psychischen Erkrankungen verbunden ist, nicht gerecht: *Schizophrenie ist scheiße, Mama!*, ein Buch von Janine Berg-Peer (➤ Kap. 6.2), trägt seinen Titel schließlich nach einer Äußerung der Tochter über ihre eigene Erkrankung. Auch Psychiatrie-Erfahrene weisen darauf hin, dass Antistigma-Arbeit nichts beschönigen sollte. Wenn Menschen mit schweren psychischen Erkrankungen etwa bei der Arbeit weniger belastbar seien, sollte das nicht geleugnet werden. Im Gegenteil sei es nötig, ihnen mit ihrer Einschränkung oder Behinderung Teilhabe zu ermöglichen.

In diesem Zusammenhang ist es hilfreich, zwischen sozialer Etikettierung als *psychisch krank* einerseits und realer Funktionseinschränkung oder Behinderung aufgrund der Erkrankung andererseits zu unterscheiden (label versus disability). Wenn jemand eine Alkoholabhängigkeit hat und weiter trinkt, darf er nicht als Pilot oder Lkw-Fahrer arbeiten. Das ist keine Diskriminierung, sondern schlicht Folge krankheitsbedingter Einschränkungen. Wenn jemandem aber das Wahlrecht aberkannt wird, nur weil er als *psychisch krank* etikettiert ist, ist das ein Fall von Diskriminierung (➤ Kap. 7.5.4).

1.5 Studien und Evidenz

1.5.1 Wetter, Hirn und Marketing

Es gibt zum Thema Stigma psychischer Erkrankung viele Meinungen – fast wie beim Fußball oder beim Wetter, alle können mitreden. Das ist im Grunde ein positives Zeichen von Interesse, denn psychische Erkrankungen sind häufig, und jeder hat mit ihnen zu tun, bei sich selbst, im privaten oder beruflichen Umfeld. Das Problem ist nur, dass manche Meinungen grober Unfug sind – und anders als beim Wetter oder Fußball können sie Schaden anrichten. Während meiner Zeit in Zürich wurde ich einmal in einen anderen Kanton eingeladen. Eine Stiftung wollte dort eine Antistigma-Initiative starten. Über das Vorgehen war bereits entschieden worden: Erstens sollte die Allgemeinbevölkerung lernen, dass psychische Erkrankungen Gehirnerkrankungen seien, so werde Stigma verschwinden. Niemand habe Vorurteile gegen Stoffwechselstörungen wie Diabetes. Warum sollten die Leute noch etwas gegen Schizophrenie haben, wenn sie verstünden, dass es eine Hirnstoffwechselstörung sei? Zweitens war eine Marketingfirma damit beauftragt worden, schicke Logos, Bilder, Luftballonaktionen und dergleichen mehr zu gestalten. Als ich das hörte, merkte ich an, der Fokus auf Hirnerkrankungen werde Stigma voraussichtlich verschlimmern, nicht verbessern (➤ Kap. 5.1.2). Ich schlug vor, das Geld nicht der Marketing-Firma zu geben, sondern Initiativen von Psychiatrie-Erfahrenen, damit sie das Programm steuern und selbst durchführen könnten, u. a. durch kontaktbasierte

Antistigma-Arbeit (➤ Kap. 8.4). Nichts davon stieß bei der Stiftung auf Interesse. Betroffene und Angehörige verabschiedeten sich aus der Mitarbeit, ich auch. Die Moral von der Geschicht': Gut gemeint ist nicht gleich gut.

1.5.2 Arten von Studien, Information, Kausalität

Wie soll man aus gut gemeinten Ansätzen der Antistigma-Arbeit die guten herausfinden? Dabei hilft die Forschung. Gute Studien liefern Belege dafür, ob eine Art von Antistigma-Arbeit wirkt oder nicht – und für wen, mit welchem Aufwand, wie nachhaltig und so fort. Forscher sind allerdings selbst mitunter befangen. Es gibt Anhänger dieses oder jenes Vorgehens, auch Forscher haben ihre Scheuklappen und Steckenpferde. Studien können einseitig wahrgenommen, interpretiert oder durchgeführt werden. Selten wird die eigene Perspektive dargestellt und reflektiert, die eigene Zielsetzung für Antistigma-Arbeit (➤ Kap. 1.3) bleibt häufig offen. Selbstvermarktung ist keine Seltenheit.

Glücklicherweise kann man über bloßes Meinen hinauskommen: Verschiedene Arten von Studien und Untersuchungsmethoden helfen, Stigma und seine Folgen sowie Antistigma-Arbeit zu verstehen. Grundbegriffe zu Studien und Methodik werden in diesem Abschnitt erläutert, weil im gesamten Buch nicht einfach Meinungen geäußert werden, sondern, wo immer möglich, durch gute Studien belegbare Standpunkte dargestellt werden sollen. Leser sollen dabei nachvollziehen können, auf welche Art von Information sich die Darstellung stützt.

Erstens gibt es Erfahrungsberichte von Menschen mit psychischen Erkrankungen (first-person accounts). Sie sind grundlegend, denn sie zeigen, wie Stigma von Betroffenen erlebt wird und wie es sich auf ihr Leben auswirkt. Zweitens muss man zwischen quantitativer und qualitativer Forschung unterscheiden. Quantitative Studien sammeln letztlich Zahlen, messen etwas: Ich kann den Anstieg der Herzfrequenz messen, wenn jemand Stigma erlebt; ich kann durch einen Fragebogen das erlebte Ausmaß von Selbststigma oder Scham auf einer Skala von 1 (gar nicht) bis 7 (extrem hoch) erfassen. Qualitative Studien hingegen sammeln in Form von Einzel- oder Gruppeninterviews die Sicht verschiedener Menschen, z. B. auf ihre Erfahrungen mit Stigma. Die daraus entstehenden Berichte und Sichtweisen sind inhaltsreich, doch keine Zahlen. Quantitative und qualitative Studien geben also verschiedene Arten von Information, die sich ergänzen. Beide sind unverzichtbar für Stigmaforschung; in diesem Buch werden daher neben quantitativen Befunden Äußerungen von Menschen aus qualitativen Studien zitiert.

Drittens gilt es, zwischen Längsschnitt- und Querschnittstudien zu unterscheiden. In einer Querschnittstudie werden nur zu einem Zeitpunkt beispielsweise Menschen mit Depression zu ihren Symptomen und zu Selbststigma befragt. In einer Längsschnittstudie werden, in zeitlichem Abstand wiederholt, Fragen gestellt oder Daten erhoben. Viertens gibt es Beobachtungsstudien des Verlaufs: Wie geht es Menschen, die arbeitslos und psychisch belastet sind, im Laufe eines Jahres? Davon zu unterscheiden sind Interventionsstudien, in denen Arbeitslose z. B. an einem Gruppenprogramm teilnehmen. Fünftens können Interventionsstudien einfache Studien sein, die nur untersuchen, wie es Teilnehmern an einer Intervention vorher und nachher geht. Diese sog. Prä-Post-Studien sind häufig, können aber die Wirksamkeit einer Intervention nicht belegen. Wenn ich ein Medikament gegen Fieber verabreiche und das Fieber sinkt, weiß ich nicht, ob das an Aspirin lag (Intervention) oder ob das Fieber auch sonst gesunken wäre. Genauso weiß ich nicht, ob Selbststigma nachlässt wegen des Gruppenprogramms oder weil es Teilnehmern unabhängig von der Intervention im Laufe der Zeit besser ging.

Daher untersuchen sog. kontrollierte Studien die Wirksamkeit einer Intervention durch Vergleich mit einer Kontrollgruppe (ohne diese Intervention). Die anspruchsvollste Form kontrollierter Studien ist die randomisierte, kontrollierte Studie (RCT ➤ Glossar). Darin werden Studienteilnehmer zufällig der Intervention oder aber nicht der Intervention zugeteilt. Der Zufall ist wichtig, z. B. in Form eines Münzwurfs, denn sonst können Untersucher besonders motivierte Studienteilnehmer in das Programm einteilen, unmotivierte aber in die Kontrollgruppe. Das könnte den irreführenden Anschein erwecken, dass die Intervention wirksam ist. Im Laufe einer RCT wird verglichen, wie es Teilnehmern mit oder ohne Intervention ergeht. Sinkt z. B. Selbststigma nur bei Interventionsteilnehmern, ist das ein starker Hinweis auf die ursächliche Wirksamkeit der Intervention.

Kausalität

Auch außerhalb von RCTs ist die Frage nach Kausalität wichtig: Ist ein Aspekt von Stigma die Ursache dafür, dass es einer Person später schlecht geht? Trägt Selbststigma ursächlich zu Suizidalität bei? Ein statistischer Zusammenhang allein (Korrelation) bedeutet noch keine Kausalität. Bekanntes Beispiel sind die Störche: Der Rückgang der Zahl der Störche in der zweiten Hälfte des 20. Jahrhunderts zeigt einen klaren statistischen Zusammenhang mit dem Rückgang der Geburtenzahl im selben Zeitraum. Bringen also Klapperstörche doch die Kinder? Wer weiß. Doch beide Vorgänge könnten auch auf gesellschaftliche Veränderungen zurückzuführen sein, die sowohl zu kinderärmeren Familien als auch zum Verlust froschreicher Landschaften führten – man spricht daher auch von einer Scheinkorrelation.

Das Thema Kausalität ist wichtig, denn in diesem Buch soll die Rolle von Stigma nicht übertrieben werden. Nicht jeder korrelative Zusammenhang von Stigma mit dem schlechten Zustand Betroffener oder gesellschaftlichen Missständen ist alarmierend und weist auf Stigma als Ursache hin. Wenn z. B. bei Menschen mit psychischer Erkrankung in einer Querschnittstudie mehr Selbststigma mit mehr Suizidalität korreliert ist, könnte das nur eine Scheinkorrelation sein – höhere Depressivität kann beides steigern. Einen starken Hinweis auf Selbststigma als (Mit-)Ursache von Suizidalität liefert eine Studie hingegen, wenn sie erstens eine Längsschnittstudie ist (und Selbststigma zu Studienbeginn untersucht; Suizidalität auch Monate später) und zweitens statistisch die Rolle u. a. psychischer Symptomatik berücksichtigt [4].

1.5.3 Wie lässt sich der Forschungsstand zusammenfassen?

Jedes Jahr erscheinen weltweit Tausende von wissenschaftlichen Aufsätzen zum Thema Stigma, die auch Spezialisten nicht mehr überblicken können. Sie beruhen auf allen eben erwähnten Forschungsmethoden (und zahllosen weiteren). Erschwerend kommt hinzu, dass die Forschung Moden folgt. Wichtige Fragen werden nicht untersucht, wenn sie nicht en vogue sind. Ein Beispiel sind vergleichsweise wenige Studien zu psychosozialen Interventionen und ihrer Umsetzung (➤ Kap. 7.3.3). Wie lässt sich unter diesen Umständen aus Einzelstudien eine zusammenfassende, datenbasierte Übersicht gewinnen? Auch zu dieser Frage gibt es Spezialliteratur: Die internationale *Cochrane Collaboration* (cochrane.org, cochrane.de) sammelt systematisch Evidenz über die Wirksamkeit unterschiedlichster Interventionen.

Es folgt ein Abriss zu möglichen Zusammenfassungen des Wissensstandes, da im Buch auf die Datenbasis Bezug genommen wird. Manchmal sind keine (guten) Studien oder Belege zu einem Thema vorhanden. Das heißt in Bezug auf eine Intervention nicht, dass sie nicht wirkt (the absence of evidence is not the evidence of absence). Doch bewegt man sich auf unsicherem Grund, im Felde der Meinungen. Brauchbare Belege sind gut gemachte Einzelstudien; weil gute Einzelstudien die Grundlage aller Evidenz sind, werden in diesem Buch immer wieder einzelne dargestellt, um zu veranschaulichen, wie Studien durchgeführt werden und welche Information sie liefern. Für den Überblick besser sind allerdings Übersichtsarbeiten vieler Einzelstudien (engl.: Reviews). Die Auswahl der Einzelstudien kann von den Autoren aufgrund ihrer Einschätzung oder systematisch erfolgen. In systematischen Übersichtsarbeiten werden verfügbare Studien auf nachvollziehbare, überprüfbare Weise in elektronischen Datenbanken gesucht, anschließend nach zuvor festgelegten Kriterien ausgewählt und zusammengefasst.

Wenn zusätzlich über verschiedene Einzelstudien hinweg die durchschnittliche Wirkstärke etwa einer Intervention errechnet wird, z. B. auf Lebensqualität, nennt man das eine Metaanalyse. Viele systematische Übersichtsarbeiten enthalten, wenn möglich, solche Metaanalysen. Problematisch sind allerdings zwei Aspekte:

- Erstens werden die Randbedingungen von Interventionen häufig nicht berücksichtigt, weshalb bloße Durchschnittswerte wenig Aussagekraft haben. Nehmen wir an, eine Metaanalyse findet einen schwachen durchschnittlichen Effekt eines Programms zum Abbau öffentlichen Stigmas. Hinter diesem Durchschnitt könnte sich verbergen, dass das Programm für Hausärzte gar nicht wirkt, doch für Arbeitgeber sehr gut.
- Zweitens liegt im Bereich der Antistigma-Interventionen und der Sozialpsychologie keine definierte Skalierung der Interventionsstärke vor. Eine Metaanalyse zur Wirkung von Aspirin kann ergeben, dass 500 mg das Fieber um durchschnittlich 0,5 Grad senken. Doch bei Antistigma-Interventionen ist die „Dosis" verschiedener Programme unklar – es gibt keine Milligramm-Skala. Manche Metaanalysen fassen daher vergleichend Antistigma-Einzelinterventionen zusammen, deren Länge, Art der Durchführung und Medium völlig unterschiedlich sind. Solche Zusammenfassungen können zu Scheininformation werden. Schließlich kann die Information aus Metaanalysen immer nur so gut sein wie die Einzelstudien, auf denen sie fußt. Wenn Einzelstudien nicht vorhanden oder schlecht sind, hilft die beste Metaanalyse nicht. Das ist eine der Grenzen der sog. evidenzbasierten Medizin, denn nicht alles kann untersucht und gemessen werden: Eine sarkastische Übersichtsarbeit im angesehenen *British Medical Journal* suchte nach Belegen für die lebensrettende Wirksamkeit von Fallschirmen. Doch, siehe da, es gab keine einzige RCT – und damit keine Evidenz für den Einsatz von Fallschirmen [5].

Wenn man sich durch Berge von Literatur gräbt wie bei der Arbeit an diesem Buch, *erlebt* man Eigenarten des heutigen Wissenschaftsbetriebes unmittelbar. Quantität geht vor Qualität. Es wird hanebüchener Unsinn publiziert – Herausgeber und Gutachter von Fachzeitschriften kommen oft ihrer Aufgabe nicht nach, was absichtlich oder unabsichtlich geschehen mag. Auch gute Arbeitsgruppen publizieren Fragmente einer Gesamtstudie in derart dünnen Häppchen, dass zwar eine Unzahl von Artikeln auf den Publikationslisten der Kollegen landet, doch der Erkenntnisgewinn der Gesamtstudie verborgen bleibt. Dass diese Verhüllung von Erkenntnis im Dienste eigener Geltungssucht bei steuerfinanzierter Forschung toleriert wird, ist erstaunlich. All das hat auch mit der Sowjetisierung unseres Wissenschaftssystems zu tun (Plaggenborg, FAZ 3.7.2019): Planziffern werden vorgegeben, fleißig erfüllt und erfasst, doch wirklich neue Ideen entstehen so kaum, sie sind auch schwer messbar.

Die im Buch dargestellte Datenlage hat allerlei Lücken und Mängel. Erstens werde ich manche Literaturstelle übersehen, missverstanden oder einseitig wiedergegeben haben. Zweitens beschränke ich mich in der Darstellung weitgehend auf westliche Länder, aus zwei Gründen: Aus anderen Ländern liegen (noch) relativ wenige Daten zum Stigma psychischer Erkrankung vor, trotz des Aufstiegs der Forschung zu „global mental health" in letzter Zeit (siehe indigo-group.org und Arbeiten von Vikram Patel und Graham Thornicroft [6]). Obwohl Stigma weltweit und kulturübergreifend verbreitet ist, sind seine inhaltlichen Ausprägungen und vor allem strukturellen Kontexte (Arbeit, Gesundheitssystem etc.) außerhalb der westlichen Welt doch so anders, dass sie in einem Buch dieses Umfangs nicht angemessen dargestellt werden können. Drittens habe ich mich entschieden, Befunde aus verschiedenen westlichen Ländern in einer Darstellung zusammenzufassen. Dieses Vorgehen ist nicht ohne Probleme, weil auch zwischen diesen Ländern Unterschiede bestehen, die auf das Stigma psychischer Erkrankung und seine Folgen wirken. Für die Zusammenfassung westlicher Daten spricht jedoch zweierlei: Daten etwa nur aus der EU oder gar nur aus deutschsprachigen Ländern wären zu spärlich, sehr viel Information ginge verloren. Und die Ergebnisse westlicher Stigmastudien, etwa aus den USA oder Europa, sind nicht derart unterschiedlich, dass eine Zusammenfassung schädlich wäre. Nichtsdestotrotz bleibt eine (regionale) Unschärfe. Um sie bewusst zu machen, sind gelegentlich Herkunftsländer einzelner Studien erwähnt.

In diesem Sinne bietet dieses Buch eine Zusammenfassung mit grobem Pinselstrich. Das erleichtert allerdings die Lesbarkeit: Während in einem Einzelaufsatz Details, Widersprüche und Wissenslücken der vorliegenden Spezialliteratur diskutiert werden, fasse ich in diesem Buch – absichtlich und trotz der erwähnten Schwächen des Vorgehens – in ein oder zwei Sätzen ganze Metaanalysen zusammen, die Dutzende oder Hunderte Seiten lang sind. So ergibt sich ein besserer Überblick bei allerdings geringerer Detailauflösung. Die Literaturangaben bieten Anregungen zum Weiterlesen.

1.6 Diagnosen und Kontinuum

Diagnosen sind ein Reizthema – auch im Bereich der Stigmaforschung. Das hat verschiedene Gründe. Erst einmal werden je nach Person, Blickwinkel und Kontext sehr unterschiedliche Vor- und Nachteile einer psychiatrischen Diagnose gesehen [7].

Zu den möglichen **Vorteilen** einer Diagnose zählen: Zugang zu Behandlung und Kostenerstattung der Behandlung, zu Rehabilitations- und anderen Unterstützungsleistungen; Möglichkeit vorübergehender Krankschreibung; arbeitsrechtlicher Schutz, z. B. im Rahmen krankheitsbedingter Behinderung. Manche Menschen mit psychischer Erkrankung sind erleichtert, dass ihr Leiden durch die Diagnose endlich einen Namen erhält und fassbarer wird – insofern ist die diagnostische Etikettierung von Symptomen oder Verhalten (nicht der Person) häufig hilfreich für alle Beteiligten. Betroffene können mit einer Diagnose bessere Unterstützung in Form von Literatur, Selbsthilfegruppen, Behandlern usw. finden. Diagnosen erleichtern häufig die Verständigung zwischen und mit Behandlern. Schließlich kann eine Diagnose Menschen vor Strafe schützen, wenn sie im Zustand krankheitsbedingter Schuldunfähigkeit eine Straftat begangen haben.

Auf der anderen Seite können Diagnosen erhebliche **Nachteile** mit sich bringen, denn sie führen häufig zu einer Etikettierung als *psychisch krank* und in der Folge zu öffentlichem Stigma, Selbststigma oder struktureller Diskriminierung. So oder so berichten besonders Menschen mit schweren psychischen Erkrankungen, dass ihre erste Diagnose eine tiefe Zäsur in ihrem Leben darstellte, nach der wenig war wie zuvor.

Spielt die **Art der Diagnose** eine Rolle für das mit der jeweiligen psychischen Erkrankung assoziierte Stigma? Das ist ein komplexes Thema und wird unterschiedlich gesehen. Es gibt vermutlich beide Anteile: Das Stigma psychischer Erkrankung ganz allgemein (unabhängig von der jeweiligen Diagnose des Einzelnen), z. B. wenn der Nachbar nicht mehr grüßt, wenn jemand in der Psychiatrie war. Die Diagnose kann dem Nachbarn unbekannt oder gleichgültig sein, das Etikett *verrückt und spinnt* gilt diagnoseübergreifend. Jedoch führen Eigenschaften einzelner Erkrankungen, und gesellschaftliche Haltungen zu Menschen mit diesen Erkrankungen, zu besonderen Aspekten von Stigma (➤ Kap. 5.4). Ein Beispiel ist der bei Suchterkrankungen besonders ausgeprägte Vorwurf der Verantwortlichkeit Betroffener für ihre Erkrankung (➤ Kap. 5.4.7).

Trotz dieser unleugbaren Unterschiede in Bezug auf einzelne Diagnosen dürften die Stigmaforschung und die Entwicklung von Antistigma-Interventionen weiter kommen durch einen transdiagnostischen Blick, d. h. über die oft künstlichen Grenzen der Diagnosen hinweg. Das hat drei Hauptgründe: Erstens sind viele Folgen von Stigma nicht diagnosespezifisch. Neben dem eben erwähnten Nachbarn gilt das ähnlich für andere Lebensbereiche. Die Erfahrung der Etikettierung und des (gesellschaftlich zugeschriebenen oder selbst erlebten) Andersseins ist wichtiger als Unterschiede in der Symptomatik. Zweitens ist mehr zu verlieren als zu gewinnen, wenn Stigmaforschung in unzählige diagnosebezogene Teilbereiche zersplittert. Daher spricht bei allen Unterschieden viel für ein einheitliches, **diagnoseübergreifendes Vorgehen** [8, 9]. Ein dritter Grund ist die begrenzte Plausibilität und zeitliche Stabilität psychiatrischer Diagnosen. Das gilt praktisch in der Erfahrung von Patienten und Behandlern, und es gilt konzeptuell. Was die Praxis angeht, so machen Menschen gerade mit schweren Erkrankungen regelmäßig die Erfahrung, dass sie im Laufe der Jahrzehnte viele unterschiedliche Diagnosen erhalten: Schizophrenie, schizoaffektive Störung, bipolare Störung mit psychotischen Symptomen; zusätzlich vielleicht noch eine Angst- oder Suchterkrankung oder eine Persönlichkeitsstörung. Der Blick in alte Arztbriefe zeigt oft einen bunten Strauß. Daher ist Stigma ein diagnoseübergreifendes Problem, denn der Arbeitgeber oder Nachbar wird kaum nach jeder Behandlungsepisode aufgrund der neu vergebenen Diagnose anders reagieren, sondern er wird sagen: „Herr Maier war schon wieder in der Klapse!“

Konzeptuell ist das Thema noch wesentlich schwieriger. Das beginnt mit dem schwer zu definierenden **Begriff „psychische Krankheit“**. Erstaunlicherweise liefern auch neue psychiatrische Klassifikationssysteme zwar Hunderte Diagnosen, definieren aber nicht, was eine psychische Erkrankung überhaupt ist. Das Problem begleitet die Psychiatrie seit Langem; eine neuere Darstellung von Andreas Heinz erörtert das Thema in Rückgriff u. a. auf Philosophie und Psychopathologie [10]. Pragmatisch wird von psychischer Erkrankung häufig gesprochen beim Zusammentreffen von subjektivem Leid, Störungen der sozialen Teilhabe oder Funktionsfähigkeit, und einigen Kernsymptomen der jeweiligen Erkrankung, die über längere Zeit vorhanden sind. Beim Betrachten sozialer Funktionseinschränkungen gilt allerdings, dass sie nicht (nur) von Defiziten der Person bestimmt werden, sondern auch vom sozialen Umfeld – bei Letzterem kommen Stigma und Diskriminierung ins Spiel.

1

Was ist also mit einem Mann, der Stimmen hört, sich für den römischen Kaiser Caligula hält, sein Pferd zum Senator ernennt und ansonsten sehr eigenbrötlerisch, doch nicht unglücklich auf seinem Hof lebt? Ist er *psychisch krank?* Aus welcher Außenperspektive ließe sich das beurteilen, und wer hätte dazu das Recht? Die Frage ist vertrackt, auch umgekehrt für Historiker [11]: War Caligula ein Fall von Cäsarenwahnsinn oder doch eher ein kerngesunder Zyniker, der Hof hielt und sich mit seinem Pferd über die römische Senatsaristokratie lustig machte? An solchen Beispielen wird deutlich, dass die Definition psychischer Erkrankung immer auch durch soziale Normen beeinflusst wird. Das Thema ist altbekannt, u. a. aus der Kritik durch die Antipsychiatrie der 1960er-Jahre: Die Psychiatrie normiere soziales Verhalten, klassifiziere Verhalten willkürlich als krank und trage dadurch zur Unterdrückung von Personen mit abweichendem Verhalten bei (➤ Kap. 2.1.3).

Zwei weitere Gründe, am Sinn psychiatrischer Diagnosen zu zweifeln, seien genannt: Beide haben damit zu tun, dass Diagnosen eine Unterscheidung zwischen einem *normalen* und einem *kranken* Zustand implizieren. Erstens ist unklar, ob eine landläufig definierte psychische Erkrankung nicht eine „normale" Reaktion auf eine grausame Umwelt sein kann. Zweitens bestehen keine vernünftigen Zweifel an einem Kontinuum zwischen völliger psychischer Gesundheit einerseits und schwerster psychischer Erkrankung andererseits. Nach diesem **Kontinuumsmodell** besteht keine Trennlinie zwischen *krank* und *gesund* (➤ Kap. 3.1.4). Die Lage wird schließlich nicht einfacher dadurch, dass im Gegensatz zu vielen körperlichen Erkrankungen für psychische Erkrankungen keine biologischen Messwerte vorliegen: Keine Blutuntersuchung, kein Gentest, kein kernspintomografisches Bild des Gehirns kann das Vorliegen einer Depression oder Schizophrenie, einer Angst- oder Zwangsstörung beweisen oder ausschließen.

Bedeuten die Definitionsprobleme, dass psychische Erkrankungen ein Hirngespinst (womöglich der Psychiater) sind? Ich denke nicht (wobei ich selbstverständlich befangen bin). Denn Wahnsinn, wie es früher hieß, ist eine Grunderfahrung des Menschen seit Jahrtausenden (➤ Kap. 2.1.1). Um einen platten Vergleich zu verwenden: Stürze sind ein Problem. Menschen können ausrutschen, wenn es glatt ist; sie können fallen, wenn ihr Blutdruck absackt, sie betrunken sind oder irgendeinen genetischen Defekt haben; sie können sich auf den Boden sinken lassen aus Verzweiflung und dort sterben (➤ Kap. 2.3.1, Tode aus Verzweiflung); sie können sich von einer Brücke stürzen. All diese Stürze sind gefährlich oder gar tödlich. Dennoch würde niemand sagen, Sturz sei *eine* Krankheit – offensichtlich gibt es zahllose Arten von Stürzen, die sich nach Ursache, Verlauf, Behandlung und Folgen unterscheiden. Nun ist es bei Stürzen relativ einfach: Niedriger Blutdruck lässt sich messen und behandeln. Auch die früher Fallsucht genannte Epilepsie ist für uns keine heilige Krankheit (lat. morbus sacer) mehr, sondern durch Hirnstrommessungen entzaubert, beurteilbar und behandelbar.

Psychische Erkrankungen hingegen sind um Größenordnungen komplexer. Das liegt einerseits an der biologischen Komplexität des Organs Gehirn mit vielen Milliarden an Neuronen und Neuronenverbindungen. Andererseits ist das Gehirn ein zutiefst soziales, ein *Beziehungsorgan* [12] – und schon daher reduktionistisch nur aus seinen Neuronen nicht zu verstehen. Um bei dem Vergleich zu bleiben: Wenn wir es bei psychischen Erkrankungen mit einem Bündel von *Sturzerkrankungen* zu tun haben, sind die Erkrankungen durchaus real und in ihren Folgen bunt – von bereichernd bis bedrohlich. Nur zu definieren sind sie schwer. Diese eher akademische Frage ändert jedoch nichts an der sozialen Aufgabe, das mit den Erkrankungen verbundene Stigma abzubauen. Die Wahl des Begriffs für die Erkrankungen ist zweitrangig. Ein Streit darüber lenkt von der Aufgabe ab (➤ Kap. 1.2).

Zusammenfassend werden in diesem Buch psychiatrische Diagnosen als Sprachregelungen betrachtet. Sie können nützlich oder schädlich sein, und sie sind nicht inhaltsleer. Im Gegenteil. Karl Leonhards *Differenzierte Aufteilung der endogenen Psychosen und ihre differenzierte Ätiologie* [13] etwa enthält eine Fülle von Einsichten und Erfahrungen zu Psychosen. Leonhard hatte den Anspruch, verschiedenste Unterformen der Psychosen nach Verlauf und Ursache zu unterscheiden. Dabei sind ihm nicht alle gefolgt, und die Frage, was eine psychische Erkrankung ist, blieb auch bei ihm offen. Diagnosen geben also nach unserem heutigen Wissensstand keine in der Natur vorkommenden Realitäten im Sinne von Krankheiten wieder, die sich in Ursache, Symptomatik, Behandlung und Verlauf abgrenzen lassen.

Pragmatisch spricht daher viel für ein Modell, das in fließenden Übergängen verschiedene Stufen von Symptomatik und Verlauf identifiziert (➤ Abb. 1.1 [6]). Es ist ein Kompromiss zwischen einem diagnostischen Modell (Krankheit: ja oder nein) und dem erwähnten Kontinuumsmodell. Ein solches **Stufenmodell** beschreibt (in ➤ Abb. 1.1 von oben nach unten): psychisches Wohlbefinden, unspezifische psychische Belastung (z. B. Sorgen), deutliche Beeinträchtigung durch unter der Schwelle einer Diagnose liegende oder vorübergehende Symptomatik (z. B. Erschöpfung, Angst), voll ausgeprägte Symptomatik (als Hauptformen Angstsyndrom, affektives Syndrom oder Psychose). Nicht in der Abbildung gezeigt, jedoch im Krankheitsverlauf wichtig sind anhaltende oder bei Rückfällen wiederkehrende Symptome. Der Begriff „ungewöhnliche Bedeutungszuschreibung" in der Abbildung bezieht sich darauf, dass bei Psychosen Alltägliches eine besondere Bedeutung erhalten kann.

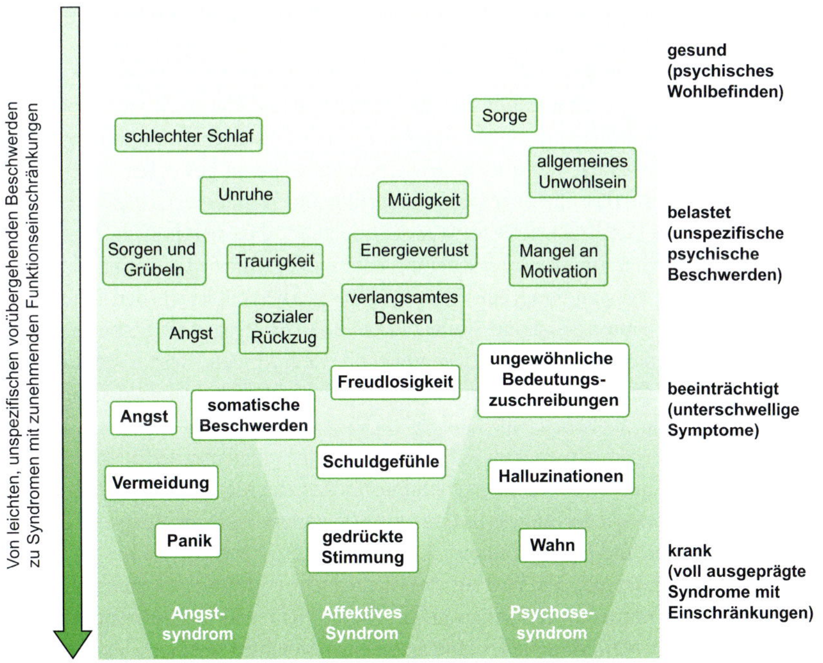

Abb. 1.1 Stufenmodell psychischer Gesundheit/Krankheit (frei nach [6]) [L143]

Was in der Allgemeinbevölkerung für *psychische Erkrankung* gehalten wird, lässt sich auch empirisch untersuchen. In einer finnischen Studie wurden über 3.200 Menschen befragt: Politiker, Pflegepersonal, Ärzte und Allgemeinbevölkerung [14]. Große Einigkeit (> 75 % in jeder der vier Gruppen) herrschte nur insofern, als Schizophrenie und Autismus als psychische Erkrankungen galten, doch nicht Trauer und Homosexualität. Große Uneinigkeit, ob man von psychischer Erkrankung sprechen solle, herrschte jedoch in Bezug u. a. auf Ess-, Angst-, und Persönlichkeitsstörungen, ADHS, Depression, Suchterkrankungen, arbeitsbedingte Erschöpfung und Transsexualität. In einer englischen Bevölkerungsbefragung hatten Personen, die (manisch-)depressive oder schizophrene Störungen als psychische Erkrankungen ansahen, positivere Einstellungen gegenüber Betroffenen. Doch wenn Befragte ein breiteres Konzept vertraten, in dem auch Stress und Trauer als Erkrankung gesehen wurden, erleichterte es ihnen u. a. die Offenlegung der Erkrankung gegenüber Arbeitgebern [15]. Es lohnt sich also zu klären, worüber man im Bereich der Antistigma-Interventionen spricht. Der Rückzug auf einzelne Diagnosen dürfte weniger hilfreich sein als der Blick auf etwa schwere psychische Erkrankungen einerseits und häufige psychische Erkrankungen andererseits (engl. common mental disorders, im Wortsinn *gemeine* psychische Erkrankungen wie Angststörungen oder leichte bis mittelgradige Depressionen). Wichtiger als solche Unterscheidungen ist jedoch der Kontext, weil nur solche Kampagnen auch strukturelle Diskriminierung angehen können, z. B. in Arbeitswelt (➤ Kap. 7.1), Gesundheitssystem (➤ Kap. 7.3), Medien (➤ Kap. 7.4) oder Rechtssystem (➤ Kap. 7.5). Für spezifische Kampagnen lohnt sich der Blick auf Störungen oder Altersgruppen mit besonderen Stigmaaspekten (➤ Kap. 5.2, ➤ Kap. 5.3 und ➤ Kap. 5.4).

1.7 Stigma in Zeiten gesellschaftlicher Umbrüche

Psychische Erkrankungen haben (auch) soziale Ursachen und Folgen. Stigma ist Ausdruck gesellschaftlicher Haltungen. Insofern sind die Themen Gesellschaft und Stigma psychischer Erkrankung vielfach verbunden. Wir leben nicht nur in bewegten Zeiten. Ulrich Beck wies darauf hin, dass die Begriffe Veränderung und Wandel nicht mehr ausreichen, um unsere Welt zu beschreiben. Denn Wandel impliziert, dass sich manches ändert und anderes bleibt. Doch in unserer Welt scheint nichts zu bleiben, wie es ist. Es vollzieht sich eine grundlegende Verwandlung, eine Metamorphose: „Die Welt ist aus den Fugen" ([16], S. 11). Wie Gregor Samsa aus Franz Kafkas Erzählung *Die Verwandlung* mögen wir uns unversehens als ein Käfer auf dem Rücken liegend wiederfinden. Gregor stößt in seiner neuen Gestalt auf den Ekel seiner Umwelt und stirbt schließlich, während seine Familie von ihm nicht mehr als Menschen, sondern als Sache spricht: „Weg muß es … bloß den Gedanken loszuwerden suchen, daß es Gregor ist". Kafka gab damit 1912 einen Hinweis, dass die heute überall stattfindenden Metamorphosen für Menschen, die sich in einer schwachen Position wiederfinden und auf einmal anders sind, in Ausgrenzung, Entmenschlichung und Tod enden können.

Die **Metamorphose** unserer Welt umfasst nicht mehr zu trennende Stränge und Prozesse. Globale Phänomene wie Klimawandel, Übergewicht und Unterernährung sind so miteinander verflochten, dass sie als eine *Syndemie* bezeichnet werden – im Sinne einer Synergie, eines Zusammenwirkens von Epidemien [17]. Die Auswirkungen dieser Syndemie auf psychische Gesundheit sind vielfältig: Klimawandel, Armut, Hunger, Konflikte, Verlust von Lebensräumen, Migration, Viruspandemien und die Angst vor alledem werden psychische Erkrankungen voraussichtlich häufiger werden lassen [18]. Die existenzielle Not wird nicht nur zu körperlichen und psychischen Erkrankungen beitragen. In einem Teufelskreis werden Menschen in Not auch schwindende Ressourcen haben, ihre Gesundheit zu erhalten oder wiederherzustellen. In einer digital vernetzten Welt großer Wanderungsbewegungen (➤ Kap. 5.8) wird dies überall spürbar sein.

Körperliche und psychische Gesundheit folgen einem **sozialen Gradienten** [19]. Das bedeutet, dass Armut, geringe berufliche Qualifikation und niedriger sozialer Status stark mit Krankheit assoziiert sind. Arme Menschen sind häufiger körperlich und psychisch erkrankt. Das lässt sich auch auf der Ebene der Gesellschaft beobachten: In Gesellschaften mit stärkerer sozialer Ungleichheit treten psychische Erkrankungen häufiger auf [19, 20]. In diesem Sinne bleibt ein sozialer Zugang zum Thema psychischer Erkrankung entscheidend – die Behandlung Einzelner reicht nicht aus (➤ Kap. 2.3). Das ist keine neue Einsicht. Rudolf Virchow untersuchte Anfang 1848 in Oberschlesien eine Typhusepidemie, die dort nach einer Hungersnot rund 16.000 Opfer gefordert hatte [21]. Er sah, dass soziale Veränderungen nötig waren, um das Problem zu lösen. Er zog die berühmte Schlussfolgerung: „Die Medicin [ist] eine sociale Wissenschaft (...) und die Politik nichts, als Medicin im Grossen" ([21], S. 287). Für Virchow waren Ärzte daher die natürlichen Anwälte der Armen. Man kann schwerlich behaupten, dass Gesundheitssystem und Psychiatrie unserer Zeit diesen sozialen Bezug verinnerlicht hätten.

1.8 Was in diesem Buch fehlt

Viele Themen, die für das Stigma psychischer Erkrankung wichtig sind, werden in diesem Buch nicht ausgeführt oder nur kurz gestreift. Dazu gehören Menschen mit psychischer Erkrankung, die nach einer Straftat in Kliniken für forensische Psychiatrie untergebracht sind [22]; Gefängnisinsassen, von denen viele psychisch erkrankt sind [23]; Stigma in nichtwestlichen Ländern und kulturvergleichende Konzepte psychischer Erkrankung [24] und Stigma psychischer Erkrankung bei sozialen Randgruppen wie z. B. Sexarbeiterinnen [25]. All das fehlt nicht, weil es unwichtig wäre. Doch ein Buch dieses Umfangs kann nicht alle Themen abdecken. Die Beispiele zeigen nebenbei, dass das Stigma psychischer Erkrankung besonders Menschen belastet, die mehrfach stigmatisiert sind (➤ Kap. 5.5). Auf eher technische Angaben (z. B. zu Effektstärken bei Interventionen oder zu Evidenzstufen) habe ich verzichtet, um das Buch lesbar zu halten.

Mein Wissen ist sehr begrenzt: Ich bin kein Soziologe, Anthropologe, Sozialpsychologe, Epidemiologe, Historiker, Philosoph oder Jurist. Nur mit den Altertumswissenschaften hatte ich mich als junger Mann beschäftigt, was dann und wann im Buch anklingt. Ansonsten wird auf Arbeiten vieler Fachbereiche oft nur verwiesen, komplexe Modelle und Themen werden teilweise lediglich angedeutet. Um eigenes Weiterlesen zu ermöglichen, ist weiterführende Literatur zitiert. Das ist ein Kompromiss zwischen zu großer Länge und Detailreichtum einerseits und zu starker Vereinfachung und fehlendem Verweis auf all die Schultern, auf denen das Buch steht, andererseits. Wie jeder Kompromiss wird er nicht alle zufriedenstellen.

1.9 Perspektive dieses Buches

Objektivität ist schwer zu erreichen. Das gilt schon in den Naturwissenschaften, erst recht für das Thema dieses Buches. Jede Beobachtung oder scheinbar noch so objektive Messung erfolgt mit einer Methode, aus einer Perspektive, und Beobachtung verändert das Beobachtete (und den Beobachtenden). Daher ist dieses Buch nicht objektiv, kann und will es nicht sein. In dem großartigen mazedonischen Film *Vor dem Regen* heißt es einmal (in anderem Zusammenhang): „You have to take sides." Da Stigma mit all seinen Folgen soziales Unrecht darstellt mit oft verheerenden Folgen für Betroffene, ergreife ich in diesem Sinne sachlich Partei.

Meine Standpunkte und Perspektiven möchte ich benennen: Ich habe dieses Buch als Forscher, als Arzt, als Peer und als Antistigma-Arbeiter geschrieben. Mit Stigmaforschung kam ich an einem kalten Wintermorgen Anfang 2000 in Kontakt, als ich gegen Ende meines Medizinstudiums das Büro von Pat Corrigan in Chicago betrat. Daraus entstanden eine Freundschaft und Zusammenarbeit zum Thema Stigma, die seit 20 Jahren andauern. Als Forscher bemühe ich mich um Prüfung meiner Hypothesen und um sachliche Darstellung auch komplexer Einzelbefunde (> Kap. 1.5). Als Arzt arbeite ich als Psychiater am Bezirkskrankenhaus Günzburg mit wunderbaren Kolleginnen und Kollegen in einem Home Treatment-Team (> Kap. 7.3.4). Wir besuchen und behandeln Menschen mit schweren psychischen Erkrankungen zu Hause. Durch meine klinische Arbeit habe ich tiefen Respekt gewonnen vor allen, die ihre Erkrankung bewältigen und mit ihr leben lernen. Peer bin ich zumindest insofern, als ich als junger Mann eine Angststörung hatte. Auch kenne ich Zeiten, in denen mir die Welt grau ist und ich mich morgens frage, wie ich den Tag überstehen soll. Daher habe ich selbst Entscheidungen über Hilfesuche und Offenlegung getroffen. Schließlich bin ich Antistigma-Arbeiter, indem ich versuche, Interventionen zum Abbau von Stigma und seinen Folgen nicht nur zu untersuchen, sondern sie auch verfügbar zu machen und zu vermitteln.

Die Perspektive, aus der über psychische Erkrankung geschrieben wird, ist traditionell die der Behandler oder Wissenschaftler, die über Patienten schreiben. Glücklicherweise ist in den letzten Jahrzehnten das Bewusstsein dafür gewachsen, dass Menschen mit eigener Erfahrung psychischer Erkrankung, also Psychiatrie-Erfahrene, an Forschungen und Darstellungen zu diesem Thema zu beteiligen sind. Stichwörter sind partizipative Forschung (d. h. die Teilnahme Betroffener) oder „survivor research" (d. h. nicht Forschung *an*, sondern *durch* Überlebende der Psychiatrie). In diesem Buch ist die Perspektive Psychiatrie-Erfahrener und ihres Umfelds einerseits durch vielfache Zitate im ganzen Text vertreten; andererseits schildern Martina Heland-Graef (> Kap. 6.1) und Janine Berg-Peer (> Kap. 6.2) ihre persönlichen Perspektiven als Psychiatrie-Erfahrene bzw. Angehörige. Jasna Russo wies darauf hin, dass Forscher und Behandler aufgrund ihrer Machtposition häufig über Art und Interpretation von Studien und Erzählungen in diesem Bereich entscheiden. Sie kritisiert dieses Ungleichgewicht als *Erkenntnisunrecht* (epistemic injustice [26]). Auch dieses Buch bietet nur (m)einen Zugang unter vielen möglichen und ist in diesem Sinne begrenzt.

KAPITEL

2 Historische und soziale Kontexte

„Stigma ist mehr als nur die Verletzung eines Individuums. Stigma ist ein Indikator der Gesundheit der sozialen Umwelt" ([9], S. 3). Wie gut Menschen mit psychischer Erkrankung in unserer Gesellschaft leben können, zeigt uns an, wie es um soziale Gerechtigkeit steht (➢ Kap. 7.5.1). In diesem Kapitel sollen die Themen Stigma sowie psychische Gesundheit/Krankheit vorbereitend in drei Zusammenhänge eingebettet werden: in Form historischer Schlaglichter, da diese Themen Menschen seit Jahrtausenden beschäftigen und Geschichte und Geschichten auf uns nachwirken (➢ Kap. 2.1); in Hinsicht auf Häufigkeit und Belastung durch psychische Erkrankungen für Einzelne und die Gesellschaft (➢ Kap. 2.2) und schließlich in Hinblick auf die Notwendigkeit eines sozialen Verständnisses psychischer Erkrankungen (➢ Kap. 2.3). Auf dieser Grundlage wird in ➢ Kap. 3 die Darstellung von Modellen und Aspekten von Stigma folgen (als kurze Begriffserklärung von Stigma ➢ Glossar).

2.1 Historische Schlaglichter

Wie eine Gesellschaft und Menschen in ihr über psychische Erkrankungen denken, ist nicht über Nacht entstanden. Drei historische Aspekte werden daher kurz umrissen: Erstens, wie die alten Griechen über das Thema dachten, denn sie stehen am Anfang dessen, was wir, mit dem Namen aus der griechischen Sage, Europa nennen. Ihr Denken, auch zu psychischer Erkrankung oder Wahnsinn, wie es in alten Texten oft heißt, beeinflusst uns grundlegend (➤ Kap. 2.1.1). Zweitens geht es um die Ausgrenzung und Ermordung von Menschen mit psychischen Erkrankungen (oder anderen Behinderungen) in der NS-Zeit (➤ Kap. 2.1.2). Sie sind ein Beispiel, wozu Diskriminierung führen kann, wenn sie mit hoher Brutalität, wesentlich von Ärzten, umgesetzt wird. Schließlich geht es um die Psychiatrie-Enquete von 1975 und Psychiatrie-Reformen (➤ Kap. 2.1.3).

2.1.1 Wahnsinn in der Antike

Es scheint zum Wesen des Menschen zu gehören, anders als Tiere nicht nur über sich selbst sowie über Vergangenheit und Zukunft nachzudenken, sondern mitunter auch daran zu verzweifeln. Menschliche Texte seit ältester Zeit behandeln psychische Erkrankungen. Im Alten Testament erkrankt Saul, König der Israeliten (1. Buch Samuel). Wahnsinnig wurde auch Nebukadnezar II., neubabylonischer König um 600 v. Chr., der sieben Jahre fern der Menschen wie ein Tier auf dem Felde lebte (Buch Daniel). Beide Erkrankungen werden als Strafe Gottes geschildert. Auch der antiken Mythologie ist der Wahnsinn vertraut. Der Superman der griechischen Sage, Herakles, ist zwar ein starker Helfer der Menschen und Götter. Doch als Strafe einer beleidigten Göttin verkennt er im Wahn seine Frau und Kinder und tötet sie. Diese Beispiele zeigen, dass von Anfang an Fragen nach Ursachen oder Schuld an der Erkrankung ebenso eine Rolle spielten wie die soziale Ausgrenzung, die als Folge des Wahnsinns sogar Könige treffen kann. Im Folgenden wird kein historischer Abriss versucht. Dafür ist das Thema zu komplex, und umfassende Darstellungen sind verfügbar [27]. Es sollen beispielhaft Schlaglichter auf zwei Themen geworfen werden: (1) Aias als Held des Trojanischen Krieges in Sophokles' Tragödie *Aias* um 440 v. Chr. und (2) das Konzept der Melancholie im 4. Jh. v. Chr.

Aias

Aias war nach Achill der größte Held der Griechen im zehnjährigen Kampf um Troja (Ajax ist die lateinische Namensform). Als Achill gefallen ist, rettet Aias Achills Leichnam aus der Schlacht.

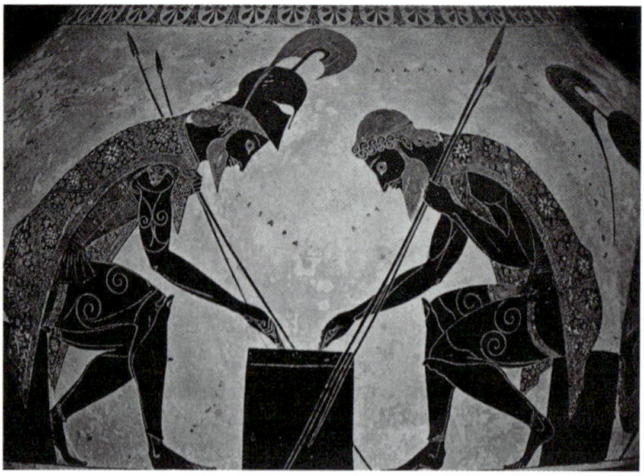

Abb. 2.1 Aias und Achill beim Brettspiel (Vasenbild, Exekias, ca. 540 v. Chr.) [J810-013]

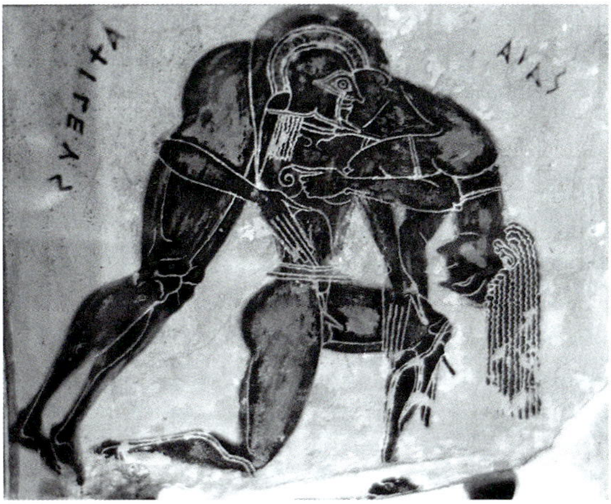

Abb. 2.2 Aias trägt Achills Leichnam aus der Schlacht (Vasenbild, Kleitias, ca. 565 v. Chr.) [J810-008]

Dennoch wird Achills Rüstung durch die Griechenführer nicht ihm, sondern Odysseus zugesprochen. In seiner Ehre gekränkt will Aias den Odysseus töten. Da lässt ihn die Göttin Athene wahnsinnig werden („ihm unerträgliche Wahnbilder auf die Augen werfend"; *Aias* 51 f.), um Odysseus zu schützen. Aias tötet in seinem Wahn eine Herde Schafe – in der Meinung, er töte Odysseus. Als Aias aus seinem Wahn (griech. nósos, manía) erwacht und erkennt, was er getan hat, verzweifelt er. Sich an Odysseus gerächt zu haben, wäre in Ordnung gewesen. Doch Schafe getötet zu haben, ist eine Schmach, die mit seiner Identität als Held nicht vereinbar ist. Er sieht sich seiner Ehre beraubt sowie Schmach und Hass der Götter und Menschen ausgesetzt. So möchte er bei seiner Rückkehr aus dem Krieg nicht vor seinen Vater treten (*Aias,* 364 ff.). Er kann so nicht mehr leben und stürzt sich in sein Schwert.

Die Tragödie ist eine bewegende Reflexion darüber, wie schwer ein Weiterleben nach einer schweren Erkrankungsepisode sein kann, besonders wenn die Person, wie Aias, soziale Ausgrenzung erwartet. Einerseits ist es nicht weit von Aias' Suizid zu Suiziden

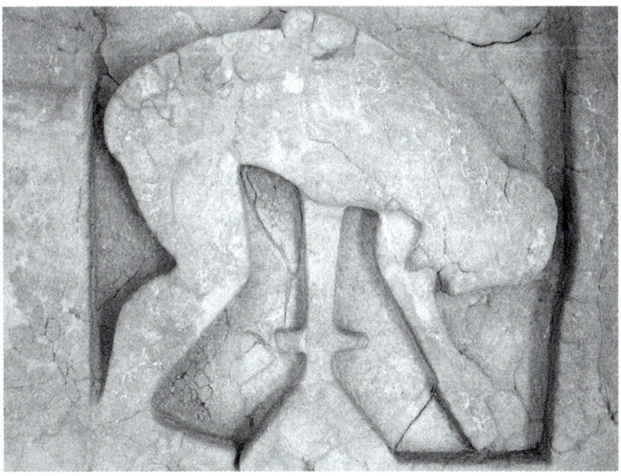

Abb. 2.3 Aias stürzt sich in sein Schwert (Metope, Hera-Heiligtum nahe Paestum, 6. Jh. v. Chr.) [J810-009]

der Helden unserer Tage, etwa von Sportlern, Soldaten oder anderen Prominenten. Wie zeitlos Sophokles' Darstellung ist, zeigen Lesungen seines Stückes vor amerikanischen Kriegsheimkehrern, die sich in Aias wiedererkennen: „Ich bin Aias gewesen, ich habe mit Aias gesprochen“ (*Theater of War, New York Times*, 11.11.2009). Andererseits behandelt die Tragödie, auf der hohen Bühne der Mythen, Themen, die zutiefst menschlich sind. In diesem Sinne geht die Gefahr des Verzweifelns an der Erkrankung und der Bedrohung durch soziale Ausgrenzung uns alle an, auch wenn wir keine Helden sind.

Die Griechen wären nicht die Griechen, wenn sie nicht auch die Alternative durchdacht und in Dichtung gegossen hätten: das durch soziale Unterstützung gelingende Weiterleben nach dem Wahnsinn. Euripides schildert um 415 v. Chr. in seinem Stück *Herakles*, wie Herakles durch das Wirken einer Göttin wahnsinnig wird und in seinem Wahn Frau und Kinder tötet – in der Meinung, sie seien andere. Auch er denkt anschließend an Suizid. Doch sein alter Freund Theseus kommt zu ihm und sagt: „Keiner der Sterblichen ist vom Schicksal unverletzt und keiner der Götter … jetzt brauchst Du Freunde“ (*Herakles*, 1313 ff.). Theseus weist nicht nur abstrakt auf die Allgegenwart des Leidens und eigener Schuld hin und ordnet Herakles' Situation als menschlich ein, sondern bietet Herakles seine Freundschaft an. Auf dieser Grundlage kann Herakles weiterleben.

Melancholie

Albrecht Dürers Kupferstich *Melencolia I* von 1514 zeigt eine düstere, geflügelte Frauenfigur, die ihren Kopf auf ihre Hand stützt und sinnend in die Ferne schaut, von merkwürdigen Gegenständen umgeben (➤ Abb. 2.4). Um das Bild zu erklären, gingen Raymond Klibansky, Erwin Panofsky und Fritz Saxl dem Motiv der Melancholie und seiner Geschichte nach [28]. Grundlegend dafür ist ein kurzer Text, das sog. *Problem XXX, 1*; es stammt vermutlich vom Aristoteles-Schüler Theophrast aus dem 4. Jh. v. Chr. Der Text beginnt

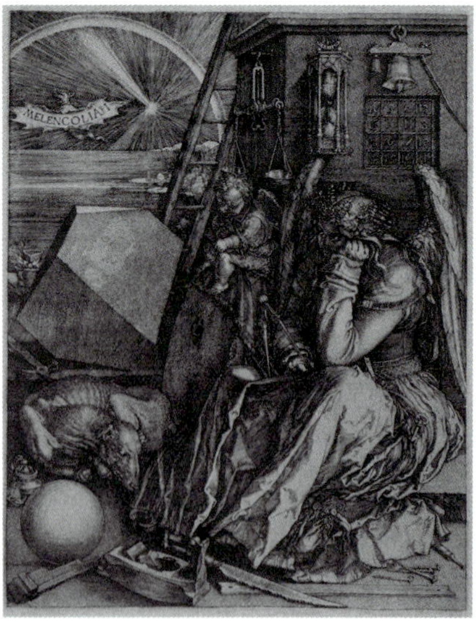

Abb. 2.4 Albrecht Dürer: Melencolia I, 1514 [X376]

mit der Frage, warum alle hervorragenden Männer Melancholiker waren, und schließt mit der Feststellung, dass alle Melancholiker hervorragende Menschen sind – nicht durch Krankheit, sondern durch ihre Naturanlage (phýsis). Der Text nimmt also das Motiv der Verbindung von heroischer Größe und Wahnsinn (wie bei Aias und Herakles) auf und verbindet es mit der Vier-Säfte-Lehre des Hippokrates, einem frühen biologischen Modell psychischer Erkrankung (➤ Kap. 5.1.2). Nach dieser Lehre entsteht Melancholie durch ein Übergewicht schwarzer Galle (mélaina cholé) innerhalb der Säftemischung des Menschen. Der Autor des *Problems XXX, 1* unterscheidet nun ein vorübergehendes Übermaß oder Überhitzung der schwarzen Galle, die krankhafte Depressionen hervorruft, einerseits und andererseits die von schwarzer Galle bestimmte Konstitution und Charaktereigenschaften, die ein Merkmal großer Männer seien. Beides ist mitunter nur durch einen schmalen Grat getrennt, was man daran sieht, dass große Helden durch Wahnsinn gefährdet sind. In dieser Hinsicht greift das *Problem XXX, 1* das aus der Tragödie stammende Motiv von Genie und Wahnsinn auf. Wichtig für unser Thema ist das *Problem* als Beispiel dafür, wie ein melancholischer Charakter, auch wenn er zur Krankheit disponiert, positiv als Zeichen von Größe gesehen werden konnte.

2.1.2 Zwangssterilisation und Morde in der NS-Zeit

Die Ausgrenzung einer als *anders* oder *krank* definierten sozialen Gruppe kann so weit gehen, dass den Gruppenmitgliedern das Lebensrecht abgesprochen wird. Ihr Leben kann als unwert erklärt, sie können als nicht mehr menschlich angesehen werden. Diese Entmenschlichung (➤ Kap. 3.1.4) kann zur systematischen Tötung führen, der extremsten Form von Diskriminierung. Dass dies auch in einem hochzivilisierten Land vor gar nicht langer Zeit möglich war, zeigen die Massenmorde an psychiatrischen Patienten in der NS-Zeit [29]. Die zugrunde liegenden Gedanken waren jedoch älter. Schon im 19. Jahrhundert waren sog. eugenische oder rassenhygienische Ansätze international weit verbreitet. In der NS-Zeit wurden sie allerdings mit einmaliger Brutalität durchgesetzt. Nach rassenhygienischer Vorstellung würde die Gesundheit des „Volkskörpers" dadurch gestärkt, dass „Erbkranke" an der Fortpflanzung gehindert würden. Man kann dies als Perversion des Satzes von Virchow zur Medicin als socialer Wissenschaft (➤ Kap. 1.7) sehen: Virchow nahm soziale Umstände in den Blick, um vielen Einzelnen zu helfen; in der NS-Zeit wurden Einzelne dem vermeintlichen Wohl des „Volkskörpers" geopfert.

Zu den „Erbkranken" gehörten Menschen mit psychischen Erkrankungen, aber auch viele andere, wie Taubstumme oder Epileptiker. Nach Inkrafttreten des *Gesetzes zur Verhütung erbkranken Nachwuchses* Anfang 1934 wurden mindestens 360.000 Menschen zwangssterilisiert. Das Gesetz wurde unter aktiver Mitwirkung hochrangiger Psychiater erarbeitet. Zu ihnen zählte Ernst Rüdin (1874–1952), schweizerisch-deutscher Psychiater, international führender psychiatrischer Genetiker und Direktor der Deutschen Forschungsanstalt für Psychiatrie in München (Vorgängerin des heutigen Max-Planck-Instituts für Psychiatrie).

Auch für die Tötung psychiatrischer Patienten waren die Grundlagen schon vor der NS-Zeit gelegt. Der Jurist Karl Binding und der Psychiater Alfred Hoche, seit 1902 Direktor der neu eröffneten psychiatrischen Klinik in Freiburg, hatten 1920 das Buch *Die Freigabe der Vernichtung lebensunwerten Lebens – ihr Maß und ihre Form* veröffentlicht. Die darin verwendete Sprache bereitete die Tötung vor: Menschen mit psychischen Erkrankungen oder anderen Behinderungen wurden als „geistig tot", „leere Menschenhüllen" und „Ballastexistenzen" beschrieben. Mit Beginn des Zweiten Weltkrieges kam es zur Radikalisierung und zum Beginn der systematischen Ermordung psychiatrischer Patienten. Im Oktober 1939 schrieb Hitler, rückdatiert auf den Kriegsbeginn am 1. September: „Reichsleiter Bouhler und Dr. med. Brandt sind unter Verantwortung beauftragt, die Befugnisse namentlich zu bestimmender Ärzte so zu erweitern, dass nach menschlichem Ermessen unheilbar Kranken bei kritischster Beurteilung ihres Krankheitszustandes der Gnadentod gewährt werden kann" ([29], S. 114). Die Tötung wurde euphemistisch als Akt des Mitleids, „Gnadentod" oder „Euthanasie" bezeichnet (griech. für „guter Tod"). Im Anschluss kam es zur *Aktion T4*, benannt nach der Verwaltungszentrale Tiergartenstraße 4 in Berlin, wo sich heute ein Denkmal befindet (gedenkort-t4.eu; t4-denkmal.de). Psychiatrische Kliniken, damals Heil- und Pflegeanstalten genannt, berichteten über ihre Patienten. Vierzig ärztliche T4-Gutachter, unter ihnen Psychiatrie-Professoren, urteilten nach Aktenlage, ob die Patienten getötet werden sollten. Wichtiger als die Diagnose war dabei der ökonomische Gedanke, ob sie arbeitsfähig waren und z. B. in landwirtschaftlichen Bereichen der Anstalten nützlich sein konnten. Die zur Tötung ausgewählten Patienten wurden mit grauen Bussen in eine von sechs Tötungsanstalten verbracht, zur Verschleierung oft über andere Kliniken als Zwischenstationen. Die Tötung erfolgte in Gaskammern, insgesamt wurden bis August 1941 mindestens 70.000 Menschen ermordet. Die hier gesammelten Erfahrungen mit industrialisierter Tötung wurden, teilweise von demselben Personal, beim Aufbau der Vernichtungslager der Shoah in Osteuropa angewandt.

Da sich die Morde, die im Reichsgebiet stattfanden, trotz aller Bemühungen nicht völlig verheimlichen ließen, kam es zu Protesten, u. a. von Angehörigen und Kirchenvertretern [29]. In der Folge wurde die Aktion T4 zwar im Sommer 1941 beendet, die Tötungen gingen aber dezentral weiter: Durch gezieltes Verhungernlassen oder Medikamenteninjektionen wurden an die 100.000 Patienten in ihren Kliniken getötet. Psychiater, Pflege- und Verwaltungspersonal wirkten aktiv mit. Auch psychisch erkrankte Zwangsarbeiter, die nicht mehr arbeitsfähig waren, wurden in den Anstalten getötet. Nicht zuletzt wurden, ähnlich wie in Konzentrationslagern, in Anstalten Menschenversuche an Patienten durchgeführt, u. a. in Form gezielter Infektionen durch Mikrobiologen. Auch in besetzten Teilen Polens und, ab Sommer 1941, der Sowjetunion wurden psychiatrische Patienten ermordet.

Die Patientenmorde wurden von der Generation meiner Großväter verübt. Noch viel später hallte der Schrecken nach. Meine Kollegin Iris Zimmermann erzählte mir von einer Günzburger Patientin, die noch um 1990 als hochbetagte Dame panische Angst hatte, vor das Klinikgebäude zu treten, in dem sie seit den 1930er-Jahren lebte: „Draußen kommen die grauen Busse. Die Menschen, die dort einstiegen, sind nie wiedergekehrt." Die DGPPN (➤ Glossar) verharrte in jahrzehntelangem Schweigen und brauchte sehr lange, um sich als Berufsverband dieser Geschichte zu stellen. Bis ans Ende des 20. Jahrhunderts wurde, auch in der DGPPN, der für Psychiater angenehme Mythos gepflegt, die Morde seien der Psychiatrie durch einzelne fanatische Nazi-Täter von außen gleichsam aufgezwungen worden. Volker Roelcke hat dieser Legende begründet widersprochen: Die Aktion T4 kam unter aktiver Mitwirkung, u. a. als T4-Gutachter, zahlreicher führender Vertreter auch der universitären deutschen Psychiatrie zustande [30]. Der Psychiater Paul Nitsche, zeitweiliger Leiter der Aktion T4, äußerte sich euphorisch: „Es ist doch herrlich, wenn wir in den Anstalten den Ballast los werden und nun wirklich richtige Therapie treiben können" ([29], S. 225).

Angesichts des Ausmaßes der Verbrechen ist ein Gedenken vor Ort hilfreich. Lokale Erinnerungsarbeit lässt Namen und Einzelschicksale, wenn überhaupt, vorstellbar werden. So wurde 2019 ein Mahnmal in Ulm am Ort des ehemaligen Erbgesundheitsgerichtes eröffnet, das über Zwangssterilisationen entschied. In Günzburg, heute Bezirkskrankenhaus und früher Heil- und Pflegeanstalt, sorgten Thomas Düll und Thomas Becker für die Wiederkehr des Rosengartens als Stätte der Erinnerung. Sie erinnert an Namen und Schicksale der rund 400 Patienten, die von Günzburg in die Tötungsanstalten in Grafeneck auf der Schwäbischen Alb und in Hartheim bei Linz gebracht wurden. In der Gedenkstätte Grafeneck ist ein Keks erhalten: „Alle Mörder" hatte Theodor Kynast noch in ihn geritzt, bevor er am 25.11.1940 dort ermordet wurde (stolpersteine-gp.de/theodor-kynast). Dass die Opfer „geistig tot" gewesen wären und ihre Situation nicht begriffen hätten, ist eines der Vorurteile, mit dem nach 1945 die Morde gerechtfertigt wurden. Bei Ernst Klee finden sich zahlreiche dem widersprechende Belege, u. a. der Bericht einer Nonne aus Irsee: „Die ist auch vergast worden ... die hat's geahnt. ‚Mörderinnen' hat sie uns geheißen, wie man sie in den Bus rein hat, ‚Ihr seid Mörderinnen, ihr bringt's uns um'" ([29], S. 168).

2.1.3 Psychiatrie-Reformen

1975 veröffentlichte eine vom Deutschen Bundestag in Bonn eingesetzte Expertenkommission ihren Bericht über die Lage der Psychiatrie in der Bundesrepublik Deutschland, die sog. **Psychiatrie-Enquete** (frz. enquête, Untersuchung [31]). Wie war es dazu gekommen? Nach den Morden an Patienten in der NS-Zeit (➤ Kap. 2.1.2) hatten sich die psychiatrischen Anstalten wieder gefüllt. Viele waren im 19. und frühen 20. Jahrhundert erbaut worden, meist fernab größerer Städte und räumlich abgesondert (➤ Kap. 7.3.3, Architektur). Die Zustände waren menschenunwürdig, die Insassen hausten in überfüllten Schlafsälen, ohne Privatsphäre, wurden verwahrt und oft vernachlässigt in einer, wie Goffman sagte, totalen Institution [32].

Das Umfeld änderte sich in den 1960er-Jahren: Die Studentenbewegung beschäftigte sich mit sozialer Ungleichheit ebenso wie mit NS-Verbrechen, und beides stellte einen Bezug zur Psychiatrie her; der Sozialstaat wurde ausgebaut; auch in psychiatrischen Fachdiskussionen wurden die Zustände in den Anstalten kritisiert, zumal sie im internationalen Vergleich rückständig waren [33]. In den USA und im europäischen Ausland gab es in den 1960er- und 1970er-Jahren zahlreiche Reformversuche. Es war auch die große Zeit der **Antipsychiatrie**, welche die Psychiatrie als Fach und Institution kritisierte. Kritik an der Praxis der Psychiatrie war zwar nicht neu: Schon um 1900 wurden ungerechtfertigte Entmündigungen, Internierungen und Zwangsmaßnahmen durch Irrenärzte im Deutschen Reich heftig kritisiert [27].

Doch die Antipsychiatrie argumentierte grundsätzlicher, nicht nur in Bezug auf Missstände in den Anstalten. Prominente Vertreter der Antipsychiatrie fanden dabei weit über Fachdiskussionen hinaus Gehör. Für den US-amerikanischen Psychiater Thomas Szasz waren psychische Erkrankungen ein Mythos: Psychiater und Gesellschaft etikettierten durch psychiatrische Diagnosen lediglich auffälliges oder missliebiges Verhalten (➤ Kap. 3.2.4, Verhalten oder Etikett [34]). Der französische Psychologe, Philosoph und Sozialhistoriker Michel Foucault analysierte Macht- und Kontrollausübung durch die Psychiatrie der Neuzeit. Nach seinem einflussreichen Buch *Wahnsinn und Gesellschaft* von 1961 beschäftigte sich Foucault weiter mit der Psychiatrie, u. a. in seinen auf Deutsch als

Die Macht der Psychiatrie erschienenen Vorlesungen der frühen 1970er-Jahre [35]. Darin beschrieb er Architektur, z. B. von Gefängnissen oder psychiatrischen Anstalten, die den Aufsehern völlige Kontrolle über die Insassen gab. In England entwickelte Bentham ein solches Panoptikon genanntes Bauprinzip, in dem von einer Zentrale aus strahlenförmig angeordnete Zellen oder Trakte leicht eingesehen und kontrolliert wurden. Diese Architektur ist für Foucault ein „Machtverstärker", die Psychiatrie ein „institutionelles Disziplinunternehmen" ([35], S. 114 und 129). Foucault beschäftigte sich auch mit Abläufen und Rollen in der Psychiatrie, welche die Machtdifferenz zwischen Arzt und Patient zementieren: „Die Befragung [des Patienten durch den Psychiater] besteht gerade in folgendem: Gib mir Symptome, mach mir aus deinem Leben Symptome, und du wirst aus mir einen Arzt machen" ([35], S. 401). Auch wenn sich viele Standpunkte der Antipsychiatrie inhaltlich nicht durchgesetzt haben und die Psychiatrie nicht abgeschafft wurde, gingen von der Antipsychiatrie entscheidende Impulse für Psychiatrie-Reformen aus. Die von Vertretern wie Szasz und Foucault aufgebrachten Themen soziale Etikettierung, Architektur, Machtposition der Ärzte und Institution bleiben aus einer Stigmaperspektive zentral (Macht ➤ Kap. 3.1.4; Etikettierung ➤ Kap. 3.2.4; Patient-Profi-Interaktion ➤ Kap. 7.3.1; Architektur ➤ Kap. 7.3.3).

In der DDR waren 1963 während eines Kongresses im sächsischen Rodewisch die sozialpsychiatrisch orientierten und heute noch lesenswerten Rodewischer Thesen formuliert worden. Sie legten einen Schwerpunkt auf Rehabilitation und soziale Integration und erwähnten Prävention und Abbau der „Intoleranz psychisch Kranken gegenüber". Es kam in der Folge zu punktuellen Fortschritten, jedoch nicht zu einer Strukturreform der DDR Psychiatrie [36]. Man sollte dabei neben ökonomischen Schwierigkeiten die Herausforderungen im SED-Staat nicht unterschätzen: Reform und Aufbau guter Versorgung im Bereich der Psychiatrie können nur gelingen, wenn Patienten ihren Ärzten vertrauen können. Doch spätestens seit den 1970er-Jahren hatte das Ministerium für Staatssicherheit in vermutlich jeder Klinik und Poliklinik Ärzte als Inoffizielle Mitarbeiter für Spitzeldienste platziert. Sie berichteten der Stasi nicht nur über ihre Kollegen, sondern häufig unter Bruch ihrer Schweigepflicht auch über ihre Patienten [37].

Zur Behebung der unmenschlichen Zustände in den Anstalten und zur Verbesserung der Versorgung machte die westdeutsche Enquete folgende Vorschläge: Verkleinerung der Kliniken, Einrichtung psychiatrischer Abteilungen an Allgemeinkrankenhäusern sowie starker Ausbau der ambulanten psychiatrischen Versorgung; Stärkung von Psychotherapie und Sozialarbeit in den Kliniken und im ambulanten Bereich; Gleichstellung körperlich und psychisch Erkrankter in Gesundheits- und Sozialsystemen und bessere Kooperation zwischen verschiedenen Versorgungs- und Unterstützungssystemen. Die Enquete wirkte über Jahrzehnte als Motor von Veränderungen. Ihre Ziele sind nicht ganz erreicht worden. Doch das ist weniger Schuld der Enquete als Aufgabe für uns Nachkommen. Eine Herausforderung bleibt die Fragmentierung des Versorgungssystems (➤ Kap. 7.3.3) sowie die oft prekäre Lage von Menschen mit schweren psychischen Erkrankungen.

Auch in der Enquete ging es um Abbau von Vorurteilen – nicht nur im Sinne besserer psychiatrisch-psychotherapeutischer Versorgung. Asmus Finzen erörterte in seinem Enquete-Beitrag noch heute wichtige Themen der Antistigma-Arbeit [38]: Grenzen der Informationsvermittlung (➤ Kap. 8.1), Kontinuum zwischen Krankheit und Gesundheit (➤ Kap. 1.6), Vorzüge lokaler Projekte und Kontakt als Antistigma-Strategie (➤ Kap. 8.4), Einbezug Betroffener und der Medien (➤ Kap. 7.4.7) sowie der nötige lange Atem für nachhaltige Programme (➤ Kap. 8.4.4).

2.2 Häufigkeit und Belastung durch psychische Erkrankungen

2.2.1 Häufigkeit

Es mag angesichts des verbreiteten Stigmas seltsam erscheinen: Doch psychische Erkrankungen sind so häufig, dass man sie fast schon „normal" nennen möchte. Mit Häufigkeit ist der Anteil der Bevölkerung gemeint, der eine Erkrankung oder Gruppe von Erkrankungen hat; diese Rate wird auch Prävalenz genannt. Wichtig ist der Zeitraum, für den die Häufigkeit angegeben wird: Die Häufigkeit zu einem Zeitpunkt (**Punktprävalenz**) ist niedriger als die innerhalb eines Jahres oder gar die für das ganze Leben geschätzte Prävalenz. In der Forschung häufig verwendet wird die 1-Jahres-Prävalenz (wenn nicht anders angegeben, auch in diesem Buch). Eine **1-Jahres-Prävalenz** von 10 % für eine Erkrankung bedeutet, dass 10 % der Allgemeinbevölkerung innerhalb eines Jahres diese Krankheit haben. Da sich die Zahlen auf die Allgemeinbevölkerung beziehen, erscheinen manche Häufigkeitsangaben niedrig; z. B. beträgt die Prävalenz für Demenz über alle Altersgruppen hinweg nur 1 %, doch liegt bei älteren Menschen viel höher (➤ Kap. 5.4.4).

Welche Krankheiten haben eine hohe 1-Jahres-Prävalenz? Es sind solche, die häufig und früh im Leben auftreten und eher einen wiederkehrenden oder lange anhaltenden Verlauf nehmen. All das trifft auf psychische Erkrankungen zu, die, abgesehen von Demenzen, meist in der Jugend und im jungen Erwachsenenalter beginnen. In den EU-Ländern hatte 2011 rund ein Drittel der Bevölkerung eine psychische Erkrankung (inkl. Demenz und Suchterkrankungen [39]), die Zahlen für Deutschland sind ähnlich [40]. Das sind etwa 150 Millionen EU-Bürger. Die Prävalenz blieb zwischen 2005 und 2011 unverändert. Am häufigsten sind Angststörungen (14 %), Schlafstörungen und Depressionen (je etwa 7 %). Weitere Häufigkeitsangaben für einzelne Erkrankungen finden sich in ➤ Kap. 5.4.

Wie soll man solche Zahlen verstehen, und sind sie plausibel? Die Angaben beruhen auf methodisch sorgfältigen Studien und einer breiten Datenbasis und folgen diagnostischen Kriterien. Wer die Zahlen nicht glaubt, kann zwei Dinge bedenken: Erstens sind nicht alle 150 Millionen schwer eingeschränkt; manche Störungen sind leichter und mit oder ohne Behandlung vorübergehender Art. Zweitens untersuchen gute Studien in diesem Feld große Zufallsstichproben der Allgemeinbevölkerung. Sie befragen alle systematisch – auch jene, die nie einem Hausarzt oder Kollegen von Alkoholkonsum, gedrückter Stimmung oder Angst berichtet haben und nie berichten würden. Viele derer, die in der Studie als krank diagnostiziert wurden, würden sich selbst nicht so bezeichnen. Daher wird Symptomatik erfasst, die sonst nirgends auftaucht und – auch wegen verbreiteter Tabuisierung – unbemerkt bleibt.

2.2.2 Warum nimmt die Häufigkeit nicht ab?

Die Häufigkeit psychischer Erkrankungen scheint nicht zuzunehmen (➤ Kap. 2.2.1). Gleichzeitig werden immer mehr Menschen mit psychischen Erkrankungen behandelt: In den letzten Jahren wurden Psychopharmako- und Psychotherapie immer häufiger in Anspruch genommen. Die Zahl niedergelassener Psychotherapeuten ist in Deutschland seit 2000 stark angestiegen. Stark angestiegen ist auch die Zahl psychosomatischer Betten – oft in der Hand gewinnorientierter privater Klinikkonzerne, die sich nicht an der regionalen Pflichtversorgung für Menschen mit schweren Erkrankungen und in akuten Krisen beteiligen [40]. Mit vermehrter Inanspruchnahme von Behandlung ging ein starker Anstieg der Arbeitsunfähigkeitstage und Frühberentungen aufgrund psychischer Erkrankungen einher – sowohl in absoluten Zahlen als auch relativ im Vergleich zu körperlichen Erkrankungen [40]. Das führt zu der Frage, warum trotz steigender Behandlung die Häufigkeit nicht abnimmt. Häufigere Behandlung sollte dazu führen, dass Erkrankungen entweder im Frühstadium erkannt und behandelt werden, ohne sich voll auszubilden (sekundäre Prävention) oder durch gute Behandlung rasch wieder abheilen. Beides würde die Prävalenz senken.

Drei Erklärungen sind denkbar, um gleichbleibende Krankheitshäufigkeit und steigende Behandlungsteilnahme zu vereinbaren [40]. Möglicherweise tragen alle drei zur Erklärung bei:

1. Mangelhafte Versorgung,
2. Erkrankungen nehmen doch zu, was durch gute Versorgung verdeckt wird, und
3. Psychologisierung unserer Welt, sodass Unglück und Leid zunehmend als Krankheit verstanden werden.

Für die erste Erklärung finden sich zahlreiche Belege (➤ Kap. 7.3.1 und ➤ Kap. 7.3.3). Primärprävention (für die Allgemeinbevölkerung, z. B. in Schulen) findet so gut wie nicht statt. Die große Mehrzahl der Menschen mit psychischen Erkrankungen nimmt bestehende Behandlungsangebote nicht wahr. Wenn überhaupt, wird Hilfe oder Behandlung im Durchschnitt erst viele Jahre nach Beginn der Erkrankung aufgesucht; häufig werden Behandlungen vorzeitig wieder abgebrochen. Diese **Behandlungslücke** entsteht u. a. aus Furcht vor öffentlichem Stigma und aufgrund von Selbststigma und Scham (➤ Kap. 5.1.7). Wenn Menschen Kontakt mit dem Versorgungssystem aufnehmen, wird ihnen häufig nicht wirksam geholfen. Hausärzte erkennen in vielen Fällen Depressionen nicht oder behandeln sie nicht ausreichend. Die ambulante psychiatrische und psychotherapeutische Versorgung ist völlig unzureichend, was zu langen Wartezeiten und unnötigen Klinikaufenthalten führt (➤ Kap. 7.3.3). Fairerweise muss man hinzufügen, dass auch gute Versorgung die Prävalenz erhöhen kann, etwa indem Menschen mit psychischen Erkrankungen länger leben [40].

Die zweite Erklärung beruht auf einer düsteren Einschätzung unserer Zeit, die immer digitaler, unübersichtlicher, schneller und belastender werde und daher die Entstehung psychischer Erkrankungen begünstige. Aus dieser Sicht träten tatsächlich mehr Erkrankungen neu auf, was verdeckt werde durch häufigere Behandlung. Dazu passt das kulturelle Unbehagen mancher Beobachter: „Etwas Zentrales für Recovery scheint im sozialen Gewebe entwickelter Länder zu fehlen. Wahrscheinlich tragen Faktoren wie ungleiche Einkommen, Diskriminierung, Vorurteile, Arbeitslosigkeit und stark materialistische und kompetitive Werte zu erhöhtem psychischem Stress bei" ([40], S. 134). All das klingt plausibel, doch diffus. Was genau die Belastung ist, wird nicht definiert – und eine Idealisierung der guten alten Zeit spielt mit. Auch finden sich gegenläufige soziale Trends: In den letzten 15 Jahren sank die Arbeitslosigkeit in Deutschland stark, während die Zahl alleinlebender Menschen zunahm. Von Ersterem würde man eine Abnahme psychischer Erkrankungen erwarten (➤ Kap. 7.1), von Letzterem eine Zunahme – die Gesamtwirkung dieser und anderer Einflüsse ist unklar. Allerdings spricht viel dafür, dass zumindest für Mitglieder vulnerabler gesellschaftlicher Gruppen die Auflösung früher verlässlicher sozialer Zusammenhänge tödlich sein kann (➤ Kap. 2.3.1, Tode aus Verzweiflung).

Behinderung entsteht im Zusammenwirken der Person und ihrer Umwelt. Es ist daher nicht simpel, Veränderungen einer anspruchsvoller gewordenen Arbeitswelt und Prävalenz psychisch bedingter Einschränkungen zu interpretieren [40]. Als ich jung war, saßen an allen möglichen Eingängen auch kleiner Nebengebäude von Kliniken und Universitäten Pförtner. Mir war nicht immer klar, worin ihre Aufgabe bestand – sie waren einfach da. Solche Arbeit gibt es kaum mehr. Nehmen wir an, manche dieser Arbeitnehmer hatten eine Behinderung aufgrund (auch) psychischer Erkrankungen. Hat der Wandel der Arbeitswelt sie krank gemacht? Nicht unbedingt – nicht sie haben sich verändert, sondern ihre Arbeit ist verschwunden [41]. Das ist weniger eine Erkrankung als eine verloren gegangene Nische und Passung zwischen ihnen und der Umwelt. Wenn diese Interpretation zutrifft, kann es bei der Wiedereingliederung Betroffener in den Arbeitsmarkt (➤ Kap. 7.1.2) nicht nur um Training (und Defizite der Teilnehmer) gehen, sondern auch darum, für sie Nischen zu bauen und zu schützen – eine Art Ökologie der Arbeit für Menschen mit psychischer Behinderung. Das ist kein Almosen, sondern ihr Recht (Art. 27 UN-BRK, ➤ Kap. 7.5.2).

Die dritte Erklärung unterstellt ebenfalls einen kulturellen Trend, und zwar die Zunahme psychologischer Deutungen menschlicher Erfahrungen. Stress und Burnout sind in aller Munde, und die Abgrenzung zu psychischen Erkrankungen ist nicht immer einfach – weder in der öffentlichen Meinung noch für Fachleute (➤ Kap. 1.6). Erschöpfung gilt als Diagnose unserer Zeit und als Erklärung der Depression vieler Zeitgenossen [42]. Das kann zu übertriebener Einschätzung allgemein menschlicher Belastungen als Krankheit führen. Studien weltweit zeigen, dass die Häufigkeit von Angst- und Depressionserkrankungen zwar nicht zunimmt, dass sich aber gleichzeitig immer mehr Menschen „gestresst" fühlen [43]. Dieses Phänomen deutet ein mögliches Dilemma für Aufklärungsprogramme an, die Wissen über psychische Gesundheit (Mental Health Literacy ➤ Kap. 3.1.7) und Hilfesuchverhalten präventiv verbessern möchten. Einerseits versuchen solche Programme, die Aufmerksamkeit für psychische Probleme zu steigern (➤ Kap. 8.1.5); andererseits kann das die Nebenwirkung haben, dass jedes Leid, jede Trauer voreilig als Krankheit angesehen wird. Das könnte den paradoxen Effekt haben, dass mehr Wissen zu subjektiv schlechterer psychischer Gesundheit führt [44]. Wenn *Stress* gleich *Krankheit* ist, kann das schließlich zu einer Trivialisierung der Situation von Menschen mit schweren psychischen Erkrankungen führen, die nicht nur mit *Stress* zu kämpfen haben.

2.2.3 Belastung durch psychische Erkrankungen

Weil die genannten Prävalenzzahlen sehr verschiedene Diagnosen und Schweregrade zusammenfassen, stellt sich die Frage, welche Belastung von psychischen Erkrankungen ausgeht. Ein gutes Maß der Belastung ist die gesunde Lebenszeit, die durch eine Erkrankung verloren geht. Dafür wurden von der WHO in den 1990er-Jahren die **DALYs** (➤ Glossar) entwickelt. Ein DALY ist ein gesundes Lebensjahr, das durch frühen Tod ganz oder durch das Leben mit krankheitsbedingter Einschränkung teilweise verloren geht. Je nach Krankheit wird die Einschränkung durch das Leben mit Behinderung unterschiedlich stark gewichtet. DALYs sind kein Maß, das Menschen einfach nach ihrer Nützlichkeit oder Arbeitsfähigkeit einstuft. Es geht um Einschränkungen der Lebensqualität und der sozialen Funktionsfähigkeit, auch bei Kindern und alten Menschen (die allerdings weniger gewichtet werden). Traditionell wurde bei der Einschätzung von Krankheitslast vorwiegend beachtet, ob Krankheiten zu frühem Tod führen. Doch seit weltweit die Lebenserwartung steigt und chronische Erkrankungen aller Art zunehmen, sind Einschränkungen beim Leben mit Erkrankungen wichtiger geworden. DALYs haben dazu beigetragen, den enorm hohen Verlust gesunder Lebensjahre durch psychische Erkrankungen bewusst zu machen. Das DALY-Konzept hat allerdings auch Schwächen und ist in zweierlei Hinsicht kritisiert worden: Erstens beruhen DALYs auf Expertenschätzungen der Einschränkungen durch einzelne Erkrankungen; zweitens berücksichtigen sie den gesellschaftlichen Kontext zu wenig, denn die Behinderung durch eine Erkrankung liegt nicht einfach in der Erkrankung selbst, sondern hängt zusätzlich stark von verfügbaren Hilfs- und Unterstützungsmöglichkeiten ab ([45], S. 86 ff.).

Der Anteil verlorener gesunder Lebensjahre (DALYs) aufgrund psychischer Erkrankungen liegt in der EU bei 20,2 % der DALYs aller Krankheiten [39]. Ein Fünftel der Last aller Krankheiten, inkl. Krebs-, Herz-Kreislauf-Erkrankungen, Diabetes usw., geht also auf diese Erkrankungsgruppe zurück. Der Anteil von DALYs aufgrund psychischer Erkrankungen ist bei Frauen etwas höher als bei Männern. Depressionen führen mit 7,2 % der DALYs vor Demenzen und Alkoholabhängigkeit. Depressionen bringen somit eine höhere Krankheitslast mit sich als jede andere, auch körperliche Erkrankung in der EU. Die Krankheitslast durch psychische Erkrankungen steigt weltweit stark an. Das liegt nicht an der zunehmenden Häufigkeit, sondern an der steigenden Lebenserwartung: Mehr Menschen leben länger mit ihrer Erkrankung [46].

Obwohl dieses Fünftel eine enorm hohe Krankheitslast anzeigt, unterschätzt es noch ihr wirkliches Ausmaß [47]. Suizide, die von psychischen Erkrankungen meist zumindest mit verursacht werden, sind nicht eingerechnet. Auch die bei Menschen mit schweren psychischen Erkrankungen um rund 15 Jahre verringerte Lebenserwartung aufgrund körperlicher Begleiterkrankungen ist nicht berücksichtigt (➤ Kap. 7.3). Wenn also ein Mann mit Schizophrenie, der als Nebenwirkung seiner psychiatrischen Medikation Übergewicht, Bluthochdruck und Diabetes entwickelt, mit 50 Jahren an einem Herzinfarkt stirbt, werden seine rund 30 verlorenen Lebensjahre (DALYs) nur der Herzerkrankung zugeschrieben. Aufgrund dieser und weiterer Fehlzuschreibungen wird die Krankheitslast durch psychische Erkrankungen erheblich unterschätzt [47].

2.2.4 Kosten psychischer Erkrankungen

Das Thema der wirtschaftlichen und finanziellen Folgen psychischer Erkrankungen hat verschiedene Aspekte. Einerseits verursachen diese Erkrankungen gewaltige gesellschaftliche Kosten: direkte Kosten in Form von Behandlung ebenso wie die viel höheren indirekten Kosten (u. a. durch Verlust der Arbeitsfähigkeit und Frühberentung). Weitere Kosten entstehen im Umfeld, u. a. in betroffenen Familien (wenn z. B. Angehörige weniger arbeiten können) oder in Sozial- und Bildungssystemen. Daher werden voraussichtlich im Jahr 2030 psychische Erkrankungen weltweit mehr als die Hälfte aller Folgekosten nicht übertragbarer Erkrankungen verursachen [48]. Andererseits kann Armut krank machen, was häufig in einen Teufelskreis aus materieller und psychischer Not führt.

Wie der englische Gesundheitsökonom mit dem treffenden Namen Martin Knapp zu sagen pflegt: Die Ressourcen, die politisch zu verteilen sind, sind immer knapp [48]. Daher kann eine ökonomische Perspektive Entscheidern und der Gesellschaft Informationen liefern, die Ressourcen sinnvoll zu verteilen. Das heißt, es geht aus dieser Sicht nicht nur darum, ob Interventionen wirken, sondern auch wie viel ihre Wirkung kostet. Nehmen wir an, zwei Interventionen zum Abbau von Selbststigma haben das Ziel besserer Lebensqualität und Genesung/Recovery für Menschen mit psychischen Erkrankungen. Beide sind gleich stark wirksam, doch die erste Intervention kostet pro Teilnehmer 1.000, die andere 3.000 Euro. Die erste Intervention ist daher kosteneffizienter. Ein anderes Beispiel ist die Ermittlung der Summe, die zwei Interventionen für ein besseres Behandlungssystem kosten, um für Menschen mit verschiedenen Erkrankungen durchschnittlich je 10 Jahre in guter Lebensqualität zu gewinnen. Die Kosten (Summe pro Jahr Lebensqualität/pro DALY) lassen Vergleiche für Investitionsentscheidungen über verschiedene Teilbereiche der Medizin zu, z. B. zwischen Krebs und psychischen Erkrankungen. All diese Informationen können helfen, knappe Ressourcen gut zu verteilen: „Ökonomische Evidenz kann keine Entscheidungen treffen, aber kann Entscheidungen eine bessere Datengrundlage geben" ([48], S. 10).

Höhe der Kosten

Die OECD schätzte die Kosten psychischer Erkrankungen für europäische Länder in 2015 [49]. Danach lagen die Gesamtkosten in Deutschland bei knapp 150 Milliarden Euro. Davon entfiel knapp ein Drittel auf direkte Kosten im Behandlungssystem (Arztbesuche, Kliniken, Medikamente u. Ä.), ein weiteres knappes Drittel auf Sozialausgaben (Krankengeld, Erwerbsminderungsrente, Arbeitslosengeld) und mehr als 40 % auf den Arbeitsmarkt durch Verluste von Einkommen und Produktivität. Letztere sinkt, wenn Menschen weniger bei der Arbeit anwesend sind (Absentismus) oder wenn sie körperlich anwesend sind, aber weniger gut arbeiten können (Präsentismus). Die Gesamtkosten entsprechen in Deutschland 4,8 % des Bruttosozialprodukts und liegen damit höher als im EU-Durchschnitt (4,1 %), in Österreich (4,3 %) und der Schweiz (3,5 %). Die Kosten psychischer Erkrankungen lassen sich auch dadurch schätzen, wie viel Menschen durchschnittlich zu zahlen bereit wären, um ihr Krankheitsrisiko zu verringern. Die so geschätzten Kosten liegen etwas höher als die von Herz-Kreislauf- und bei mehr als dem Dreifachen der durch Krebserkrankungen verursachten Kosten [50].

Prognose und politische Reaktion

Voraussichtlich werden die Kosten psychischer Erkrankungen in den nächsten Jahrzehnten stark ansteigen, besonders in reichen westlichen Ländern. Hier altert die Bevölkerung, und durch Produktivitätsverluste bei hohem Wohlstand ist viel zu verlieren. All dies sollte ein Weckruf für die Politik sein. Was ist die Reaktion auf nationaler und europäischer Ebene? Keine, die der Herausforderung auch nur annähernd entspräche. Im Durchschnitt entfallen 13 % der Gesundheitsausgaben in den EU-Ländern auf psychische Erkrankungen. Das ist im Verhältnis zu den 20 % der DALYs aufgrund psychischer Erkrankungen (➤ Kap. 2.2.3) eine massive Finanzierungslücke von einem Drittel – vom Anstieg in den nächsten Jahrzehnten und den ökonomischen Folgekosten ganz zu schweigen. Dass die politische Antwort weitgehend ausbleibt, ist auch deshalb grotesk, weil mehr Ressourcen für bessere Versorgung etwa von Angst und Depression sich ökonomisch lohnen (ganz abgesehen vom immateriellen Wert der Gesundheit an sich). Der *Return on Investment* in Form erhöhter Arbeitsproduktivität beträgt das Zwei- bis Dreifache der Behandlungskosten [51]. Auch Prävention würde sich auszahlen, findet aber kaum statt [52]. All dies ist nicht nur ökonomisch töricht, sondern bedeutet angesichts des vermeidbaren Leides Einzelner, ihrer Familien und ihres sozialen Umfelds auch eine strukturelle Diskriminierung einer großen Bevölkerungsgruppe (➤ Kap. 5.1.8).

2

Warum bleibt eine angemessene politische Reaktion aus? Eine Erklärung ist, dass politische Entscheidungen meist kurzfristig im Blick auf die nächsten paar Jahre getroffen werden, u. a. aufgrund der Wahlzyklen. Zweitens fallen Entscheidungen innerhalb eines Ressorts, z. B. Gesundheit oder Soziales, und sektorübergreifende Effekte werden vernachlässigt. Martin Knapp nennt es das Problem der *diagonalen Buchführung* [48]. Die Behandlung und Prävention psychischer Erkrankungen werden in der Regel aus dem Gesundheitsbudget finanziert, und alle Kosten fallen in der Gegenwart an. Doch der ökonomische Nutzen, z. B. von Prävention bei Jugendlichen, zeigt sich erstens in vollem Umfang erst nach Jahrzehnten, und zweitens treten die Hauptersparnisse in anderen Bereichen auf: Bildung, Arbeit, Sozialhilfe, Wohnen, Justiz, Rentensystem. Es ist eine Herausforderung, umzudenken und in Prävention und Behandlung zu investieren. Man nennt dieses Problem auch „silo budgeting disincentive" (Abschreckung durch Budgetplanung in Silos/getrennten Sektoren [48]). Stattdessen ist ein Ansatz dringend nötig, der psychische Erkrankungen mit ihren weitreichenden sozialen Ursachen und Folgen über alle Politikbereiche hinweg priorisiert (mental health in all policics, ➤ Kap. 2.3.3).

Mütter und junge Menschen

Zur Verdeutlichung der ökonomischen Perspektive seien zwei Beispiele genannt: Mütter mit psychischer Erkrankung, meist Depression, um die Zeit der Geburt ihres Kindes sowie Kinder und Jugendliche mit psychischer Erkrankung.

1. Das Screening für depressive Symptomatik und die darauf bei Bedarf früh einsetzende Behandlung von Müttern lohnt sich ökonomisch schon, wenn man nur innerhalb des Gesundheitssystems kurzfristig ersparte andere Kosten (z. B. Klinikaufenthalt der Mutter) berücksichtigt. Doch die Ersparnisse sind viel größer: Fast drei Viertel der Folgekosten der mütterlichen Depression entstehen beim Kind; weniger als ein Zehntel der Gesamtfolgekosten entfallen auf den Gesundheits- und Sozialsektor [48]. Der Rest entsteht im Schul-, Bildungs- und Justizsystem und in Form von Lebensqualitätsverlusten (wenn sie finanziell geschätzt werden). Solche Prävention lässt sich beispielsweise durch die Schulung von Hebammen umsetzen, auf depressive Symptome der Mütter zu achten und die Mütter bei Bedarf an Hilfestellen zu verweisen.
2. Depressionstherapie für Kinder und Jugendliche ist kosteneffizient, Psychotherapie bei langfristiger Perspektive mehr als Pharmakotherapie [48]. Auch die konsequente Prävention von Mobbing/Bullying in Schulen [53] ist ökonomisch lohnend, denn solche Gewalt führt zu höherer Inanspruchnahme von Behandlung über viele Jahrzehnte (vom Leid der Opfer ganz zu schweigen [54]; ➤ Kap. 7.3.4, Prävention). Zahlreiche weitere Investitionen lohnen sich aus gesamtgesellschaftlicher Perspektive, nicht zuletzt Frühintervention bei Psychosen [55].

Recovery und Ökonomie

Recovery besteht im Wesentlichen aus dem Erreichen selbstgesteckter Lebensziele und Lebensweisen (➤ Kap. 5.1.6). Weil der Weg der Recovery für jede Person eigen und anders ist, ist es schwer, Recovery ökonomisch zu bewerten. Weist dennoch etwas darauf hin, dass sich die Investition in Recovery ökonomisch lohnen könnte? Eine Reihe von Programmen fördert Recovery. Sie sind sehr unterschiedlich und reichen von Peer Support (➤ Kap. 7.3.4) über psychosoziale Interventionen (➤ Kap. 7.3.3) bis hin zu Recovery Colleges (➤ Kap. 5.1.6). Die bisherigen Daten sind noch lückenhaft, deuten aber darauf hin, dass die meisten dieser Ansätze auch ökonomisch eine gute Investition sind, weil sie Kosten nicht erhöhen, sondern einen effizienteren Ressourceneinsatz ermöglichen als traditionelle Ansätze [56].

Fazit

Viele Daten belegen die enormen gesellschaftlichen Kosten durch psychische Erkrankungen, vor allem außerhalb des Gesundheitssystems. Zahlreiche Interventionen sparen gesamtgesellschaftlich weit mehr ein, als sie kosten. Sie werden dennoch kaum eingesetzt (➤ Kap. 7.3.3 und ➤ Kap. 7.3.4, Prävention). Politische Reformen sind nötig, die vorausschauend und sektorübergreifend denken. Ein Appell an eine Landes- oder Bundesministerin für Soziales und für Bildung könnte lauten: „Bitte finanzieren Sie bessere Prävention und Behandlung von Müttern mit Depression nach Geburt und von psychisch erkrankten Kindern/Jugendlichen je zur Hälfte mit. Die Effekte werden jahrzehntelang Ihre Budgets entlasten!“

2.3 Psychische Gesundheit als gesellschaftliche Aufgabe

2.3.1 Soziale Ursachen

Die Bedingungen, unter denen Menschen leben, haben vielfache Auswirkungen auf die körperliche und psychische Gesundheit, u. a. auf die Lebenserwartung [19]. Zu den sozialen Faktoren, die Gesundheit beeinflussen, zählen solche, die veränderbar sind (u. a. Armut, Bildung, soziale Isolation oder Unterstützung, Arbeit, Wohnverhältnisse, Trauma und Gewalt), und solche, die unveränderlich sind (u. a. Geschlecht). Einige veränderbare soziale Faktoren lassen sich zusammenfassen als sozialer oder sozioökonomischer Status, der wesentlich von Bildung, Einkommen und Arbeit bestimmt wird. Der Einfluss sozialer Faktoren auf Gesundheit folgt einem sozialen Gradienten. Die Gesundheit einer Person ist also durchschnittlich umso schlechter, je niedriger ihr sozialer Status ist [19].

Drei Dinge sind in diesem Zusammenhang wichtig (➤ Abb. 2.5): Erstens addieren sich Effekte sozialer Faktoren im Laufe des Lebens, vom Mutterleib bis ins Alter. Zweitens sind Rückkopplungen und Teufelskreise häufig: Ein Junge aus einer armen Familie hat ein wesentlich erhöhtes Risiko, psychische Auffälligkeiten in der Schule zu zeigen, was wiederum seine Bildungschancen einschränkt und langfristig zu Statusverlust und weiter erhöhten Risiken für psychische Erkrankungen führt. Drittens sollten soziale Faktoren

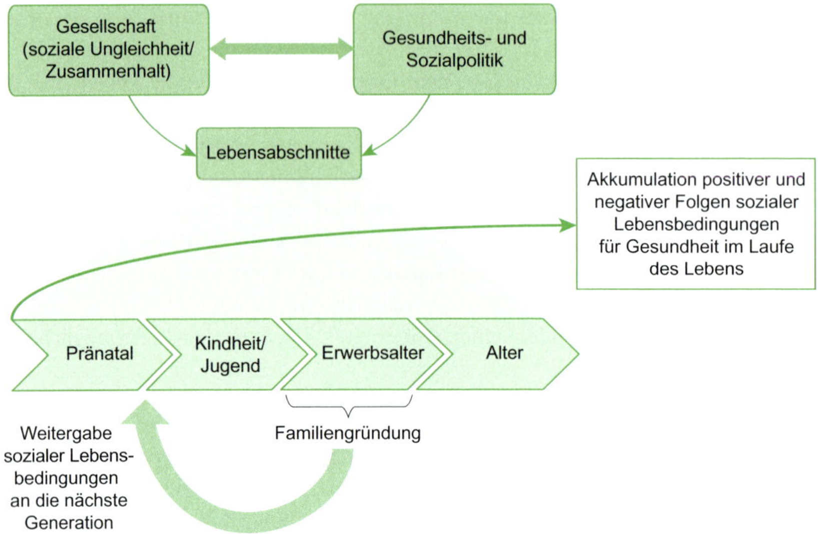

Abb. 2.5 Modell zu Auswirkungen sozialer Lebensbedingungen im Laufe des Lebens (nach [59]) [W798-002, L143]

nicht als Defekte oder Schwächen Einzelner gesehen werden, sondern als Produkt sozialer Ungleichheit – nur dieser Blick auf die Problematik wird zu sozialen Antworten führen.

Was belegt den Zusammenhang zwischen ungünstigen sozialen Lebensbedingungen und psychischer Gesundheit? Erstens sind psychische Erkrankungen umso häufiger, je ungleicher die Lebensverhältnisse in einer Gesellschaft sind, was besonders für Depressionen zutrifft [20]. Zweitens haben Menschen mit niedrigem sozialem Status ein vielfach erhöhtes Risiko, psychisch zu erkranken [57, 58]. Das gilt in der Allgemeinbevölkerung ebenso wie für benachteiligte Gruppen, u. a. Menschen nach Migration (➤ Kap. 5.8), ohne Arbeit (➤ Kap. 7.1.2) oder ohne Wohnung (➤ Kap. 7.2). Um nur ein Beispiel zu nennen: Psychosen sind viel häufiger bei Menschen, die in ihrer Kindheit und Jugend Gewalt, Mobbing oder Diskriminierung erfahren haben (➤ Kap. 5.3 [57]).

Tode aus Verzweiflung

Die bisher erwähnten Zusammenhänge zwischen sozialen Faktoren und psychischen Erkrankungen klingen womöglich abstrakt. Die Folgen widriger Lebensbedingungen können jedoch tödlich sein, indem sie seelische Not und Verzweiflung erzeugen. Anne Case und Angus Deaton sind dem in einer beklemmenden Studie nachgegangen [60]. Ihr Ausgangspunkt war, dass in westlichen Ländern die durchschnittliche Sterblichkeit der Menschen im Alter um 50 Jahre seit Jahrzehnten stark abnahm – mit einer Ausnahme. In den USA stieg seit etwa 2000 unter (nichthispanischen) Weißen mit geringem Bildungsstand die Zahl der *Tode aus Verzweiflung* (deaths of despair) dramatisch an. Sie umfassen Tode durch Suizid, Drogen, Alkohol oder Leberzirrhose. Der Anstieg fand sich nur in dieser Gruppe – nicht unter Schwarzen, Hispanics oder besser ausgebildeten Weißen.

Case und Deaton interpretieren diese Tode in der Tradition Émile Durkheims (➤ Kap. 5.2.1 [61]) als Zeichen der sozialen Desintegration und chronischen Belastung für Menschen speziell dieses Alters und dieser Schicht im Lauf der letzten Jahrzehnte (Ältere hatten die Belastung nicht mehr lange, Jüngere noch nicht lange erlebt). Kontinuität und Verlässlichkeit in Arbeitswelt, Familie, Ehe, Kirche lösten sich für diese Schicht auf. Viele Menschen, zumal mit niedriger Bildung, können die Veränderungen nicht mehr bewältigen und verzweifeln daran.

Die Studie ist für unser Thema aus mehreren Gründen wichtig: Soziale Umbrüche werden in Zukunft zunehmen (➢ Kap. 1.7) und vulnerable Bevölkerungsgruppen besonders gefährden. Menschen mit geringeren Ressourcen brauchen Hilfe. Das Stigma psychischer Erkrankung dürfte die Zahl der Tode aus Verzweiflung unter gefährdeten Menschen weiter erhöhen. Schließlich würde es in die Irre führen, diese Tode als Folge isolierter Probleme Einzelner zu verstehen und nur so zu behandeln.

2.3.2 Einbezug sozialer Faktoren

Ursachen von Krankheiten können näher oder ferner liegen [62]. Nehmen wir an, Menschen leben an einem Fluss und erkranken, weil sie aus ihm trinken und er viele Kilometer flussaufwärts durch die Abwässer einer Fabrik verseucht wurde. Die naheliegende Ursache ihrer Erkrankung ist, dass sie aus dem Fluss trinken. Die ferner liegende Ursache ist die Fabrik flussaufwärts. Unser Konzept über Ursachen bestimmt darüber, was wir tun: Denken wir an nahe Ursachen, könnten wir den Menschen Wasserfilter geben; denken wir an ferne Ursachen, werden wir uns der Fabrik zuwenden.

Es ist hilfreich, dabei drei Ebenen von Einflussfaktoren auf Gesundheit zu unterscheiden:

1. sehr nahe liegende in Form von Hilfesuche, Behandlung und Verhalten der einzelnen Person, z. B. Rauchen
2. mittlere, z. B. Wohn- und Arbeitsverhältnisse in einem Stadtviertel
3. ferne soziale und ökonomische Bedingungen in einer Gesellschaft, z. B. soziale Ungleichheit oder ungesunde Wohnverhältnisse.

Die Psychiatrie und das medizinische Gesundheitssystem denken meist an nahe Ursachen. Wir geben also fleißig Wasserfilter aus, mit wechselhaftem Erfolg, und vernachlässigen stromaufwärts gelegene soziale Faktoren – auch weil wir sie häufig nicht kennen oder erkennen. Dabei sind ferne soziale Faktoren grundlegend für viele Menschen und viele Arten von Schäden (wie man sich im Bild der Fabrikabwässer leicht vorstellen kann) – sie heißen deshalb auch *Ursachen der Ursachen*. Gute Schulbildung etwa führt auf vielen Wegen zu besserer psychischer Gesundheit: besseres Wissen (➢ Kap. 3.1.7), bessere Arbeit und Einkommen, höherer Status und größere soziale Netzwerke [62].

Der stärkere Einbezug sozialer Faktoren für das Verständnis psychischer Erkrankungen ist daher überfällig, d. h. der Blick auf soziale Ursachen, Interventionsmöglichkeiten und Folgen der Erkrankungen [63]. Gegenwärtig beherrscht ein biologisches Paradigma die Psychiatrie. Es hat sich jedoch als nur begrenzt hilfreich erwiesen. Wenn Psychiatrie als Heilkunde das übergeordnete Ziel der Heilung und Prävention psychischer Erkrankungen hat, ist die Bilanz biologischer Ansätze unbefriedigend [64]. In den letzten Jahrzehnten sind kaum Fortschritte biologischer Art, etwa in Form wirksamerer Psychopharmaka, erzielt worden. Statt sich auf biologische Faktoren zu beschränken, lohnt es sich, einen Schritt zurückzutreten und flussaufwärts zu schauen – auf die sozialen Ursachen der Ursachen. Dafür spricht manches [63]: Was als psychische Erkrankung gilt, wird sozial definiert (➢ Kap. 1.6); soziale Widrigkeiten verursachen psychische Erkrankungen, die wiederum soziale Folgen haben, nicht zuletzt soziale Isolation; Stigma als soziale Folge der Erkrankung ist die *zweite Krankheit* der Betroffenen; und schließlich kann man Behandlung als sozialen Prozess sehen, nicht nur während einer Psychotherapie.

Der Einbezug sozialer Faktoren schließt biologische Vorgänge keineswegs aus, u. a. in ihrer Bedeutung für die Weitergabe sozialer Benachteiligung von einer Generation an die nächste. Beispielsweise rauchen in Deutschland Schwangere mit niedrigem sozioökonomischem Status 13-mal so häufig wie Schwangere mit hohem Status ([65], S. 309). So werden arm geborene Kinder schon vorgeburtlich geschädigt, was wiederum ihre psychische Entwicklung beeinträchtigen wird. Wenn es der Psychiatrie nicht gelingt, soziale Faktoren umfassender in Wissenschaft und ärztliches Handeln einzubeziehen, dürfte sie als akademisches Fach zu einem Teil der angewandten Neurowissenschaften verkümmern.

Gesellschaft, Gesundheitspolitik und Psychiatrie stehen also vor der Herausforderung, psychische Gesundheit sozial zu denken. Das war schon Thema der Psychiatrie-Enquete und von ihr ausgehender Reformbemühungen (➤ Kap. 2.1.3). Doch viele Fragen stellen sich heute neu. Das liegt einerseits an der Verwandlung unserer Welt (➤ Kap. 1.7). Andererseits findet soziales Handeln zunehmend im digitalen Raum statt mit noch unabsehbaren Folgen für psychische Erkrankungen und Formen der Hilfe. Der stärkere Einbezug sozialer Faktoren im Bereich psychischer Erkrankungen wird nicht einfach werden. Denn der reduktionistische Zeitgeist steht dem entgegen. Beispielsweise scheint auch in anspruchsvollen Medienberichten das Wesen einer psychischen Erkrankung erst entschlüsselt zu sein, wenn ihre Genetik untersucht wurde oder bunte Hirnbilder existieren – so dürftig diese Erkenntnisse auch sein mögen (für ein Beispiel ➤ Kap. 5.4.5).

Die Problematik einseitiger Blickweisen ist lange bekannt. Der Psychiater und Philosoph Karl Jaspers (1883–1969) wies in seiner *Allgemeinen Psychopathologie* darauf hin, dass nur *eine* Perspektive oder Methode der Vielgestaltigkeit psychischer Erkrankungen nicht gerecht werden kann. Er sprach von einem *somatischen Vorurteil,* wenn nur der körperliche (somatische) Aspekt zählt: „Es wird die stillschweigende Voraussetzung gemacht, daß die eigentliche Wirklichkeit des Menschen wie alles Biologischen ein somatisches Geschehen sei. Erkannt sei der Mensch, wo er somatisch erkannt sei" ([66], S. 15). Jaspers bezeichnete den Glauben, alle psychischen Prozesse könnten hirnorganisch erklärt werden, auch als *Hirnmythologie*. Es gibt jedoch keineswegs nur solche biologisch-somatischen Vorurteile. Auch Moralisieren, Psychologisieren oder andere theoretische Vorannahmen führen zu verzerrten Bildern psychischer Erkrankungen – nicht zuletzt unter Psychotherapeuten (für Beispiele ➤ Kap. 6.2). Falsch ist es dabei nicht, einen Blickwinkel zu haben – sondern, ihn absolut zu setzen. Matthias Bormuth, der in Oldenburg u. a. über Jaspers arbeitet, sprach in diesem Zusammenhang von „reduktiver Entlastung": Durch die Reduktion auf eine Perspektive („Schizophrenie ist eine genetische Erkrankung") braucht jemand die Grenzen seines Zugangs nicht mehr zu reflektieren und andere Zugänge nicht mehr zur Kenntnis zu nehmen.

Weiter gefasst zeigt ein soziales Paradigma, dass unser Umgang mit Verschiedenheit, mit dem Anderssein anderer, unser aller psychische Gesundheit beeinflusst. Das Thema reicht weit über die Psychiatrie hinaus. Wichtig ist dabei, Inklusion und Gleichberechtigung nicht als Almosen für bemitleidenswerte Benachteiligte zu begreifen, sondern als ihr Recht (➤ Kap. 7.5.2). Es wird nicht reichen, nur Stigma oder Ausgrenzung abzubauen. Es geht darum, eine gesellschaftliche Haltung zu entwickeln, für welche die Stärkung und Akzeptanz derer, die anders sind und womöglich Unterstützung brauchen, ein selbstverständliches Anliegen sind.

2.3.3 Soziale Antworten

Soziale Interventionen können die Situation von Menschen mit psychischen Erkrankungen nachhaltig verbessern [67]. Dazu zählen Programme für Arbeitslose (➤ Kap. 7.1.2, IPS), Wohnungslose (➤ Kap. 7.2.6) und Arme [68]. Andere Interventionen fördern den Aufbau sozialer Netzwerke und verringern soziale Isolation [69]. Lotsen können Menschen mit unterschiedlichen Erkrankungen dabei helfen, Lösungen für soziale Probleme zu finden, von Finanzen bis Einsamkeit; dieser Zugang heißt auch *soziale Verschreibung* (social prescribing) und scheint vielen zu helfen [70]. Das sind Ansätze, um für Menschen, die sich aus Furcht vor öffentlichem Stigma, aus Selbststigma oder Scham oder schlicht aufgrund tiefer Verzweiflung zurückziehen, wieder einen Weg in die Gesellschaft zu bahnen.

Inge Schöck berichtete mir über ihre jahrzehntelange Arbeit in der Stuttgarter **Bürgerhilfe** für und mit Menschen mit psychischen Erkrankungen. Ein paar Dutzend Menschen treffen sich hier einmal wöchentlich: Bürger aus der Allgemeinbevölkerung und Betroffene. So entstehen Kontakte, Hilfestellungen und Austausch aller Art – ohne therapeutischen Anspruch. Das gemeinsam geplante Programm ermöglicht Teilhabe am sozialen und kulturellen Alltagsleben der Stadt. Aktivitäten außerhalb der wöchentlichen Treffen können sich ergeben. Ein Teilnehmer schilderte seine Erfahrungen so: „Hier ist der einzige Platz, wo ich sagen kann: ‚Ich bin, wie ich bin'. Hier brauche ich vor meiner Seele nicht Wache zu stehen … Es ist ein sehr stolzer Satz zu sagen: ‚Ich bin, wie ich bin, das reicht zum Leben'" ([71], S. 213). Solche Bürgerhilfe baut Brücken in die Zivilgesellschaft und wirkt entstigmatisierend. Das ist wichtig gerade für diejenigen Betroffenen, die Kontakte auch außerhalb des Selbsthilfebereichs und ihrer eigenen Gruppe suchen. Die Öffnung des später besprochenen Trialogs (➤ Kap. 7.3.4) hin zum Tetralog – Austausch zwischen Betroffenen, Angehörigen, Profis und Bürgern – ist ein Weg in diese Richtung [72].

Auch Programme für die gesunde Entwicklung von Jugendlichen fördern psychische Gesundheit. Ein Beispiel dafür ist das Projekt *Communities That Care* (CTC), das durch Primärprävention auf kommunaler Ebene zu einem Abbau von Drogenkonsum und Gewalt bei Jugendlichen führt. Pilotprojekte gibt es nun auch in Deutschland, u. a. in Freiburg im Breisgau. Positive Effekte des Programms blieben auch Jahre später erhalten, und die Kosten des Programms sind um Größenordnungen niedriger als die ohne das Programm zu erwartenden langfristigen Kosten in den Gesundheits-, Sozial- und Justizsystemen [73].

Bei Interventionen für psychische Gesundheit, die soziale Ungleichheit abbauen, lassen sich verschiedene Ebenen unterscheiden [74]: Interventionen für Einzelne und Familien, wobei sich u. a. Programme zur Unterstützung gefährdeter Familien bewährt haben, Programme für Städte und Gemeinden und schließlich nationale und internationale politische Maßnahmen. Je größer die Zahl der Betroffenen, desto schwieriger wird es, die Wirkungen solcher Maßnahmen nachzuweisen, weil die Zusammenhänge immer komplexer werden. Nicht-gesundheitspolitische Maßnahmen, die gleichsam flussaufwärts ansetzen, scheinen zu wirken, u. a. in den Bereichen Arbeitsmarkt, Sozialsystem und Wohnen [74]. Das spricht für einen Ansatz zur Verbesserung psychischer Gesundheit, der über den Tellerrand eines Zugangs hinausschaut. Das wird auch als *Mental Health in All Policies* bezeichnet (Psychische Gesundheit in allen Politikbereichen). In gewisser Weise ist dies das politische Gegenstück des Versuchs, die Fragmentierung innerhalb des Gesundheitssystems (➤ Kap. 7.3.3) durch Integration über Sektorgrenzen hinweg zu überwinden. Die Ursachen und Folgen psychischer Erkrankungen sind so komplex, dass nur ein integratives Vorgehen hilft.

KAPITEL

3 Was ist Stigma?

In ➤ Kap. 3.1 wird ein Überblick gegeben, was Stigma ist und welche Begriffe, Modelle, Hauptbestandteile und Formen es gibt. In ➤ Kap. 3.2 werden Kategorisierung und Stereotype als grundlegende Elemente von Stigma beschrieben. Anschließend geht es um die Funktion von Stigma für Einzelne, Gruppen und die Gesellschaft und somit auch darum, warum Stigma so verbreitet ist (➤ Kap. 3.3). ➤ Kap. 4 befasst sich mit den Folgen von Stigma und Bewältigungsmöglichkeiten für stigmatisierte Individuen.

3

3.1 Begriffe, Modelle und Formen von Stigma

3.1.1 Herkunft des Wortes

Stigma kommt vom altgriechischen Verb στίζειν (stízein). Es ist mit den deutschen Wörtern „stechen“ und „sticken“ verwandt und bedeutet stechen, markieren, auch tätowieren oder brandmarken. Stigma ist das dazugehörige Substantiv und bezeichnet die Markierung oder das Mal. Im Altgriechischen wird es als Zeichen des Besitzes verwendet, etwa für Pferde oder Landbesitz, oder als Zeichen der Schande und sozialen Ächtung, etwa für Verbrecher oder entlaufene Sklaven. Der griechische Historiker Herodot (*Historien* 7,35) beschreibt folgende schöne Szene aus dem Jahre 480 v. Chr.: Der persische König Xerxes zürnte, nachdem die stürmische See seine Pontonbrücke über den Hellespont zerrissen hatte. Der Hellespont ist die Meerenge südlich des Bosporus zwischen Kleinasien und Europa, über die Xerxes mit seiner Armee nach Europa übersetzen wollte, um die Griechen zu unterwerfen. Nicht nur ließ Xerxes wütend Fesseln in den Hellespont werfen, das Meer auspeitschen und beschimpfen, sondern er soll sogar seine Leute geschickt haben, um den Hellespont zu brandmarken (stíxontas tòn Hellésponton). Man sieht, dass dem Einfallsreichtum der Menschen, zumal der Mächtigen, wen und wie sie stigmatisieren, keine Grenzen gesetzt sind. Die Reaktion des Hellesponts ist nicht überliefert, nur der Grieche Herodot nennt die angeordnete Bestrafung des Meeres mit leiser Ironie eine undankbare Ehre für Xerxes' Untergebene.

Ein ganz anderer Kontext, in dem der Begriff Stigma verwendet wird, sind Menschen, die die Wundmale (Stigmata) Jesu tragen. Das Gemeinsame beider Verwendungen ist, dass Jesus als verurteilter Verbrecher am Kreuz hingerichtet wurde und die Stigmata daher auch an dieses Schicksal tödlicher Ausgrenzung erinnern. Besonders im katholischen Glauben sind sie Ausdruck mystischer Gottesnähe, wie etwa bei Franz von Assisi und ausgehend vom Wort des Paulus, er trage die Wundmale Jesu an seinem Leib (Galater 6, 17). Anders als in Bezug auf eine Erkrankung stehen sie für etwas Positives. Auch das im Zusammenhang mit Stigma immer wieder genannte Kainsmal bedeutet nicht nur ein Zeichen der Schuld. Nachdem Kain seinen Bruder Abel erschlagen hatte, kennzeichnete Gott Kain zwar mit einem Mal, doch schützte er ihn dadurch gleichzeitig, damit Kain als Mörder nicht selbst erschlagen wurde, sondern weiter unter Menschen leben konnte (Genesis, 4. Kapitel). Das Kainsmal ist also, anders als ein Stigma im Sinne dieses Buches, nicht einfach ein Zeichen sozialer Ausgrenzung oder Ächtung.

3.1.2 Stigma als Oberbegriff

Der amerikanische Soziologe Erving Goffman bezeichnete 1963 in seinem berühmten Buch *Stigma – Über Techniken der Bewältigung beschädigter Identität* Stigma als Eigenschaft eines Menschen, „die ihn von anderen … unterscheidet; und diese Eigenschaft kann von weniger wünschenswerter Art sein – im Extrem handelt es sich um eine Person, die durch und durch schlecht ist oder gefährlich oder schwach. In unserer Vorstellung wird sie so von einer ganzen und gewöhnlichen Person zu einer befleckten, beeinträchtigten herabgemindert“ ([8], S. 10 f.). Viele Arbeiten der neueren Stigmaforschung, auch zu psychischen Erkrankungen, stehen in der Tradition Goffmans.

Heute wird Stigma als Oberbegriff für das Zusammentreffen mehrerer Prozesse verwendet, und zwar für Etikettierung, Stereotype, Trennung in *uns* und *sie,* Vorurteile, Statusverlust und Diskriminierung, die in einem Machtgefälle stattfinden. Stigma als Begriff ist übrigens kritisiert worden [75]: Der Begriff lege nahe, Problem und Makel lägen in der stigmatisierten Person. Das Gegenteil sei aber wahr, die Ungerechtigkeit gehe von der Gesellschaft aus, daher sei ein Begriff wie Diskriminierung treffender. Wichtig an dieser Kritik ist, dass bei den Themen Selbststigma und anderer Reaktionen auf Stigma (➤ Kap. 5.1.3 ff.) Betroffenen nicht die Schuld gegeben werden darf; auch ist Diskriminierung für Betroffene meist das entscheidende Element. Stigma ist als Ausdruck jedoch nicht überholt und wird daher auch in diesem Buch verwendet. Das hat, neben der Anknüpfung an die reiche Tradition der Stigmaforschung seit Goffman, vor allem zwei Gründe: Einerseits legt schon der eben dargelegte Ursprung des Wortes im Griechischen nicht nahe, dass das Individuum Schuld an der Markierung oder dem Mal hat, sondern dass es sich um eine soziale Zuschreibung oder Markierung durch andere handelt. Andererseits bezieht Stigma als Oberbegriff diskriminierendes Verhalten anderer ausdrücklich mit ein und bezieht sich auf das Zusammentreffen verschiedener Prozesse einschließlich Diskriminierung.

Im Folgenden sollen zwei führende Modelle von Stigma kurz umrissen werden. Diese Modelle sind kompatibel, setzen aber unterschiedliche Schwerpunkte: Das eine ist sozialpsychologisch, das andere soziologisch geprägt. Anschließend folgt eine Übersicht zu Arten und Ausdrucksformen von Stigma. In dieser Übersicht auftauchende Elemente wie Kategorisierung und Stereotype werden in ➤ Kap. 3.2 näher erläutert.

3.1.3 Sozial-kognitives Modell von Stigma

Dieses Modell hat drei Komponenten: Stereotype, Vorurteile und Diskriminierung:

- **Stereotype** sind allgemeine Aussagen über soziale Gruppen wie „Schotten sind geizig“ oder „Frauen sind schlecht in Mathematik“ [76]. Entscheidend ist, dass sie verallgemeinernd sind und dazu führen können, dass etwa eine einzelne Frau ohne Kenntnis ihrer Person als schlecht im Rechnen angesehen wird, auch wenn das Gegenteil auf sie zutrifft. Stereotype spiegeln meist in einer Gesellschaft verbreitete Meinungen wider. Sie halten sich auch deshalb hartnäckig, weil sie für das Nachdenken und die Orientierung von Menschen effizient sind (mögen sie auch falsch oder verzerrt sein, vor allem auf Einzelne bezogen). Wenn man einen Schotten trifft, ist es einfacher, sich an diesem Stereotyp zu orientieren als herauszufinden, ob er nun geizig oder großzügig ist. So erleichtern Stereotype rasche Orientierung in einer komplexen sozialen Umwelt. Häufige Elemente von Stereotypen in Bezug auf Menschen mit psychischen Erkrankungen sind, sie seien gefährlich, inkompetent, schwach und verantwortlich für ihre Erkrankung.
- Zum **Vorurteil** kommt es, wenn jemand ein Stereotyp nicht nur kennt, sondern ihm zustimmt und emotional reagiert (➤ Tab. 3.1). Aus dem eben genannten Stereotyp der Gefährlichkeit wird das von Angst begleitete Vorurteil: „Ja, das stimmt, alle psychisch Kranken sind gefährlich und machen mir Angst!“. Gordon Allport definierte ein Vorurteil als „ablehnende oder feindselige Haltung gegen eine Person, die zu einer Gruppe gehört, einfach deswegen, weil sie zu dieser Gruppe gehört und deswegen dieselben zu beanstandenden Eigenschaften haben soll, die man dieser Gruppe zuschreibt“ ([77], S. 21).

Tab. 3.1 Zwei-Faktoren-Theorie von Stigma (nach [78]): Stigmafokus (öffentlich/selbst) und sozial-kognitive Komponenten (Stereotype, Vorurteile, Diskriminierung)

Öffentliches Stigma		Selbststigma	
Stereotype	Negative Meinungen über Menschen mit psychischen Erkrankungen (Gefährlichkeit, Inkompetenz, Schuld/ Verantwortung für Erkrankung)	**Selbststereotype**	Negative Meinungen über die eigene Gruppe (Gefährlichkeit, Inkompetenz, Schuld)
Vorurteile	Zustimmung zum Stereotyp und emotionale Reaktion (Ärger, Furcht)	**Selbstvorurteile**	Zustimmung zum Stereotyp und emotionale Reaktion (vermindertes Selbstwertgefühl/ Selbstwirksamkeit, Scham, Schuldgefühl)
Diskriminierung	Verhalten infolge des Vorurteils (z. B. Benachteiligung bei Arbeitsplatzvergabe, Vorenthalten von Hilfe)	**Selbstdiskriminierung**	Verhalten infolge des Selbstvorurteils/Why try (z. B. Aufgeben von Arbeit- oder Wohnungssuche)

- Während ein Vorurteil das Denken und Fühlen infolge des Stereotyps bezeichnet, ist **Diskriminierung** das Verhalten infolge des Vorurteils. Diskriminierung besteht also darin, wie sich jemand einer stigmatisierten Person gegenüber verhält. Je nach Art des Vorurteils und seiner emotionalen Komponente kann Diskriminierung verschiedene Formen annehmen: Ein Vorurteil der Angst führt zu Vermeidung, ein Vorurteil des Ärgers zu Feindseligkeit oder Bestrafung. Selbststigma bedeutet, dass Menschen negativen Stereotypen zustimmen und sie gegen sich wenden (mehr zu Selbststigma in ➤ Kap. 5.1.3).

3.1.4 Soziologisches Modell von Stigma

Das Modell der amerikanischen Soziologen Bruce Link und Jo Phelan übernimmt die Komponenten des sozial-kognitiven Ansatzes und ergänzt sie, sodass Stigma definiert ist als Zusammenspiel von vier Prozessen in einem Machtgefälle [79]: Unterscheidung und Etikettierung von Unterschieden, die Assoziation menschlicher Unterschiede mit negativen Attributen, Trennung in *uns* und *sie* sowie Statusverlust und Diskriminierung (➤ Tab. 3.2).

Der erste Schritt, die **Unterscheidung von Gruppen und Etikettierung**, ist die Grundlage. Es wird sozial definiert, welche Unterschiede menschlicher Eigenschaften als wichtig gelten. Beispielsweise ist die Augenfarbe unwichtig, und kaum jemand sagt: „Mein Nachbar ist ein Braunäugiger!“. Das ist bei Hautfarbe anders. Alle diese Gruppeneinteilungen sind Vereinfachungen, da sich Eigenschaften meist nicht mit klarer Trennlinie unterscheiden lassen in *weiß* oder *schwarz*, *gesund* oder *krank*, *hetero-* oder *homosexuell* (➤ Kap. 1.6). Die Trennung in *sie* und *uns* wirkt auf die *Normalen* beruhigend (➤ Kap. 7.4.6, Kulturelles Wissen).

Tab. 3.2 Kernelemente von Stigma (nach [79])

1. Unterscheidung und Etikettierung menschlicher Eigenschaften	Soziales, politisches, kulturelles und wirtschaftliches Machtgefälle zuungunsten der stigmatisierten Gruppe
2. Kulturelle Überzeugungen verbinden etikettierte Personen mit negativen Stereotypen	
3. Etikettierte Personen werden kategorisiert (wir ↔ sie)	
4. Etikettierte Personen erfahren Statusverlust und Diskriminierung	

Der zweite Schritt, die **Assoziation von Unterschieden mit negativen Eigenschaften**, entspricht den Stereotypen im sozial-kognitiven Modell. Wir werden uns in ➤ Kap. 3.2 näher mit Stereotypen, ihren Inhalten und Funktionen beschäftigen. Wichtig an Stereotypen ist auch in Links und Phelans Modell, dass sie oft automatisch, gleichsam „von selbst" angewendet werden, ohne bewusste Kontrolle, unwillkürlich und ohne Reflexion. Stereotype stellen Verallgemeinerungen dar, sodass Mitglieder einer stigmatisierten Gruppe nicht nach ihren persönlichen Eigenschaften, sondern nach ihrer Gruppenzugehörigkeit beurteilt werden.

Der dritte Schritt, die **Trennung zwischen uns und ihnen** ist ein Ausdruck des Wunsches nach sozialer Distanz und der wahrgenommenen Verschiedenheit. Im Extremfall kann das so weit gehen, dass stigmatisierte Personen als nicht mehr menschlich angesehen werden. Diese Entmenschlichung oder Dehumanisierung einer anderen Gruppe (outgroup) kann als Rechtfertigung jeder Art von Diskriminierung missbraucht werden, bis hin zum Genozid (➤ Kap. 2.1.2).

Der vierte Schritt, **Statusverlust und Diskriminierung**, ist wie im vorigen Modell die entscheidende Endstrecke, auf der alles Vorige in Verhalten und in die Benachteiligung der stigmatisierten Gruppe mündet. Statusverlust ist aus zwei Gründen ein wichtiges Element. Erstens erleiden stigmatisierte Personen den Statusverlust, auch wenn keine offensichtliche Diskriminierung stattfindet. Zweitens wirkt sich Statusverlust konkret auf soziale Interaktion aus. Dieser Zusammenhang wurde in Arbeiten zu Status und Erwartungshaltungen untersucht [80]. In diesen Studien zeigte sich, dass innerhalb von Gruppen Statusmerkmale, z. B. Geschlecht oder Hautfarbe, zu Erwartungen führen, wie sich eine Person verhalten wird (z. B. dominant oder intelligent). Diese Erwartungen wiederum beeinflussen stark das Verhalten. Beispielsweise kann in einer Projektgruppe zu einem mathematischen Thema aufgrund negativer Stereotype die Vorstellung herrschen, Frauen oder Schwarze unter den Teilnehmern seien weniger begabt in diesem Feld. Daraufhin können sich Vertreter dieser Gruppen zurückziehen, und andere, etwa weiße Männer, können das Treffen dominieren – häufig werden Statusunterschiede so zur selbsterfüllenden Prophezeiung. Statusvorstellungen sind auch deshalb so wirksam, weil alle, ob Männer oder Frauen, weiß oder schwarz, sie kennen.

Diskriminierung taucht in diesem Modell als individuelle oder strukturelle Diskriminierung auf. **Individuelle Diskriminierung** bedeutet, dass sich eine einzelne Person diskriminierend gegenüber einer anderen Person verhält, sie also auf unfaire Weise benachteiligt. Beispielsweise könnte ein Arbeitgeber die Bewerbung einer Frau, eines Ausländers oder eines Menschen mit psychischer Erkrankung trotz sehr guter Qualifikation übergehen. Dieses Konzept ist zwar übersichtlich, aber unterschätzt eben deswegen die vielfachen negativen Folgen von Stigma. Denn es stellt nur dar, dass eine Form von Benachteiligung sich auf eine betroffene Person auswirkt. Leider erfahren aber stigmatisierte Personen oft Diskriminierung von vielen Seiten und in vielen Bereichen. Auch kann sich Diskriminierung, etwa als Praxis oder Firmenkultur von Betrieben oder Behörden, auswirken, ohne dass sich Einzelne diskriminierend verhalten. Dies wird anschließend beim Thema strukturelle Diskriminierung besprochen (➤ Kap. 5.1.8).

Link und Phelan wiesen darauf hin, dass sich Stigma nur in einem **Macht**gefälle zwischen denen, die diskriminieren, und denen, die diskriminiert werden, ausbilden kann [79]. Ein Beispiel ist das Verhältnis zwischen Psychiatern und ihren Patienten. Patienten können Psychiater mit negativen Stereotypen versehen, z. B. sie seien nicht einfühlsam, sondern dächten nur an Medikamente. Auch wenn Patienten so denken und sich Psychiatern gegenüber entsprechend verhalten, wird aus Psychiatern keine stigmatisierte Gruppe [79]. Denn Patienten haben nicht die soziale, kulturelle, ökonomische oder politische Macht, um Psychiater oder andere im Gesundheitssystem Beschäftigte zu einer stigmatisierten Gruppe zu machen.

Das ist wichtig aus drei Gründen:

- Erstens kann Stigma nur stattfinden, wenn gesellschaftliche Gruppen Macht haben und sie ausüben; daher sind Gruppen mit solcher Macht, z. B. Arbeitgeber oder Profis im Gesundheitssystem, ein wichtiges Ziel von Antistigma-Programmen (➤ Kap. 7.1.1, ➤ Kap. 7.3.2).
- Zweitens zeigt es, dass ein konzeptuelles Missverständnis vorliegt, wenn Psychiater meinen, sie selbst seien eine stigmatisierte Gruppe. Selbstverständlich kursieren Vorurteile gegen sie, doch sind systematische Benachteiligungen gegen sie nicht bekannt; im Gegenteil sind sie, zumindest gegenüber ihren Patienten, oft in einer Machtposition (➤ Kap. 7.3.1, Werden Psychiater stigmatisiert?).
- Drittens zeigt es, dass der Stigmabegriff nicht diffus und inflationär verwendet werden sollte, weil er sonst seine Bedeutung verliert. Wenn alle „stigmatisiert" werden, nur weil Stereotype über ihre Gruppe bestehen, sind auch Politiker und Investmentbanker stigmatisiert. Dann wirkt „Stigma" wie ein harmloser Vorgang, mit dem alle konfrontiert sind – beides trifft jedoch nicht zu.

3.1.5 Formen von Stigma: öffentlich, selbst, strukturell

Drei große Formen von Stigma werden einführend umrissen: **Öffentliches Stigma** bedeutet, dass Mitglieder der Allgemeinbevölkerung Vorurteile gegen eine stigmatisierte Gruppe haben und Mitglieder dieser Gruppe diskriminieren. Damit ist nicht gemeint, dass sich das Verhalten in einer großen Öffentlichkeit abspielt. Es kann um das Verhalten von Nachbarn, Ärzten, Lehrern, Polizisten, Vermietern oder Arbeitgebern gehen. Öffentlich ist dieses Stigma insofern, als z. B. Arbeitgeber auf Grundlage öffentlich bekannter und wirksamer Vorurteile handeln und sie Teil der nichtstigmatisierten „normalen" Öffentlichkeit sind (➤ Glossar: Allgemeinbevölkerung).

Selbststigma tritt auf, wenn Menschen mit einem stigmatisierten Merkmal die Vorurteile gegen sich und ihre Gruppe nicht nur kennen, sondern ihnen zustimmen und sie gegen sich wenden. Eine Frau kann sagen: „Ja, ich bin eine Frau, daher muss ich schlecht in Mathematik sein", oder eine Person mit psychischer Erkrankung kann denken: „Weil ich psychisch krank bin, muss ich inkompetent und schuld an meiner Erkrankung sein".

Unter dieser Internalisierung von Vorurteilen leiden das Selbstwertgefühl und die Selbstwirksamkeit genannte Erwartung, selbst seine Ziele erreichen zu können. Das kann zu einem Zustand führen, der an Demoralisierung erinnert und im Englischen als Why try (warum es überhaupt erst versuchen) bezeichnet wird: „Warum soll ich versuchen, meine Ziele zu erreichen? Ich bin es nicht wert oder kann es nicht." Dazu gehören Ziele im Bereich Wohnen und Arbeit, Beziehungen oder auch die Suche nach guter Behandlung. All das kann unter Selbststigma und Why try leiden (➤ Kap. 5.1.3 [81]). Wichtig ist, gerade für in der Psychiatrie Tätige, sich klar zu machen, dass Selbststigma nicht die Schuld oder ein Defekt der Betroffenen ist, sondern eine Reaktion auf die Existenz öffentlicher Vorurteile.

Strukturelle Diskriminierung findet statt in Form von Regeln und Abläufen im politischen, kulturellen, rechtlichen oder sozialen Bereich, die eine Gruppe von Personen systematisch und ohne Ansehen der Einzelperson benachteiligen oder gefährden. Auch interne Abläufe in Firmen, Behörden oder Universitäten können darunterfallen, etwa im Personalbereich oder beim Umgang mit Behinderung oder Nachteilsausgleichen. Strukturelle Diskriminierung bezeichnet die Benachteiligung stigmatisierter Personen, auch ohne dass Einzelne, z. B. Sachbearbeiter, sich diskriminierend verhalten – sie halten sich schlicht an die Regeln [82]. In diesem Buch wird der Ausdruck strukturelle Diskriminierung verwendet; andere Autoren bezeichnen es auch als systemische oder institutionelle Diskriminierung oder, in Bezug auf Firmen oder Organisationen, als organisatorisches Stigma; diese Unterscheidungen sind nicht klar definiert und werden daher nicht weiterverfolgt.

Strukturelle Diskriminierung kann absichtlich oder unabsichtlich stattfinden. Ein Beispiel absichtlicher struktureller Diskriminierung ist das Verbot gleichgeschlechtlicher Ehen in vielen Ländern der Welt. Unabsichtliche strukturelle Diskriminierung findet sich etwa in Aufnahmebedingungen US-amerikanischer Universitäten, die standardisierte Leistungstests verwenden. Der Test ist „objektiv", und nehmen wir an, Mitarbeiter der Hochschulzulassungsstelle sind nicht rassistisch. Doch der Test stellt eine Diskriminierung in folgendem Sinne dar: Teilweise haben afroamerikanische Schüler in den USA nur Zugang zu schlechten Schulen, die, wie im Süden Chicagos zu sehen ist, gewaltgeplagt sind. In der Folge können die Leistungen dieser Schüler in Aufnahmetests etwas schlechter ausfallen, weshalb sie seltener an guten Universitäten aufgenommen werden. Ein solcher Test verfestigt die Benachteiligung einer Gruppe, die mit Wohn- und Arbeitsverhältnissen und der sozialen Lage der Schwarzen seit dem Ende der Sklaverei in den USA in der zweiten Hälfte des 19. Jahrhunderts zusammenhängt. Hinzu kommt der in ➤ Kap. 4.2.3 erwähnte Effekt der Bedrohung durch Stereotype. Formen und Folgen struktureller Diskriminierung für Menschen mit psychischen Erkrankungen werden in ➤ Kap. 5.1.8 besprochen.

3.1.6 Grade und Ausdrucksformen von Stigma

Eine Frage des Ausmaßes

Stigma ist nicht schwarz oder weiß, ganz oder gar nicht. Es gibt Abstufungen und Grautöne. Alle oben erwähnten Prozesse können mehr oder minder ausgeprägt sein. Die Unterscheidung von Gruppen (*psychisch krank* oder *psychisch gesund*) kann aus Sicht der Öffentlichkeit mehr oder weniger deutlich sein, als getrennte Gruppen (Kranke oder Gesunde) oder aber als Kontinuum zwischen den Extremen völliger Gesundheit und schwerster Krankheit (➤ Kap. 1.6). Ebenso können die mit dieser Unterscheidung verbundenen Stereotype unterschiedlich stark sein; dasselbe gilt für Statusverlust und Diskriminierung. Daher wird es bei Antistigma-Initiativen weniger darum gehen, Stigma ganz zu beseitigen, als vielmehr darum, seine Ausprägung und Folgen allmählich zu verringern (➤ Kap. 8 ff.).

Explizite und implizite Einstellungen

Menschen können ihre Vorurteile explizit äußern. Nehmen wir an, Herr Schmidt hat Vorurteile gegen Menschen mit psychischen Erkrankungen. Dann könnte er in der Kneipe sitzen und explizit sagen: „Ich möchte mit psychisch Kranken nichts zu tun haben!" Doch auch wenn er sich nicht so äußert, können Vorurteile sein Verhalten beeinflussen. Er könnte solche Vorurteile nicht ausdrücklich befürworten und sich dennoch im Umgang mit Menschen mit psychischen Erkrankungen unwohl fühlen und daher Abstand halten. In diesem Fall zeigt sich ein Unterschied zwischen dem, was Herr Schmidt denkt, wenn er sich explizit äußert, und dem, was sozusagen automatisch bei ihm aktiviert wird, wenn er Menschen mit psychischen Erkrankungen begegnet. Diese automatisch ablaufenden Assoziationen nennt man auch implizit. Die Unterscheidung explizit-implizit beruht letztlich auf dem viel untersuchten Phänomen, dass Menschen oft nicht aufwendig und sorgfältig über ihre Umwelt nachdenken und urteilen, sondern rasch und automatisiert. Sie haben also zwei Wege oder Prozesse der Reaktion auf die Umwelt (dual process theories [83]). Beide Arten von Vorurteilen oder Reaktionen können Verhalten beeinflussen. Auch Menschen mit psychischen Erkrankungen können explizit und implizit Vorurteile gegen sich selbst äußern (➤ Kap. 5.1.3). Beides scheint unabhängig voneinander ihre Lebensqualität zu beeinträchtigen [84].

Implizite Einstellungen beeinflussen Verhalten. Eine eindrucksvolle US-amerikanische Studie an über zwei Millionen Mitgliedern der Allgemeinbevölkerung ging dem Zusammenhang zwischen rassistischen Haltungen und der gehäuften Tötung Schwarzer durch Polizisten in bestimmten Regionen nach [85]. Implizite Haltungen wurden über Reaktionszeitmessungen bei der Zuordnung von Wortpaaren erfasst, welche die Verbindung Schwarzer mit negativen Eigenschaften abbildeten, und zwar „schwarz-schlecht" und „schwarz-Gefahr". Je stärker die impliziten Vorurteile, insbesondere das der Gefährlichkeit, in einer Gegend waren, desto häufiger wurden dort Schwarze von der Polizei erschossen. Angesichts der hohen Verbreitung von Schusswaffen in den USA müssen Polizisten im Einsatz häufig innerhalb von Sekundenbruchteilen entscheiden, ob sie schießen oder nicht. Viele unbewaffnete Schwarze werden so erschossen. Diese Studie unterstreicht die Bedeutung impliziter Vorurteile für solche gleichsam automatisch und sehr rasch ablaufenden Entscheidungen, wie sie auch in weniger dramatischen Situationen häufig sind. Sie verdeutlicht auch, wie das gesellschaftliche Klima das Verhalten Einzelner beeinflusst (denn Polizisten wurden nicht untersucht – nur die Allgemeinbevölkerung einzelner Gegenden).

Offene und indirekte Diskriminierung

Diskriminierendes Verhalten kann sich offen oder eher subtil und indirekt äußern. Es spricht viel dafür, dass wir in einer Zeit leben, in der offene Diskriminierung von Minderheiten weniger toleriert wird. Das ist zunächst einmal eine gute Nachricht. Leider bedeutet es jedoch nicht, dass keine Diskriminierung mehr stattfindet. Diskriminierung kann auch indirekt stattfinden. Subtile Diskriminierung bringt von Diskriminierung Betroffene in eine schwierige Lage, da sie diese Form von Diskriminierung weniger klar erkennen und benennen können (➤ Kap. 4.2.5).

Hier soll es um den Ausdruck von Vorurteilen gehen, der offen oder aber subtil und indirekt stattfinden kann.

Experiment

Eine anschauliche Studie ging dem in Bezug auf Diskriminierung von Homosexuellen bei der Arbeitsuche nach [85a]. Die Untersuchung hatte neben ihrer sorgfältigen Durchführung gleich vier Stärken, die für unser Thema wichtig sind:

- Untersuchung des Stigmas von Homosexualität, die, wie psychische Erkrankungen, in der Regel unsichtbar ist,
- die Beobachtung von Verhalten gegenüber stigmatisierten Menschen in der Alltagswelt, nicht im Labor,
- die Unterscheidung zwischen offen und subtil diskriminierendem Verhalten
- und die Erfassung der Reaktionen beider Seiten, also auch derjenigen, die stigmatisiert werden.

Im Rahmen der Untersuchung gingen Studenten in einer texanischen Großstadt in große Geschäfte und fragten die zuständige Person, ob sie sich auf eine Stelle bewerben könnten und wie ihre Arbeit aussehen würde. Dabei trugen sie neben einem versteckten Tonbandgerät einen Hut. Auf dem Hut stand gut sichtbar entweder *Gay and Proud* (schwul und stolz) oder *Texan and Proud* (texanisch und stolz). Der Trick an der Studie war, dass die Studenten nicht wussten, welchen Hut sie trugen. Anhand der Tonbandaufnahme wurde von Forschern, die ebenfalls nicht wussten, welcher Hut in der Szene getragen wurde, zwei Arten von Diskriminierung bewertet: Lag offensichtliche Diskriminierung vor, z. B. wurde dem Studenten eine Bewerbung verweigert? Oder zeigte sich subtilere Diskriminierung, also ein kürzeres, wortkarges Gespräch oder eine ablehnende Haltung des Arbeitgebers in Wortwahl und Sprache? Wie erwartet fand sich kein Hinweis auf offene Diskriminierung; beispielsweise wurde kein Student sofort weggeschickt, und keinem wurde das Gespräch verweigert. Doch die Gespräche mit den Studenten, die *Gay and Proud* trugen, fielen deutlich kürzer und kühler aus. Das ergab nicht nur die Bewertung der Tonbandaufnahmen, sondern auch die Einschätzung der Studenten, obwohl sie ja gar nicht wussten, welchen Hut sie getragen hatten. Die Studenten mit *Gay and Proud*-Hut berichteten anschließend u. a., dass Arbeitgeber den Blickkontakt mit ihnen vermieden hatten. Je negativer sich die Arbeitgeber verhielten, desto seltener erwähnten sie offene Stellen, boten eine Bewerbung an oder riefen die Bewerber anschließend zurück.

Mikroaggression

Aus dem eben Besprochenen zu indirekter Diskriminierung geht schon hervor, dass Diskriminierung in sozusagen kleinerer Dosierung verabreicht werden kann – dennoch kann ihr Gift wirken. Seit der Rassismusforschung der 1970er-Jahre wird dafür der Begriff Mikroaggression verwendet, der aber erst zu Beginn dieses Jahrhunderts weite Verbreitung fand [86]. Er wurde im Englischen nach dem Global Language Monitor das Wort des

Jahres 2015; an US-amerikanischen Universitäten werden Schulungsprogramme gegen Mikroaggression angeboten. Auch in deutschsprachigen Medien findet sich der Ausdruck zunehmend. Danach sind Mikroaggressionen kurze Verhaltensweisen im Alltag, die absichtlich oder unabsichtlich eine feindselige oder abwertende Haltung gegenüber einer Minderheit ausdrücken. Ein Beispiel wäre ein weißer Hochschullehrer, der einem schwarzen Studenten ein Kompliment macht: „Das ist eine besonders gute Antwort!" Aus Sicht vieler Mikroaggressionsforscher ist das eine abwertend-aggressive Aussage, weil unausgesprochen mitklinge, dass von Schwarzen eine gute Antwort nicht erwartet werden könne.

Es steht außer Frage, dass Diskriminierung, auch von Menschen mit psychischen Erkrankungen, heute oft subtil stattfindet. Dennoch ist das Konzept der Mikroaggression und insbesondere daraus abgeleitete Richtlinien oder Interventionen, wie die erwähnten Schulungsprogramme, kritisiert worden [87]. Als eines von vielen Problemen der Forschung in diesem Bereich ist nicht klar definiert, was Mikroaggression überhaupt ist – das gilt für das Konzept ebenso wie für in diesem Bereich eingesetzte Fragebögen. Die oben erwähnte Aussage des Lehrers kann nicht nur gut gemeint sein, sie kann von dem schwarzen Studenten auch uneingeschränkt positiv – oder als subtil rassistisch und aggressiv aufgenommen werden. Das ist ein Dilemma für Forschung in dem Bereich, die die behauptete Verbreitung und negative Folgen von Mikroaggression für Mitglieder der stigmatisierten Minderheit nachweisen möchte (➤ Kap. 4.2.5). Es könnte, um in diesem Beispiel zu bleiben, auch ein Dilemma für den weißen Hochschullehrer darstellen: Wenn er schwarze Studenten gar nicht aufruft, kann dies ebenso als Mikroaggression gewertet werden, wie wenn er sie aufruft und lobt [87]. Dieses Thema der Auswirkung von Stigma auf Nichtstigmatisierte wird in ➤ Kap. 4.1 diskutiert [88].

3.1.7 Stigma und Wissen – Mental Health Literacy

Stigma ist mehr als Unwissen. Doch verzerrte, pauschal verallgemeinerte oder schlicht falsche Überzeugungen im Sinne negativer Stereotype und Vorurteile (➤ Kap. 3.1.3, ➤ Kap. 3.2) haben auch den Aspekt, dass Menschen zu wenig über psychische Gesundheit und Krankheit wissen. Daher prägte der australische Forscher Tony Jorm den Begriff des *psychischen Gesundheitswissens* (Mental Health Literacy [89]). Er bezieht sich auf Wissen, das für die Erkennung, Bewältigung und Prävention psychischer Störungen hilfreich ist. Jorms Ausgangspunkt war, dass zwar viel zur Aufklärung über Herzerkrankungen, HIV etc. getan wird, das Thema psychischer Erkrankungen jedoch wenig Beachtung findet. Nach diesem Ansatz sollte die Allgemeinbevölkerung häufige Erkrankungen, ihre Symptome und psychische Notfälle erkennen, u. a. Depression, Panikstörung oder Suizidalität. Sie sollte Hilfsmöglichkeiten kennen und Betroffene darauf hinweisen können. Und sie sollte Wissen über Prävention und psychische Gesundheit stärkende Faktoren besitzen. Jorm hat dabei ein breites Konzept von Hilfe und Behandlung, das von Hilfe durch Freunde und Familie über Selbsthilfe und Beratungsstellen bis hin zu psychiatrisch-psychotherapeutischer Hilfe reicht. Menschen sollen insbesondere auch lernen, bei welchem Schweregrad welche Art von Hilfe sinnvoll ist. Studien zeigten, dass besseres Wissen in diesem Sinne Hilfesuche erleichtert [90].

Der Ansatz, dass Unwissen ein Aspekt von Stigma ist, findet sich auch andernorts. So nennt Graham Thornicroft Ignoranz als eines von drei Kernelementen des Stigmas psychischer Erkrankung [91]. Ich nenne pauschale und verzerrte Meinungen Stereotype –

dieser Ausdruck erleichtert den Anschluss an die reiche sozialpsychologische Forschung (➤ Kap. 3.2). Die Idee, dass Stigma auf Unwissen beruht, führt konsequenterweise zu dem von Tony Jorm verfolgten Ansatz, Stigma durch Informationsvermittlung zu bekämpfen. Er entwickelte daher ein Schulungsprogramm für die Allgemeinbevölkerung, das den griffigen Namen *Mental Health First Aid* (Erste Hilfe psychische Gesundheit [89]) trägt und in ➤ Kap. 8.1.5 genauer besprochen wird. Schon jetzt sei angedeutet, dass Edukation gewiss wichtig ist. Doch aufgrund der vielen Aspekte von Stigma, seiner Funktionen, der Emotionen und kulturellen Ausprägungen (➤ Kap. 3.3) dürfte Informationsvermittlung allein kaum ausreichen.

3.1.8 Mehr als ein Stigma: Intersektionalität

Alle Menschen haben mehrere soziale Rollen oder Identitäten. Ich, der ich an diesem Buch schreibe, bin Ehemann, Arzt, Forscher, Vater, Bruder, Sohn, Kollege, Nachbar usw. Kompliziert wird es, wenn mehrere dieser Identitäten stigmatisiert sind. Nehmen wir an, ein Mann mit psychischer Erkrankung ist zusätzlich auch schwarz, obdachlos und hat eine Haftstrafe hinter sich. Er ist verschiedenen Arten von Vorurteilen und Diskriminierung ausgesetzt, die von mehreren dieser Identitäten herrühren. Das Konzept der Intersektionalität bedeutet Schnittmenge und das Zusammentreffen mehrerer Merkmale [92]. Der Begriff wurde von der US-amerikanischen Juristin und Feministin Kimberlé Crenshaw eingeführt [93]. Sie kannte Diskriminierung als schwarze Frau aus eigener Erfahrung. Crenshaw wies darauf hin, dass diese Erfahrung nicht darin aufgeht, Sexismus *oder* Rassismus zu erfahren, sondern dass die Kombination des einen *und* des anderen zu einer neuen Qualität von Diskriminierung führt. Sie wehrte sich daher dagegen, dass sich Feministinnen häufig eher mit dem Schicksal weißer Frauen und Kämpfer gegen Rassismus oft mit der Situation schwarzer Männer beschäftigten. Dabei werde die spezifische Situation schwarzer Frauen übersehen.

Als Beispiel nannte sie den vergeblichen Kampf schwarzer Frauen, die vom amerikanischen Autohersteller General Motors entlassen worden waren, vor Gericht gegen Diskriminierung. Vor 1964 hatte General Motors gar keine schwarzen Frauen eingestellt, und nach 1970 wurden während einer Rezession alle wieder entlassen. Das zuständige amerikanische Gericht lehnte die Klage der Frauen ab. Eine Diskriminierung als Frauen sei nicht erkennbar, denn nicht alle Frauen seien entlassen worden (weiße Frauen, versteht sich). Umgekehrt sei auch die Klage aufgrund von Rassendiskriminierung nicht zulässig (auch nicht alle Schwarzen waren entlassen worden, nämlich Männer). Überhaupt sei die Kombination zweier Merkmale zur Schaffung einer neuen schützenswerten Minderheit, der schwarzen Frauen, abzulehnen. Sonst öffne man die Büchse der Pandora (d. h., man bringe alle Übel in die Welt). Doch darum geht es bei Intersektionalität: nicht Pandoras Büchse, sondern die Augen zu öffnen für Schnittmengen von Diskriminierung, die mehr sind als die Summe ihrer Teile und die sich allein in ihren Teilen (Rassismus *oder* Sexismus) nicht verstehen lassen [94].

Das Beispiel zeigt, wie folgenreich multiple Diskriminierung aufgrund mehrerer stigmatisierter Merkmale sein kann und wie schwierig es ist, diesem Problem aus dem Blickwinkel nur einer Form von Stigma gerecht zu werden. Das Konzept der Intersektionalität steht in engem Bezug zu struktureller Diskriminierung (➤ Kap. 3.1.5, ➤ Kap. 5.1.8). Denn manche gesellschaftlichen Gruppen werden strukturell benachteiligt (z. B. Frauen und Schwarze). Im Erleben von Diskriminierung als Frau *und* als Schwarze spiegelt sich die **strukturelle Diskriminierung** beider Gruppen im Sinne von **Intersektionalität**. Diese Intersektionen (Überschneidungen) sind zahlreich: Armut und ethnische Minderheit, Erkrankung und Arbeitslosigkeit usw. Das betrifft auch Menschen mit psychischen Erkrankungen (➤ Kap. 5.5).

3.2 Kategorisierung und Stereotype als Grundelemente von Stigma

3.2.1 Was ist Kategorisierung?

Menschen sind soziale Lebewesen, für die Kooperation mit anderen überlebenswichtig ist. Das war schon während der Evolution so (➤ Kap. 3.3.4). Kooperation funktioniert gut, wenn die Unterstützung gegenseitig ist. Das gelingt am besten innerhalb der eigenen Gruppe (ingroup), die von der sozialen Umwelt und anderen Gruppen (outgroups) unterscheidbar abgegrenzt ist. Auch deshalb haben Menschen die Eigenschaft entwickelt, andere Personen sehr rasch zu kategorisieren, d. h. der eigenen oder anderen sozialen Gruppen zuzuordnen [95]. Diese Zuordnung erfolgt in einer oft sehr komplexen sozialen Umwelt in der Regel „von selbst", also automatisch. Das entlastet die wahrnehmende Person, sodass sie gleichzeitig andere Aufgaben wahrnehmen kann. **Kategorisierung** liefert in diesem Sinne viel Information ohne großen Aufwand. Diese hohe Effizienz wird jedoch durch Verzicht auf Präzision in der Wahrnehmung einzelner anderer erkauft. Beides, Kategorisierung und der Verlust an Präzision als ihr Preis, ist schon im ersten Lebensjahr nachweisbar [96].

Menschen machen sich Eindrücke von anderen auf zwei Arten (*duales Prozessmodell* [83]; ➤ Kap. 3.1.6, explizit und implizit):

- einerseits die kognitive Verarbeitung sozialer Informationen, die von dem Individuum, dem ich begegne, ausgeht (bottom up), sie ist detailreich und aufwendig;
- andererseits die Verarbeitung aufgrund von Kategorisierung, die vom Allgemeinen (der sozialen Kategorie oder Gruppe) ausgeht und das Individuum nach seiner Gruppenzugehörigkeit beurteilt (top down); sie ist oft automatisch, rasch und effizient.

Kategorisierung führt dazu, dass Mitglieder einer sozialen Gruppe als einander ähnlicher wahrgenommen werden, als sie wirklich sind; gleichzeitig werden die Unterschiede zwischen der eigenen und der anderen Gruppe (ingroup – outgroup) überschätzt. Das verweist auf die in ➤ Kap. 3.1.4 erwähnte, oft künstliche Unterscheidung zwischen *uns* und *ihnen* als Grundlage von Stigma. Die Kategorisierung von Menschen in *psychisch Gesunde* und *psychisch Kranke* führt automatisch zur Annahme zweier abgrenzbarer Gruppen, auch wenn sich in Wahrheit alle Menschen auf einem Kontinuum befinden (➤ Kap. 1.6).

Unter verschiedenen Bedingungen nimmt Kategorisierung und damit die Unterscheidung zwischen *uns* und *ihnen* zu [95]. Das sind einerseits reale Konflikte zwischen Gruppen, z. B. um begrenzte Ressourcen. Andererseits haben Menschen das Bedürfnis, sich über ihre Gruppenzugehörigkeit zu definieren. Letzteres behandelt die viel untersuchte **Selbstkategorisierungstheorie** [97]. Sie geht davon aus, dass Menschen ihre Identität persönlich und sozial definieren. Bei der persönlichen Identität bestimmen persönliche

Eigenschaften und Motive das Denken und Handeln. Bei der sozialen Identität sieht sich die Person weniger als Individuum, sondern als Gruppenmitglied, und daher wird das eigene Handeln von den kollektiven Zielen und Werten der Gruppe bestimmt. Beide Identitäten schließen einander nicht aus, sondern können je nach Person und Situation mehr oder weniger im Vordergrund stehen. Viele Menschen haben dabei das Bedürfnis, sowohl zu einer Gruppe zu gehören (soziale Identität) als auch eine eigene, unterscheidbare Person zu sein (persönliche Identität). Weitere Faktoren, die Kategorisierung fördern, sind der drohende Verlust des eigenen Selbstwertgefühls (➢ Kap. 3.3.1) oder das Bedürfnis nach Systemrechtfertigung (➢ Kap. 3.3.3)

3.2.2 Kategorisierung und Abbau von Vorurteilen

Es ist bekannt, dass Kontakt mit Mitgliedern einer anderen Gruppe (outgroup) unter bestimmten Bedingungen Vorurteile abbaut. Wir werden darauf im Kontext der Antistigma-Interventionen näher eingehen (➢ Kap. 8.4). Wichtig ist, dass der Kontakt unter günstigen Bedingungen stattfinden muss, um hilfreich zu sein. Dazu gehören gleicher Status, Kooperation zwischen den Gruppen, gemeinsame Ziele, Unterstützung durch die Institution oder Autoritätspersonen sowie schließlich die Möglichkeit zum persönlichen Kennenlernen und freundschaftlichen Austausch [98]. Nun soll es um die Frage gehen, ob Kontakt deshalb Vorurteile abbaut, weil er Kategorisierungen beeinflusst. Voraussetzung dafür ist, dass alle Menschen zu verschiedenen Gruppen gehören und die eigene Zuordnung zu diesen Gruppen im Fluss ist. Beispielsweise kann ich mich je nach Kontext als Bürger eines Viertels, einer Stadt, eines Landes, Europas oder der Erde fühlen. Diese Kategorisierungen schließen andere mehr oder weniger mit ein.

Drei Ansätze nutzen Kategorisierung, um Vorurteile abzubauen: Dekategorisierung, Gruppendifferenzierung und Rekategorisierung [95]. In Programmen, die **Dekategorisierung** einsetzen, werden Menschen ermuntert, sich in erster Linie als Individuen zu sehen und zu beschreiben und weniger als Gruppenmitglieder. Dazu gehört auch, dass sie bei Kontakten mit Mitgliedern der anderen Gruppe Persönliches von sich erzählen und so als Individuum erkennbar werden. Der Ansatz beruht also darauf, dass soziale Identitäten und Gruppengrenzen in den Hintergrund treten und so Vorurteile abnehmen.

Der Ansatz der **Gruppendifferenzierung** geht davon aus, dass die Unterscheidung zwischen der eigenen Gruppe und anderen Gruppen eine wichtige Funktion hat (u. a. für die eigene Identität) und daher nicht aufgehoben werden sollte. Stattdessen verfolgt der Ansatz die Idee, die Gruppen weiterhin zu unterscheiden, doch einen guten, kooperativen Kontakt aufzubauen. Der Kontakt wirkt, wenn andere als Mitglieder der anderen Gruppe (outgroup) erkennbar bleiben und typische Vertreter dieser anderen Gruppe sind.

Rekategorisierung heißt der Ansatz, eine gemeinsame, übergeordnete Identität zu finden, die inklusiv für beide Gruppen gilt. Nehmen wir an, in einer Schule besteht ein Konflikt zwischen zwei Fußballmannschaften, die zu je einer Klasse gehören. Durch Rekategorisierung würde man versuchen, beide Mannschaften daran zu erinnern, dass sie zu einer Schule gehören, und so die gemeinsame Identität zu betonen. Die Vorurteile nehmen ab, weil die bisher *anderen* nun zur eigenen, neuen Gruppe gehören und die eigene Gruppe (ingroup) üblicherweise positiv beurteilt wird.

Experiment

Jason Nier untersuchte das in einer eleganten Studie [99]. Es ging dabei um den Umgang zwischen Schwarzen und Weißen und die Frage, ob Rekategorisierung Verhalten unter Alltagsbedingungen verändert. Während der Untersuchung strömten Zuschauer zu einem Football-Spiel zweier rivalisierender Universitätsmannschaften an der amerikanischen Ostküste. Die Studienmitarbeiter waren schwarz oder weiß und trugen jeweils den Hut einer der beiden Mannschaften. Sie sprachen ankommende Fans, die ebenfalls durch ihre Kleidung als Fans einer Mannschaft erkennbar waren, an und baten um ein kurzes Interview. Gemessen wurde dabei, welcher Anteil der ankommenden weißen Fans in ein Interview einwilligte, je nach dem, ob der Interviewer schwarz oder weiß und ob er ein Fan der eigenen oder der gegnerischen Mannschaft war. Dabei zeigte sich, dass es bei weißen Interviewern keinen Unterschied machte, Fans welcher Mannschaft sie zu sein schienen.

Doch schwarze Interviewer erhielten viel häufiger Interviews von den ankommenden weißen Fans, mit denen sie die Fankleidung gemeinsam hatten. Was heißt das? Weiße Fans ließen sich von weißen Interviewern interviewen, weil sie sich über die Hautfarbe zur gleichen Gruppe zugehörig fühlten, die Fangruppe machte keinen Unterschied. Doch bei schwarzen Interviewern führte erst die neue, übergeordnete Identität derselben Fangruppe dazu, dass die Ablehnung nachließ und die Bereitschaft zu Interviews unter Weißen zunahm. Diese Studie zeigt, dass Alltagsverhalten von Kategorisierungsprozessen stark beeinflusst wird

Die drei Ansätze, wie Kategorisierung zum Abbau von Vorurteilen zwischen Gruppen genutzt werden kann, schließen sich nicht aus, sondern können sich je nach Situation ergänzen und gegenseitig befördern. Beispielsweise kann Rekategorisierung, also die Ausbildung einer gemeinsamen, übergeordneten Identität, dazu führen, dass Mitglieder anderer Gruppen eher als Individuen und weniger als Gruppenangehörige wahrgenommen werden (Dekategorisierung).

3.2.3 Was sind Stereotype?

Stereotype sind Ansichten über Eigenschaften und Verhaltensweisen bestimmter sozialer Gruppen [76]. In der Sozialpsychologie werden sie weniger als fehlerhaftes Denkmuster betrachtet, sondern als Mittel, sich in einer sehr komplexen sozialen Welt leicht und mit geringem Einsatz kognitiver Ressourcen (Denkaufwand) zurechtzufinden.

Die Frage, warum Stereotype so verbreitet sind, wird uns in ➤ Kap. 3.3 im Zusammenhang mit den Funktionen von Stigma ausführlicher beschäftigen. Kurz gesagt können sie je nach Person und Kontext unterschiedliche Funktionen erfüllen:

- Sie können die Orientierung erleichtern, wenn man Menschen nicht umständlich nach ihrer Einzelpersönlichkeit, sondern durch Stereotype rasch nach ihrer vorbekannten Gruppenzugehörigkeit beurteilt.
- Sie können eine Reaktion auf die Umwelt darstellen, etwa auf Konflikte zwischen Gruppen, indem sich z. B. nach Beginn eines Konflikts negative Stereotype über die Mitglieder einer konkurrierenden Gruppe einstellen.
- Sie können auch persönliche Bedürfnisse nach sozialer Identität, Abgrenzung von anderen oder nach der Legitimierung sozialer Unterschiede erfüllen.

Zunächst sollen fünf Aspekte von Stereotypen geschildert werden: ihr Inhalt und die Frage, ob sie einen wahren Kern haben (➤ Kap. 3.2.4); wie Stereotype entstehen (➤ Kap. 3.2.5); wie sich Stereotype aufrechterhalten (➤ Kap. 3.2.6); wie Stereotype auf einzelne Personen angewandt werden (➤ Kap. 3.2.7) und schließlich, wie sich Stereotype ändern lassen (➤ Kap. 3.2.8).

3.2.4 Inhalte von Stereotypen

Inhaltliche Dimensionen von Stereotypen

Susan T. Fiske bestimmte zwei Hauptinhalte von Stereotypen: einerseits Wärme oder Freundlichkeit und andererseits Kompetenz, die sich kulturübergreifend in Bezug auf verschiedenste soziale Gruppen zeigen (➢ Abb. 3.1 [100]). Warum es Wärme und Kompetenz sind, hängt mit der Funktion von Stereotypen zusammen: Sie sollen u. a. eine rasche Orientierung über andere Menschen erleichtern. Wenn mir ein Fremder begegnet, muss ich erst einschätzen, ob er gute oder böse Absichten hat (Wärme), und dann, ob er seine Absichten umsetzen kann (Kompetenz). Manche Gruppen werden mit Wärme und mit Kompetenz assoziiert (etwa die wohlhabende Mittelklasse – rechts oben in ➢ Abb. 3.1), andere Gruppen mit keiner von beiden Eigenschaften (etwa Arme und Obdachlose, ➢ Kap. 7.2; links unten in ➢ Abb. 3.1).

Fiskes Modell kann erklären, warum Stereotype so häufig ambivalent sind, also nicht nur gut oder nur schlecht. Denn manche Gruppen gelten als warm und inkompetent (links oben in ➢ Abb. 3.1), andere als kalt und kompetent (rechts unten in ➢ Abb. 3.1). Das erklärt u. a. das Phänomen des sog. wohlwollenden Sexismus. Er besteht darin, dass Frauen zwar Wärme zugeschrieben wird (z. B. im Bereich der Kindererziehung), sie aber gleichzeitig für beruflich inkompetent erklärt werden. Diese Form wohlwollenden Stigmas gibt es, wie wir später sehen werden, auch für Menschen mit psychischer Erkrankung (➢ Kap. 5.1) oder mit Intelligenzminderung (➢ Kap. 5.4.6). Es dürfte auch eine Rolle spielen beim Bestreben von Psychiatern, den Vorsitz von Antistigma-Programmen zu übernehmen (➢ Kap. 12.4).

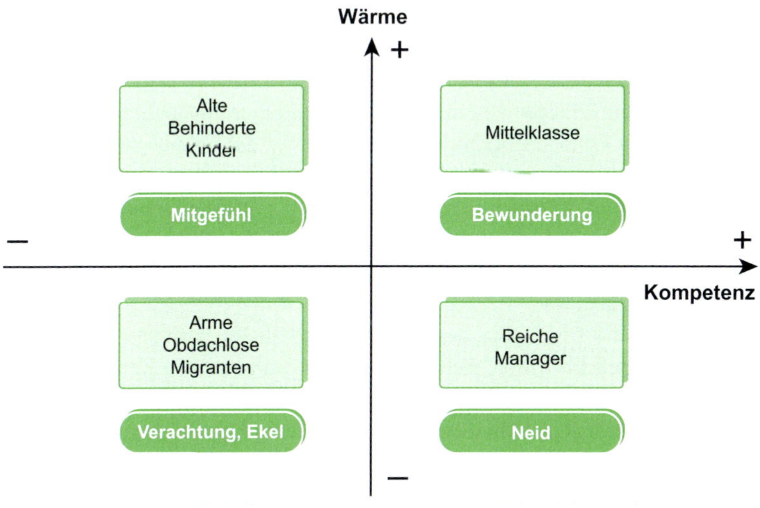

Abb. 3.1 Modell der Stereotypeninhalte (nach [101]; Gruppenbezeichnungen in der Abbildung sind Schlagworte, wie bei Stereotypen üblich, also Behinderte statt Menschen mit Behinderungen usw.) [L143]

Enthalten Stereotype ein Körnchen Wahrheit?

Ob Stereotype einen wahren Kern haben, ist gerade in Bezug auf das Stigma psychischer Erkrankungen eine häufig diskutierte Frage. Nachdem ich in einem Vortrag einmal das Stereotyp „Schizophrene sind gefährlich" erwähnt hatte, kam anschließend ein bekannter Psychiater auf mich zu und sagte, das sei doch gar kein Vorurteil, Schizophrene seien doch wirklich gefährlicher als die Allgemeinbevölkerung. Es lohnt sich also ein Blick auf die Frage, ob Stereotype einen wahren Kern haben.

Man kann – etwas schematisch – unterscheiden zwischen Stereotypen, die reale Gruppendifferenzen wiedergeben, und solchen, die das nicht tun. Beispiele für Stereotype, die einen plausiblen Wirklichkeitsbezug haben, sind Vorstellungen, dass Basketballer großgewachsen sind oder Chinesen gerne Reis essen. Einschränkend gilt, dass solche Stereotype sich nur auf einzelne Eigenschaften, die Gruppenunterschiede betonen, beziehen, der Gesamtperson nicht gerecht werden und Verallgemeinerungen sind: Nicht alle Basketballer sind groß, nicht alle Chinesen mögen Reis.

Ob negative Stereotype auf Menschen mit psychischen Erkrankungen zutreffen, ist eine viel diskutierte Frage. Es geht dabei, nicht nur in der eben erwähnten Rückfrage meines Zuhörers, immer wieder um von Menschen mit psychischen Erkrankungen ausgehende Gefahr. Bevor wir darauf eingehen, sollte man sich klar machen, dass Menschen mit psychischen Erkrankungen sehr viel öfter als nicht Erkrankte Opfer von Gewalt werden [102]. Das liegt u. a. an Diskriminierungserfahrungen im Bereich Wohnen und Arbeit sowie an sozialer Isolation, die die Gefährdung von Menschen mit psychischen Erkrankungen erhöhen. Andererseits zeigen Studien in Deutschland und anderen Ländern, dass das Risiko der Gewalttätigkeit von Menschen mit schweren psychischen Erkrankungen im Durchschnitt etwas erhöht ist [103]. Allerdings hängt das Gewaltrisiko mindestens ebenso sehr mit anderen Faktoren zusammen, u. a. mit männlichem Geschlecht, jungem Alter und Alkohol- oder Drogenkonsum.

Die Diskussion, ob das von Menschen mit psychischen Erkrankungen ausgehende Gewaltrisiko erhöht ist, ist aus zwei Gründen problematisch und führt eher dazu, Vorurteile zu verfestigen als sie abzubauen. Erstens besteht das Problem von Stigma darin, dass Stereotype eine Verallgemeinerung darstellen und Einzelne nicht nach ihrer Person, sondern nach ihrer Gruppenzugehörigkeit und den mit der Gruppe verbundenen negativen Stereotypen beurteilt werden. Daher geht es nicht darum, ob von Menschen mit Schizophrenie ein um X Prozent erhöhtes Gewaltrisiko ausgeht, sondern Stigma findet statt, wenn der Arbeitgeber den Bewerber Schmidt mit einer Vorgeschichte von Schizophrenie nicht einstellt, weil er glaubt, das Stereotyp treffe auf Schmidt zu, auch wenn Herr Schmidt nie gewalttätig war.

Zweitens birgt die Diskussion das Risiko, Vorurteile zu bestätigen. Menschen, die Stereotype für zutreffend halten, werden sich durch ein in großen Bevölkerungsstudien leicht erhöhtes Gewaltrisiko bestätigt fühlen, auch wenn diese Zahlen über Einzelne nichts aussagen. Das soll nicht heißen, dass sich Epidemiologen nicht mit solchen Fragen (einer relativen Risikoerhöhung) beschäftigen sollen – im Gegenteil: Seriöse Forschung ist immer gut, und es hilft nicht, Fakten in guter Absicht zu verschweigen (➤ Kap. 1.4). Nur sollte man vorsichtig sein, durch negative Stereotype kulturell vorgebahnte Schlussfolgerungen von großen Stichproben auf das Verhalten Einzelner zu fördern. Hinzu kommt, dass das Gewaltrisiko bei Menschen mit schweren psychischen Erkrankungen erhöht ist, wenn sie keine Behandlung in Anspruch nehmen. Da Stigma aber selbst ein

Grund ist, warum Menschen unbehandelt bleiben (➤ Kap. 5.1.7), deutet sich ein Teufelskreis an: Negative Stereotype und Stigma führen zur Vermeidung von Behandlung; und Behandlungsvermeidung führt dazu, dass traurige Einzelfälle die negativen Stereotype zu bestätigen scheinen (➤ Kap. 3.2.5, Illusorische Korrelation).

Verhalten oder Etikett: Stereotype als normale Wahrnehmung bizarren Verhaltens?

Eine ähnliche Frage wie die nach dem Körnchen Wahrheit ist die, ob Stereotype nicht einfach darauf beruhen, dass die Allgemeinbevölkerung bizarres Verhalten von Menschen mit psychischen Erkrankungen korrekt wahrnimmt. Auch das ist ein geläufiges Argument: Nach einem Vortrag von mir meldete sich einmal ausgerechnet ein Sozialpsychiater und meinte, wenn Patienten nur ausreichend behandelt seien und sich ihr Verhalten wieder normalisiert habe, sei doch Stigma kein Problem mehr. Patienten stießen doch nur auf Ablehnung, wenn sie sich bizarr, bedrohlich oder auffällig verhielten.

Diese Fragen sind vor ein paar Jahrzehnten intensiv diskutiert und konzeptuell und empirisch geklärt worden. In den 1960er-Jahren formulierte Thomas Scheff seine provokative **Etikettierungstheorie** [104]. Danach werde sozial abweichendes, auffälliges Verhalten als *psychisch krank* etikettiert, und diese Etikettierung führe in vielen Fällen erst dazu, dass Menschen dauerhaft psychisch erkrankten. Etikettierung sei also die Ursache psychischer Erkrankungen. Scheffs Position war Teil der damaligen Antipsychiatrie (➤ Kap. 2.1.3). Scheffs Gegner sagten, Stigma spiele keine wesentliche Rolle und wirke sich auf Menschen mit psychischen Erkrankungen kaum aus.

In Reaktion auf die beiden genannten Extrempunkte dieser Debatte, von Scheff und seinen Gegnern, entwickelte Bruce Link seine heute noch aktuelle **modifizierte Etikettierungstheorie** [105]. Sie behauptet nicht, dass Etikettierung Ursache psychischer Erkrankung ist, aber durchaus, dass sich Etikettierung und Stigma auf vielfältige Weise negativ auswirken. Ausgangspunkt ist die gut belegte Tatsache, dass schon Kinder und Jugendliche negative Stereotype über Menschen mit psychischen Erkrankungen kennen [106]. Diese Stereotype bleiben jedoch für die Menschen irrelevant, solange sie nicht selbst erkranken. Sobald aber eine Person erkrankt und durch die Erkrankung etikettiert ist, werden die Stereotype für sie relevant und damit bedrohlich. Menschen werden demnach als *psychisch krank* etikettiert, u. a., wenn sie Behandlung in Anspruch nehmen. Sie müssen nun entscheiden, wie sie auf öffentliches Stigma und Selbststigma reagieren. Es geht dabei um Bewältigungsreaktionen, auf die wir später zurückkommen: um Geheimhaltung der Erkrankung, um sozialen Rückzug oder um Information des eigenen Umfelds (➤ Kap. 4.3).

Bruce Link untersuchte auch die Frage, ob auffälliges Verhalten oder Etikettierung stärker zu sozialer Zurückweisung von Menschen mit psychischer Erkrankung führten [107]. Zuvor hatten einige Studien gezeigt, dass sowohl auffälliges Verhalten als auch das Etikett einer psychischen Erkrankung zu Ablehnung führen können, wobei sich Verhalten oft stärker auswirkte als Etikettierung. Doch Link ging davon aus, dass sich die Wirkung von Etikettierung nur verstehen lässt, wenn man vorbestehende Vorurteile mit einbezieht. Nur wenn eine Person beispielsweise denkt, Menschen mit Schizophrenie seien gefährlich, wird die Etikettierung einer anderen Person als „schizophren“ eine starke Reaktion bei dieser Person auslösen. Diese Erwartung wurde bestätigt: In dem Experiment zeigte die Etikettierung als *psychisch krank* unabhängig vom Ausmaß ungewöhnlichen

Verhaltens einen starken Einfluss auf den Wunsch nach sozialer Distanz, wenn Studienteilnehmer zuvor dachten, Menschen mit Schizophrenie seien gefährlich. Dazu passen Ergebnisse einer deutschen Studie von Matthias Angermeyer und Herbert Matschinger [108]: Personen aus der Allgemeinbevölkerung hörten eine Beschreibung von Menschen, die entweder Symptome einer Schizophrenie oder einer Depression zeigten. Die Beschreibungen verwiesen nicht auf eine Diagnose oder Krankheit. Diejenigen Studienteilnehmer, die den Zustand der beschriebenen Person als *psychisch krank* etikettierten, gaben mehr Angst und stärkeren Wunsch nach sozialer Distanz an. Dieser Effekt fand sich nur für Schizophrenie, nicht für Depression.

Fazit

Es ist also nicht so, dass bizarres Verhalten keine negativen Reaktionen auslöste; das tut es, und jeder kennt das aus dem öffentlichen Raum. Doch die Etikettierung als *psychisch krank* löst davon unabhängig starke soziale Ablehnung aus, auch wenn Menschen völlig unauffälliges Verhalten und keinerlei Zeichen einer psychischen Erkrankung zeigen. Diese Zurückweisung ist oft folgenreich, weil sie zu einer langfristigen Abwertung der Person führt.

3.2.5 Entstehung von Stereotypen

Stereotype können auf unterschiedliche Weisen entstehen. Grob gesagt lassen sich drei Wege unterscheiden: Eigenarten menschlichen Denkens (kognitive Prozesse), von denen hier drei Beispiele erläutert werden. Hinzu kommen motivationale Prozesse, also die Entstehung von Stereotypen aus Eigeninteresse – sie werden später bei der Funktion von Stigma diskutiert (➢ Kap. 3.3). Schließlich wird die Entstehung von Stereotypen begünstigt durch Persönlichkeitseigenschaften wie die Vorliebe für autoritäre Strukturen und die Bevorzugung sozialer Dominanz der eigenen Gruppe (➢ Kap. 3.3.3 [109]).

Unbewusste Assoziation

Stereotype können entstehen, indem Menschen unbewusst äußere Merkmale mit Eigenschaften assoziieren. In einer Studie sahen Studenten einige Bilder von Professoren [110]. Sie zeigten Personen, die entweder lange, schmale Gesichter hatten und angeblich faire Prüfer seien – oder umgekehrt solche mit kurzen, breiten Gesichtern, die unfair seien. Bei einer anderen Gruppe von Studenten war die Zuordnung von Gesichtsform und Eigenschaft umgekehrt. Es zeigte sich, dass die Studenten schon nach wenigen Bildern die vorgegebene Zuordnung gelernt hatten, ohne dass ihnen die Gesichtsform als Ursache der Zuordnung bewusst war.

In einer zweiten Studie sahen Teilnehmer computergenerierte Gesichtsformen, deren Nasen höher oder tiefer lagen als üblich. In einer Lernphase wurde den Teilnehmern gesagt, hoch liegende Nasen gehörten zu einem Persönlichkeitstyp A, tief liegende Nasen zum Persönlichkeitstyp B. Auch hier lernten die Teilnehmer den Zusammenhang schnell. Anschließend wurden Bilder mit hoch oder tief liegenden Nasen gezeigt. Die Studienteilnehmer sollten sagen, ob zu dem Gesicht die Persönlichkeit A oder B gehöre. Sie blieben nicht nur bei ihrer einmal erlernten Zuordnung von Gesicht und Persönlichkeit, sondern der empfundene Zusammenhang wurde im Verlauf der Bilderreihe immer stärker. Stereotype können sich also selbst aufrechterhalten (self-perpetuating bias ➤ Kap. 3.2.6). Das ist für das Stigma psychischer Erkrankung wichtig, da psychische Erkrankungen u. a. in den Medien (➤ Kap. 7.4) präsent sind und sich Stereotype ausbilden, die über diesen Mechanismus erhalten bleiben.

Die *anderen* ähneln einander

Die Ausbildung von Stereotypen wird dadurch begünstigt, dass Menschen dazu neigen, Mitglieder anderer Gruppen (outgroups) als ähnlich und homogen wahrzunehmen [111]. Mitglieder der eigenen Gruppe werden eher als Individuen mit persönlichen Eigenschaften beurteilt, Mitglieder anderer Gruppen eher pauschal nach ihrer Gruppenzugehörigkeit. Das gilt besonders für negatives Verhalten von Mitgliedern anderer Gruppen. Dieser Effekt (outgroup homogeneity effect) ist umso stärker, je stärker eine Form von Konkurrenz oder Bedrohung von der anderen Gruppe ausgeht.

Illusorische Korrelation

Stereotype über Gruppen können entstehen, auch wenn keine realen Gruppenunterschiede bestehen. Hamilton und Gifford [112] gingen dieser Frage in ihrem Experiment zur sog. illusorischen Korrelation nach. Damit ist ein Zusammenhang (Korrelation) zwischen einer Gruppe und Eigenschaften gemeint, der nur scheinbar, nicht in Wirklichkeit besteht. In dem Experiment lasen Studienteilnehmer Sätze. Jeder Satz beschrieb ein positives oder ein negatives Verhalten vieler unterschiedlicher Personen. Bei jedem Satz wurde gesagt, ob es sich um einen Vertreter der „Gruppe A" oder der „Gruppe B" handelte. Das Besondere an diesem Experiment war die Kombination der folgenden drei Punkte:

- Zwei Drittel aller Sätze beschrieben positives Verhalten und ein Drittel negatives Verhalten.
- Zwei Drittel der Sätze bezogen sich auf Verhalten von Vertretern der Gruppe A, ein Drittel von Gruppe B.
- Negatives Verhalten war in beiden Gruppen mit rund 30 % deutlich seltener als positives Verhalten mit rund 70 %.

Anschließend wurden die Studienteilnehmer gefragt, welche der Gruppen zu positivem oder zu negativem Verhalten neigte und wie sie die Gruppen bewerteten. Zwar erinnerten sich die Teilnehmer korrekt, dass rund ein Drittel aller positiven Verhaltensweisen von Gruppe B kam. Doch die Mehrzahl der negativen Verhaltensbeispiele wurde Gruppe B zugeschrieben – obwohl nur ein Drittel der negativen Verhaltensweisen von Gruppe B stammten. Ebenso wurde Gruppe A viel positiver bewertet als Gruppe B.

Wie kann nach einem einfachen Experiment ein so verzerrter Eindruck von einer Gruppe entstehen? Es scheint daran zu liegen, dass sich markante Vorfälle Menschen leichter einprägen. In diesem Fall war negatives Verhalten der Gruppe B markant, weil beide (negatives Verhalten *und* Gruppe B) mit je etwa einem Drittel seltener waren (im Vergleich zur Häufigkeit positiven Verhaltens und Gruppe A) und die Kombination (negativ und B) daher auffiel. Neuere Erklärungen betonen Aufmerksamkeitsprozesse, durch die Menschen sich zuerst eine Meinung von der Mehrheit oder „Normalität“ bilden und anschließend Eindrücke von Minderheiten von seltenen Vorfällen geprägt werden [113]. Dieses Experiment zur illusorischen Korrelation ist in Varianten oft repliziert worden. Das darin beschriebene Phänomen ist aus verschiedenen Gründen wichtig auch für das Stigma psychischer Erkrankung:

- Erstens sind die Bedingungen des Experiments denen im Alltag sehr ähnlich. Mitglieder der Allgemeinbevölkerung treffen in ihrem alltäglichen Leben Menschen mit psychischen Erkrankungen seltener, als sie „Gesunde“ treffen; und negative Verhaltensweisen tauchen auch bei Menschen mit psychischen Erkrankungen, wie in der Allgemeinbevölkerung, seltener auf als positive. Daher kann illusorische Korrelation dazu beitragen, dass Menschen mit psychischen Erkrankungen mit negativem Verhalten assoziiert werden.
- Zweitens kann illusorische Korrelation mit erklären warum Medienberichte über von Menschen mit psychischen Erkrankungen begangene Verbrechen folgenreich sind: Sie verfestigen negative Stereotype, da eine stigmatisierte Minderheit mit seltenen Ereignissen dauerhaft assoziiert wird (➤ Kap. 7.4).

3

3.2.6 Aufrechterhaltung von Stereotypen

Unabhängig davon, wie sich Stereotype gebildet haben, bleiben sie durch verschiedene Mechanismen erhalten, wenn sie einmal da sind. Wie wir neue Informationen oder Erfahrungen wahrnehmen, verarbeiten und interpretieren, ist stark von unseren Vorerfahrungen beeinflusst. **Etablierte Wissens- und Denkstrukturen** steuern unsere Wahrnehmung und unser Verhalten (biased processing). In der Folge neigen Menschen dazu, Informationen so aufzunehmen und zu deuten, dass ihre Stereotype bestätigt werden. Da soziale Situationen oft komplex sind und verschieden interpretiert werden können, sind negative Stereotype besonders folgenreich.

Beispiel

Nehmen wir an, eine Person glaubt an das Stereotyp, schwarze Männer seien dumm und feindselig [76]. Wenn sie einem Schwarzen begegnet, der sich dumm und freundlich verhält, wird sie ihn für dumm halten. Verhält er sich intelligent und feindselig, wird sie ihn als feindselig empfinden. In beiden Fällen wird sich die Person bestätigt fühlen.

Weiterhin neigen Menschen dazu, die **Ähnlichkeit Einzelner mit ihrer Gruppe** zu überschätzen. Das gilt besonders, wenn es nicht um die eigene, sondern um eine andere Gruppe (outgroup) geht. Wenn jemand also Schwarze für aggressiv hält, wird er die Aggressivität eines beliebigen Schwarzen überschätzen. Menschen interpretieren außerdem Situationen so, dass ihre Stereotype bestätigt werden. So führen sie negatives Verhalten von Mitgliedern anderer Gruppen eher auf stabile, dauerhafte Persönlichkeitseigenschaften zurück, während negatives Verhalten der eigenen Gruppe eher als zufällig oder situationsbedingt interpretiert wird (und umgekehrt für positives Verhalten). Auch das **Gedächtnis** stützt die Aufrechterhaltung von Stereotypen. Menschen erinnern sich besser an Informationen, die zu ihren Stereotypen passen. Das gilt insbesondere für Situationen mit hoher kognitiver Anforderung, wie es die meisten sozialen Situationen sind, und für Menschen mit stark ausgeprägten Vorurteilen [76].

Stereotype können durch **selbsterfüllende Prophezeiung** aufrechterhalten werden. Wenn ein Lehrer von vornherein erwartet, dass ein Schüler, der zu einer bestimmten sozialen Gruppe gehört, hervorragend ist, kann der Lehrer sich so verhalten, dass der Schüler wirklich bessere Leistungen zeigt und sich so das Stereotyp allmählich festigt.

Auch die Verwendung unserer **Sprache** trägt zur Stabilisierung von Stereotypen bei (linguistic intergroup bias [114]). Wenn Menschen über soziale Situationen sprechen, können sie beobachtetes Verhalten anderer eher konkret („Er spricht laut") oder abstrakt („Er ist aggressiv") beschreiben. Nun zeigt sich, dass das Verhalten von Mitgliedern anderer Gruppen (outgroups) eher in abstrakten Worten beschrieben wird, die stabile Eigenschaften unterstellen. Umgekehrt wird negatives Verhalten der eigenen Gruppe konkret beschrieben, erscheint also situationsbedingter und veränderlicher. So trägt unsere Sprache zur Aufrechterhaltung von Stereotypen bei. Sprachliche Signale (linguistic cues) zeigen Statusunterschiede an und tragen zu Diskriminierung bei, nicht zuletzt in Arbeitswelt, Gesundheitssystem oder Justiz [114].

3.2.7 Anwendung von Stereotypen

Stereotype entfalten ihre negative Wirkung nur, wenn sie auf Mitglieder stigmatisierter Gruppen auch angewendet werden. Bisher haben wir gesehen, welche Inhalte Stereotype annehmen, wie sie sich ausbilden und wie sie aufrechterhalten werden. Nun soll kurz erörtert werden, wann und wie sie auf Personen angewandt werden. Die Anwendung ist wichtig, denn durch sie erfolgt der Übergang vom Denken zur emotionalen Reaktion (Vorurteil) und zum Handeln (Diskriminierung).

Stereotype sind in der Regel kulturell so verbreitet, dass sie automatisch aktiviert und auf Mitglieder einer Gruppe angewandt werden können. Eine Person, die etwa einen Skinhead sieht, wird automatisch und rasch geläufige Stereotype auf diese Person anwenden. Experimentelle Studien zeigen, dass sich diese Stereotype zwar vorübergehend bewusst unterdrücken lassen, dass sie aber anschließend umso stärker wiederkommen [115]. Das gilt besonders für Situationen, in denen das eigene Selbstwertgefühl bedroht ist. Damit steigt die Motivation, andere abzuwerten (➤ Kap. 3.3), und das beeinflusst offensichtlich auch automatisch ablaufende Prozesse.

Die meisten Menschen wollen nicht den Eindruck vermitteln, ihr Verhalten werde von Stereotypen bestimmt. Wenn also in einer Situation eindeutig der Eindruck entstehen könnte, dass eine Person Vorurteile zeigt, wird sie das vermeiden. Eine Studie ging dieser Frage nach und dabei davon aus, dass negative Stereotype gegenüber Menschen mit einer Körperbehinderung zum Wunsch nach sozialer Distanz führen [116].

Experiment

In der Studie wurde in zwei Ecken eines Raumes vor je einen Bildschirm je ein Studienmitarbeiter gesetzt; einer war gesund, der andere trug Zeichen einer Körperbehinderung und Krücken. Dann konnten Versuchsteilnehmer sich entweder zu dem einen oder zu dem anderen setzen, um einen Film gemeinsam mit diesem einen Studienmitarbeiter anzusehen. Der Trick an dem Versuch war, dass einmal derselbe Film auf beiden Bildschirmen lief; ein anderes Mal waren es verschiedene Filme. Es zeigte sich, dass sich mehr Menschen zu der Person mit Krücken setzten, wenn auf beiden Bildschirmen derselbe Film lief. Liefen aber unterschiedliche Filme, setzten sich weit mehr zu dem Gesunden. Warum ist das so? Menschen wollen nicht vorurteilsgesteuert erscheinen. Wenn derselbe Film läuft, ist die einzige plausible Erklärung, warum sich jemand nicht zur Person mit Krücken setzt, der Wunsch nach Abstand. Laufen jedoch verschiedene Filme, kann man sagen, die Wahl des Platzes liege am Film, nicht am gewünschten Abstand vom Menschen mit Behinderung.

3.2.8 Veränderung von Stereotypen

Wie sich Stereotype verändern lassen, ist eine Kernfrage für Antistigma-Interventionen (➤ Kap. 8 ff.), da Stereotype die Grundlage von Stigma darstellen. Verschiedene Modelle erklären, wie sich Stereotype ändern [76]. Sie können sich in kleinen Schritten ändern, indem laufend neue Erfahrungen gemacht werden (bookkeeping model). Sie können sich plötzlich ändern, wenn sie sich als unglaubwürdig erwiesen haben (conversion model). Die Begegnung mit einzelnen Vertretern einer Gruppe kann Stereotype verändern (exemplar model). Schließlich kann neue Information dazu führen, dass ein neuer Untertyp gebildet wird (z. B. wird neben das Stereotyp „Psychisch Kranke sind inkompetent" der neue Untertyp gesetzt „Manche psychisch Kranken sind Genies"; subtyping model). Diese Subtypisierung kann wiederum zwei Funktionen haben. Sie kann dazu führen, dass das Stereotyp erhalten bleibt („Abgesehen von ein paar Genies bleibt es dabei: Psychisch Kranke sind Narren!"). Sie kann aber auch dazu führen, dass eine zunehmende Differenzierung einsetzt und die neu gebildeten Untergruppen die übergeordnete Gruppe (in unserem Beispiel: Menschen mit psychischen Erkrankungen) ersetzen, was zum Abbau von Stereotypen führt.

Diese Modelle des Abbaus von Stereotypen haben Folgen für Antistigma-Strategien. Zum Beispiel zeigt die Stabilisierung von Stereotypen durch Subtypisierung das Problem, nur sehr ungewöhnliche Einzelfälle für Antistigma-Kampagnen einzusetzen. Teilnehmer können sagen: „Dieser Prominente mit psychischer Erkrankung ist ja ein angenehmer Mensch, aber die anderen sind doch gefährliche Narren" (➤ Kap. 8.4.3).

In ➤ Kap. 3.2.5 und ➤ Kap. 3.2.6 hatten wir gesehen, dass Stereotype unterschiedliche Funktionen haben und durch verschiedene Prozesse entstehen und aufrechterhalten werden. Das führt einerseits zu verschiedenen Ansatzpunkten für den Abbau von Stereotypen; sie werden uns später im Zusammenhang mit Antistigma-Interventionen beschäftigen (➤ Kap. 8 ff.). Andererseits führt die Vielfalt der an Stereotypen beteiligten Prozesse dazu, dass eine Intervention immer nur begrenzten Erfolg haben dürfte. Das ist ein Grund, warum Antistigma-Interventionen idealerweise mehrere Komponenten haben sollten.

3.3 Funktionen von Stigma

Vorurteile gegen verschiedene Gruppen in der Gesellschaft wären nicht so verbreitet und hartnäckig, wenn sie nicht verschiedene Funktionen erfüllten. Aufgrund ihrer Funktionen bestehen viele Vorurteile über Jahrhunderte und über Kulturgrenzen hinweg. Daher lohnt sich ein Blick auf Funktionen von Stigma. Das heißt nicht, dass Stigma ein unausweichliches Phänomen ist, an dem sich nichts ändern lässt. Doch für unsere spätere Diskussion von Antistigma-Initiativen (➤ Kap. 8 ff.) ist es hilfreich zu wissen, dass Stigma nicht nur „schlecht" ist, sondern auch Bedürfnisse für Einzelne und Gruppen erfüllt. Daher werden in diesem Abschnitt vier Funktionsbereiche von Stigma besprochen: für Einzelne, für die eigene Gruppe, für das Verhältnis zwischen Gruppen und für die gesamte Gesellschaft.

3.3.1 Funktion für Einzelne

In diesem Abschnitt geht es um die Funktion von Stigma für nichtstigmatisierte Mitglieder der Allgemeinbevölkerung [117]. Erstens kann die Abwertung anderer (outgroups) das eigene Selbstwertgefühl steigern. Wenn ich andere abwerte, fühle ich mich selbst relativ besser. Es kommt also zu einem **Abwärtsvergleich** (downward comparison), bei dem ich selbst gut aussehe [118]. Dieser Vergleich in Form von Abwertung anderer tritt besonders auf, wenn nach einer Niederlage das eigene Selbstwertgefühl gefährdet ist [119]. Allerdings hat dieses Modell zwei Einschränkungen: Es erklärt nicht, warum Bestandteile von Stigma, z. B. Inhalte von Stereotypen, in der Regel in einer Gesellschaft geteilt werden. Und es kann nicht erklären, warum viele stigmatisierte Individuen Stereotype nicht nur kennen, sondern ihnen zustimmen.

Eine zweite Funktion von Stigma ist die **Stabilisierung eines Weltbildes**, indem Menschen abgewertet werden, die dieses Weltbild gefährden. Dieses Modell geht u. a. davon aus, dass Menschen ihre Sterblichkeit kennen und wissen, dass ihr Tod jederzeit eintreten kann. Dieses Wissen kann so ängstigend sein, dass Menschen unwillkürlich ein Weltbild suchen, das ihr Empfinden von Ordnung, Sinn und Sicherheit des Lebens verstärkt. Dadurch können sie die Furcht vor ihrer eigenen Sterblichkeit besser bewältigen (terror management theory).

Experiment

Abram Rosenblatt untersuchte dieses Modell in einer Studie mit US-amerikanischen Berufsrichtern [120]. Er gab den Richtern Unterlagen zu einer Frau, die wegen Prostitution festgenommen worden war. Die Richter füllten Fragebögen aus und legten anschließend anhand der Akten die Höhe der Kaution für die Freilassung der Frau fest. Nun erhielt eine Hälfte der Richter zusätzlich einen Fragebogen dazu, wie sie sich ihren eigenen Tod vorstellten und wie sie ihn erleben könnten. Dadurch sollte eine Konfrontation der Richter mit ihrer eigenen Sterblichkeit erreicht werden. Die Richter, die über ihren eigenen Tod geschrieben hatten, setzten eine fast zehnmal höhere Kaution fest als die Richter, die nicht über ihren Tod nachgedacht hatten.

Das Ergebnis weist darauf hin, dass Menschen nach der Konfrontation mit der eigenen Sterblichkeit ein stärkeres Bedürfnis haben, empfundene Regel- oder Werteverletzungen durch andere zu bestrafen. Die Abwertung und Bestrafung von Abweichlern, deren Verhalten den eigenen Werten widerspricht und sie gefährdet, dürfte die eigene tröstliche Weltsicht stabilisieren.

Die Funktion von Stigma, Angst vor der eigenen Verletzlichkeit abzuwehren, hat auch Folgen für den Umgang der „Gesunden“ mit Menschen, die an körperlichen oder psychischen Behinderungen leiden [121]. Menschen mit Behinderung können andere an Krankheit und Tod erinnern und daher sozial gemieden werden. Ein besonderes Problem für die „Normalen“ könnte sein, wenn die Erkrankten ihr Leben gut bewältigen und glücklich sind. Das könnte stereotype Annahmen über das mit der Krankheit verbundene Elend und somit geläufige Weltbilder infrage stellen [117]. Das ist eine unter mehreren Herausforderungen, wenn etwa Menschen mit psychischen Erkrankungen ihr Leben in die Hand nehmen und, nicht den Stereotypen entsprechend, gut und selbstbewusst leben (➤ Kap. 5.1.3, Empowerment).

3.3.2 Funktion für die eigene Gruppe

Stigma kann für die eigene Gruppe (ingroup) verschiedene Funktionen erfüllen.

- Erstens besteht bei sozialer Kooperation häufig das Dilemma, wie weit man mit anderen vertrauensvoll kooperieren soll, ohne dass die Gefahr zu groß wird, von anderen ausgenutzt zu werden (sog. Vertrauensdilemma, engl. dilemma of trust). Wenn eine Person allen hilft und mit ihnen kooperiert, ohne dass sie den Gefallen erwidern, ist das eine riskante Strategie. Die durch Kategorisierung gezogenen Gruppengrenzen haben daher auch die Signalfunktion, in der eigenen Gruppe zu kooperieren, weil man dort die Erwiderung der Unterstützung eher erwarten kann.
- Zweitens ist eine Funktion der Aufwertung der eigenen Gruppe und der Abwertung anderer Gruppen (outgroups), eine positive soziale Identität zu entwickeln (zur Selbstkategorisierungstheorie ➢ Kap. 3.2.1). Das entspricht auf Gruppenebene dem Prozess, der in ➢ Kap. 3.3.1 für Einzelne als Selbstwertsteigerung durch Abwertung anderer erläutert wurde.

Die Aufwertung der eigenen Gruppe und die Abwertung anderer Gruppen ist besonders häufig bei Konflikten zwischen den Gruppen [117]. Allerdings kann auch dieses Modell nicht gut erklären, warum Stereotype kulturell geteilt werden und warum stigmatisierte Personen Vorurteile oft akzeptieren. Auch in Bezug auf das Stigma psychischer Erkrankung reicht dieses Modell kaum aus [122]. Wenn die anderen (outgroup) *psychisch krank* sind, ist als „Normaler“ meine eigene Gruppe unscharf und negativ definiert – nur durch die Abwesenheit psychischer Erkrankung.

3.3.3 Umfassende Modelle der Funktionen von Stigma

In diesem Abschnitt sollen verschiedene Modelle und Funktionen von Stigma diskutiert werden, die über die Funktion für Einzelne und die eigene Gruppe hinausgehen. Zum Teil verweisen sie auf Ideologien, die hier nicht ausführlich diskutiert werden können (weiterführende Literatur ist zitiert).

Soziale Dominanz

Menschen unterscheiden sich bezüglich ihrer Einstellung, ob Ressourcen in der Gesellschaft gleich verteilt sein sollen oder nicht (➢ Kap. 7.5.1). Dabei geht es nicht nur um materielle Dinge wie Geld oder Grundbesitz, sondern auch um Bildung, Einfluss, sozialen Status und Zugang zu sozialen Netzwerken. Wenn Menschen Gleichverteilung ablehnen, tun sie das meist aus einer Position der Stärke, in der sie selbst viele Ressourcen haben. Sie bevorzugen daher die Dominanz der eigenen Gruppe (social dominance orientation [123]). Stigma und Vorurteile dienen zur Rechtfertigung der eigenen Dominanz. Soziale Dominanzorientierung hat auch eine gesamtgesellschaftliche Funktion: Sie reduziert Konflikte zwischen dominanten Gruppen mit Zugang zu Ressourcen einerseits und benachteiligten Gruppen andererseits. Durch die Dominanzorientierung werden Gruppenunterschiede gerechtfertigt und somit Konflikte reduziert. Zur Rechtfertigung der Dominanz dienen negative Stereotype über benachteiligte Gruppen.

Glaube an eine gerechte Welt

Eine verwandte Funktion hat der Glaube an die Gerechtigkeit der Welt (just world belief [124]). Nach diesem Modell haben Menschen das Bedürfnis, in einer gerechten und somit berechenbaren Welt zu leben. In dieser Weltsicht bekommen Menschen, was sie verdienen, und verdienen, was sie bekommen. Dabei muss man unterscheiden zwischen der Überzeugung einer gerechten Welt für sich („Ich bekomme, was ich verdiene") und der für andere („Andere bekommen, was sie verdienen"). Die Überzeugung einer gerechten Welt für sich ist häufig mit Wohlbefinden assoziiert. Andererseits ist die Vorstellung, andere verdienten, was sie bekommen, mit stärkeren Vorurteilen gegen andere verbunden.

Das verbreitete Bedürfnis nach einer gerechten Welt führt dazu, dass Menschen Ungerechtigkeit gegen andere korrigieren möchten. Für diese Korrektur haben sie zwei Möglichkeiten: Sie können dem Opfer helfen, sodass die Ungerechtigkeit aus der Welt geräumt wird. Das gelingt jedoch häufig nicht, etwa weil die Ungerechtigkeit schon länger zurückliegt oder weil die Reparatur nicht in der Macht des Einzelnen liegt. Dann kann der Glaube an eine gerechte Welt dazu führen, dass dem Opfer die Schuld gegeben wird. Gegenüber Menschen, die etwa aufgrund einer Erkrankung oder Behinderung benachteiligt sind, haben Stigma und Vorurteile daher die Funktion, dass sie den Glauben an eine gerechte Welt stabilisieren. Das scheint auch für Vorurteile gegenüber Menschen mit psychischen Erkrankungen zu gelten [125].

Experimentelle Befunde

Eine systematische Übersichtsarbeit fasste die Befunde experimenteller Untersuchungen zusammen, in denen Menschen der Glaube an eine gerechte Welt nahegelegt wurde [126]. Das führte dazu, dass sich Studienteilnehmer mit niedrigem sozialem Status selbst die Schuld an ihrem Zustand gaben und es ihnen schlechter ging; Teilnehmer mit höherem sozialem Status neigten weniger dazu, Benachteiligten zu helfen, auch in Arbeits- und Organisationskontexten.

Systemrechtfertigung

Das umfassendste Modell zur Funktion von Stigma als Rechtfertigung des Status quo ist wohl die Theorie der Systemrechtfertigung (system justification theory [127]). Sie ist der Versuch einer Synthese verschiedener Ansätze, die sich mit sozialer Ungleichheit und den Reaktionen benachteiligter Gruppen auf diese Ungleichheit beschäftigen. Dazu gehören marxistische Theorien ebenso wie Arbeiten des deutschstämmigen Gestalt- und Sozialpsychologen Kurt Lewin, der nach seiner Emigration in die USA 1933 u. a. zu jüdischem Selbsthass arbeitete (1941, deutsch [128]).

Nach dieser Theorie haben Stereotype die Funktion, den Zustand des Systems zu rechtfertigen. Der Begriff „System" bezieht sich in weitem Sinne auf soziale oder rechtliche Strukturen, etwa in Institutionen, Gruppen oder Regierungen. Die Theorie möchte und kann nicht alle Funktionen von Stereotypen erklären. Doch erhellt sie sonst schwer verständliche Phänomene, u. a. warum Mitglieder benachteiligter Gruppen Stereotype oder Diskriminierung oft unterstützen, obwohl dies ihren persönlichen Interessen zuwiderläuft. Das geschieht, wenn diese Stereotype das gesamte System rechtfertigen. So können Frauen Geschlechterstereotypen zustimmen, die sie auf eine weibliche und beruflich passive Rolle festlegen. Zwar akzeptieren Mitglieder benachteiligter Gruppen die eigene

Diskriminierung nicht immer: Sie können auch berechtigten eigenen Interessen und denen ihrer Gruppe folgen und soziale Veränderung anstreben. Doch die Systemrechtfertigungstheorie kann erklären, warum so oft, auch von Benachteiligten, am Status quo festgehalten wird.

Warum haben Menschen das Bedürfnis nach Systemrechtfertigung? Ähnlich dem oben erwähnten Glauben an eine gerechte Welt möchten Mitglieder dominanter *und* benachteiligter Gruppen an ein gerechtes Gesellschaftssystem glauben, um den Status quo zu rechtfertigen. Weiterhin führt Systemrechtfertigung dazu, dass Menschen zufriedener mit dem Zustand der Gesellschaft und ihrer eigenen Lage und weniger motiviert sind, soziale Veränderungen anzustreben. Schließlich führt sie dazu, dass die Verunsicherung über eine schwer verständliche Welt abnimmt. Die Theorie kann, anders als Modelle der Funktion von Stereotypen für Einzelne oder Gruppen, erklären, warum Stereotype kulturell allgemein verbreitet sind. Sie weist auch auf ein Problem in der Untersuchung von Stigma hin: Wenn Vertreter benachteiligter Gruppen gefragt werden, ob sie unfair behandelt werden, können sie das verneinen, da sie den Status quo für legitim halten (➤ Kap. 5.1.1, Erfahrung von Stigma; ➤ Kap. 5.1.3, Wer leidet unter Selbststigma?). Das muss aber keineswegs heißen, dass aus einer Außenperspektive keine Benachteiligung vorliegt. Aus diesem Grund dürfte die in Untersuchungen häufige Frage nach unfairer Behandlung zu einer Unterschätzung alltäglicher Diskriminierung führen.

Experiment

Lee Ross führte ein erhellendes Experiment dazu durch, wie unsere Wahrnehmung sozialer Rollen der Rechtfertigung des Status quo dient, selbst wenn diese Rollen völlig zufällig entstanden sind [129]. Studenten spielten eine Art Quizspiel. Einer spielte den Fragesteller, der andere den Befragten, und die Rollen wurden unter den Augen beider Teilnehmer durch Spielkarten zugelost. Der Fragesteller dachte sich anschließend zehn schwierige Fragen zu entlegenen Themen aus, für die er die Antwort kannte. Fragesteller und Befragter wussten, dass die Rollen zufällig verteilt waren und der Fragesteller seine schweren Fragen so wählen konnte, dass er die Antworten kannte.

Während des Quiz stellte der Fragesteller seine Fragen, von denen der Befragte die Mehrzahl erwartungsgemäß nicht beantworten konnte. Anschließend bewerteten Fragesteller und Befragter das Allgemeinwissen des jeweils anderen. Die Hypothese der Forscher war, dass die Beteiligten die zufällige Rollenverteilung in ihrem Urteil nicht ausreichend berücksichtigen. Daher würden sie das Wissen des Fragenden (der sich seine Fragen zurechtlegen konnte) überschätzen und das Wissen des Befragten (der mit entlegenen Fragen konfrontiert war, auf die er keinen Einfluss hatte) unterschätzen. Tatsächlich schätzten sowohl die Befragten als auch unabhängige Beobachter das Wissen der Fragesteller weit höher ein als das Wissen der Befragten.

Was sagt uns dieses Experiment? Menschen unterschätzen die Zufälligkeit und Situationsabhängigkeit ihrer sozialen Rollen. Daher schließen sie aus momentaner Rollenverteilung auf dauerhafte Eigenschaften, auch wenn es keinen wirklichen Anhalt dafür gibt. Sie meinen, Hinweise auf Allgemeinwissen zu erhalten aus einer Quizspielanordnung, obwohl sie über die Zufälligkeit und unfaire Verteilung der Einflussmöglichkeiten im Fragespiel genau Bescheid wissen. Soziale Rollen prägen also unsere Wahrnehmung von Menschen grundlegend. Stereotype oder Eigenschaftswahrnehmungen bestätigen vorgefundene soziale Rollen. Die Rollenverteilung in dem Experiment ist auf viele Situationen der Alltagswelt gut übertragbar, in denen etwa ein Arbeitgeber, Lehrer oder Prüfer Fragen stellt und die Gesprächsbedingungen bestimmt. In diesem Sinne stützt dieses Experiment eindrucksvoll eine Grundannahme der Systemrechtfertigungstheorie. Es zeigt auch ein

Hindernis für soziale Veränderung: Menschen aus benachteiligten Gruppen unterschätzen ihre Kompetenz.

Der in diesem Experiment gezeigte Effekt hat Implikationen für das Stigma psychischer Erkrankung. Historisch waren Menschen mit psychischen Erkrankungen lange Zeit in Gefängnissen oder großen Anstalten verwahrt – und die Zahl der in Institutionen lebenden Menschen mit psychischen Erkrankungen scheint europaweit nach einer Phase der Deinstitutionalisierung wieder zu steigen [130]. Dieser Zustand dürfte historisch zur Entstehung von Stereotypen der Gefährlichkeit und der Inkompetenz der Betroffenen beigetragen haben [122], da diese Stereotype den Status quo rechtfertigen: „Wenn diese Leute verwahrt sind, dann wird es wohl daran liegen, dass sie gefährlich sind oder nicht für sich sorgen können."

Unten, drin, fort

Jo Phelan, Bruce Link und John Dovidio beschrieben drei Hauptfunktionen von Stigma und Vorurteilen [131]. Bei dieser Perspektive liegt der Schwerpunkt nicht auf einzelnen Personen, sondern auf der Funktion von Stigma für die Gesellschaft. Im Englischen sind die drei Funktionen prägnant formuliert als „to keep people down, in, or away" (auf deutsch etwa: Leute unten halten, drin halten oder von sich fernhalten). Damit sind gemeint: Unterdrückung und Ausbeutung (down); Durchsetzung sozialer Normen (in) und Vermeidung von Krankheit (away).

Ein historisches Beispiel der ersten Funktion (Unterdrückung [down]) sind die Vorurteile gegen Schwarze in den USA, da Sklavenhaltung den Weißen ökonomisch nützte und Vorurteile die Sklavenhaltung legitimierten. Heute dürften Vorurteile gegen Arme oder ethnische Minderheiten eine ähnliche Funktion haben. Beispiele für die zweite Funktion (Durchsetzung sozialer Normen [in]) sind negative Stereotype in Bezug auf Homosexualität, Kriminalität oder auch Substanzmissbrauch (➤ Kap. 5.4.7). Die Funktion von Stereotypen ist in diesen Fällen eine doppelte: Menschen, die sich normgerecht verhalten, sollen davon abgehalten werden, Normen zu verletzen; und solche, die die Norm verletzt haben, also etwa delinquent geworden sind, sollen durch die Stigmasanktion ihr Verhalten ändern und sich wieder in die Mehrheitsgesellschaft einreihen. Ein Beispiel der dritten Funktion (away/fort) sind negative Stereotype über und die soziale Vermeidung von körperlich oder psychisch erkrankten Menschen. Diese Funktion hat vermutlich evolutionäre Ursprünge und wird in ➤ Kap. 3.3.4 erläutert. Die Stärke von Jo Phelans Modell liegt darin, dass es drei Grundfunktionen von Stigma plausibel macht. Es ist sinnvoll, sie in Antistigma-Programmen zu berücksichtigen.

3.3.4 Funktion von Stigma aus evolutionärer Sicht

Menschliches Sozialverhalten hat sich im Laufe der Jahrtausende an komplexe soziale Umwelten angepasst [132]. Das übergeordnete Ziel dieser **Anpassung** (fitness) ist aus evolutionärer Sicht die Weitergabe der eigenen Gene, sowohl durch eigene Nachfahren als auch durch die Nachfahren enger Verwandter. Dabei geht es nicht nur um Sex, sondern auch um gute Überlebensbedingungen der eigenen Person (u. a. Vermeidung von Krankheit, hoher sozialer Status) und der eigenen Gruppe (u. a. Kooperation innerhalb der eigenen Gruppe, Austausch von Ressourcen). Die in der Evolution erfolgten Anpassungen sind sehr spezifisch für den jeweiligen Kontext. Das erklärt, warum wir Menschen uns mehr vor Schlangen als vor Autos fürchten, obwohl Letztere im modernen Leben vielfach gefährlicher sind. Wenn soziale Mechanismen evolutionär (mit-)bedingt sind, heißt das nicht, dass sie perfekt sind. Denn erstens sind sie oft nicht aktuell (siehe Schlange und Auto), und zweitens funktioniert Evolution nicht wie Planung am Reißbrett, sondern bedeutet die Selektion weniger schlechter Varianten im Laufe langer Zeiträume.

Drittens wirken evolutionär bedingte soziale Mechanismen häufig nach dem Prinzip, dass ein Stimulus oder ein Ereignis rasch kategorisiert wird und eine **schnelle Reaktion** auslöst. Um die Überlebenswahrscheinlichkeit zu erhöhen, müssen solche Mechanismen schnell und effizient ablaufen. Daraus ergibt sich allerdings folgendes Problem: Schnelle Reaktionen sind fehleranfällig. Ich kann ein harmloses Gegenüber für gefährlich halten; diesen Irrtum nennt man *falsch positiv,* weil irrtümlich eine Gefahr als positiv, also als vorhanden, angesehen wird. Umgekehrt kann ich ein gefährliches Gegenüber für harmlos halten; dieser Irrtum ist *falsch negativ,* d. h., ich sehe irrtümlich die Gefahr als negativ, als nicht vorhanden an. Aus evolutionärer Sicht sind beide Irrtümer sehr unterschiedlich folgenreich. Begegne ich im Wald jemandem und halte ihn irrtümlich (falsch positiv) für gefährlich und flüchte, passiert nicht viel, außer dass ich womöglich eine Gelegenheit zu sozialem Kontakt versäume oder meine Jagd abbreche. Wenn ich aber falsch negativ irre, also einen Feind nicht als solchen erkenne, können die Folgen für mich und meine Nachkommen tödlich sein. Daher sind wir Menschen evolutionär darauf eingestellt, eher übervorsichtig (falsch positiv) zu reagieren. Die Zahl falsch negativer Einschätzungen von Gefahr sollte gegen Null gehen – umso mehr, je unübersichtlicher die Situation ist, und soziale Situationen sind typischerweise unübersichtlich.

Man nennt dieses im Kontext der Signalentdeckungstheorie diskutierte Problem auch das **Rauchmelder-Prinzip** [133]: Ein guter Rauchmelder geht im Zweifelsfall besser einmal zu oft los als einmal zu wenig. Wenn er auslöst, ohne dass es brennt, ist es nur ärgerlich. Wenn er aber einmal nicht auslöst, obwohl es brennt, kann das tödlich enden. Das „im Zweifelsfall" ist wichtig für später diskutierte Antistigma-Interventionen. Denn je mehr Menschen wissen und je besser sie ihr Gegenüber einschätzen können, z. B. in Bezug auf das Stereotyp der Gefährlichkeit von Menschen mit psychischen Erkrankungen, desto besser können sie sozusagen ihren Rauchmelder einstellen und (falsch positive) Überreaktionen vermeiden. Dieses Beispiel zeigt auch, dass evolutionär bedingte Mechanismen flexibel und Änderungen zugänglich sind.

Zwei Aspekte evolutionärer Modelle sind für das Stigma psychischer Erkrankung besonders wichtig [134]: Kooperation mit anderen und Vermeidung von Krankheit. (Ein dritter Aspekt, die Ausbeutung anderer, ist für andere Formen von Vorurteilen bedeutsamer, u. a. gegenüber ethnischen Minderheiten, weniger für das Stigma psychischer Erkrankung.) Für Kooperation und Krankheitsvermeidung gilt, dass das Leben in Gruppen den Menschen Überlebensvorteile brachte. Aber es brachte (und bringt) auch Risiken mit sich, u. a., dass andere die geleistete Hilfe nicht erwidern oder dass man sich mit übertragbaren Krankheiten ansteckt. Aus evolutionärer Sicht dient die soziale Ausgrenzung anderer dazu, beide Risiken möglichst gering zu halten.

Kooperation ist hilfreich, wenn andere mich ebenso unterstützen wie ich sie unterstütze. Wenn ihr Verhalten aufgrund einer Erkrankung unberechenbar ist oder sie wenige Ressourcen haben, sind sie ein unattraktiver Kooperationspartner und daher von sozialem Ausschluss bedroht. Das gilt umso mehr, wenn sie Hilfe annehmen, diese aber nicht erwidern und sich nicht an soziale Regeln halten. Menschen, die solches Verhalten zeigen, werden von Mitgliedern der eigenen Gruppe oft bestraft. Man nennt diese Bestrafung auch altruistisch (altruistic punishment), weil sie im Sinne der Allgemeinheit ist und der Einhaltung sozialer Normen dient, die die Kooperation der Gruppe erst ermöglichen.

Was **Krankheitsvermeidung** angeht, so haben Menschen ein hochempfindliches Warnsystem entwickelt, Ansteckung zu vermeiden (Rauchmelder-Prinzip). Ansteckende Erkrankungen anderer sind oft nur indirekt zu erkennen, etwa durch körperliche Läsionen oder auch, bei Infektionen des Zentralnervensystems, durch Bewegungsstörungen oder unberechenbares Verhalten. Diese Signale führen daher oft zu starker sozialer Distanz, um Ansteckung durch eine vermutete Erkrankung zu vermeiden.

Ein evolutionäres Modell führt zu drei Funktionen von Stigma, die zu den drei oben erwähnten Funktionen passen (down, in, away [131]):

- Unterdrückung und Ausbeutung anderer (down),
- Bestrafung von Verhaltensweisen, die Normen verletzen (in), und
- Vermeidung von Menschen mit Erkrankungen (away).

Zusätzlich entsprechen sie Goffmans drei Typen stigmatisierter Merkmale (➤ Kap. 3.1.2 [8]): Angehörigkeit zu einer ethnischen oder religiösen Minderheit; Charakterfehler; und körperliche Deformationen. Das evolutionäre Modell erklärt schließlich, warum emotionale Reaktionen so unterschiedlich ausfallen: Ärger gegenüber Menschen, die Normen verletzen oder unzuverlässig kooperieren, und Ekel oder Gefühl starker Abstoßung gegenüber Erkrankten, wie es sich in Studien zum Kontakt mit Menschen mit Schizophrenie zeigte [135].

Zu dem Modell passt das Ergebnis einer Studie, in der weltweit in 16 Ländern, auch in Deutschland, insgesamt rund 13.000 Mitglieder der Allgemeinbevölkerung zu ihren Einstellungen gegenüber Menschen mit Depression oder mit Schizophrenie befragt wurden [136]. Die stärkste Ablehnung fand sich, wenn es um den Umgang der Erkrankten mit Kindern oder um die Einheirat in die eigene Familie ging. Auch Unberechenbarkeit wurde häufig vermutet. Die Zustimmungsraten zu diesen negativen Aussagen betrugen rund zwei Drittel für Schizophrenie und rund die Hälfte für Depression. Aus evolutionärer Sicht ist erklärlich, dass Stigmaaspekte in Bezug auf Fortpflanzung/Kinderfürsorge ebenso wie verlässliche Kooperation in kleinen Gruppen (Unberechenbarkeit) im Vordergrund stehen.

Um einem Missverständnis vorzubeugen: Die Erläuterung dieses evolutionären Erklärungsansatzes bedeutet weder, dass evolutionär erklärliche Reaktionen heute sinnvoll, noch dass psychische Erkrankungen ansteckend seien oder dass der Wunsch nach sozialer Distanz von Erkrankten gut oder gerechtfertigt sei. Der Ansatz trägt aber zum Verständnis bei, warum das Stigma psychischer Erkrankung stabil und kulturübergreifend ausgeprägt ist. Er zeigt auch, wie oben angedeutet, welche Lernerfahrungen nötig sind, um evolutionär gebahnte Reaktionen zu überwinden und somit das Stigma psychischer Erkrankung abzubauen.

KAPITEL

4 Folgen von Stigma

In diesem Kapitel werden die Folgen von Stigma für stigmatisierte und nichtstigmatisierte Menschen besprochen. Bevor es in ➤ Kap. 5 um die Folgen von Stigma für Menschen mit unterschiedlichen psychischen Erkrankungen geht, werden vier übergeordnete Aspekte erörtert, und zwar Folgen von Stigma für nichtstigmatisierte Mitglieder der Allgemeinbevölkerung (➤ Kap. 4.1), für Stigmatisierte (➤ Kap. 4.2), für das Bewältigungsverhalten der Stigmatisierten (➤ Kap. 4.3) und für den Umgang von Stigmatisierten und Nichtstigmatisierten miteinander (➤ Kap. 4.4).

4.1 Folgen für Nichtstigmatisierte

Um die Auswirkungen von Stigma auf Minderheiten zu verstehen, lohnt es sich nachzuvollziehen, wie sich Stigma auf nichtstigmatisierte Menschen auswirkt. Vier Aspekte werden besprochen [117]: die weite Verbreitung abwertender Stereotype gegen bestimmte Gruppen (➤ Kap. 4.1.1), die Ambivalenz (➤ Kap. 4.1.2) und Angst der „Normalen", wenn sie mit Stigmatisierten umgehen (➤ Kap. 4.1.3), und schließlich der häufige Widerspruch zwischen behaupteter Einstellung und tatsächlichem Verhalten gegenüber Mitgliedern der Minderheit (➤ Kap. 4.1.4).

4.1.1 Verbreitete Stereotype

In Bezug auf stigmatisierte Gruppen einer Gesellschaft bestehen in der jeweiligen Kultur in der Regel einhellig negative Stereotype. Das gilt nicht nur für Erwachsene. Schon Kinder lernen ab dem Alter von 3 Jahren, Menschen abzuwerten, die schwarze Haut oder eine Behinderung haben oder übergewichtig sind [96]. Ein Problem daran ist, dass negative Stereotype durch ihre weite Verbreitung als Fakten hingenommen werden können. Auch ohne Zustimmung zu Stereotypen können sie in vielen Situationen automatisch aktiviert werden und so Verhalten beeinflussen (➤ Kap. 3.1.6). Dieser Einfluss von Stereotypen kann zwar bewusst unterdrückt werden, doch das kostet Energie und Aufmerksamkeit und gelingt daher oft nicht.

4.1.2 Ambivalenz

Viele Menschen begegnen stigmatisierten Personen ambivalent. Das liegt vermutlich an zwei in westlichen Gesellschaften verbreiteten Werten. Da ist zum einen der Wert sozialer Gerechtigkeit, dass also auch Menschen etwa mit einer Erkrankung oder in Armut menschenwürdig leben sollen (➤ Kap. 7.5.1). Zum anderen herrscht die eher individualistische Vorstellung, Menschen seien für ihr Glück selbst verantwortlich. Letztere ähnelt dem oben erwähnten Glauben an eine gerechte Welt, nach dem Menschen verdienen, was sie bekommen, und bekommen, was sie verdienen (➤ Kap. 3.3.3). Die beiden Wertorientierungen führen zu unterschiedlichen Schlüssen im Umgang mit benachteiligten Gruppen: Unterstützung und Anteilnahme im Sinne sozialer Gerechtigkeit oder aber Ablehnung und Ärger, weil die anderen für ihr Unglück selbst verantwortlich seien.

Diese Reaktionen können gleichzeitig vorkommen, mehr oder weniger ausgeprägt sein und zu einer tiefen Ambivalenz führen, die den sozialen Umgang prägt und den Einfluss von Vorurteilen auf das Verhalten verstärkt [137]. Dem Gedanken, dass Vorurteile gemischt sein und aus positiven und negativen Anteilen bestehen können, sind wir in Fiskes Modell der Stereotypeninhalte begegnet (z. B. Wärme und Inkompetenz: ➤ Kap. 3.2.4, Inhaltliche Dimensionen). Dass sich Mitglieder der Allgemeinbevölkerung ambivalent verhalten, erklärt die Lage stigmatisierter Menschen: Sie haben oft Mühe, das Verhalten anderer ihnen gegenüber einzuordnen, weil es widersprüchlich oder vieldeutig wirken kann (➤ Kap. 4.2.5).

4.1.3 Angst und Unsicherheit

Mitglieder der Allgemeinbevölkerung empfinden oft Angst oder Unsicherheit beim Umgang mit Mitgliedern stigmatisierter Gruppen [138]. Diese Gefühle können verschiedene Ursachen haben:

- Menschen mit starken Vorurteilen haben negative Erwartungen und sind daher im Umgang mit Minderheiten oft angespannt. Die eben erwähnte Ambivalenz kann zu Unsicherheit führen, wie sie sich verhalten sollen. Viele Menschen wollen keinesfalls wirken, als hätten sie Vorurteile, und gerade dieses Bemühen lässt ihr Verhalten künstlich oder angestrengt erscheinen.
- Schließlich kann es sein, dass Mitglieder der stigmatisierten Gruppe selbstbewusst und kompetent auftreten und so kulturellen Stereotypen (etwa der Schwäche) widersprechen. Auch dies kann verunsichernd wirken.

Aus all diesen Gründen kann das Verhalten der Nichtstigmatisierten gegenüber Mitgliedern stigmatisierter Gruppen ängstlich, künstlich oder bemüht erscheinen. Das gilt insbesondere für nonverbales Verhalten, z. B. die Vermeidung von Augenkontakt. Von außen betrachtet, auch aus Sicht der stigmatisierten Person, lässt sich kaum unterscheiden, ob dieses Verhalten Vorurteilen entspringt oder nur dem Bemühen, vorurteilsfrei zu erscheinen.

4

4.1.4 Diskrepanz zwischen Einstellungen und Verhalten

Es ist eine Sache, was Menschen über ihre Einstellungen sagen, und eine andere, wie sie sich verhalten. Beides muss nicht immer zusammenpassen.

Aus der Rassismusforschung ist bekannt, dass seit den 1950er-Jahren zwar die in Befragungen explizit geäußerten Vorurteile stark abnahmen. Dennoch bleibt das Verhalten Weißer im Umgang mit Schwarzen negativer, besonders wenn das Verhalten nonverbal ist oder automatisch-unbewusst stattfindet. Verschiedene Erklärungen für diese Diskrepanz zwischen berichteter Einstellung und Verhalten sind möglich [76, 117]: Menschen können ihre wahre Einstellung verschweigen, um nicht als Rassist oder voreingenommen zu erscheinen. Eine weitere Erklärung sind subtilere, konflikthaft ambivalente Haltungen gegenüber Minderheiten: Es gibt den *aversiven Rassismus*, wenn Weiße Rassismus zwar bewusst ablehnen und für Gleichberechtigung eintreten, jedoch emotional negativ auf Schwarze reagieren (z. B. mit Angst). Das führt zu ambivalentem Verhalten und wirkt sich in Entscheidungssituationen, etwa von Arbeitgebern in Bewerbungsgesprächen, negativ aus. Als *symbolischer* oder *moderner Rassismus* werden Haltungen bezeichnet, in denen Weiße auf Schwarze stark negativ emotional reagieren, kombiniert mit politisch konservativen Ansichten. Diskriminierung sei demnach kein aktuelles Problem mehr, Schwarze sollten härter arbeiten und seien für ihre Situation selbst verantwortlich. Eine ähnliche Haltung ist der *ambivalente Rassismus*: Danach begrüßen Weiße die Gleichberechtigung Schwarzer, folgen jedoch gleichzeitig der protestantischen Arbeitsethik, wonach Menschen durch harte Arbeit ihres Glückes Schmied sind. Das führt zu ambivalenten Reaktionen auf Schwarze, die etwa in Armut leben.

Diese Formen subtilerer Anwendung von Stereotypen auf diskriminierte Gruppen spielen auch für das Stigma psychischer Erkrankung eine Rolle. Neben den Folgen der oben erwähnten Ambivalenz gilt auch für dieses Stigma, dass die offene Äußerung von Vorurteilen abgenommen hat (➤ Kap. 3.1.6). Doch Vorurteile wirken sich weiter aus. Denn die Gefühle der Ambivalenz und Angst im Umgang mit Angehörigen der Minderheit führen dazu, dass das Verhalten angespannt und ablehnend wirkt und somit von der Selbsteinschätzung als unvoreingenommen abweicht. Menschen können sich also aus verschiedenen Gründen negativ gegenüber einer Minderheit verhalten, auch wenn sie in Umfragen anderes berichten. Auch aus diesem Grund wird das Ausmaß öffentlichen Stigmas in Umfragen häufig unterschätzt.

4.2 Folgen für stigmatisierte Personen

Nach den Folgen von Stigma für Nichtstigmatisierte geht es nun um die gravierenderen Folgen für Stigmatisierte. Fünf Aspekte werden erörtert [117]:
1. Erfahrungen mit Stigma,
2. das Bewusstsein der eigenen abgewerteten sozialen Identität,
3. Bedrohung durch das Stereotyp (sog. Stereotype Threat),
4. mehrdeutige Zuschreibung (in anderen Worten: Beruht das negative Verhalten meines Gegenübers wirklich auf Vorurteilen?) und schließlich
5. Folgen von Stigma für Wohlbefinden und Gesundheit der Betroffenen.

4.2.1 Erfahrungen mit Stigma und Diskriminierung

Es gehört zum Wesen eines kulturell verbreiteten Stigmas, dass stigmatisierte Personen ständig damit rechnen müssen, Vorurteilen und Diskriminierung zu begegnen. Viele haben persönliche Erfahrungen mit Diskriminierung gemacht. Die Form von Diskriminierung kann je nach Stigma und Umfeld sehr unterschiedlich sein: aggressiv, in Form eines körperlichen oder verbalen Angriffs, oder subtil. Dabei kann es um Diskriminierung im Zugang zu wichtigen Ressourcen gehen, etwa im Bereich Arbeit oder Wohnen. Es kann sich auch um die Bedrohung des persönlichen Selbstwertgefühls oder des Wertes der eigenen sozialen Gruppe handeln.

Die Situation wird für die Opfer von Diskriminierung dadurch erschwert, dass die Person, die sich diskriminierend verhalten hat, aufrichtig überzeugt sein kann, nicht diskriminierend gehandelt zu haben. Das liegt an der vorher erwähnten möglichen Diskrepanz zwischen dem, was Menschen als ihre Einstellung ansehen, und ihrem Verhalten. Für Stigmatisierte bedeutet das, dass zusätzlich zur erfahrenen Diskriminierung auch noch ihre Sicht der Dinge infrage gestellt wird. Schließlich müssen Mitglieder einer stigmatisierten Minderheit immer auf der Hut sein, weil sie ständig verschiedensten Formen mehr oder weniger expliziter Abwertung begegnen können.

4.2.2 Bewusstsein der eigenen abgewerteten sozialen Identität

So wie Mitglieder der Allgemeinheit Vorurteile gegen Minderheiten schon früh im Laufe ihres Lebens, in Kindheit oder Jugend, kennenlernen (➤ Kap. 3.2.4), so lernen Mitglieder von Minderheiten früh die negativen Stereotype über ihre eigene Gruppe. Auch Menschen mit psychischen Erkrankungen kennen die in der Gesellschaft verbreitete Abwertung ihrer Gruppe, wie Studien von Bruce Link zu seiner modifizierten Etikettierungstheorie gezeigt haben (➤ Kap. 3.2.4 [105]). Ein solches Bewusstsein der Abwertung der eigenen Gruppe kann das Selbstwertgefühl stigmatisierter Individuen verringern. Das muss aber nicht sein (➤ Kap. 4.3).

4.2.3 Bedrohung durch Stereotype

Stereotype können für Mitglieder einer Minderheit bedrohlich werden. Dieses Phänomen des Stereotype Threat bezeichnet eine Situation, auf die ein Stereotyp zutrifft und in der eine stigmatisierte Person fürchtet, auf Basis dieses Stereotyps negativ beurteilt zu werden. Claude Steele nannte das „threat in the air", die in der Luft liegende Bedrohung [139]. Wie kann man sich das vorstellen? Nehmen wir an, eine Frau muss eine Prüfung in Mathematik ablegen. Sie kennt das Stereotyp, Frauen seien schlecht in diesem Fach. Daher ist es gut möglich, dass sie fürchtet, durch ihr eigenes, womöglich schwaches Abschneiden bei der Prüfung dieses Vorurteil zu bestätigen. Dadurch gerät sie unter Druck, was wiederum zur selbsterfüllenden Prophezeiung wird, denn es verschlechtert wirklich ihre Leistung. Dieser Effekt zeigt sich bei verschiedenen Minderheiten. Er erklärt einen großen Teil der Leistungsdifferenz, etwa in mathematischen Tests für Frauen oder in kognitiven Leistungstests für Mitglieder ethnischer Minderheiten [140].

Die Erklärung für den Effekt ist am ehesten, dass Menschen in dieser Situation sowohl eine kognitiv anspruchsvolle Aufgabe zu lösen als auch mit Gedanken an das Stereotyp zu kämpfen haben („Werde ich als Frau jetzt wirklich schlecht abschneiden? Wird es schief gehen? Nein, daran jetzt nicht denken! Ich muss mich besonders anstrengen …"). Bei solchen Gedanken lassen Arbeitsgedächtnis und Leistungsfähigkeit in kniffligen Tests nach. Der Effekt ist unabhängig davon, ob die Person dem Stereotyp zustimmt – daher ist Stereotype Threat etwas anderes als Selbststigma. Ein schwarzer Testteilnehmer beispielsweise kann das Stereotyp, Schwarze seien Weißen intellektuell unterlegen, ablehnen. Dennoch kann ihm die Testsituation dieses Stereotyp über seine ethnische Gruppe so bewusst machen, dass seine Leistung sinkt – und das umso mehr, je mehr ihm an einer guten Leistung liegt [117].

Anders als etwa bei Schwarzen oder Frauen stellt sich bei Menschen mit psychischen Erkrankungen die Frage, ob auch sie von Stereotype Threat betroffen sind. Denn ihre Erkrankung ist in der Regel unsichtbar. Diane Quinn ging dieser Frage nach und untersuchte Teilnehmer mit einer Vorgeschichte von Depression [141]. Mussten die Teilnehmer vor einem Leistungstest angeben, dass sie psychisch erkrankt waren, ließen ihre Leistungen deutlich nach. Mussten sie das vor dem Test nicht angeben, waren ihre Leistungen nicht anders als die gesunder Vergleichspersonen. Stereotype Threat scheint also auch auf Menschen mit psychischen Erkrankungen leistungsmindernd zu wirken, wenn das Stigma, und sei es nur schriftlich im Rahmen einer Studie, zuvor offengelegt wird. Wir werden auf das Thema der Offenlegung in ➢ Kap. 5.1.4 und ➢ Kap. 9.2 zurückkommen.

4.2.4 Stigma als Stressor

Eine dem Stereotype Threat verwandte Folge von Stigma ist Stigmastress oder die Wirkung von Stigma als Stressor. Das Konzept geht zurück auf Arbeiten von Richard Lazarus zu Stress und Coping [142]. Demnach wirkt Stress auf Menschen nicht als passive Empfänger, sondern die Wahrnehmung Betroffener spielt eine wichtige Rolle. Es geht dabei vor allem um zwei Einschätzungen: 1.) Wie bedrohlich ist der Stressor für mich? und 2.) Wie groß sind meine Bewältigungsmöglichkeiten (Copingressourcen)? Nach diesem Modell entsteht Stigmastress, wenn die Bedrohung durch Stigma als hoch eingeschätzt wird, die eigenen Bewältigungsmöglichkeiten aber als gering. Wenn ich also eine psychische Erkrankung habe und Vorurteile gegen Menschen mit psychischen Erkrankungen als Bedrohung für mich ansehe, gleichzeitig aber aus meiner Sicht wenig dagegen tun kann, leide ich unter Stigmastress. Umgekehrt gilt, dass mich Stigma kaum als Stressor belastet, wenn ich die Bedrohung durch Stigma als gering einschätze, meine Bewältigungsmöglichkeiten aber als hoch.

Dieses Modell kann erklären, warum Menschen, die stigmatisiert sind, unterschiedlich auf Stigma reagieren und unterschiedlich belastet sind. Das Modell beinhaltet auch verschiedene Reaktionen, die grob unterteilt werden in willentliche Strategien (z. B. Diskriminierung die Schuld an Misserfolgen zu geben, ➢ Kap. 4.3.1) und unwillkürliche Reaktionen (z. B. Angst oder Blutdrucksteigerung). Untersuchungen zeigen, dass auch Menschen mit psychischen Erkrankungen Stigmastress erleben und sich dieser vielfältig negativ auf sie auswirkt (➢ Kap. 5.1.5).

Beide Modelle – zu Stigmastress und Stereotype Threat – lassen sich auch gemeinsam betrachten in dem Sinne, dass Stigma als Bedrohung der Integrität der eigenen Person wirkt (Identity Threat [143]). In der Vogelperspektive gilt das übrigens für beide Gruppen, Stigmatisierte und Nichtstigmatisierte. Denn auch Letztere können in ihrem Selbstbild durch Stigma bedroht sein: Sie können Gefahr laufen, selbst von Vorurteilen bestimmt zu sein, auch wenn sie das nicht wollen (➢ Kap. 4.1), oder ihre Vorstellung einer gerechten Welt kann durch Stigma erschüttert werden (➢ Kap. 3.3.3). Diese Vogelperspektive hilft, die Reaktionen stigmatisierter Personen als nachvollziehbare menschliche Reaktionen auf eine Bedrohung der eigenen Person zu sehen und damit zu entpathologisieren [117]. Solche Reaktionen zeigen auch Nichtstigmatisierte, wenn ihr Selbstwertgefühl oder ihre soziale Position in einer bestimmten Situation gefährdet sind. Der Punkt kann ein Missverständnis vermeiden helfen: Selbststigma ist kein klinisches oder pathologisches Problem der *Kranken*.

4.2.5 Mehrdeutige Zuschreibung

Soziale Situationen und ihre Folgen sind mehrdeutig. Das gilt grundsätzlich für alle Menschen, doch besonders für Mitglieder stigmatisierter Minderheiten. Denn für sie ist die Interpretation sozialer Situationen besonders schwierig. Stellen wir uns vor, eine übergewichtige Frau hat sich um eine Stelle beworben. Wenn sie abgelehnt wird, wird sie sich fragen, ob das an ihrer schlechten Vorbereitung, ihrer zu geringen Qualifikation oder ihrer schlechten Tagesform lag – all diese Fragen würde sich eine normalgewichtige abgelehnte Bewerberin auch stellen. Doch die übergewichtige Bewerberin wird sich zusätzlich fragen, ob die Ablehnung an ihrem Gewicht und damit an Diskriminierung lag. In der Regel wird es auf diese Fragen keine klare Antwort geben, und die Mehrdeutigkeit der Zuschreibung (attributional ambiguity) macht die Sache für Mitglieder stigmatisierter Gruppen schwierig. Auch Erfolge und andere positive Verläufe sind oft mehrdeutig zu interpretieren: Wenn die Bewerberin eingestellt wurde, könnte sie zweifeln, ob das an ihrer Leistung lag, oder ob sie bevorzugt aufgenommen wurde, um nicht den Eindruck von Diskriminierung zu erwecken. Letzteres wiederum kann ihr Selbstwertgefühl untergraben.

Experiment

Eine Studie mit hundert Studentinnen untersuchte die Frage, ob sie negative Rückmeldungen nach einem Test dem Sexismus der männlichen Prüfer zuschrieben oder aber der schlechten Qualität ihrer eigenen Antworten [144]. Dafür nahmen alle Teilnehmerinnen an einem schriftlichen Test teil. Ihnen wurde mitgeteilt, dass einer von acht männlichen Prüfern ihren Test auswerten werde.

Der Trick an der Studie war, dass jeweils ein Fünftel der Teilnehmerinnen unterschiedliche Informationen erhielt, und zwar dass alle Prüfer (100 %), 75 %, 50 %, 25 % oder aber kein Prüfer (0 %) Frauen diskriminierten. In dieser Studie wurde also der Grad der Wahrscheinlichkeit von Diskriminierung variiert. Schließlich wurde völlig unabhängig von ihren Antworten allen Studentinnen mitgeteilt, sie seien durchgefallen. Sie wurden anschließend gefragt, ob sie ihrer Meinung nach durchgefallen seien, weil ihre Leistung schlecht oder weil der Prüfer Sexist gewesen sei. Es zeigten sich zwei Gruppen: Nur die Studentinnen, denen gesagt worden war, alle Prüfer (100 %) diskriminierten Frauen, führten ihr Scheitern auf Diskriminierung zurück. Die übrigen Studentinnen – sogar diejenigen, die mit einer Wahrscheinlichkeit von 75 % Diskriminierung erwarten mussten – führten ihr Durchfallen überwiegend auf ihre vermeintlich schlechte Leistung statt auf Sexismus zurück. Menschen scheinen also in uneindeutiger Lage das Ausmaß von Diskriminierung zu unterschätzen.

Die Mehrdeutigkeit der Ursachen eigener Erfolge oder Misserfolge stellt Mitglieder stigmatisierter Gruppen vor eine Reihe von Problemen. Erst einmal können sie ihre eigene Leistung schwerer einschätzen. Denn Rückmeldungen oder Bewertungen können wirklich leistungsbezogen erfolgen oder eben nicht. Diese Schwierigkeit der Selbsteinschätzung erschwert die realistische Planung eigener Ziele. Ähnlich wie beim Stereotype Threat kann die fortdauernde Mehrdeutigkeit eine ständige kognitive Belastung werden. Die Verbindung zwischen Anstrengung und (Miss-)Erfolg kann so zweifelhaft werden, dass die eigene Motivation darunter leiden kann. Schließlich können Menschen den Rückmeldungen anderer gegenüber misstrauisch werden, was wiederum den sozialen Austausch erschwert.

Wie oben schon mehrfach angedeutet, werden Vorurteile in modernen Gesellschaften häufig subtil ausgedrückt. Dadurch erhöht sich aus Sicht der stigmatisierten Minderheit die Mehrdeutigkeit sozialer Interaktionen. Es ist seltener klar, ob Diskriminierung vorliegt – was wiederum die negativen Effekte von (jetzt subtil ausgedrückter) Diskriminierung im Vergleich zu offener Diskriminierung verstärkt. Das führt zu dem Paradox, dass einerseits offene Diskriminierung abnimmt, andererseits die negativen Folgen von Diskriminierung für Betroffene zunehmen können [117].

4.2.6 Stigma schadet der Gesundheit

Der Zusammenhang von Diskriminierung mit körperlicher und psychischer Gesundheit ist oft untersucht worden. Einzelstudien befassten sich mit Diskriminierung aufgrund verschiedener stigmatisierter Merkmale: von Sexismus über Rassismus bis zu psychischer Erkrankung. Eine Metaanalyse von 137 Studien unter Mitgliedern unterschiedlicher Gruppen kam zu zwei Ergebnissen [145]: Erstens zeigte sich ein klarer, wenn auch nicht sehr starker durchschnittlicher Zusammenhang zwischen mehr wahrgenommener Diskriminierung einerseits und schlechterer psychischer und körperlicher Gesundheit andererseits. Zweitens versuchte diese Studie zu erklären, wie dieser Zusammenhang entsteht. Mit anderen Worten: Warum schadet Diskriminierung der Gesundheit? Zwei Zwischenschritte auf dem Weg von Diskriminierung zu Krankheit fanden sich: **Stressreaktionen** und **Gesundheitsverhalten**. Mit Ersterem sind etwa Belastungen des Herz-Kreislauf-Systems wie Bluthochdruck oder emotionale Reaktionen wie Ärger gemeint. Bei Gesundheitsverhalten handelte es sich um Rauchen, Alkohol- und Drogenkonsum, Essverhalten und Bewegung. Stressreaktionen und schädliches Gesundheitsverhalten waren mit erhöhtem Risiko körperlicher und psychischer Erkrankungen verbunden. Man kann solches Gesundheitsverhalten, etwa Alkoholkonsum, auch als riskantes oder schädliches Bewältigungsverhalten verstehen.

Stereotype über soziale Gruppen können Gruppenmitglieder mit mangelnder Kompetenz oder Intelligenz assoziieren. Das trifft u. a. auf Menschen mit psychischer Erkrankung oder auf Schwarze zu. Nicht nur werden sie daher häufig von sozialer Teilhabe und Aufstiegschancen ausgeschlossen, u. a. im Arbeitsumfeld. Sie können sich auch selbst unter Druck setzen, das Stereotyp zu widerlegen und stets besonders kompetent und leistungsfähig zu sein. Dieser dauerhafte Druck führt häufig zu Gesundheitsschäden. Dafür existiert seit den 1970er-Jahren im Englischen der Ausdruck *John-Henryism*. Er stammt von einem Schwarzen namens John Henry Martin, der sich aus einfachsten Verhältnissen emporgearbeitet hatte, doch früh an Bluthochdruck und entzündlichen Erkrankungen litt. Schwarzen heute geht es nicht besser: „Warum müssen Schwarze immer exzellent sein? Können wir nicht einfach wir selbst sein?“ (aus dem Film *Queen & Slim* 2019).

Studien

Diskriminierung verursacht konkret messbare und erhebliche Schäden bis auf die genetische Ebene: Menschen, die häufiger Diskriminierung erfahren hatten, wiesen in ihren Zellen kürzere Chromosomen-Endstücke als Zeichen vorzeitiger Zellalterung auf[146]. Eine **US-amerikanische Studie** untersuchte Daten von über 30 Millionen Geburten einerseits und die Ausprägung von Rassismus andererseits. Rassismus war in Form landesweiter Online-Tests mit fast zwei Millionen Teilnehmern erfasst worden [147]. Je stärker der implizite und explizite Rassismus in einer Region, desto häufiger waren dort Frühgeburten und Untergewicht bei Kindern schwarzer Frauen. Auch das ist ein Beispiel der Weitergabe sozialer Diskriminierung über biologische Prozesse, da Frühgeburten und Untergewicht verschiedenste Krankheitsrisiken für das ganze Leben erhöhen, was wiederum zu sozialen Nachteilen führt.

Eine **schwedische Studie** mit rund 28.000 Mitgliedern der Allgemeinbevölkerung untersuchte den Zusammenhang zwischen der Erfahrung von Diskriminierung aufgrund verschiedener Ursachen einerseits und dem Sterblichkeitsrisiko andererseits [148]. Dafür wurden die Teilnehmer zu Beginn der Studie befragt und alle Todesfälle im Laufe von 5 Jahren erhoben. Es zeigte sich, dass Teilnehmer mit wiederholten Diskriminierungserfahrungen ein etwa doppelt so hohes Sterblichkeitsrisiko hatten. Der Effekt war besonders stark ausgeprägt bei Menschen, die wenig an sozialen

Aktivitäten teilnahmen, arm oder psychisch belastet waren. Stigma kann also durchaus zu einer Frage von Leben und Tod werden, vor allem bei Menschen, die am Rande der Gesellschaft stehen oder psychisch erkrankt sind.

4.3 Wie können Stigmatisierte Stigma bewältigen?

Mitglieder einer stigmatisierten Minderheit erfahren oder erleiden Stigma nicht als passive Objekte. Sie können reagieren und versuchen, Stigma zu bewältigen [117]. Das heißt nicht, dass solche Bewältigungsversuche oder Copingstrategien einfach oder stets erfolgreich sind. Auch sind stigmatisierte Personen nicht verantwortlich dafür, wenn die Bewältigung nicht gelingt. Denn die Ursache von Stigma liegt nicht bei ihnen, sondern in der Gesellschaft. Nichtsdestotrotz lohnt sich der Blick auf Bewältigungsversuche, weil sie hilfreich sein und Betroffenen Handlungsspielräume eröffnen können.

4.3.1 Diskriminierung die Schuld an Misserfolgen geben

Mitglieder einer stigmatisierten Minderheit haben häufiger mit Misserfolgen und sozialer Abwertung zu kämpfen als die Allgemeinbevölkerung. Dies gefährdet ihr Selbstwertgefühl. Sie können ihr Selbstwertgefühl schützen, indem sie eigenes Scheitern auf Diskriminierung statt auf eigene Schwächen zurückführen. Diese Haltung hat allerdings zwei Nachteile: Erstens nimmt das Gefühl der Kontrolle über den eigenen Erfolg ab, da aus dieser Sicht mein Misserfolg nicht an mir liegt und ich wenig Kontrolle über künftige Erfolge und Misserfolge habe. Zweitens kann der Vorwurf, Diskriminierung erfahren zu haben, zu Konflikten im sozialen Umfeld führen, wenn andere sich zu Unrecht kritisiert fühlen. Dieses Risiko ist hoch, denn Mitgliedern der Allgemeinheit muss ihr negatives Verhalten nicht bewusst sein (➢ Kap. 3.1.6, Explizite und implizite Einstellungen; ➢ Kap. 4.1.4).

4.3.2 Sozialer Vergleich innerhalb der eigenen Gruppe

Mit wem ich mich vergleiche, beeinflusst mein Selbstwertgefühl. Vergleiche mit Menschen, die einen höheren sozialen Status haben (upward comparisons), gefährden mein Selbstwertgefühl. Auch hier haben Mitglieder stigmatisierter Gruppen die Möglichkeit, den Bezugspunkt für ihre Vergleiche zu wählen. Der Vergleich mit der eigenen Gruppe liegt dabei nahe, da Mitglieder der eigenen Gruppe oft ähnlich sind und Vergleiche mit ihnen das eigene Selbstwertgefühl weniger gefährden. Es spielt dabei eine Rolle, ob die Eigenschaft, um die es in dem Vergleich geht, als kontrollierbar eingeschätzt wird. Studenten, die zwar negative Rückmeldung zu ihrem Aufsatz erhielten, denen aber gesagt wurde, sie könnten sich beim nächsten Mal verbessern, zeigten keine Selbstwertminderung [149]. Das dürfte ein Grund sein, warum die Genesungsorientierung (Recovery) für Menschen mit psychischen Erkrankungen damit verbunden ist, das Leben in die eigene Hand zu nehmen (➢ Kap. 5.1.3, Empowerment): Beides schützt vor Selbststigma. Auch wenn ich Scheitern erlebt habe, werden soziale Vergleiche mit den „Normalen“ weniger schmerzhaft, wenn ich das Gefühl der Kontrolle zurückgewinne.

Der Verzicht auf Vergleiche mit Nichtstigmatisierten und der bevorzugte Vergleich innerhalb der eigenen Gruppe bergen allerdings zwei Risiken. Erstens kann er zwar den Selbstwert stabilisieren, wie eben erwähnt. Doch der Verzicht auf den Vergleich mit Mitgliedern anderer, privilegierter Gruppen kann dazu führen, dass soziale Ungleichheit oder Diskriminierung unterschätzt werden. Dies kann die Motivation, soziale Veränderungen anzustreben, verringern. Das stellt ein Dilemma dar, denn der Bewältigungsmechanismus hilft in Bezug auf Selbstwertgefühl und Selbststigma, kann aber den Blick auf gesellschaftliche, strukturelle Probleme erschweren. Zweitens kann der Vergleich nur mit Mitgliedern der eigenen, benachteiligten Gruppe dazu führen, dass Menschen ihre Ziele niedriger ansetzen und weniger erreichen.

4.3.3 Innere Distanzierung

Eine Möglichkeit, die Auswirkungen von Misserfolgen oder Abwertungen auf meine Person zu verringern, ist, mich von dem betroffenen Bereich zu distanzieren. Eine Frau mag das Stereotyp kennen, Frauen seien schlecht in Mathematik, oder sie mag in einer Mathematikprüfung durchgefallen sein. In beiden Fällen leidet ihr Selbstwertgefühl weniger, wenn sie entscheidet, Mathematik sei ihr unwichtig, und wenn sie ihr Selbstbild mit Erfolgen in anderen Bereichen verknüpft. Diese Form von innerer Distanzierung kann zwar das Selbstwertgefühl stabilisieren. Doch die Bewältigungsstrategie bringt das langfristige Problem mit sich, dass sie die Motivation untergräbt, sich mit Mathematik zu beschäftigen und darin besser zu werden. Dies wiederum wird, vom Umfeld und der Frau selbst, als Bestätigung des Stereotyps angesehen.

4.3.4 Geheimhaltung der stigmatisierten Identität

Voraussetzung für diese Bewältigungsstrategie ist, dass sich die stigmatisierte Identität zumindest vorübergehend verbergen lässt. Daher steht dieser Weg nicht allen stigmatisierten Gruppen offen. Beispielsweise dürfte er für Frauen, Übergewichtige oder Schwarze meist keine Option sein – allerdings gilt auch dies nicht immer, wie Philip Roths Roman *Der menschliche Makel* zeigt [150]. Die Unterscheidung zwischen stigmatisierten Merkmalen, die verborgen werden können, und solchen, bei denen das nicht möglich ist, ist alt. Schon bei Goffman (➤ Kap. 3.1.2) ist das ein zentraler Punkt seines Nachdenkens über Stigma und seine Folgen. Er unterschied zwischen Menschen, deren Stigma „discredited“ oder aber „discreditable“ ist. Beide Wörter sind vom lateinischen Verb „credere“ (glauben) abgeleitet und bedeuten, dass jemand entweder schon in Misskredit geraten, also unglaubwürdig geworden ist und seinen Status verloren hat (diskreditiert) – oder dass das möglich ist, sobald seine Identität herauskommt (diskreditierbar).

Zu den stigmatisierten Merkmalen, die verborgen werden können und oft verborgen werden, gehören u. a. HIV-Infektion, sexuelle Orientierung oder eben eine psychische Erkrankung. Studien zeigen, dass ein stigmatisiertes Merkmal, das verborgen werden kann, Betroffenen oft besondere Schwierigkeiten bereitet [151]. Denn diese Menschen stehen fortlaufend vor komplexen Entscheidungen, ob und wie sie anderen gegenüber von sich und ihrem stigmatisierten Merkmal erzählen sollen. Geheimhaltung kann vor Diskriminierung schützen: Wenn andere mein Stigma nicht kennen, können sie mich auch nicht diskriminieren. Offenlegung birgt immer das Risiko, etikettiert und diskriminiert zu werden. Andererseits kann Geheimhaltung etwa zu sozialer Isolation führen und soziale Unterstützung erschweren. Und Offenlegung kann Hilfesuche erleichtern, soziale Kontakte fördern und das Gefühl eigener Authentizität steigern: Wenn jemand anderen Menschen offen von sich erzählen kann, kann er sein und sprechen, wie er ist und wie er möchte.

Menschen mit einem nicht sichtbaren Stigma sind auch in anderer Hinsicht belastet. Wenn sie es geheim halten, müssen sie sich je nach Situation immer mit dem Risiko beschäftigen, dass andere es herausfinden. Das ist eine Belastung und führt dazu, dass sie parallel zu allen anderen Aufgaben auch immer daran denken müssen, wie sie wirken, was sie von sich sagen, was andere bemerken könnten usw. Es ist daher nicht erstaunlich, dass Betroffene in solchen Situationen bei neuropsychologischen Tests schlechtere Leistungen zeigen [151]. Auch emotional ist Geheimhaltung belastend: Studien zeigen, dass Geheimhaltung mit mehr Angst, Scham und depressiver Symptomatik verbunden ist. Dieser Zustand qualvoller Geheimhaltung wird im Englischen mit dem Ausdruck „private hell“ bezeichnet. Um insbesondere jungen Menschen, die unter Geheimhaltung und Furcht vor Stigma leiden, Mut zu machen, zeigen Projekte, dass es im Laufe des Lebens besser wird. Beispielsweise wird dort jugendlichen Homosexuellen, die in der Schule diskriminiert werden, Hoffnung vermittelt. Erwachsene, die diese positive Erfahrung gemacht haben, erzählen in diesem Sinne von ihren Erfahrungen (z. B. itgetsbetter.org).

Studien zu gesundheitlichen Folgen von Geheimhaltung

Was die emotionalen Folgen von Geheimhaltung angeht, so untersuchte Brenda Major über 400 Frauen, die sich für einen Schwangerschaftsabbruch entschieden hatten [152]. Rund die Hälfte erwartete, deshalb stigmatisiert zu werden, und rund die Hälfte entschied sich für Geheimhaltung gegenüber Familie oder Freunden. Im Laufe von 2 Jahren führte Geheimhaltung zu höherer psychischer Belastung. Dabei spielte eine Rolle, dass die Frauen, die sich für Geheimhaltung entschieden hatten, sich gedanklich mehr mit der Abtreibung beschäftigten und versuchten, Gedanken daran zu unterdrücken. Die Stärke dieser Studie ist, dass es sich um eine Untersuchung über einen langen Zeitraum und unter Alltagsbedingungen handelte. Die Ergebnisse zeigen das Dilemma für Betroffene: Geheimhaltung mag die Frauen vor Diskriminierung im privaten Umfeld geschützt haben, doch sie hatte ihren Preis. Geheimhaltung scheint sich auch negativ auf körperliche Gesundheit auszuwirken. In einer Studie wurden über einen Zeitraum von 9 Jahren schwule Männer, die zu Studienbeginn HIV-positiv, doch sonst gesund waren, untersucht [153]. Bei denjenigen, die ihre Homosexualität geheim hielten, schritt die HIV-Erkrankung rascher voran als bei denen, die offen mit ihrer sexuellen Orientierung umgingen.

4.3.5 Geheimhaltung und strukturelle Diskriminierung

Beim Thema Geheimhaltung geht es nicht nur um Reaktionen von Mitgliedern der Öffentlichkeit, z. B. darum, ob sich ein Arbeitgeber diskriminierend verhält (➤ Kap. 3.1.5 [154]). Auch strukturelle Diskriminierung spielt eine wichtige Rolle. Pachankis und Bränström gingen dieser Frage nach und werteten Daten aus 28 EU-Ländern aus [155]. Rund 85.000 Erwachsene aus sexuellen Minderheiten waren gefragt worden, ob sie ihre sexuelle Orientierung geheim hielten, ob sie Diskriminierung erfuhren und wie zufrieden sie mit ihrem Leben waren. Gleichzeitig wurde für jedes Land ein Index struktureller Diskriminierung von sexuellen Minderheiten erstellt. Dieser Index bezog sowohl gesetzliche Regelungen ein (etwa zu Ehe, Partnerschaft oder Adoptionsrecht von Homosexuellen) als auch öffentliche Einstellungen gegenüber sexuellen Minderheiten. Es fand sich ein starker Zusammenhang von struktureller Diskriminierung mit verringerter Lebenszufriedenheit und mit stärkerer Geheimhaltung. Die Unterschiede waren erheblich: In Ländern mit hoher struktureller Diskriminierung wie Litauen oder Rumänien hielten 80 % ihre sexuelle Orientierung geheim, in Holland oder Dänemark weniger als 20 %. Weiterhin war Geheimhaltung mit geringerer Lebenszufriedenheit assoziiert. Das heißt aber nicht, dass Geheimhaltung eine „falsche" Strategie wäre. Im Gegenteil: In Ländern mit hoher struktureller Diskriminierung kann sie trotz ihrer Auswirkung auf die Lebenszufriedenheit eine kluge Wahl sein, weil sie Schutz bietet. Daher sind Offenlegungsentscheidungen komplex und nur individuell zu treffen (➤ Kap. 5.1.4, ➤ Kap. 9.2).

4.3.6 Sozialer Rückzug

Eine mit Geheimhaltung verwandte Bewältigungsstrategie ist sozialer Rückzug. Das bedeutet, jemand zieht sich von anderen Menschen zurück, um Etikettierung und Diskriminierung durch sie zu entgehen. Auch dieses Konzept findet sich schon bei Goffman (➤ Kap. 3.1.2), der es schön formulierte: Stigmatisierte Personen könnten sich in ihrem Umgang auf *die Eigenen* (the own) und *die Weisen* (the wise) beschränken. Damit meinte er diejenigen, die zur eigenen Gruppe gehören, also beispielsweise ebenfalls eine psychische Erkrankung haben, und diejenigen, die über das stigmatisierte Merkmal Bescheid wissen, es akzeptieren und daher Vertrauenspersonen sind. Wie Geheimhaltung scheint auch sozialer Rückzug ein zweischneidiges Schwert zu sein. Er kann vor Diskriminierung schützen, aber auch in soziale Isolation führen oder zumindest in die Beschränkung auf den Umgang mit der eigenen Gruppe. Zum Teil ähneln diese Risiken denen des in ➤ Kap. 4.3.2 erwähnten Vergleichs mit der eigenen Gruppe. In einer Studie von Bruce Link war sozialer Rückzug bei Menschen mit psychischen Erkrankungen mit stärkerer Demoralisierung und Arbeitslosigkeit assoziiert [156].

4.3.7 Andere aufklären und Vorurteilen widersprechen

Die eben besprochenen Bewältigungsstrategien in Form von Geheimhaltung oder sozialem Rückzug in die eigene Gruppe haben vermeidenden Charakter. Das ist keine negative Wertung, denn beide Strategien können je nach Person und Situation der richtige Weg sein. Es bedeutet einfach, dass diese Strategien Stigma vermeiden, indem man versucht, „normal" zu erscheinen (pass as normal, als normal durchgehen) oder in der eigenen Gruppe unterzutauchen. Im Gegensatz dazu steht die Haltung, andere aktiv über Stigma aufzuklären. Dahinter steckt die Hoffnung, dass andere sich nicht oder weniger stigmatisierend verhalten, wenn sie Bescheid wissen. Ein verwandter Ansatz ist, Vorurteilen direkt zu widersprechen, wenn sie geäußert werden. Klare Befunde zum Erfolg dieser Strategien für Menschen mit psychischen Erkrankungen sind mir nicht bekannt. Die oben erwähnte Studie von Link [156] spricht allerdings nicht dafür, dass Information oder Edukation anderer sich positiv auf Demoralisierung oder Arbeitslosigkeit auswirkt, eher im Gegenteil. Das soll nicht heißen, dass diese Strategien nicht im Einzelfall genau richtig sein können. Sie bergen nur das Risiko, andere in ihrer Meinung (so vorurteilsbeladen und unberechtigt sie auch sein mag) zu irritieren und erst recht Diskriminierung zu erfahren, wenn andere sich kritisiert fühlen.

4.4 Umgang zwischen Stigmatisierten und Nichtstigmatisierten

In unserer Welt treten, nicht zuletzt dank elektronischer Medien, immer mehr Menschen verschiedener Herkunft und Eigenschaften in Kontakt miteinander. Viele Menschen haben dabei neben anderen auch Merkmale oder Eigenschaften, die für sie selbst oder aus Sicht ihres Gegenübers stigmatisiert sein können. Das hat Auswirkungen auf den Umgang zwischen Menschen mit und Menschen ohne stigmatisierte Merkmale. Im Folgenden soll das aus der Perspektive dieser beiden Gruppen beleuchtet werden.

4.4.1 Die Interaktion aus Sicht von Nichtstigmatisierten

Ausgangspunkt ist, dass Mitglieder der Allgemeinbevölkerung die Stereotype, die über das stigmatisierte Gegenüber verbreitet sind, sehr wohl kennen (➤ Kap. 4.1.1). Das gilt unabhängig davon, ob sie diesen Stereotypen zustimmen oder nicht. Stereotype können dabei automatisch aktiviert werden, auch außerhalb bewusster Kontrolle (➤ Kap. 3.1.6). Sie können zur Lupe werden, unter der die Interaktion betrachtet wird. Nehmen wir an, Sie begegnen einem Mann auf der Straße, von dem Sie wissen, dass er kürzlich wegen einer Psychose in einer psychiatrischen Klinik behandelt worden ist. Sie kennen das Stereotyp der Gefährlichkeit von Menschen mit Psychosen. Der Mann wirkt ganz ruhig. Dennoch kann Ihr Gedanke an das Stereotyp Ihre Wahrnehmung steuern. Sie achten daher genau darauf, ob sich Zeichen der Anspannung oder gar Aggressivität in der Mimik oder im Verhalten des Mannes zeigen. Sie selbst werden deshalb vermutlich wenig entspannt wirken, was wiederum Anspannung im Gegenüber erzeugen kann. Wir brauchen die Szene nicht weiter auszumalen, um zu verdeutlichen, dass ein solches Stereotyp, auch ohne dass man ihm zustimmt, eine **selbsterfüllende Prophezeiung** werden und die Interaktion negativ färben kann.

Ein weiterer Aspekt rührt von der oben erwähnten Angst unter Mitgliedern der Allgemeinbevölkerung im Umgang mit stigmatisierten Personen und von der häufigen Diskrepanz zwischen Einstellungen und Verhalten (➤ Kap. 4.1.4). Das führt dazu, dass viele Nichtstigmatisierte Sorge haben, ihr Gegenüber könnte denken, sie hätten Vorurteile. Diese Besorgnis ist sozusagen das (harmlosere) Spiegelbild zum Stereotype Threat für stigmatisierte Personen (➤ Kap. 4.2.3). Mitglieder der Allgemeinbevölkerung können aus verschiedenen Gründen den Eindruck vermeiden wollen, sie hätten Vorurteile. Sie können zwar Vorurteile haben, diese aber nicht zeigen wollen; oder sie lehnen Vorurteile aufrichtig ab und sind daher besorgt, welchen Eindruck ihr Gegenüber hat. In jedem Falle kann das die Interaktion negativ beeinflussen, weil das Verhalten dadurch unsicher, angespannt und für das Gegenüber wenig einladend erscheint.

Stigma und seine Folgen für Menschen mit psychischen Erkrankungen werden in ➤ Kap. 5.1 besprochen. In den übrigen Abschnitten dieses Kapitels werden dann Gruppen vorgestellt, für die sich Stigma in Form oder Folgen unterscheidet.

5.1 Menschen mit psychischen Erkrankungen

Dieser Abschnitt behandelt öffentliches Stigma (➤ Kap. 5.1.1), Selbststigma (➤ Kap. 5.1.3) und strukturelle Diskriminierung (➤ Kap. 5.1.8). Biologische Krankheitsmodelle werden hier besprochen, da sie öffentliches und Selbststigm a beeinflussen (➤ Kap. 5.1.2). Weitere Abschnitte behandeln die Themen Geheimhaltung/Offenlegung der eigenen psychischen Erkrankung (➤ Kap. 5.1.4), Stigma als Stressor (➤ Kap. 5.1.5), Recovery (➤ Kap. 5.1.6) sowie Stigma als Barriere für Hilfesuche und Behandlungsteilnahme (➤ Kap. 5.1.7). Stigma in bestimmten Gesellschaftsbereichen (Arbeit, Wohnen, Gesundheitssystem, Medien und Recht) wird in ➤ Kap. 7 thematisiert.

5.1.1 Öffentliches Stigma

Öffentliches Stigma äußert sich auf zwei Weisen:

1. durch Einstellungen der Allgemeinbevölkerung, wie sie etwa in repräsentativen Bevölkerungsbefragungen zum Ausdruck kommen, und
2. durch Diskriminierung von Menschen mit psychischen Erkrankungen durch Mitglieder der Allgemeinbevölkerung.

Einstellungen der Allgemeinbevölkerung

Negative Stereotype über Menschen mit psychischen Erkrankungen enthalten einige Kernannahmen: Sie sind gefährliche Irre, die uns Angst einflößen; sie sind rebellische Freigeister, oder sie sind kindlich inkompetent und müssen umsorgt werden [157]. Diese Vorstellungen sind aus den Medien bekannt (➤ Kap. 7.4). Studien haben vielfach Einstellungen der Allgemeinbevölkerung untersucht [158]. Personen mit psychischen Erkrankungen gelten als unberechenbar, gefährlich und sogar als weniger menschlich (Dehumanisierung [159]), insbesondere bei Schizophrenie oder Alkoholabhängigkeit. Der Wunsch nach sozialer Distanz ist ausgeprägt, insbesondere bei nahen sozialen Beziehungen und gegenüber Menschen mit Alkohol- und Drogenabhängigkeit oder Schizophrenie, weniger für Depression und Angststörungen. Ältere Menschen und solche mit geringerer Bildung äußern eher negative Einstellungen. Personen, die aus persönlichem Kontakt Menschen mit psychischen Erkrankungen kennen, haben weniger Vorurteile. Dieser Grundsatz gilt allerdings nur eingeschränkt für Angehörige (➤ Kap. 5.6) und für im Gesundheitssystem tätige Profis (➤ Kap. 7.3.1 [160]), vermutlich weil für beide der Kontakt (auch) belastend sein kann. Davon abgesehen verringert Kontakt unter günstigen Rahmenbedingungen Vorurteile – wir werden darauf bei Antistigma-Strategien zurückkommen (➤ Kap. 8.4). Bis vor einigen Jahren waren repräsentative Daten zu Einstellungen der Allgemeinbevölkerung fast nur aus westlichen Ländern verfügbar. Doch die oben erwähnte internationale Studie zu Einstellungen gegenüber Menschen mit Schizophrenie und Depression ergab einen über die Ländergrenzen hinweg gemeinsamen harten Kern negativer Einstellungen, insbesondere in den Bereichen Kinderbetreuung, Einheiraten und Gewalt/Unberechenbarkeit (➤ Kap. 3.3.4 [136])

Entwicklung öffentlicher Einstellungen in jüngerer Zeit

Ob ich Zeitung lese oder nach einem Vortrag mit Zuhörern diskutiere: Immer wieder wird geäußert, Vorurteile gegen Menschen mit psychischen Erkrankungen seien früher ein Problem gewesen, doch heute nicht mehr – oder, wenn überhaupt, viel weniger. Meine anekdotischen Erlebnisse passen zu repräsentativen Bevölkerungsbefragungen in Deutschland. Danach herrscht in der Allgemeinbevölkerung die Meinung, öffentliches Stigma habe in den letzten Jahrzehnten nachgelassen [161].

Trifft das zu? Die Frage lässt sich empirisch beantworten. In zahlreichen Bevölkerungsbefragungen wurden Mitglieder der Allgemeinbevölkerung im Abstand einiger Jahre wiederholt befragt, ob sie Menschen mit psychischen Erkrankungen etwa als Kollegen oder Nachbarn akzeptieren würden. Hier ging es also nicht darum, wie aus Sicht der Befragten die Allgemeinbevölkerung denkt, sondern darum, wie sie selbst denken. Diese Antworten sind ein gutes Maß sozialer Distanz und damit des öffentlichen Stigmas psychischer Erkrankung. Georg Schomerus untersuchte die Entwicklung solcher sozialer Distanz auf der Grundlage von 16 großen repräsentativen Bevölkerungsbefragungen, die in verschiedenen Ländern im Abstand von meist etwa 10 Jahren wiederholt worden waren [162]. Das Ergebnis war ernüchternd. In Bezug auf Menschen mit Schizophrenie hatte der Wunsch nach sozialer Distanz in den 1990er- und 2000er-Jahren deutlich zugenommen. Für Depression blieben die Einstellungen unverändert. Der Anteil der Befragten, die Erkrankte als Kollegen oder Nachbarn akzeptieren würden, lag grob gesagt bei knapp der Hälfte für Schizophrenie und bei gut der Hälfte für Depression. Diese Zahlen unterschätzen vermutlich noch das Problem, denn vielen Menschen dürfte es unangenehm sein, den Wunsch nach sozialer Distanz und damit eigene Vorurteile in einer Befragung einzuräumen. Dieser Effekt wird auch soziale Erwünschtheit genannt und führt dazu, dass die tatsächliche Ablehnung von Menschen mit psychischen Erkrankungen im alltäglichen Verhalten höher sein dürfte.

Ein eindrucksvolles Beispiel zunehmender Vorurteile im Laufe der Zeit lieferte eine amerikanische Studie, die mit identischen Fragen im Abstand von fast 50 Jahren verglich, wie häufig Menschen mit psychischen Erkrankungen für gefährlich gehalten wurden [163]. In Bezug auf Psychosen äußerten 1996 mehr als doppelt so viele Befragte, Erkrankte seien gefährlich, als 1950. Dass Vorurteile besonders gegenüber Menschen mit schweren Erkrankungen zugenommen haben, ist traurig: Gerade sie bräuchten soziale Unterstützung statt sozialer Distanz.

Erfahrung und Erwartung von Stigma

Für Menschen mit psychischer Erkrankung sind Einstellungen der Allgemeinbevölkerung nichts Abstraktes. Vorurteile und Diskriminierung sind etwas, das sie in ihrem Alltag immer wieder erfahren und daher auch erwarten. Die Perspektive der Betroffenen ist also entscheidend, und verschiedene Studien haben sie untersucht. Graham Thornicroft und

Kollegen befragten weltweit in 27 Ländern über 700 Menschen mit Schizophrenie, in welchen Bereichen sie unfaire Behandlung aufgrund ihrer Erkrankung erfahren hatten [164]. Am häufigsten genannt wurde Diskriminierung in den Bereichen persönliche Beziehungen (Freunde, Familie, Nachbarn, Partnerschaft), eigene Sicherheit und in der Arbeitswelt (Angaben jeweils zwischen 20 % und 50 %). Weiterhin wurden Nachteile im Umgang mit Polizei, Bildungssystem, Wohnen und Behörden berichtet (jeweils zwischen 10 und 20 %). Diskriminierung wurde häufiger von Menschen erfahren, die länger erkrankt waren und die gegen ihren Willen behandelt worden waren. Die Studie erfasste auch, ob Menschen mit Schizophrenie es aufgegeben hatten, eigene Lebensziele zu verwirklichen, weil sie Diskriminierung erwarteten. Denn wenn jemand Zurückweisung erwartet, kann er neue Zurückweisung und Verletzung vermeiden, indem er keine neuen Freunde oder keine Arbeit mehr sucht (Why-try-Effekt, ➢ Kap. 3.1.5, ➢ Kap. 5.1.3). Rund zwei Drittel gaben an, in den Bereichen Arbeit oder Partnerschaft/Ehe aufgrund erwarteter Diskriminierung aufgegeben zu haben.

Dieselbe Arbeitsgruppe führte eine ähnliche Studie zu Depression mit über 1.000 Teilnehmern aus aller Welt durch [165]. Die Häufigkeit von Diskriminierungserfahrungen war für den Bereich Familie und Sozialleben sehr ähnlich der von Menschen mit Schizophrenie, in anderen Bereichen etwas niedriger. Knapp die Hälfte berichtete, aufgrund erwarteter Diskriminierung eigene Aktivitäten in den Bereichen Arbeit oder Partnersuche aufgegeben zu haben. In beiden Studien, zu Schizophrenie und Depression, gaben rund drei Viertel der Teilnehmer an, dass sie ihre Diagnose geheim halten, um Diskriminierung zu vermeiden.

Das Ausmaß von Diskriminierung dürfte übrigens in beiden Studien aus zwei Gründen noch unterschätzt worden sein: Erstens wurden nur Teilnehmer befragt, die in Behandlung waren, sodass Menschen, die von Diskriminierung stark betroffen waren und aus Furcht vor Stigma Behandlung vermieden, nicht teilnahmen (➢ Kap. 5.1.7). Zweitens können besonders Menschen, die unter Selbststigma leiden, ihre Diskriminierung als fair und angemessen empfinden („Ich bin schuld an meiner Erkrankung, daher habe ich nichts Besseres verdient"). Sie werden zögern, ein Verhalten anderer unfair zu nennen, das Außenstehende als Diskriminierung werten (➢ Kap. 3.3.3, Systemrechtfertigung; ➢ Kap. 5.1.3, Wer leidet unter Selbststigma?).

Die Erfahrung von Stigma wurde auch in qualitativen Studien untersucht, d. h., Menschen mit psychischen Erkrankungen berichteten in Interviews über ihre Erfahrungen. Für Menschen mit Schizophrenie wurden 18 solche Studien aus verschiedenen Ländern zusammengefasst [166]. Drei Bereiche stehen demnach im Vordergrund:

1. Stigma im psychiatrischen und somatischen Versorgungssystem (➢ Kap.7.3),
2. Stigma in sozialen Alltagskontakten und
3. das eigene Verhalten Betroffener als Folge von Stigma, z. B. Geheimhaltung der Erkrankung.

Erfahrungen mit Alltagskontakten werden berichtet: „All meine Freunde wandten sich von mir ab. Sie vermieden den Kontakt mit mir. Sie hörten auf, mit mir zu kommunizieren, brachen die Beziehung ab" oder „Am Anfang meiner Erkrankung, als meine Nachbarn es herausfanden, sagten sie: ‚Von diesem Irren müssen wir uns fernhalten'". Weiterhin machten viele die Erfahrung, dass andere sie paternalistisch behandelten, für sie entschieden, sie nicht mehr ernstnahmen; das galt im privaten Umfeld etwa für Angehörige, die ihre Privatsphäre nicht berücksichtigten oder sich in Entscheidungen zu Partner- oder Elternschaft einmischten. Negative Erfahrungen im Arbeitsumfeld waren häufig (➢ Kap. 7.1).

Viele hielten ihre Erkrankung geheim aus Furcht vor Stigma: „Ich sage es nicht … sie verstehen es nicht … besonders bei Schizophrenie, sie denken, dass sie von Dir ermordet werden, also sage ich nichts“ (Zitate aus [166]).

Wenn nach positiver Behandlung aufgrund der Erkrankung (positive Diskriminierung) gefragt wurde, berichteten Betroffene, andere hätten sich „nett“ verhalten. Was eine zwischenmenschliche Selbstverständlichkeit sein sollte, wurde von Menschen mit Schizophrenie offensichtlich als Besonderheit empfunden [167]. Sie hatten sich wohl daran gewöhnt, Freundlichkeit nicht zu erwarten oder nicht zu verdienen (➤ Kap. 5.1.3). Die Befunde waren übrigens in verschiedenen Ländern erstaunlich einheitlich. Insgesamt entsteht so ein trauriges Bild, und ein Teufelskreis deutet sich an: Das Verhalten vieler Mitglieder der Allgemeinbevölkerung ist von Vorurteilen bestimmt und führt zu Diskriminierung; Betroffene ziehen sich zurück und halten ihre Erkrankung geheim. Auf diese Weise fehlt die Möglichkeit zur Begegnung von Mensch zu Mensch, und Vorurteile und eine soziale Trennung zwischen *ihnen* und *uns* verfestigen sich.

Öffentliches Stigma als Ursache von Selbststigma?

Stehen öffentliches Stigma und Selbststigma in direktem Zusammenhang? Theoretisch ist das ein klarer Fall, denn Selbststigma entsteht nicht einfach „von selbst“ in den Köpfen von Menschen mit psychischen Erkrankungen. Es ist, wie eben dargestellt, eine Folge erfahrener und erwarteter Diskriminierung. Wenn Betroffene sich negative Stereotype zu eigen machen, ihnen zustimmen und sie gegen sich wenden, entsteht Selbststigma (➤ Kap. 5.1.3). Doch lässt sich dieser Zusammenhang auch im Vergleich verschiedener Länder beobachten?

Sara Evans-Lacko ging dieser Frage in einer erhellenden Studie nach [168]. Dafür führte sie zwei unabhängige Datensätze aus 14 europäischen Ländern zusammen. Ein Datensatz enthielt Informationen zu Einstellungen der Bevölkerung, ein anderer zu Selbststigma unter rund 1.800 Menschen mit psychischen Erkrankungen – jeweils getrennt für alle 14 Länder. In Ländern mit negativeren öffentlichen Einstellungen und weniger Inanspruchnahme von Hilfsangeboten litten Betroffene mehr unter Selbststigma. Der wichtigste Einflussfaktor war dabei, ob Mitglieder der Allgemeinbevölkerung sich wohl dabei fühlten, sich mit Menschen mit psychischer Erkrankung zu unterhalten: Je wohler sie sich fühlten, desto niedriger war Selbststigma bei Betroffenen. Die Studie liefert keinen Beweis, dass öffentliches Stigma die Ursache von Selbststigma ist, u. a., weil es eine Querschnittstudie war und die Betroffenen nicht als repräsentative Stichproben ausgewählt worden waren. Aber die Studie gibt doch einen Hinweis auf den vermuteten Zusammenhang. Das bedeutet für Antistigma-Initiativen, dass sie positiven Kontakt zwischen Betroffenen und Mitgliedern der Allgemeinbevölkerung gezielt fördern sollten (➤ Kap. 8.4.1). Das dürfte dazu beitragen, dass Letztere sich mit Ersteren im Gespräch wohler fühlen.

5.1.2 Die Rolle biologischer Krankheitsmodelle

Die Frage nach den Ursachen von Krankheit und wer an ihr schuld sei, ist alt. Die Schuldfrage ist für das Stigma einer Erkrankung grundlegend, da Betroffene häufig für ihr Leiden (mit-)verantwortlich gemacht werden, ihre Angehörigen ebenso (➤ Kap. 6.2). Im Johannesevangelium (9, 1 ff.) begegnet Jesus einem Blindgeborenen. Auf die Frage der

Jünger „Wer hat gesündigt, dieser oder seine Eltern, dass er blind geboren ist?" antwortet Jesus: „Es hat weder dieser gesündigt noch seine Eltern, sondern es sollen die Werke Gottes offenbar werden an ihm." Er durchbricht so den vermeintlichen Zusammenhang von Schuld und Krankheit und heilt den Blinden.

In unserer Zeit werden psychische Erkrankungen häufig als genetisch bedingte Erkrankungen des Gehirns verstanden. Das ist nicht selbstverständlich: In Antike und Mittelalter galten psychisch Erkrankte als von Dämonen besessen, was heute noch in Teilen der Welt verbreitet ist (➤ Kap. 5.8). Es gab aber schon frühe Gegenbewegungen. So war die hippokratische Säftelehre um 400 v. Chr., die Melancholie auf ein Überwiegen der schwarzen Galle (griech. mélaina cholé, ➤ Kap. 2.1.1) zurückführte, ein biologisches Krankheitsmodell. Während die somatische Medizin im 19. Jahrhundert große Fortschritte in der Entschlüsselung und Bekämpfung biologischer Krankheitsursachen machte, u. a. in der Infektiologie, drohte die Psychiatrie ins Hintertreffen zu geraten, weil biologische Ursachen psychischer Erkrankungen unbekannt waren. Das mag ein Grund gewesen sein, warum die Psychiatrie sich biologischen Eingriffen öffnete, auch wenn diese aus heutiger Sicht unmenschlich, brutal und unsinnig waren, u. a. die sog. Lobotomie. Hierbei wurden Verbindungen zwischen Hirnarealen chirurgisch durchtrennt. Das Verfahren breitete sich in den 1940er-Jahren international aus und wurde bis 1970 praktiziert. Es führte häufig zu schweren Wesensveränderungen (zur Darstellung im Film ➤ Kap. 7.4.2). Die Befürworter und Psychochirurgen jener Zeit betonten naturgemäß die Vorteile: „Der emotionale Kern der Psychose ist beseitigt, der Stachel der Störung gezogen" ([169], S. 15).

In den 1950er-Jahren kamen die ersten Neuroleptika (Antipsychotika) auf, etwas später die Antidepressiva. Dies führte dazu, dass sich die Psychiatrie zunehmend als biomedizinisches Fach verstand, das seine Patienten mit Medikamenten behandelte wie andere Fächer der Medizin. Die pharmazeutische Industrie trug mit Werbekampagnen dazu bei, diesen Trend zu befördern, und er hält weiter an: In Deutschland wurden nach Daten der OECD im Jahr 2015 fast dreimal so viele Antidepressiva verordnet wie noch im Jahr 2000 [170]. Das ist bemerkenswert, da in dieser Zeit keine wesentlichen Fortschritte in der Psychopharmakologie erzielt wurden und die Entwicklung neuer Psychopharmaka weltweit in einer Krise steckt [171].

All dies führt zu sich verstärkenden Kreisläufen, je mehr psychopharmakologische Behandlung zunimmt und je einseitiger biologische Forschungsergebnisse über die Medien verbreitet werden. Es verfestigt sich ein reduktionistisches Bild psychischer Erkrankung, das die Erkrankung nur im Gehirn oder gar nur in einzelnen Neurotransmittern, Rezeptoren oder Genen ansiedelt. Das wird der Subjektivität, die den Menschen ausmacht, nicht gerecht [12, 172]. Denn das Erleben des Menschen wird sich nie auf neurobiologische Vorgänge reduzieren lassen.

Attributionstheorie und Essenzialismus

In diesem kulturellen Kontext stellt sich die Frage, ob und wie sich herrschende biologische Erklärungen auf das Stigma psychischer Erkrankung auswirken. Dazu liegen zwei sehr gegensätzliche Modelle vor: die Attributionstheorie und der Essenzialismus.

Nach Bernard Weiners **Attributionstheorie** hängt die Reaktion auf Menschen mit einer stigmatisierten Krankheit davon ab, ob andere denken, die Krankheit sei kontrollierbar [173]. Wenn ja, gelten die Erkrankten als schuld an ihrer Erkrankung, und die Reaktionen fallen negativ aus in Form von Vorwürfen, Ärger oder Bestrafung. Gilt die Ursache jedoch als unkontrollierbar, gelten die Erkrankten nicht als verantwortlich und können mit Mitgefühl und Unterstützung rechnen. Nach der Attributionstheorie sollten biologische und insbesondere genetische Krankheitsmodelle Stigma verringern, weil niemand für seine ererbten Gene verantwortlich ist.

Erwähnt werden soll hier noch der Versuch im Sinne der Attributionstheorie, psychische Erkrankungen dadurch zu entstigmatisieren, dass sie als *Krankheit wie jede andere* dargestellt werden. Auch hier bestand die Hoffnung, dass, wenn Menschen erst einmal glaubten, z. B. Schizophrenie sei eine Stoffwechselerkrankung ganz wie Diabetes, auch Schizophrenie nicht mehr stigmatisiert werde (für ein Bsp. ➤ Kap. 1.5, Wetter). Diese Botschaft einer *Krankheit wie jede andere* ist in Antistigma-Kampagnen eingesetzt worden. Ihre Wirksamkeit wird weiter unten in diesem Abschnitt besprochen.

Die zweite Theorie zur Wirkung biologischer Modelle ist der **genetische Essenzialismus** [174]. Demnach werden Menschen durch ihre Gene bestimmt oder, wie es im Englischen so schön heißt: You are your genes! (Du bist deine Gene!). Gene werden der unveränderliche Kern oder die *Essenz* einer Person und ihrer Erkrankung. *Die psychisch Kranken* werden in dieser Sicht gleichsam zu einer eigenen Kategorie von Mensch (➤ Kap. 3.2). Eine essenzialistische Wahrnehmung führt dazu, dass psychische Erkrankung als unabänderlich und damit kaum heilbar erscheint, da sich Gene schwer ändern lassen. Nach diesem Modell dürfte zwar der Schuldaspekt von Stigma abnehmen, also die Annahme, Erkrankte seien schuld an ihrer Erkrankung. Doch Stigma könnte zunehmen, weil Menschen mit psychischen Erkrankungen als genetisch verändert, als anders, fremd – überspitzt gesagt als *andere Spezies* – wahrgenommen werden können.

Hierbei handelt es sich um eine verzerrte, aber verbreitete Wahrnehmung in der Öffentlichkeit, die durch vereinfachende Medienberichte über *das Schizophrenie-Gen* befeuert wird. Die Realität der Genforschung sieht komplexer aus, und das ist nachdenklichen Forschern in diesem Bereich bewusst: Hunderte Gene sollen mit Schizophrenie assoziiert sein, doch sie sagen jeweils nur einen winzigen Anstieg des Krankheitsrisikos vorher. Ob und wie sie zusammenhängen und die Gehirnfunktion beeinflussen, ist weitgehend unverstanden. Folgestudien können frühere Befunde zu Risikogenen oft nicht bestätigen, das gilt für Depression ebenso wie für Schizophrenie [175, 176]. Bei vielen sog. Risikogenen handelt es sich also um falsch positive Zufallsbefunde. Einzelne genetische Veränderungen wirken vermutlich nur in komplexer Interaktion mit anderen Genen und verschiedensten Umweltfaktoren, u. a. vorgeburtlicher Schädigung, Traumatisierung, Cannabiskonsum oder Diskriminierung. Vereinfacht gesagt sind also nicht die Gene selbst das Problem, sondern das Zusammentreffen von genetischen Risiken und Umweltbelastung, gerade bei Menschen am Rande der Gesellschaft. Genetischer Essenzialismus hingegen führt dazu, dass vereinfachend *die Gene* als Kern der Erkrankung und der Erkrankten angesehen werden und die Bedeutung sozialer Faktoren unterschätzt wird [177].

Folgen biologischer Krankheitsmodelle

Nun haben wir also zwei gegensätzliche Theorien, ob biologische und insbesondere genetische Modelle psychischer Erkrankung Stigma verringern oder verstärken. Was sagen die Daten? Matthew Lebowitz und Paul Appelbaum fassten Studien zu Auswirkungen biologischer Modelle zusammen, und zwar hinsichtlich ihrer Wirkungen auf die Öffentlichkeit, auf in der Psychiatrie tätige Profis und auf Menschen mit psychischer Erkrankung [178].

In Bevölkerungsbefragungen fand sich kaum ein Zusammenhang zwischen biologischen Krankheitsmodellen einerseits und Schuldvorwürfen andererseits; das Stereotyp der Schuld oder Verantwortlichkeit für die Erkrankung scheint auch weniger ausgeprägt zu sein als das der Gefährlichkeit und Verschiedenartigkeit [179, 180]. Allerdings zeigte sich in experimentellen Studien klar der nach der Attributionstheorie erwartete Zusammenhang zwischen biologischen Modellen und geringeren Schuldvorwürfen [178].

Andererseits verstärken biologische Krankheitsmodelle essenzialistische Vorstellungen: Psychische Erkrankungen werden als weniger veränderbar empfunden, ihre Prognose als schlecht und Therapien als weniger aussichtsreich. Der Einfluss biologischer Modelle auf den Wunsch nach sozialer Distanz ist weniger klar, aber zumindest für Schizophrenie scheinen sie ihn zu steigern [179]. Auch der erwähnte Ansatz, psychische Erkrankungen als *Erkrankung wie jede andere* zu sehen, steigerte zwar die Bereitschaft, Behandlung in Anspruch zu nehmen. Doch der Wunsch nach sozialer Distanz blieb unverändert und nahm für Schizophrenie eher noch zu (➤ Kap. 8.1.4, Normalität [181]).

Auf in der Psychiatrie tätige Profis und ihren Umgang mit Patienten wirken sich biologische Modelle aus. In einer Serie von drei Studien zeigten Lebowitz und Ahn, dass die Empathie von Behandlern für ihre Patienten abnahm, wenn sie zuvor biologische Erklärungen zu verschiedenen Erkrankungen gelesen hatten [182]. Das galt für Angst- und Zwangsstörungen ebenso wie für Depression und Schizophrenie. Es galt auch, wenn biologische und psychosoziale Erklärungen kombiniert waren und die biologischen Ursachen in dem Text nur überwogen. Entsprechend werden Profis, die biologische Krankheitsmodelle vertreten, von ihren Patienten als weniger mitfühlend empfunden. Daher dürften einseitig biologische Modelle die Qualität der therapeutischen Beziehung zwischen Behandlern und Patienten beeinträchtigen. Hinzu kommt, dass biologische Modelle Profis dazu bringen, eher medikamentöse als psychotherapeutische Behandlung zu empfehlen [178]. Es spricht andererseits viel dafür, dass die Verbreitung biologischer Modelle psychischer Erkrankungen die Bereitschaft gesteigert hat, professionelle Hilfe in Anspruch zu nehmen [162]. Das ist gleichsam die positive Seite dieser Entwicklung (für Menschen, die diese Behandlung möchten).

Die Auswirkungen biologischer Modelle auf Betroffene selbst sind wenig untersucht. Menschen mit schweren psychischen Erkrankungen, die an genetische Ursachen glauben, äußerten mehr Furcht vor anderen Erkrankten und zeigten mehr implizite Schuldneigung [183]. Weil Gene als zentral für die eigene Identität gelten [177], könnten sich Betroffene, die genetischen Krankheitsmodellen zustimmen, als defekt empfinden und so ein irrationales Schuldgefühl entwickeln. Biologische Krankheitsmodelle sind auch mit Geheimhaltung der eigenen Erkrankung verbunden [184]. Schließlich zeigen experimentelle Studien, dass Menschen mit Depression oder Essstörungen pessimistischer in Bezug auf den Verlauf ihrer Erkrankung werden, wenn ihnen mitgeteilt wird, ihre Erkrankung sei neurobiologisch oder genetisch bedingt [178].

Die Erwartungen an die entstigmatisierende Kraft biologischer Krankheitsmodelle waren hoch. Kürzlich schrieb mir ein biologisch orientierter Psychiater, er habe gehört, biologische Modelle könnten Stigma verstärken. Das sei aber nicht so. Nun, jeder hat ein Recht auf seine Meinung (➤ Kap. 1.5), doch die Frage lässt sich empirisch beantworten. Die hier zusammengefassten Daten ergeben ein ernüchterndes Bild.

Fazit

Biologische Krankheitsmodelle haben, bis auf eine teilweise Abnahme empfundener Schuld für die Erkrankung, keine positiven Wirkungen. Dem stehen vielfache negative Folgen entgegen: auf die öffentliche Meinung, auf die klinische Arbeit und nicht zuletzt auf Betroffene selbst. Eine biologische Perspektive hat selbstverständlich ihre Berechtigung, da psychische Erkrankungen biologische Ursachen und Folgen haben können. Doch ein einseitiger biologischer Blick führt zu dem von Karl Jaspers so genannten *somatischen Vorurteil* (➤ Kap. 2.3.2). Stattdessen sollten psychische Erkrankungen als biologische, psychische und soziale Prozesse begriffen werden, die den Menschen mit Leib und Seele betreffen und nur in Respekt vor der Subjektivität des Einzelnen verstanden werden können.

Gegen die Folgen des genetischen Essenzialismus dürften Interventionen helfen, die guten menschlichen Kontakt mit Betroffenen herstellen und sie als Personen (und nicht als Gen- oder Gehirnträger) mit ihrer Geschichte, ihrer Menschlichkeit und ihrem sozialen Umfeld erkennbar werden lassen (➤ Kap. 8.4 [178]). Behandler sollten betonen, dass Gene, Neurotransmitter und ihre Folgen nicht in Stein gemeißelt, sondern veränderlich sind. Solche Information konnte in einer experimentellen Studie das demoralisierte Gefühl von Menschen mit Depression, ihre Gene seien ihr Schicksal, auflösen [185].

5.1.3 Selbststigma, Scham, Why try

Was ist Selbststigma?

Wie oben erwähnt, gibt es drei Grundformen von Stigma (➤ Kap. 3.1.5): öffentliches Stigma (➤ Kap. 5.1.1), Selbststigma und strukturelle Diskriminierung (➤ Kap. 5.1.8). Diese Reihenfolge steht auch für einen ursächlichen Zusammenhang: Selbststigma entsteht als Folge öffentlichen Stigmas (➤ Kap. 5.1.1). Von **Selbststigma** spricht man, wenn Menschen mit psychischen Erkrankungen negative Stereotype über ihre Gruppe nicht nur kennen, sondern ihnen zustimmen und sie gegen sich wenden („Ich bin psychisch krank, daher muss ich inkompetent und faul sein“). Selbststigma ist also ein stufenweiser Prozess, vom Bewusstsein öffentlicher Vorurteile über die Zustimmung bis zur Anwendung auf sich selbst [186].

Dieser Prozess wirkt sich in mehrfacher Weise negativ auf Menschen mit psychischen Erkrankungen aus: auf Selbstkonzept, Verhalten und Emotionen [187]. Was das Selbstkonzept angeht, so verringert Selbststigma das Selbstwertgefühl („Ich bin nichts wert“) und die Selbstwirksamkeit („Ich kann meine Ziele nicht erreichen“). Das Verhalten ändert sich durch oben erwähnten Why-try-Effekt (➤ Kap. 3.1.5 [81]): „Ich bin psychisch krank, also bin ich es nicht wert, eine gute Behandlung zu bekommen“. **Why try** bedeutet, dass Menschen ihre Lebensziele aufgeben, weil sie sich für zu wertlos oder unfähig halten, sie zu verfolgen. Das ist eine Form von Demoralisierung – nicht aufgrund depressiver Symptomatik, sondern als Folge von Selbststigma. Schließlich hat Selbststigma einen emotionalen Aspekt, und zwar Scham über die eigene Erkrankung. Scham kann eine sehr quälende Emotion sein und zu sozialem Rückzug und Geheimhaltung beitragen.

Selbststigma als Zustimmung zu Stereotypen sowie Scham als emotionale Reaktion sind unabhängig voneinander und unabhängig von depressiver Symptomatik mit niedrigem Selbstwertgefühl verbunden [188].

Weil Selbststigma nur von Betroffenen empfunden und geschildert werden kann, folgen zwei kurze Schilderungen. Die erste stammt von Maureen Deacon, Professorin für psychiatrische Pflege, die mehrere schwere Depressionen erlebt hatte und zur Zeit dieses Zitats im Endstadium ihrer Krebserkrankung war. Sie starb 2015. Für sie waren Depression und das damit einhergehende Stigma schlimmer als Krebs: „Während ich objektiv Stigma verstehe und vollkommen ablehne, habe ich es subjektiv internalisiert … Es gibt zwei Teile dabei: Erstens sehe ich meine depressive Erkrankung als Charakterschwäche an – Zeichen meiner schwachen und neurotischen Natur … Zweitens ist da die Schuld und Wertlosigkeit, die mit der Depression kommen: ‚Ich sollte nicht so fühlen, ich habe ein gesegnetes Leben …'" ([189], S. 458).

Das zweite Zitat stammt von Kathleen M. Gallo, einer Frau mit Psychose, für die Selbststigma qualvoll war und schlimmer als jede noch so schlimme Form öffentlicher Stigmatisierung: „Ich sah, leider ganz zutreffend, dass ich eine schwere psychische Erkrankung hatte und daher verbannt war auf den, wie ich es nannte, *sozialen Müllhaufen* … Weil ich mich für Müll hielt, verließ ich sogar den Bürgersteig, weil ich das für die angemessene Ehrerbietung gegenüber den sozial über mir Stehenden hielt. Zu dieser Gruppe gehörten natürlich alle anderen menschlichen Wesen" ([190], S. 407 f.).

Wer leidet unter Selbststigma?

Nicht alle Menschen mit psychischen Erkrankungen berichten über Selbststigma. In einer großen europäischen Studie wurden Mitglieder einer Organisation zur Interessenvertretung von Menschen mit psychischen Erkrankungen (GAMIAN) zu Selbststigma befragt. Knapp die Hälfte der rund 1.200 Teilnehmer mit Schizophrenie und knapp ein Viertel der ebenfalls rund 1.200 Teilnehmer mit bipolarer Störung oder Depression berichteten ausgeprägtes Selbststigma [191, 192]. Selbststigma dürfte außerhalb solcher Interessengruppen höher liegen. Denn Selbststigma und Why try erschweren solche aktive Mitarbeit – umgekehrt hilft Arbeit in der Selbsthilfe gegen Selbststigma [81].

Warum leiden nicht alle Menschen mit psychischen Erkrankungen unter Selbststigma? Zwei Modelle können das erklären: Pat Corrigans sog. Selbststigma-Paradox und Joshua Corrells Modell der eigenen Gruppe (ingroup) als Ressource [78, 193].

Das **Selbststigma-Paradox** erklärt, warum manche Menschen unter Selbststigma leiden, während andere Stigma gegenüber weitgehend gleichgültig bleiben oder aber mit berechtigtem Ärger reagieren. Wenn Menschen sich nicht mit der stigmatisierten Gruppe identifizieren, werden sie von Stigma weniger berührt, weil sie sich nicht betroffen fühlen. Wenn sie sich aber mit der eigenen Gruppe identifizieren, hängt ihre Reaktion davon ab, ob sie Stigma für fair und legitim halten [194]. Wenn ja, werden sie unter Selbststigma leiden, und ihr Selbstwertgefühl sinkt (wahrgenommene Legitimität). Wenn sie aber Vorurteile und Diskriminierung als unfair ablehnen, werden sie mit berechtigter Empörung reagieren.

Das **Modell der eigenen Gruppe als Ressource** erklärt, wie sich die Mitgliedschaft in der eigenen Gruppe positiv oder negativ auf das eigene Selbstkonzept auswirkt [193]. Voraussetzung dafür, dass sich die Gruppe überhaupt auf ein Gruppenmitglied auswirken kann, sind Entitativität und Identifikation mit der Gruppe. *Entitativität* heißt, dass die Gruppe als „wirkliche" Gruppe empfunden wird, als zusammenhängender, stabiler Verbund von Menschen, die vieles teilen. Feuerwehrleute einer Stadt sind eine Gruppe mit hoher Entitativität – Menschen, die zufällig einmal mit demselben Zug unterwegs sind, nicht. Wenn ein Mensch mit psychischer Erkrankung nicht empfindet, dass Menschen mit psychischer Erkrankung eine „echte Gruppe" sind oder wenn er sich nicht mit dieser Gruppe identifiziert, wird sich die Gruppenzugehörigkeit kaum auf ihn auswirken – umgekehrt schon. Ob sich die Gruppenzugehörigkeit positiv oder negativ auf sein Selbstbild auswirkt, hängt davon ab, ob er die eigene Gruppe als gute und wertvolle Gruppe in der Gesellschaft wahrnimmt (group value).

Wenn also eine Frau mit Schizophrenie sich nicht nur mit der Gruppe psychisch erkrankter Menschen identifiziert und sie für eine reale Gruppe in der Gesellschaft hält, sondern diese eigene Gruppe auch schlimm und gefährlich findet, wird ihr Selbstwertgefühl leiden. Wenn sie jedoch Menschen mit psychischen Erkrankungen für eine wertvolle Gruppe hält, wird ihr Selbstwertgefühl gestärkt, und sie wird eher motiviert sein, sich etwa in Antistigma-Arbeit oder Selbsthilfe zu engagieren. Bei Menschen mit schweren psychischen Erkrankungen zeigten sich unabhängig von depressiver Symptomatik die erwarteten Folgen von Entitativität, Gruppenidentifikation und Wertschätzung der eigenen Gruppe: sowohl für positiven Umgang mit Stigma (Aufklärung der Öffentlichkeit und Antistigma-Arbeit, Hilfe für andere Betroffene, soziale Kompetenz bei der Erreichung eigener Ziele) als auch für negative Folgen (soziale Distanz von anderen Betroffenen, Hoffnungslosigkeit [195]).

Empowerment und Stigmaresistenz

Wie eben beschrieben, leiden nicht alle Menschen mit psychischen Erkrankungen unter Selbststigma. Sie können im Gegenteil Empowerment und Stigmaresistenz entwickeln. **Empowerment** ist ein schwer zu übersetzender englischer Begriff (in etwa Selbstbestimmung oder Stärkung, ➤ Glossar), der wichtig ist für die Recovery- und Selbsthilfe-Bewegung. Studien zeigen fünf Hauptbestandteile von Empowerment bei Menschen mit psychischen Erkrankungen [196]:

1. Gutes Selbstwertgefühl und Selbstwirksamkeit – in diesem Sinne ist Empowerment der Gegensatz von Selbststigma auf dem langen Kontinuum, ob und wie Menschen sich Vorurteile zu eigen machen,
2. „Power" als der Abschied vom eigenen Ohnmachtsgefühl und davon, anderen die Entscheidungen zu überlassen,
3. Autonomie und die aktive Beteiligung in der eigenen Gruppe oder im eigenen sozialen Umfeld,
4. Optimismus und der Wille, die eigene Zukunft zu gestalten,
5. und berechtigter Ärger über Diskriminierung und die Missachtung eigener Rechte.

Sehr kurz gesagt ist Empowerment also die Haltung, das eigene Leben in die Hand zu nehmen, selbst zu bestimmen und sich nicht von Selbststigma einschränken zu lassen. Das betrifft auch den Bereich der Behandlungsteilnahme. Studien zeigen, dass mehr Empowerment nicht nur mit weniger Selbststigma verbunden ist [192, 194], sondern auch mit besserer Lebensqualität, sozialer Integration und Funktionsfähigkeit sowie mit weniger Unterstützungsbedarf [197]. Empowerment von Menschen mit psychischen Erkrankungen ist daher auch auf Ebene der Weltgesundheitsorganisation (WHO) ein zentrales Ziel für Gesellschaft und Gesundheitssystem [198].

Stigmaresistenz heißt, dass Menschen Stigma nicht akzeptieren und auf sich anwenden, sondern sich widersetzen. Peggy Thoits entwickelte ein Modell der Stigmaresistenz [199], ausgehend von Bruce Links modifizierter Etikettierungstheorie (➤ Kap. 3.2.4). Sie unterscheidet zwei Arten solchen Widerstands:

- Stigma von sich abzulenken oder abzublocken (deflecting) oder aber
- gegen Stigma anzukämpfen und es herauszufordern (challenging).

Das Abblocken ist ein defensives Vorgehen: Menschen können sich sagen, dass die Krankheit nur ein kleiner Teil von ihnen ist oder dass sie ein Problem haben, aber keine Erkrankung. Beides verringert die Auswirkungen von Stigma auf sie selbst, ähnlich wie es die geringe Identifikation mit der Gruppe psychisch erkrankter Menschen tut (➤ Kap. 5.1.3, Wer leidet unter Selbststigma?). Menschen können die Strategie des Abblockens wählen, ob ihre Erkrankung anderen bekannt ist oder nicht. Hingegen ist das Ankämpfen gegen Stigma eine offensive Strategie, die voraussetzt, dass die eigene Erkrankung anderen bekannt ist. Das Ankämpfen kann darin bestehen, andere zu informieren und so Vorurteile zu korrigieren, oder man kann direkt stigmatisierenden Äußerungen widersprechen (➤ Kap. 4.3.7).

Fazit

Der Vorteil dieser aktiven Vorgehensweisen ist, dass sie sich auch in einer Gruppe verfolgen lassen, z. B. in Verbänden von Psychiatrie-Erfahrenen, Angehörigen oder Selbsthilfegruppen, was wiederum Empowerment stärkt. Wie eine Zusammenfassung von rund 50 Einzelstudien zeigt, ist Stigmaresistenz nicht nur mit weniger Selbststigma verbunden, sondern vor allem mit verbesserter Selbstwirksamkeit, Lebensqualität, Hoffnung und Recovery [200].

Ursachen und Folgen von Selbststigma

In einer Zusammenfassung von 127 Einzelstudien steht Selbststigma im Zusammenhang mit einer Reihe von Faktoren, die sich negativ auswirken: verringerte Hoffnung und Lebensqualität, depressive Symptomatik, geringe Behandlungsteilnahme (➤ Kap. 5.1.7) und verringerte soziale Unterstützung [201]. Es ist nicht immer klar, ob Selbststigma Ursache dieser Probleme ist, doch einige Längsschnittstudien deuten darauf hin. So ist Selbststigma ein Risikofaktor für Suizidalität (➤ Kap. 5.2 [202]). Umgekehrt gibt es Umstände und Erfahrungen, die Selbststigma fördern: Scham, Selbstverachtung und Stigmastress (➤ Kap. 5.1.5 [203]) sowie die Erfahrung von Diskriminierung im sozialen Umfeld oder im Gesundheitssystem [204].

Krankheitseinsicht und Selbststigma

Menschen mit schweren psychischen Erkrankungen, etwa einer akuten Psychose oder Manie, sind sich nicht immer bewusst, dass ihre Wahrnehmungen, ihr Fühlen und Verhalten durch die Krankheit verändert sind. Das wird auch fehlende Krankheitseinsicht genannt. Ob Krankheitseinsicht hilfreich oder schädlich oder beides zugleich ist, ist je nach Studie und Kontext sehr unterschiedlich [205]. Manche Studien zeigten, dass Menschen mit guter Krankheitseinsicht eher an Behandlung teilnahmen, einen besseren Krankheitsverlauf hatten und beruflich und sozial besser zurechtkamen. In anderen Untersuchungen litten Menschen mit Krankheitseinsicht eher unter geringerem Selbstwertgefühl, schlechterer Lebensqualität und Suizidalität.

Paul Lysaker konnte erklären, warum das so ist [206]. Er untersuchte Krankheitseinsicht und Selbststigma bei Menschen mit schizophrenen Störungen. Nur diejenigen mit hoher Krankheitseinsicht und hohem Selbststigma litten unter niedrigem Selbstwertgefühl und starker Hoffnungslosigkeit. Hingegen kamen diejenigen, die Krankheitseinsicht hatten und frei von Selbststigma waren, in sozialen Beziehungen am besten zurecht. Krankheitseinsicht und die damit verbundene Akzeptanz, eine Erkrankung zu haben, ist also nicht einfach „gut" oder „schlecht". Sondern es kommt darauf an, was Betroffene mit dieser Erkrankung verbinden. Ähnlich der oben erwähnten Rolle des Wertes der eigenen Gruppe (➤ Kap. 5.1.3, Wer leidet unter Selbststigma?) leiden Menschen unter ihrer Identität als *psychisch krank*, wenn sie sie negativ bewerten („Mein Leben ist ruiniert, weil ich Schizophrenie habe").

Das hat Folgen für die Unterstützung von Betroffenen, z. B. in der Klinik oder im Selbsthilfebereich. Denn einerseits ist Hoffnung ein wichtiger Bestandteil von Recovery; andererseits kann Selbststigma Hoffnung und Recovery untergraben und damit u. a. zu Suizidalität beitragen [202]. Es reicht also nicht aus, die Diagnose mitzuteilen und Symptome zu behandeln. Vielmehr sind Vermittlung von Hoffnung, Abbau von Selbststigma und Unterstützung bei der Integration der psychotischen Erlebnisse in die persönliche Biografie entscheidend [207].

Diagnose und Krankheitseinsicht

Krankheitseinsicht ist ein durchaus umstrittenes Konzept. Häufig wird darunter nur verstanden, dass der Patient akzeptiert, was der Psychiater sagt. Wenn der Patient anderer Meinung ist oder die Diagnose ablehnt, ist er „uneinsichtig". Diese Wertung ist aus mehreren Gründen problematisch. Erstens können psychiatrische Diagnosen falsch gestellt werden, und die zugrunde liegenden Definitionen einzelner Krankheiten sind nicht unumstritten. Zweitens sind einzelne psychische Krankheiten nicht abgrenzbare Entitäten, also „reale Dinge" mit jeweils einheitlicher Ursache, Verlauf und Behandlungsmöglichkeit. In diesem Sinne stellen Diagnosen eher Typen oder Sprachregelungen für häufige Problem- oder Symptomkonstellationen dar (➤ Kap. 1.6).

Diese Sprachregelungen können je nach Situation und Beteiligten mehr oder weniger hilfreich sein [7]. Einerseits können Diagnosen die Verständigung über psychische Probleme und Behandlung ermöglichen. Viele Betroffene sind erleichtert, dass sozusagen das Kind endlich einen Namen hat, was Zugang zu Informationen, Behandlung, Selbsthilfe etc. erleichtert. Andererseits bergen Diagnosen das Risiko von Stigma in jeder Form (öffentliches Stigma, Selbststigma und Scham, strukturelle Diskriminierung). Menschen können auf ihre Erkrankung reduziert („Herr Maier ist schizophren") und nicht mehr als Person mit vielen Facetten gesehen werden („Herr Maier ist Schreiner, lebt mit Frau und vier Kindern, ist bei der freiwilligen Feuerwehr und hat seit vielen Jahren vereinzelte schizophrene Episoden").

Aus all diesen Gründen ist es nachvollziehbar, wenn Menschen eine Diagnose ablehnen: Aus ihrer Sicht mag sie mehr Nachteile als Vorteile bringen. Die Ablehnung der Diagnose und ihrer Nachteile kann als Selbstbehauptung empfunden werden [208]. Der Prozess der Diagnose wurde daher auch als Verhandlung beschrieben [91]. Er gelingt nur, wenn Profis im Gesundheitssystem zuhören und die persönliche Bedeutung der Symptome und Probleme im Leben der Betroffenen verstehen. Er erfordert also einen Dialog, sonst kann es schwierig werden: „Wie können sie mich als bipolar diagnostizieren, wenn sie nicht einmal wissen, wer zum Teufel ich bin, weil ich nicht einmal weiß, wer zum Teufel ich bin" ([7], S. 756).

5.1.4 Geheimhaltung und Offenlegung

Die eigene Erkrankung vor anderen Menschen geheim zu halten, ist ein Versuch, die Folgen öffentlichen Stigmas oder struktureller Diskriminierung der eigenen Gruppe zu lindern (➤ Kap. 4.3.4). Wenn andere nicht von der Erkrankung wissen, können sie die erkrankte Person auch nicht etikettieren und stigmatisieren. Geheimhaltung kann auch eine Folge von Selbststigma und Scham sein. Die Neigung zu Geheimhaltung scheint stärker zu sein, wenn Betroffene ihre Erkrankung als biologisch verursacht ansehen (➤ Kap. 5.1.2 [184]). Auch die Sorge, dass die eigene Erkrankung durch Behandlung bekannt wird, ist ein Grund, Behandlung abzulehnen (➤ Kap. 5.1.7).

Welche Folgen hat Offenlegung?

Die Folgen von Geheimhaltung oder Offenlegung wurden in einer süddeutschen Längsschnittstudie über den Zeitraum von 6 Monaten untersucht. 300 Menschen, die arbeitslos und psychisch stark belastet waren, wurden befragt, ob sie ihre psychischen Probleme offenlegen würden: gegenüber einem Arbeitgeber bei der Arbeitsuche oder gegenüber Freunden und Familie. Sechs Monate später wurde erhoben, wie es den Teilnehmern in Bezug auf Lebensqualität und Arbeitsuche erging. Es zeigten sich unterschiedliche Zusammenhänge je nach dem, ob es um Arbeit oder privates Umfeld ging. Teilnehmer, die zu Studienbeginn ihre psychischen Probleme Arbeitgebern berichten wollten, hatten nach 6 Monaten weniger wahrscheinlich einen Arbeitsplatz gefunden als diejenigen, die zu Geheimhaltung neigten. Dieser Befund war unabhängig vom Ausmaß der psychischen Symptome und von der Länge der Arbeitslosigkeit. Er zeigt die realen Risiken von Offenlegung bei der Arbeitsuche [154]. Doch die Strategie der Geheimhaltung muss langfristig nicht gut sein: Wenn Arbeitgeber und Kollegen nicht von der Erkrankung wissen, können sie den neuen Mitarbeiter nicht unterstützen.

Auf der anderen Seite ging es den Personen, die anfangs zu Offenlegung im privaten Umfeld neigten, 6 Monate später deutlich besser im Sinne höherer Lebensqualität. Das war wieder unabhängig vom Ausmaß der Lebensqualität zu Studienbeginn ebenso wie von psychischer Symptomatik, Alter, Geschlecht etc. [209]. Offenlegung im privaten Umfeld scheint also das Wohlbefinden zu fördern; Geheimhaltung umgekehrt scheint belastend zu sein (➤ Kap. 4.3.4). Auch Bruce Link untersuchte, ob Geheimhaltung ein hilfreiches Bewältigungsverhalten für Menschen mit psychischen Erkrankungen ist, fand jedoch keine positive Wirkung [156].

Wovon hängt Offenlegung ab?

Wovon hängt es ab, ob sich Menschen mit psychischen Erkrankungen außerhalb des Arbeitsplatzes für Offenlegung entscheiden (im Arbeitsumfeld: ➤ Kap. 7.1.1)? Nach einer Übersichtsarbeit ist Offenlegung wahrscheinlicher, wenn Menschen weniger öffentliches Stigma wahrnehmen und weniger unter Selbststigma und Stigmastress leiden [210]. Schwer erkrankte Menschen neigen seltener zu Offenlegung. Auch das mögliche Gegenüber spielt eine wichtige Rolle: Menschen entscheiden sich am ehesten für Offenlegung bei engen Angehörigen und bei ihren Ärzten. Ältere Menschen sind eher bereit, anderen von ihrer Erkrankung zu erzählen – vielleicht weil ihr Leben gefestigter ist und sie weniger zu verlieren haben. In qualitativen Studien waren folgende Themen besonders wichtig:

- Offenlegung hängt stark von den erwarteten Folgen ab – sie können positiv sein, z. B. durch Hoffnung auf Hilfe, oder negativ, z. B. durch die Angst, unfreiwillig in eine Klinik eingewiesen zu werden.
- Das Verhältnis zum Gegenüber ist wichtig; u. a. fällt Offenlegung leichter, wenn der Hausarzt empathisch ist (➤ Kap. 7.3.1).
- Offenlegung kann für eine Person erschwert werden durch die Sorge, die Kontrolle darüber zu verlieren, was andere über sie denken.
- Am wichtigsten aber ist die Furcht vor Diskriminierung: Andere könnten einen für dumm, sonderbar oder verrückt halten – bis hin zu der Erwartung, dass nach der Offenlegung das eigene private oder berufliche Leben zusammenbricht, weil sich andere abwenden, die Kinder weggenommen werden usw.

Menschen können sich für Offenlegung entscheiden, weil sie die Folgen für sich persönlich als insgesamt positiv einschätzen. Sie können sich aber auch dafür entscheiden, weil sie hoffen, dass Offenlegung zum Abbau gesellschaftlichen Stigmas beiträgt [211]. So dürfte die Offenlegung vieler Lesben und Schwuler erfolgreich zum Abbau des Stigmas von Homosexualität beigetragen haben. Entsprechend besteht auch für psychische Erkrankungen die Hoffnung, dass vermehrte Offenlegung dazu beiträgt, dass die Öffentlichkeit zunehmend realisiert, wie häufig und „normal" psychische Erkrankungen sind – zumal wenn gut integrierte und funktionsfähige Menschen sich outen und von ihrer Geschichte mit psychischer Erkrankung erzählen. Die Abwägung zwischen persönlichen Folgen einerseits und gesellschaftlichen Zielen andererseits ist oft schwer. Einzelne sollten sich angesichts persönlicher Risiken nicht gedrängt fühlen, wahllos von ihrer Erkrankung zu erzählen. Auch die teilweise Offenlegung im privaten Umfeld kann zu sozialem Wandel beitragen.

Ob Menschen bei ihrer Offenlegung eher persönliche oder soziale Ziele verfolgen, scheint sich auf ihr Wohlbefinden auszuwirken. Die Sozialpsychologinnen Julie Garcia und Jennifer Crocker untersuchten diesen Zusammenhang u. a. bei Studenten mit Depression [212]. Sie fragten, ob die Studenten über Offenlegung nur nach eigenem Nutzen entschieden oder ob sie auf die Folgen von Offenlegung der Depression auf ihr Umfeld achteten. Teilnehmern, die sowohl Folgen für sich als auch für ihr soziales Ökosystem berücksichtigten, ging es im Verlauf deutlich besser als denjenigen, die Entscheidungen nur nach ihrem eigenen Nutzen trafen.

Fazit

Zusammenfassend lässt sich sagen, dass Offenlegung Folgen hat, doch nicht einfach „gut" oder „schlecht" ist. Die Entscheidung für oder gegen Offenlegung hängt vom Umfeld ab, von der betroffenen Person und kann nur individuell getroffen werden. Niemand sollte zu einer Entscheidung für oder gegen Offenlegung gedrängt werden.

Da Offenlegung oder Nichtoffenlegung eine Schlüsselreaktion im Umgang mit Stigma ist, wird uns dieses Thema im Bereich der Antistigma-Interventionen wieder beschäftigen (➤ Kap. 9.2).

5.1.5 Stigmastress

Das Konzept von Stigma als Stressor für Menschen mit verschiedenen stigmatisierten Merkmalen wurde in ➤ Kap. 4.2.4 beschrieben. Stigma wirkt als Stressor, wenn eine Person Stigma als Bedrohung wahrnimmt, die ihre Bewältigungsmöglichkeiten übersteigt. Die Einschätzung der Gefährdung durch Stigma und der eigenen Bewältigungsmöglichkeiten ist also wichtig. Das soll nicht dazu führen, Betroffene mit der Stigmabewältigung allein zu lassen. Denn Stigma, auch Stigmastress, hat soziale Ursachen, und seine Bewältigung bleibt in erster Linie eine gesellschaftliche Aufgabe. Doch Menschen mit psychischen Erkrankungen haben verschiedene Reaktionsmöglichkeiten, und das eröffnet Spielräume.

Wie entsteht Stigmastress? Menschen mit schweren psychischen Erkrankungen waren in Studien besonders belastet, wenn sie mehr öffentliches Stigma wahrnahmen und wenn sie ihre eigene Gruppe (d. h. sich und andere Erkrankte) negativ sahen [213]. Personen aus der Allgemeinbevölkerung mit mäßig ausgeprägter psychischer Belastung waren ebenfalls von Stigmastress betroffen, und zwar umso mehr, je mehr öffentliches Stigma sie wahrnahmen, je mehr sie sich der Gruppe psychisch Erkrankter zugehörig fühlten und je mehr sie das Stigma psychischer Erkrankung für berechtigt hielten (➤ Kap. 5.1.3, Wer leidet unter Selbststigma zu: Wahrgenommene Legitimität).

Menschen mit psychischen Erkrankungen sind häufig dadurch belastet, dass sie sich unter Druck fühlen, Vorurteile zu widerlegen und beispielsweise besonders kompetent und leistungsstark zu sein (➤ Kap. 4.2.6). Viele leiden auch darunter, dass Verhalten, das bei Nichtstigmatisierten als völlig normal empfunden würde, bei ihnen als Symptom der Erkrankung gesehen wird. Das wird auch „symptomizing" genannt: „Jetzt reagiert sie schon wieder emotional, wahrscheinlich wird sie wieder krank."

Welche Folgen hat Stigmastress? In Studien erschwerte Stigmastress die Offenlegung der eigenen Erkrankung – denn Offenlegung birgt die Gefahr, in der Folge diskriminiert zu werden – und trug zu sozialem Rückzug bei [214, 215]. Stigmastress verstärkte Selbststigma und verringerte Empowerment nach einer Zwangseinweisung in die Psychiatrie [216]. Bei Menschen mit schweren psychischen Erkrankungen wurde der Zusammenhang zwischen Stigmastress und Reaktionen auf diesen Stress untersucht: Erstens war Stigmastress mit mehr Scham und sozialer Angst verbunden. Zweitens änderte sich das Verhalten in alltäglichen Situationen: Je mehr sich Betroffene vorrangig mit ihrer eigenen Gruppe verglichen, desto weiter weg setzten sie sich von einer „gesunden" Person in einer Stuhlreihe, und desto schlechter schnitten sie in Rollenspielen ab, in denen sie eigene Ziele verfolgen sollten [217]. Schließlich war Stigmastress in verschiedenen Längsschnittstudien unabhängig von psychischen Symptomen ein Risikofaktor für Suizidalität (➤ Kap. 5.2.2 [202]), für den Übergang in Schizophrenie bei Menschen mit Psychoserisiko (➤ Kap. 5.3 [218]) und ein Hindernis für Recovery (➤ Kap. 5.1.6 [203]).

Stigmastress nimmt ab, wenn die Bedrohung durch öffentliches Stigma sinkt oder wenn eigene Bewältigungsfähigkeiten steigen. Das zeigt die zwei Ansatzpunkte:

- Programme gegen öffentliches Stigma (➤ Kap. 8) und
- Programme, die Betroffene im Umgang mit Stigma stärken.

Ein Ansatz dafür ist das in ➤ Kap. 9.2 besprochene peergeleitete Gruppenprogramm *IWS* (➤ Glossar). IWS unterstützt Teilnehmer mit psychischer Erkrankung bei der Entscheidung, ob und wie sie anderen von ihrer Erkrankung erzählen, und senkt Stigmastress [219].

5.1.6 Recovery und Stigma

Das Konzept von Recovery/Genesung (➤ Glossar) hat verschiedene Wurzeln [220]. Dazu zählt erstens die Erkenntnis, dass viele Menschen auch mit schweren psychischen Erkrankungen keinen so schlimmen Krankheitsverlauf haben wie früher vermutet. Dieser oft gute Verlauf zeigte sich schon in Langzeitstudien vor Einführung der Psychopharmaka. Zweitens muss man unterscheiden zwischen einerseits dem traditionellen, klinisch geprägten Begriff von Recovery, der das Verschwinden von Symptomen meint. Viele Menschen mit psychischer Erkrankung erleben diesen Verlauf, mit oder ohne Behandlung, und für sie ist das ihre (klinische) Recovery. Andererseits leben viele mit andauernden oder wiederkehrenden Symptomen. Auch sie können Recovery erreichen: nicht im Sinne von Symptomfreiheit, sondern im Sinne eines selbstbestimmten, hoffnungsvollen Lebens trotz und mit krankheitsbedingten Einschränkungen. Recovery in diesem zweiten Sinne ist kein Ergebnis (Outcome), sondern ein Prozess und eine Haltung zum Leben mit der psychischen Erkrankung oder Behinderung. Dazu gehören soziale Verbundenheit, Hoffnung, ein positives Selbstbild, Sinnfindung, selbstgewählte Lebensziele und Empowerment.

William Anthony beschrieb Recovery als einen „zutiefst persönlichen, einzigartigen Prozess der Veränderung eigener Einstellungen, Werte, Gefühle, Ziele, Fertigkeiten und/oder Rollen. Es ist eine Art, ein zufriedenstellendes, hoffnungsvolles Leben zu leben, das einen Beitrag leistet, trotz krankheitsbedingter Grenzen. Recovery ist verbunden mit der Entwicklung von neuem Sinn und Hoffnung im eigenen Leben, während man über die katastrophalen Folgen psychischer Erkrankung hinauswächst. Recovery von psychischer Erkrankung ist viel mehr als Recovery von der Erkrankung selbst. Menschen mit psychischer Erkrankung müssen gesunden [heil werden/to recover] vom Stigma, das sie in ihr Wesen aufgenommen haben; von iatrogenen [ärztlich erzeugten] Folgen der Behandlungsumgebungen; vom Mangel an Möglichkeiten zur Selbstbestimmung; von den negativen Folgen der Arbeitslosigkeit; und von zerplatzten Träumen“ ([221], S. 15).

Recovery und der Bezug auf Selbstbestimmung bedeuten nicht, dass Menschen mit andauernden Symptomen für ihren Zustand verantwortlich seien oder sich nur nicht genügend angestrengt hätten. Recovery darf auch nicht als Vorwand missbraucht werden, Ressourcen für Menschen mit psychischer Erkrankung zu kürzen, weil sie ihres Glückes Schmied seien und für sich sorgen müssten. Richtig verstanden ist Recovery kein neumodischer Ausdruck für Selbstoptimierung, wie sie vielfach angepriesen und eingefordert wird. Sondern die Recovery-Bewegung hat ihre Wurzeln in sozialen und Bürgerrechtsbewegungen der 1960er- und 1970er-Jahre. Als die großen Anstalten jener Zeit verkleinert wurden, stellte sich die Frage, was mit ihren bisherigen *Insassen* geschehen sollte. Die Antwort war weniger eine medizinische im Sinne psychiatrischen Symptommanagements, als vielmehr eine soziale. Leonard Stein und Mary Test, die Entwickler aufsuchender ambulanter Behandlung (Assertive Community Treatment) in Wisconsin, formulierten ihre Grundhaltung 1980 so: „(1) Es ist besser, außerhalb einer als in einer Klinik zu sein; (2) es ist besser zu arbeiten, als von anderen abhängig zu sein; (3) es ist wichtig, in intakten sozialen Bezügen zu leben; (4) es ist eine gute Sache für Menschen, glücklich zu sein“ ([222], S. 396). Solch schöne Sätze sind in der heutigen Wissenschaftssprache rar geworden – und sie zeigen, worum es geht: Recovery ist ein möglichst gelingendes Leben in Selbstbestimmung mit sozialer Teilhabe und ist ohne soziale Gerechtigkeit nicht umsetzbar (➤ Kap. 7.5.1). Das gilt auch für Peer Support, einen Weg zu Recovery (➤ Kap. 7.3.4, Peer Support [223]).

Der soziale Bezug von Recovery wird auch in Hinsicht auf die Rechte von Menschen mit Behinderung deutlich [224]. Es geht um das Recht auf Schutz vor Diskriminierung (UN-BRK, ➤ Kap. 7.5.2) ebenso wie um Bürgerrechte und Zugang zu sozialen Rollen. Solche Bürgerschaft (citizenship) von Menschen mit, auch psychischen Behinderungen ist nicht selbstverständlich: Bis 2019 durften viele von ihnen in Deutschland nicht an Wahlen teilnehmen und waren somit von *dem* demokratischen Mitwirkungsrecht ausgeschlossen (➤ Kap. 7.5.4). Um Bürgerrechte und soziale Teilhabe aller Menschen mit psychischer Erkrankung zu erreichen, bedarf es sowohl der Eigeninitiative Betroffener *von unten* als auch gesellschaftlicher, sozialpolitischer und rechtlicher Maßnahmen *von oben* [224].

Eine wichtige Implikation des Recovery-Ansatzes ist, dass Menschen mit psychischer Erkrankung nicht auf vollständige Symptombesserung oder „Stabilisierung“ vertröstet werden sollen und dürfen, bis sie Zugang zu sozialer Teilhabe und Bürgerschaft erhalten. Im Englischen heißt diese – berechtigt ungeduldige – Haltung *Do it now*-Ansatz [224]. Das bedeutet, Menschen durch Unterstützung direkt Zugang zu Wohnen (➤ Kap. 7.2.6) und zum allgemeinen Arbeitsmarkt (➤ Kap. 7.1.2, Supported Employment) zu verschaffen, wenn sie das möchten – auch wenn sie Symptome haben.

„Menschen mit psychischer Erkrankung brauchen keine Behandlung – sie brauchen ein *Leben*“ ([225], S. 704). Recovery-orientierte Behandlung kann helfen, ein selbstbestimmtes Leben zu führen, doch sie ist kein Selbstzweck. Recovery besteht auch darin, dass Menschen mit psychischen Erkrankungen zuallererst Menschen sind. Sie sind nicht *die anderen* (➤ Kap. 3.1.4); insofern ist Recovery-Orientierung grundsätzlich entstigmatisierend. Diese Haltung haben nicht alle in der Psychiatrie tätigen Profis verinnerlicht. Profis sprechen von Stabilisierung, Tagesstruktur, Antriebssteigerung oder Medikamenten gegen Stimmenhören – ohne dass immer klar ist, ob und wie all dies dem Leben der Betroffenen dient. Bildhaft gesprochen meinen manche Profis, ein Rauschen im Radio abstellen zu müssen, doch manche ihrer Patienten stören sich nicht am Rauschen, sondern sie wollen zu ihrer Lebensmusik tanzen oder vorangehen, mit oder ohne Rauschen.

Eine Übersichtsarbeit zu Recovery-Programmen in Gesundheitssystemen verschiedener Länder spricht dafür, dass in Deutschland noch einiges besser werden kann [226]. Während sich psychiatrische Versorgung in englischsprachigen Ländern umorientiert hin zu Recovery-Orientierung und Peer Support, werden von führenden deutschen Psychiatern und Mitautoren dieser Übersichtsarbeit als Beispiele für Recovery-Programme in Deutschland ausschließlich (für sich genommen sehr hilfreiche) Leitlinien ihrer psychiatrischen Fachgesellschaft (DGPPN) genannt, in denen Recovery als ein Thema unter vielen vorkommt [226]. Das könnte bedeuten, dass Recovery als ein neuer Pfeil im Köcher der Psychiatrie gesehen wird. Es wäre ein Missverständnis, denn bei Recovery geht es entscheidend um Gleichberechtigung und Selbstbestimmung Psychiatrie-Erfahrener – sie müssen Akteure ihrer Recovery sein.

Auch in Deutschland finden sich erfreulicherweise jedoch wirkliche Ansätze zu Recovery-Programmen [220]. Besonders wichtig scheinen hier *Recovery Colleges* (in etwa: Volkshochschulen für seelische Gesundheit), die Recovery durch Bildung fördern. Menschen mit und ohne psychische Erkrankung, Bürger und Profis besuchen gemeinsame Kurse zum Thema psychische Gesundheit und lernen über Umgang mit Krankheit, Behandlungs- und Hilfsmöglichkeiten aller Art, Stärkung von psychischer Gesundheit, Recovery, soziale Integration etc. Die Kurse werden gemeinsam erarbeitet und von Peers und Profis geleitet (sog. Koproduktion). Aus einer Stigmaperspektive sind Recovery Colleges daher eine gelungene Verbindung von Edukation und Kontakt. Kontakt findet unter günstigen Bedingungen statt, weil er gleichberechtigt, kooperativ, als Team und mit klarem Ziel erfolgt (➤ Kap. 8.4.1). Positive Wirkungen zeigen sich für Einzelne, klinische Einrichtungen und ausstrahlend auf die Gesellschaft. Ein Manager im Gesundheitssystem sagte: „Alles, was ich jetzt tue: Lass uns schauen, wie wir es gemeinsam machen (ko-produzieren) können. Gott, mein Denken hat sich absolut verändert" ([227], S. 483). Recovery Colleges sind in Großbritannien stark verbreitet und breiten sich allmählich auch im deutschsprachigen Raum aus. Das ist eine ermutigende Entwicklung [228]. Ein Beispiel ist das seit 2018 in Bremen existierende, dort *Empowerment College* genannte Programm (*empowerment-college.com*), das sich u. a. aus der EX-IN-Bewegung und in Kooperation mit mehreren europäischen Partnern entwickelt hat. Auch in Berlin gibt es seit wenigen Jahren ein Recovery College (recoverycollegeberlin.de).

Stigma in all seinen Aspekten und Folgen behindert Recovery. Vorurteile unter Profis sind Teil des Problems, weil sie Menschen demoralisieren können: „Du kannst keine Leute [Profis] gebrauchen, die sagen: ‚Sie wird sich nie erholen. Sie ist für den Müllhaufen, sie wird nie wieder arbeiten, sie ist unter Medikamenten für den Rest ihres Lebens'" ([229], S. 801). Stigma außerhalb des Behandlungssystems beeinträchtigt Recovery, wenn z. B. andere nicht glauben, dass Betroffene wieder arbeiten können (➤ Kap. 7.1). Auch Selbststigma und Scham erschweren Recovery (➤ Kap. 5.1.3). In einer Längsschnittstudie wurden Menschen mit schweren psychischen Erkrankungen befragt, nachdem sie in eine psychiatrische Klinik zwangseingewiesen worden waren. Je mehr sie zu Beginn durch Stigmastress belastet waren, desto weniger Empowerment empfanden sie 1 Jahr später, und desto geringer war ihre Recovery noch 2 Jahre später. Diese Zusammenhänge waren unabhängig vom Ausmaß ihrer psychischen Symptome [203].

5.1.7 Stigma und Behandlungsteilnahme

Behandlungslücke

Als ich in der Psychiatrie zu arbeiten begann, beschäftigte ich mich mit den Patienten, die zur Behandlung in die Klinik kamen. Mir kam nicht in den Sinn, dass die meisten Menschen mit psychischen Erkrankungen nicht in Behandlung sind. Dieses Phänomen wird auch Behandlungslücke (treatment gap) genannt, und die Zahlen sprechen eine klare Sprache. Studien der WHO zeigen, dass von Menschen mit Depression auch in reichen Ländern nur rund 20 % eine minimal angemessene Behandlung in Form von Antidepressiva oder Psychotherapie erhalten [230]. Bei Missbrauch oder Abhängigkeit von Drogen oder Alkohol sieht es noch schlechter aus; hier erhalten in reichen Ländern nur rund 10 % zumindest

5

eine Minimalbehandlung. Das gilt auch bei sehr breiter Definition von Behandlung, u. a. durch Ärzte, Psychologen, Akupunkteure oder Selbsthilfegruppen [231].

Früher wurde unter Behandlung verstanden, dass ein Patient zum Arzt oder Psychotherapeuten geht und dem Behandlungsregime folgt. In diesem Kontext sprach man von Compliance („Befolgung" oder „Einhaltung" der Vorgaben). Heute ist der Blick auf Behandlungsentscheidungen differenzierter geworden – das ist gut so im Sinne der Selbstbestimmung von Menschen mit psychischer Erkrankung. Damit müssen allerdings mehr Faktoren einbezogen werden, die nun kurz erläutert werden: Was ist überhaupt Behandlungsteilnahme? Und wie steht es, wenn jemand Behandlung ablehnt?

Was ist Behandlungsteilnahme?

Behandlung ist nicht schwarz oder weiß, ja oder nein. Hilfesuche und Behandlungsteilnahme sind Prozesse und verlaufen in Phasen. Am Anfang steht die Problemerkennung (➢ Kap. 3.1.7). Viele Menschen, die psychische Probleme haben, sind sich ihrer nicht bewusst. Sie mögen denken, es seien normale Schwierigkeiten oder Zeichen einer körperlichen Erkrankung, z. B. ein Druckgefühl auf der Brust oder Erschöpfung bei Depression. Wenn jemand den Eindruck gewinnt, er habe psychische Symptome, ist der nächste Schritt, subjektiven Hilfebedarf zu entwickeln. Das ist eine persönliche Einschätzung: Manche suchen Hilfe nach einer Woche schlechten Schlafs; andere sehen keinen Bedarf auch bei jahrelangen schwersten Symptomen. Nach dem Hilfebedarf steht die Entscheidung, Hilfe zu suchen, und die Kontaktaufnahme mit z. B. einem Psychotherapeuten. Es folgt, oft nach längerer Wartezeit, der Behandlungsbeginn.

5

Jemand kann an einer Behandlung bis zu ihrem Abschluss teilnehmen oder sie vorzeitig wieder beenden. Sogar in klinischen Studien, in denen Teilnehmer eng und gut betreut werden, beenden durchschnittlich über 20 % eine psychopharmakologische oder psychotherapeutische Behandlung vorzeitig [232]. Bei Online-Interventionen, etwa für Depression [233], brechen etwa 60 % der Teilnehmer schon vor der Hälfte des Programms ab. Schließlich gehört zur langfristigen Behandlungsteilnahme auch Rückfallprophylaxe, also etwa die erneute Kontaktaufnahme bei Zeichen einer Verschlechterung. Behandlung wird hier breit verstanden, u. a. in Form von Psychopharmaka, Psychotherapie, psychosozialen Interventionen (also z. B. Hilfen im Bereich Arbeit oder Wohnen; ➢ Kap. 7), Suchtberatung oder Selbsthilfe.

Entscheidung gegen Behandlung – Selbstbestimmung und Zwang

Um ein häufiges Missverständnis zu vermeiden: Wenn Menschen mit psychischen Erkrankungen sich gegen Behandlung oder für ihre vorzeitige Beendigung entscheiden, ist das nicht einfach „falsch" (auch wenn in der Psychiatrie oder Psychotherapie tätige Profis das so sehen mögen; ➢ Kap. 5.1.3, Diagnose und Krankheitseinsicht). Es mag eine riskante Entscheidung sein; im Nachhinein kann sie sich als Irrtum herausstellen. Doch Menschen, mit oder ohne psychische Erkrankung, haben das Recht zu irren. Es kann außerdem gute Gründe gegen Behandlung geben: Die Behandlung kann für eine Mutter mit kleinen Kindern nicht erreichbar sein, sie mag nicht wirksam sein, oder die Nebenwirkungen können zu stark sein. Manch einer hat schlechte Erfahrungen mit Behandlung oder Behandlern gemacht. Die Entscheidung gegen Behandlung ist daher oft ein Zeichen eines Mangels geeigneter und verfügbarer Angebote, nicht einfach ein Zeichen der „Non-Compliance des Patienten“ (➤ Kap. 7.3.1, Interaktion). Theorien von Gesundheits- und Entscheidungsverhalten wie die Selbstbestimmungstheorie (self-determination theory) betonen daher den Wert der **Autonomie**, um Menschen für Gesundheitsverhalten zu motivieren. Menschen verhalten sich gesünder und nehmen eher an Therapien oder Präventionsmaßnahmen teil, wenn sie autonom entscheiden können und nicht das Gefühl haben, dass über sie bestimmt wird [234]. Selbstbestimmung für oder gegen eine Art von Behandlung ist auch ein wichtiger Aspekt von Recovery (➤ Kap. 5.1.6 [235]).

Das Thema wird viel diskutiert. Zunächst einmal kann das Bewusstsein für die eigene psychische Erkrankung eingeschränkt sein, vor allem während akuter Phasen einer Psychose oder Manie. Dann können Betroffene sich nur schwer eine Meinung zu Behandlungsmöglichkeiten bilden. Dies kann im Extremfall, bei Gefahr für das Leben der Person selbst oder das anderer Menschen, zu unfreiwilliger Krankenhauseinweisung führen. Solche Maßnahmen werden oft, aber keineswegs immer von Betroffenen im Nachhinein negativ beurteilt und können die Belastung durch Stigma verstärken [203]. Weil sie das Grundrecht auf Selbstbestimmung einschränken, müssen sie richterlich genehmigt werden.

Angesichts der Problematik von Zwang und Unterbringung ist es besorgniserregend, dass die Unterbringung von Menschen mit psychischen Erkrankungen in Einrichtungen (einschließlich Wohnheimen, forensischer Psychiatrie und Gefängnissen) in Europa von 1990 bis 2006 zugenommen hat [236]. In Deutschland hat sich in diesem Zeitraum die Zahl forensisch psychiatrischer Betten mehr als verdoppelt, die Zahl betreuter Wohnplätze hat sich vervielfacht und die Zahl der Gefängnisinsassen hat zugenommen. In Österreich sind die Zahlen ähnlich, in der Schweiz etwas besser. Die Gründe für diese Entwicklung sind unklar. Eine Rolle könnte das verbreitete Stereotyp spielen, Menschen mit psychischen Erkrankungen seien grundsätzlich gefährlich (➤ Kap. 3.2.4); auch in der Allgemeinbevölkerung hat die Befürwortung restriktiver Maßnahmen zugenommen (➤ Kap. 5.1.8, Recht und Schutz vor Diskriminierung [237]). Problematisch ist einerseits, dass diese Art von Unterbringung die Selbstbestimmung der Menschen behindert, wenn es weniger restriktive Alternativen gibt. Andererseits liegen im Bereich der Wohnheime kaum Qualitätsstandards und Untersuchungen vor, ob und wie diese Einrichtungen den Bewohnern helfen, im Sinne von Recovery wieder ein selbstständiges Leben führen und die Einrichtung womöglich auch wieder verlassen zu können.

In manchen Ländern werden Menschen mit schweren psychischen Erkrankungen verpflichtet, an ambulanter Behandlung teilzunehmen (community treatment orders). Große RCTs zeigen allerdings keinen Vorteil dieser Maßnahmen [238]. Ein besserer Ansatz, Zwangsmaßnahmen abzuwenden, sind sog. Behandlungs-, Vorausvereinbarungen oder Krisenpläne. Dabei besprechen Betroffene, Behandler und evtl. Dritte (Angehörige, Freunde, gesetzliche Betreuer, Peers) in einer guten Phase gemeinsam, welche Behandlung der Betroffene bei einer zukünftigen Krise wünscht und nicht wünscht. Das wird schriftlich festgehalten und dient als Leitfaden in einer Krise. Die Vereinbarung fördert die Selbstbestimmung von Menschen mit psychischen Erkrankungen und kann die Zahl von Zwangseinweisungen um fast ein Viertel verringern [239]. Ein Kommentar zu Artikel 12 der UN-BRK verweist ausdrücklich auf solche Behandlungsvereinbarungen als Mittel, Entscheidungen und Einwilligungsfähigkeit zu unterstützen [240]. Dennoch werden solche Vereinbarungen in Deutschland nicht häufig angewandt [241].

Stigma als Barriere für Behandlungsteilnahme

Ob jemand an Behandlung teilnimmt, ist also Ergebnis eines komplexen Prozesses. Daher kann Stigma auf drei verschiedenen Ebenen als Barriere für Behandlungsteilnahme wirken: auf der Ebene der Person mit psychischer Erkrankung; auf der Ebene der im Gesundheitssystem tätigen Profis und schließlich auf der Ebene des Gesundheitssystems, seiner Struktur und Finanzierung [242]. In dem jetzt folgenden Abschnitt wird ausführlich nur die erste Ebene besprochen, die zweite und dritte später in ➤ Kap. 7.3. Bei alledem ist Stigma nur ein Grund unter anderen, warum die oben erwähnte Behandlungslücke so groß ist. Anders als manche anderen Barrieren ist Stigma aber ein Hindernis, das sich durch Interventionen angehen lässt.

Sarah Clement sichtete die Literatur zum Thema Stigma als Barriere für Behandlung bei Menschen mit psychischen Erkrankungen [243]. Sie sammelte sowohl quantitative als auch qualitative Studien und fand 144 Studien mit insgesamt rund 90.000 Teilnehmern. Die quantitativen Studien ergaben insgesamt einen kleinen bis mäßigen, statistisch signifikanten negativen Zusammenhang: Wer mehr unter einer Art von Stigma litt, hatte negativere Einstellungen zu Behandlung. Deutlich war der Zusammenhang vor allem für Selbststigma und für das mit Behandlung verbundene Stigma („Ich schäme mich, zu einem Psychotherapeuten zu gehen"). In ethnischen Minderheiten war Stigma ein größeres Hindernis. In weiteren Einzelstudien wurden Teilnehmer gefragt, was die größte Barriere für Behandlungsteilnahme ist, was die zweitgrößte und so fort. Durchschnittlich wurde Stigma als viertgrößte Barriere von zehn genannt. Als Hindernisse für Behandlungsteilnahme gab knapp ein Viertel der Befragten Stigma an (vor allem negative soziale Reaktionen, Scham, Diskriminierung am Arbeitsplatz) und rund ein Drittel Sorgen im Bereich Offenlegung (z. B. dass ihre Erkrankung durch Behandlungsteilnahme bekannt werden könnte).

Die in qualitativen Interviews genannten Themen, wie und warum Stigma als Barriere wirkt, lassen sich vereinfacht in einem Modell zusammenfassen (➤ Abb. 5.1). Am Anfang stehen negative Stereotype in der Gesellschaft, die dazu führen, dass Menschen mit psychischen Erkrankungen verschiedene Aspekte von Stigma erwarten oder erfahren (➤ Kap. 5.1.1): Etikettierung als *psychisch krank*, unfreiwillige Offenlegung der Erkrankung oder ein Eintrag etwa in Versicherungsakten, der zu Prämienerhöhungen oder Ablehnung von Versicherungsanträgen führen kann; Diskriminierung oder negatives Verhalten anderer, im privaten oder beruflichen Umfeld oder auch im Gesundheitssystem selbst (➤ Kap. 7.3); Selbststigma und Scham (➤ Kap. 5.1.3), Stigma für die Familie (➤ Kap. 5.6, ➤ Kap. 6.2). Eine weitere Folge negativer Stereotype ist der Wunsch nach Geheimhaltung der eigenen Erkrankung (➤ Kap. 5.1.4).

All diese Reaktionen führen zur Vermeidung von Behandlung. Sie können dabei früh im Prozess der Hilfesuche einsetzen: Eigene Vorurteile oder Scham in Bezug auf psychische Erkrankungen können Problembewusstsein und Hilfebedarf verringern [244, 245]. Scham oder Selbststigma, vorempfunden im möglichen Fall eigener künftiger Behandlung, verschlechtern schon in der Allgemeinbevölkerung Einstellungen zu Behandlung [246]. Als weitere Barrieren kommen Aspekte struktureller Diskriminierung hinzu, also schlechte Qualität oder mangelnde Verfügbarkeit von Behandlung (➤ Kap. 7.3.3).

Welche Aspekte von Stigma sagen geringere Hilfesuche voraus? Eine Übersicht zahlreicher Einzelstudien mit insgesamt über 30.000 Teilnehmern ergab, dass eigene negative

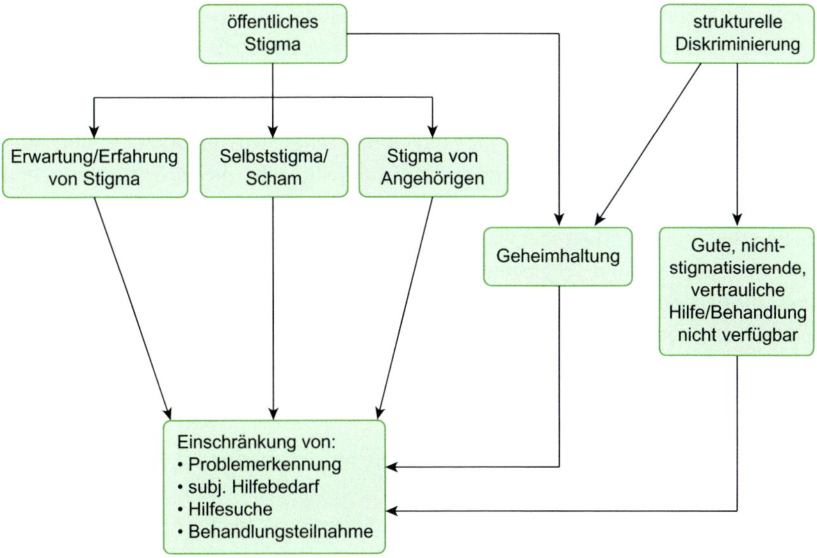

Abb. 5.1 Formen von Stigma als Barriere für Hilfesuche und Behandlungsteilnahme (frei nach [243]) [L143]

Einstellungen gegenüber Behandlung und gegenüber Menschen mit psychischen Erkrankungen besonders wichtig sind [247]. Wenn also jemand denkt, *die psychisch Kranken* seien faul oder gefährlich, möchte er nicht einer von *ihnen* werden, indem er selbst Behandlung aufsucht.

Wie oben erwähnt, ist Behandlungsteilnahme ein Prozess, und auf den Behandlungsbeginn kann die Fortsetzung der Behandlungsteilnahme folgen. Daher stellt sich die Frage, ob verschiedene Formen von Stigma dazu beitragen, dass Menschen ihre Behandlung vorzeitig abbrechen. Längsschnittstudien, die zu Beginn Stigmavariablen erhoben und anschließend Behandlungsteilnahme untersuchten, sprechen dafür, dass dem so ist: Je mehr öffentliches Stigma sie wahrnahmen, desto eher brachen Menschen mit Depression die Einnahme von Antidepressiva [248] und Frauen mit Borderline-Störung ihre Psychotherapie ab [249].

Das Modell zu Stigma als Barriere (➤ Abb. 5.1) stellt aus vier Gründen eine Vereinfachung dar:

1. Symptome haben auf verschiedene Faktoren des Modells Einfluss; so kann z. B. in einer Psychose das Krankheitsbewusstsein eingeschränkt sein, oder in einer Depression können Schuld- und Schamgefühle (und damit Selbststigma) zunehmen.
2. Das Wissen über psychische Gesundheit (Mental Health Literacy [89]), auch über Prävention und Behandlungsmöglichkeiten, beeinflusst die Krankheitserkennung, Zustimmung zu Stereotypen und Entscheidungen über Hilfesuche.
3. Abläufe wirken nicht nur linear in eine Richtung (von Stigma zu Vermeidung von Behandlung), sondern in Rückkopplungsschleifen: Frühere Erfahrungen mit Behandlung oder Nichtbehandlung beeinflussen, gleichsam rückwärts, auch Faktoren wie Sorgen um Offenlegung oder Etikettierung, Scham oder Erwartung von Diskriminierung.

4. Schließlich brauchen schwer erreichbare und am Rand der Gesellschaft stehende Menschen mit psychischen Erkrankungen besondere Angebote, die auf das kulturelle und soziale Umfeld der Betroffenen eingehen [250].

Bei der Überlegung, wie stark Stigma als Barriere für Behandlungsteilnahme wirkt, muss man sich klar machen, dass alle Studien nur Teilaspekte untersuchen. Eine Studie beschäftigt sich mit Selbststigma und anfänglicher Hilfesuche, die nächste untersucht die Wahrnehmung öffentlichen Stigmas und Behandlungsabbruch usw. Auf Menschen und ihre Entscheidungen wirken aber viele dieser Stigmafolgen gleichzeitig ein: Eine Frau mag wegen Selbststigmas und Scham verspätet Hilfe suchen und aus Furcht vor öffentlichem Stigma die Behandlung gleich wieder abbrechen. Stigma hat also wie Proteus (➤ Kap. 1.1) viele Gestalten und wirkt auf verschiedene Weisen. Seine Effekte addieren sich, weshalb einzelne Studien die Gesamtwirkung verschiedener Stigmaformen unterschätzen.

Durch Stigma besonders von Hilfesuche abgeschreckte Gruppen

In einigen Personengruppen wirkt Stigma besonders stark als Barriere gegen Behandlung, wenn sie psychische Symptome entwickeln, und zwar bei Soldaten, Jugendlichen, Mitgliedern ethnischer Minderheiten und im Gesundheitssystem tätigen Profis [243]. Soldaten werden hier besprochen, die anderen Gruppen in ➤ Kap. 5.7, ➤ Kap. 5.8 und ➤ Kap. 7.3.1.

Soldaten sind durch ihren Beruf besonderen psychischen Belastungen ausgesetzt: Wiederholte Einsätze in Krisen- und Kriegsgebieten, Gefahr oder Erleben eigener Verletzung und des Todes von Kameraden, häufige Versetzungen ins In- und Ausland usw. tragen dazu bei. Es wird geschätzt, dass tausende Soldaten der Bundeswehr nach Auslandseinsätzen an einer posttraumatischen Belastungsstörung erkrankt sind. Doch nur etwa jeder zweite Fall wird erkannt und behandelt [251]. Auch bei Soldaten stellt sich also die Frage, ob und wie Stigma Hilfesuche und Behandlung erschwert.

Eine Zusammenfassung von über 100 Einzelstudien zeigte erstens, dass psychische Probleme bei Soldaten häufiger sind als in der Allgemeinbevölkerung, insbesondere posttraumatische Belastungsstörungen, Depressionen und Suizidalität [252]. Jedoch suchen nur rund 30 % Hilfe. Drei Hindernisse zeigen sich: Erstens fürchten Soldaten Nachteile für ihre Karriere, wenn sie Hilfe suchen, u. a. nicht befördert oder nicht in unbefristete Arbeitsverhältnisse übernommen zu werden oder bei ihren Kameraden als unzuverlässig zu gelten; zweitens haben sie die Befürchtung oder Erfahrung, von Kameraden ausgegrenzt zu werden, und drittens Selbststigma, Schuldgefühle oder Scham über die eigene Erkrankung. Eine Übersicht qualitativer Studien mit Soldaten bestätigte diese Ergebnisse und wies auf Offenlegung als ein zentrales Thema hin [253]: Viele Soldaten fürchten, dass ihre Erkrankung durch die Behandlung bekannt oder aktenkundig wird, was sie von Hilfesuche abhält. Auch zivile Einsatzkräfte, etwa Polizisten, Feuerwehrleute und Sanitäter, werden in ähnlicher Weise durch Stigma von Hilfesuche abgeschreckt [254].

In Interviews berichteten Soldaten der Bundeswehr über Aspekte von Stigma als Hindernisse für Hilfesuche (Zitate aus [255]). Eigene psychische Probleme waren schwer mit dem Bild des starken Soldaten zu vereinbaren: „Du bist Soldat, du bist ein starker Mensch, du musst funktionieren." Viele hatten erfahren, dass andere sich über sie lustig machen: „Da ist man schon ausgelacht worden: ‚Du bist kein richtiger Soldat!', und ich dachte: ‚Danke, das Gefühl habe ich selber'". Hilfesuche löste Etikettierung aus: „Ich wusste, dass es einen Psychologen gibt … wenn mich einer neben dem nur stehen sieht, heißt es schon: ‚Ha, guck mal, der hat einen Schlag!'" Psychische Erkrankung und Hilfesuche führten zu einem Gefühl der Schwäche: „Du bist kein richtiger Mann, kein richtiger Mensch mehr. Du bist kein Soldat mehr". Offenlegung wurde als Voraussetzung für Hilfe gesehen: „Ein Stück weit öffnen sollte eigentlich sein, weil anders kann man auch keine Hilfe erfahren." Darüber hinaus wurde Offenlegung als befreiend empfunden: „Ich fühle mich besser. Sogar auch fürs Selbstbewusstsein muss ich ganz ehrlich sagen. Weil ich jetzt damit ganz anders umgehe. Ich muss mich nicht mehr verstecken" bis hin zu neuem Selbstbewusstsein: „Also, ich habe das hingekriegt … und wer das nicht akzeptiert oder damit ein Problem hat, der ist mir wirklich egal … Beim Großteil ist da auch irgendwo eine Leiche im Keller. Ja, und deswegen sage ich mir: ‚Ich habe mich wenigstens geoutet, ihr nicht!'" Auch aus Sicht der Offiziere war Stigma ein Problem: „Das ist ein Makel. Das hat noch irgendwie ein Stigma, psychisch erkrankt ist etwas sehr Schlechtes. Damit kann keiner umgehen.'"

Verschiedene Interventionen wurden entwickelt, um Soldaten Hilfesuche zu erleichtern [253]. Die meisten Programme setzen auf die Verbesserung der Erkennung psychischer Probleme, auf raschere Überweisung an professionelle Behandler, auf Psychoedukation, also Information über psychische Gesundheit und Behandlungsmöglichkeiten oder auf Unterstützung durch Kameraden (Peer Support). Es ist allerdings noch nicht klar, ob diese Ansätze Hilfesuche wirklich erleichtern. Derzeit läuft eine Pilotstudie des Programms *In Würde zu sich stehen* (IWS ➤ Kap. 9.2) für Soldaten der Bundeswehr mit psychischen Erkrankungen. IWS unterstützt sie bei der Entscheidung, ob sie ihre Erkrankung offenlegen, und damit bei ihrer Stigmabewältigung. Was auch immer getan wird, um Soldaten mit psychischen Erkrankungen zu unterstützen, es sollten gleichzeitig Programme eingesetzt werden, um die Einstellungen nicht erkrankter Soldaten zu verbessern. Wenn Vorurteile in der Öffentlichkeit oder in einer Institution wie der Bundeswehr abgenommen haben, können Offenlegung, Hilfesuche und Stigmabewältigung leichter gelingen.

5.1.8 Strukturelle Diskriminierung

Strukturelle Diskriminierung findet auch für Menschen mit psychischen Erkrankungen grundsätzlich in bestimmten Zusammenhängen statt – wie der Name sagt: in Strukturen (➤ Kap. 3.1.5). Daher werden wesentliche Aspekte struktureller Diskriminierung bei den jeweiligen Themengebieten besprochen: Arbeit (➤ Kap. 7.1.1) und Arbeitslosigkeit (➤ Kap. 7.1.2), Wohnen (➤ Kap. 7.2), Gesundheitssystem (➤ Kap. 7.3.3, ➤ Kap. 7.3.4), Medien (➤ Kap. 7.4) und Rechtssystem (➤ Kap. 7.5). Hier werden daher nur drei weitere Themen beispielhaft genannt: die Folgen fehlenden Schutzes vor Diskriminierung; Ressourcen für Behandlung und Hilfsangebote sowie Forschungsförderung.

Recht und Schutz vor Diskriminierung

Rechtliche Regelungen entstehen aus politischer Meinungsbildung, die in parlamentarische Gesetzgebung mündet. Daher untersuchten Matthias Angermeyer, Herbert Matschinger, Bruce Link und Georg Schomerus Veränderungen von Einstellungen der Allgemeinbevölkerung zu rechtlichen Einschränkungen bei psychischer Erkrankung [237].

Von 1993 bis 2011 sank in Deutschland die Zustimmung zum Wahlrecht für Menschen mit psychischen Erkrankungen leicht auf unter 50 % (➤ Kap. 7.5.4). Der Anteil derer, die Zwangssterilisation ablehnten, sank auf 42 %. Das ist, zumal in Deutschland (➤ Kap. 2.1.2), ein trauriger Befund. Auch die Toleranz für störendes Verhalten im öffentlichen Raum ließ nach: Die Befürwortung von Zwangseinweisungen nahm stark auf fast zwei Drittel der Befragten zu.

Diskriminierung im Rechtssystem kann körperliche und psychische Gesundheit beeinträchtigen, auch wenn das nicht die Absicht der Gesetze ist. Wie kommt das? Recht durchdringt das soziale Leben so vielfältig, dass es für diskriminierte Minderheiten Bedrohung, Belastung und Statusverlust bedeuten kann. Das führt zu Stressreaktionen und im Laufe der Zeit zu Gesundheitsschäden [145]. Die Legalisierung gleichgeschlechtlicher Ehen verbesserte in den jeweiligen US-Bundesstaaten die Gesundheit schwuler und bisexueller Männer: Im Jahr darauf litten sie weniger an Bluthochdruck und Depression. Umgekehrt unternahmen schwule oder lesbische Jugendliche in Schulbezirken ohne spezifische Schutzmaßnahmen gegen Mobbing mehr als doppelt so häufig Suizidversuche wie in Bezirken, die gegen Mobbing dieser Jugendlichen vorgingen [256].

Ungleiche Ressourcen für Versorgung

Unterstützung und Hilfe für Menschen mit psychischen Erkrankungen kosten Geld. Gleichzeitig verursachen diese Erkrankungen hohe Belastungen im Sinne verlorener gesunder Lebensjahre (DALYs) ebenso wie direkte Kosten für Behandlung und indirekte Kosten, u. a. durch Produktivitätsverluste und Frühberentungen (➤ Kap. 2.2). Wenn diese Kosten in Bezug zum Anteil der Gesundheitsausgaben gesetzt werden, der für psychische Erkrankungen vorgesehen ist, zeigt sich ein erhebliches Missverhältnis (➤ Kap. 2.2). Geld ist nicht alles, doch Unterfinanzierung der Versorgung einer Gruppe von Erkrankungen bedeutet strukturelle Diskriminierung der Betroffenen (➤ Kap. 7.3.3).

Solche gesundheitspolitischen Entscheidungen entsprechen öffentlichen Einstellungen. In einer Studie von Georg Schomerus wurden rund 1.000 Mitglieder der deutschen Allgemeinbevölkerung befragt, bei der Versorgung welcher Krankheiten am ehesten Geld gespart werden könnte [257]. Am häufigsten wurden, in dieser Reihenfolge, Alkoholabhängigkeit, Depression und Schizophrenie genannt. Fast niemand (< 5 %) wollte bei der Behandlung von Krebs oder Herzinfarkt sparen. Solche Befunde legen einen Zusammenhang zwischen öffentlichem Stigma und struktureller Diskriminierung nahe. Denn Krankheitsschwere und Ressourcenverteilung stehen in keinem nachvollziehbaren Verhältnis.

Ungleiche Forschungsförderung

In der Mittelverteilung für Forschung sieht es kaum besser aus. Etwa 1 % der EU-Forschungsgelder gehen in Projekte zu psychischen Erkrankungen; im Budget für Gesundheitsforschung sind es rund 5 % [258]. Die Realität ist düsterer, da bei diesen Angaben Förderung neurowissenschaftlicher Grundlagenforschung mitgerechnet wurde. Daher geht nur ein Bruchteil der 1 bzw. 5 % in angewandte klinische oder Versorgungsforschung, von der baldiger Nutzen in Form von Prävention oder Therapien zu erwarten ist.

Dieser Missstand ist auch dadurch bedingt, dass Forschungsförderer keine Rechenschaft über ihre Prioritäten ablegen müssen. Stattdessen sind sie anfällig für Lobbyarbeit und den Zeitgeist. Nötig wäre ein transparenter Bezug zwischen der Höhe der Forschungsförderung einerseits sowie dem Leid der Erkrankten (z. B. in Form von DALYs) und gesellschaftlichen Kosten andererseits [259]. Ohne diesen Bezug wird derzeit pro erkrankter Person etwa 25-mal mehr für Krebsforschung ausgegeben als für Forschung im Bereich psychischer Erkrankungen. Die Situation wird nicht besser dadurch, dass Spenden für Forschung den erwähnten öffentlichen Einstellungen folgen und so das Ungleichgewicht der Förderung weiter verzerren: für Krebs viel, für psychische Erkrankungen so gut wie nichts [259].

5.2 Menschen mit Erfahrung von Suizidalität

5.2.1 Häufigkeit und Risikofaktoren

Weltweit sterben jedes Jahr rund 800.000 Menschen durch Suizid. In Deutschland waren es in den 2010er-Jahren rund 10.000 pro Jahr, mit zuletzt leicht fallender Tendenz. Das sind rund dreimal so viele, wie durch Verkehrsunfälle sterben. In der Schweiz stiegen die Zahlen in den letzten Jahren aufgrund assistierter Suizide in Form von sog. Sterbehilfe deutlich an. In den meisten Ländern der Welt sterben mehr Männer als Frauen durch Suizid (China ist hier eine Ausnahme), in Deutschland entfallen drei Viertel aller Suizide auf Männer. Frauen hingegen unternehmen häufiger Suizidversuche. Nach Schätzung der WHO sind in reichen Ländern Suizide die häufigste Todesursache unter jungen Menschen (15–29 Jahre), vor Verkehrsunfällen und jeder Krankheit [260]. In Österreich, Deutschland und Schweiz nehmen sich jedes Jahr ca. 15 von 100.000 Einwohnern das Leben (in Italien ca. 8, in Russland rund 31 [261]).

Das mit Suizid verbundene Leid ist ungeheuer. In dürren Zahlen ist es nur zu erahnen, weil erstens auf jeden Suizid etwa 10–20 Suizidversuche kommen, die überlebt werden. Zweitens sind von jedem einzelnen Suizid Dutzende von Menschen betroffen: Partner, Kinder, Eltern, andere Verwandte, Freunde, Kollegen, Nachbarn. Das bedeutet: Allein in Deutschland leben 1–2 Millionen Menschen, die in den letzten 10 Jahren einen Suizidversuch überlebt haben; ähnlich viele haben in diesem Zeitraum einen nahen Menschen durch Suizid verloren. Hinter jedem Einzelfall stehen ein Mensch und sein ganzes Umfeld.

Die Gründe für Suizide sind so vielfältig wie die Menschen selbst. Schon lange gab es soziale Erklärungsversuche [262], u. a. fehlende soziale Integration, so durch Émile Durkheim in seinem Buch *Der Selbstmord* von 1897 [61]. Psychiater hingegen sahen und sehen Suizide vorrangig als Folge psychischer Erkrankungen, vor allem von Depressionen. Ob mit oder ohne Diagnose, Suizide geschehen häufig aus Verzweiflung und in einer Krise, aus der Menschen keinen anderen Ausweg mehr sehen. Viele handeln in der Meinung, sie seien eine Last für ihre Umwelt, oder wollen ihr unerträgliches Leid beenden. Es ist sehr schwer, Suizide vorherzusagen und so das Suizidrisiko Einzelner einzuschätzen. Statistisch in großen Stichproben gefundene Risikofaktoren sind wenig hilfreich für die Risikoabschätzung im Einzelfall. Zwar hat rund ein Drittel derer, die durch Suizid sterben, früher bereits einen Suizidversuch unternommen. Doch umgekehrt sterben nur rund

10 % der Menschen mit einer Vorgeschichte von Suizidversuch später durch Suizid. Es gibt also keine guten Vorhersagemodelle für Suizide – das ist ein Problem auch für die Suizidprävention, weil sie schwerlich zielgenau sein kann.

5.2.2 Stigma und Suizid

Suizid war in Europa nicht immer mit einem Stigma behaftet. Das neulateinische Wort *suicidium* (Selbsttötung) kannten die alten Römer nicht, sie sprachen von *mors voluntaria* (freiwilligem Tod). In der hellenistischen Philosophie, z. B. bei den Stoikern, war Suizid weitgehend akzeptiert. Auch im frühen Christentum wurde er nicht grundsätzlich abgelehnt, u. a., weil der Übergang zwischen bewundertem Märtyrertod und Suizid fließend war. Insofern war die Ablehnung des Suizids durch den Kirchenvater Augustinus um 400 n. Chr., die sich auf das fünfte Gebot stützte, folgenreich, aber für die Spätantike nicht selbstverständlich [263, 264].

Meine Kollegin Nathalie Oexle beschäftigt sich u. a. damit, wie sich das heute mit Suizid verbundene Stigma vom Stigma psychischer Erkrankung unterscheidet. Das liegt nicht nur daran, dass Suizidalität ohne psychische Erkrankung vorkommen kann. Auch die Stereotype unterscheiden sich inhaltlich: Menschen, die einen Suizidversuch unternehmen, gelten als unmoralisch, egoistisch, feige oder Aufmerksamkeit suchend [264]. Vorurteile und Verhaltensreaktionen unter Mitgliedern der Allgemeinbevölkerung umfassen Ärger, Misstrauen, Verachtung und Zwang [265]. Bei Menschen mit eigener Erfahrung von Suizidalität ist Selbststigma häufig. Je häufiger Betroffene öffentliche Vorurteile gegen sich wenden und je höher ihr Selbststigma ist, desto geringer ist ihre Zuversicht im Sinne von Recovery und Empowerment [266].

Aus Furcht vor öffentlichem Stigma und aufgrund von Selbststigma und Scham fällt vielen Menschen das Sprechen über Suizidalität schwer. Das betrifft sowohl die Entscheidung über eine mögliche Offenlegung eines früheren Suizidversuchs als auch Gespräche und Hilfesuche für aktuelle Suizidalität. Wie bei der Offenlegung einer psychischen Erkrankung birgt auch Offenlegung von Suizidalität Chancen (u. a. soziale Unterstützung, Hilfe) und Risiken (Stigma, Überlastung oder Überreaktion des Umfelds [267]). Besonders die Reaktion von Eltern und von in Kliniken tätigen Profis wird häufig als wenig hilfreich eingeschätzt [268]. Die Entscheidung ist daher komplex und nur individuell zu treffen. Da Stigma und Selbststigma Hilfesuche auch im privaten Umfeld erschweren, sind sie ein zentrales Hindernis für Suizidprävention und rasche Hilfe.

Auch Familien, die Angehörige durch Suizid verloren haben, sind von Stigma betroffen. Viele sehen sich dem Vorwurf ausgesetzt oder werfen sich selbst vor, sie trügen Mitschuld am Suizid oder hätten ihn verhindern können. Viele gelten durch den Suizid als gleichsam kontaminiert – ein typischer Fall von Stigma durch Assoziation (➤ Kap. 5.6, ➤ Kap. 6.2). Aufgrund öffentlichen Stigmas und Selbststigmas neigen viele Angehörige zu Geheimhaltung. Auch innerhalb von Familien werden Suizide häufig totgeschwiegen. Wie oft höre ich in Gesprächen: „Mein Großvater starb plötzlich. Es soll ein Jagdunfall gewesen sein. Doch ich weiß nicht, ob es wirklich ein Unfall war.“ Stigma und Geheimhaltung erschweren die Trauer der Angehörigen und können zu Suizidalität unter den Zurückgebliebenen beitragen [269]. So tragen Familien die Last des Schweigens mitunter über Generationen. Weil Reaktionen des sozialen Umfelds häufig von Stigma und Vorwürfen geprägt sind, ist Unterstützung durch Peers hilfreich – oft mehr als durch Profis

[270]. In diesem Zusammenhang bedeutet Peer Support Unterstützung durch andere Menschen, die ebenfalls Nahestehende durch Suizid verloren haben (zu Peer Support ➤ Kap. 7.3.4).

Kann das mit Suizidalität verbundene Stigma von Suizid abschrecken und insofern zu Suizidprävention beitragen? Die Frage kommt daher, dass Stigma Ausdruck sozialer Normen sein kann, die Verhalten missbilligen und so Menschen gleichsam in der Norm halten (to keep people in ➤ Kap. 3.3.3; für Sucht ➤ Kap. 5.4.7). In westlichen Ländern dürfte das ausgeprägte Stigma von Suizidalität diese positive Rolle nicht spielen, u. a., da es Hilfesuche erschwert. Interessant ist jedoch ein Blick nach Ostasien, wo Suizid kulturell wenig mit Stigma behaftet ist [271]. Ein möglicher Ansatz dortiger Suizidprävention ist, Suizide zwar nicht stark zu stigmatisieren, aber doch behutsam zu *entnormalisieren*. Das soll heißen, verschiedene gesetzliche und gesundheitspolitische Maßnahmen, z. B. in Aufklärungskampagnen, könnten dazu beitragen, dass Suizid von der Allgemeinbevölkerung zunehmend als gleichsam un-normale, unerwünschte Lösung in Krisen angesehen wird. Wenn diese Entnormalisierung behutsam genug ist, um Menschen nicht in Scham verstummen zu lassen, sondern Hilfesuche als mutige Alternative zu Suizid zu etablieren, könnte das präventiv wirken [271].

Trägt das Stigma psychischer Erkrankung zu Suizidalität bei? Ausgangspunkt dieser Frage ist die Tatsache, dass viele Folgen des Stigmas psychischer Erkrankung (u. a. soziale Isolation, Arbeitslosigkeit, Vermeiden von Hilfesuche) gleichzeitig Risikofaktoren für Suizidalität sind. Nun sind kausale Zusammenhänge nie leicht zu belegen (➤ Kap. 1.5). Doch hat sich in neueren Längsschnittstudien gezeigt, dass verschiedene Aspekte von Stigma die Suizidalität im Verlauf steigern [202]. Dazu gehören Stigmastress (➤ Kap. 5.1.5), Selbststigma und Selbstverachtung aufgrund der eigenen psychischen Erkrankung [272]. Daher ist der Abbau des Stigmas und Selbststigmas psychischer Erkrankung auch ein Beitrag zu Suizidprävention (zu Medien, Stigma und Suizidalität ➤ Kap. 7.4.5).

5.2.3 Suizidprävention und Stigma

Gibt es spezifische Suizidprävention, und welche Rolle spielt Stigma hier? Zwei Ebenen der Prävention lassen sich unterscheiden (➤ Kap. 7.3.4): primäre Prävention für die Allgemeinbevölkerung und sekundäre oder indizierte Prävention für Personen mit erhöhtem Risiko. Ein Beispiel für Primärprävention ist, den Zugang zu tödlichen Pestiziden oder Schusswaffen zu erschweren. Zu Sekundärprävention gehören niederschwellige Hilfs- und Beratungsangebote für Menschen in psychosozialen Notlagen oder mit depressiver Symptomatik. Stigma kann jede Art der Prävention erschweren (➤ Kap. 7.3.4). Ein gewisses Dilemma der Suizidprävention ist, dass einerseits das mit Suizid verbundene Stigma abgebaut werden soll, vor allem um Hilfesuche zu erleichtern. Andererseits soll vermieden werden, Suizidalität gleichsam zu normalisieren, als normal darzustellen, um so womöglich die Schwelle zu suizidalem Verhalten zu senken. Das entspricht dem in ➤ Kap. 5.2.2 erwähnten Thema der Entnormalisierung in Ostasien, nur von der westlichen Seite her.

Erfolgreiche Suizidprävention ist möglich. Durch eine Kombination primärer und sekundärer Prävention dürfte sich etwa ein Viertel aller Suizide verhindern lassen [273]. Doch solche Prävention findet in der Breite nicht statt. Das kann man durchaus als Zeichen struktureller Diskriminierung und Vernachlässigung einer der verzweifeltsten und hilfsbedürftigsten Gruppen der Gesellschaft verstehen (zu struktureller Diskriminierung ➤ Kap. 5.1.8; zu Versorgungsdefiziten ➤ Kap. 7.3.3). Beispielsweise bietet die BZgA (➤ Glossar) als Fachbehörde des Bundesgesundheitsministeriums eine Fülle von Informationsmaterialien über Prävention an. Es gibt Unterlagen zu Sucht, Rauchen, HIV, Ernährung, Impfen usw. Doch es gibt nichts zu Suizidprävention. Diana Doko vom Berliner Verein für Suizidprävention *Freunde fürs Leben* (frnd.de) sagte mir, sie habe der BZgA wiederholt Unterlagen ihres Vereins angeboten, damit sie durch die BZgA zur Verfügung gestellt werden könnten, doch das sei abgelehnt worden. Während der Arbeit an diesem Buch rief ich Anfang 2020 bei der BZgA an und fragte nach Aufklärungsmaterialien zum Thema Suizidprävention. Mir wurde mitgeteilt, es gebe zu diesem Thema nichts. Auf der Webseite der BZgA (bzga.de) fand ich etwas versteckt unter der Rubrik Männergesundheit nur einen Link zu einem Virtual-Reality-Projekt der Robert-Enke-Stiftung (robert-enke-stiftung.de). Es soll Einblick geben, wie sich ein Mensch mit Depression fühlt. Dieser fast vollständige Mangel an Aktivitäten vonseiten der BZgA könnte durch den fehlenden politischen Willen, sich dem stigmatisierten Thema Suizid zuzuwenden, erklärt werden. Diese Lücke im Angebot ist nicht leicht mit den Zielen der BZgA zu vereinbaren: „Bei der Erfüllung unseres Auftrags orientieren wir uns an den zur jeweiligen Zeit vorhandenen dringlichen Gesundheitsproblemen mit Präventionsrelevanz und den sich weiterentwickelnden Theorien und Methoden der gesundheitlichen Aufklärung" (bzga.de, Zugriff 24.4.2020). Derweil stirbt in Deutschland weiterhin etwa jede Stunde ein Mensch durch Suizid.

Wie kann man es besser machen? Dieser Frage widmete sich Nathalie Oexle in einer Übersichtsarbeit [274]: durch eine Kombination von bevölkerungsweiter Aufklärung und Information zu Suizidalität und Hilfsmöglichkeiten, getragen etwa von der BZgA, Aufklärungsarbeit in Schulen, die gesamte Jahrgänge erreicht, Verbesserung der Nachsorge nach Suizidversuchen unter Einbezug von Peer Support, niedrigschwellige Hilfsangebote für Risikogruppen, z. B. für Militär, Polizei und Rettungskräfte [275], den Aufbau integrierter Hilfesysteme, die Gesundheits- und Sozialsysteme verbinden und psychosoziale Interventionen beinhalten (➤ Kap. 7.3.4), und nicht zuletzt den Einsatz neuer Technologien, die etwa Suizidrisiken in Texten sozialer Medien auffinden und in Echtzeit auf Hilfsmöglichkeiten hinweisen [276]. Prävention von Suiziden und Suizidversuchen ist also möglich. Eine Metaanalyse kontrollierter Studien mit insgesamt fast 30.000 Teilnehmern zeigte positive Effekte von Suizidpräventionsprogrammen in verschiedensten Settings: vom Gefängnis über die Schule bis zur Allgemeinbevölkerung [277]. Programme, die auf mehreren Ebenen gleichzeitig ansetzten, wirkten besser.

Im Folgenden sollen drei Beispiele für Suizidpräventionsprogramme kurz erwähnt werden (weitere beim *Nationalen Suizidpräventionsprogramm* [suizidpraevention.de], einem Netzwerk aus fast hundert deutschen Einrichtungen und Verbänden):

- Im deutschsprachigen Raum bekannt und in rund 90 Städten oder Regionen aktiv ist das *Bündnis gegen Depression* (deutsche-depressionshilfe.de); auch international ist es mittlerweile als *Alliance against Depression* vertreten. Es verbindet Aufklärung der Allgemeinbevölkerung über Depression und Hilfsmöglichkeiten, Schulungen für Hausärzte, Angebote für Betroffene und Angehörige sowie Zusammenarbeit mit Personen, die mit suizidgefährdeten Menschen zu tun haben (Seelsorger, Lehrer, Altenpfleger u. Ä.). Der Ansatz wirkt plausibel, und vor Ort ist gewiss viel bewegt worden. Allerdings ergab eine große Studie zur Wirksamkeit dieser Bündnis-Intervention in vier europäischen Ländern, darunter Deutschland, dass das Programm die Zahl der

Suizide nicht senkte, weder am deutschen Standort Leipzig im Vergleich zu Magdeburg, wo keine Bündnis-Intervention stattfand, noch im europäischen Durchschnitt über alle acht Studienorte mit insgesamt fast 1,9 Millionen Einwohnern [278]. Diese Studie zeigt, wie wichtig die frühzeitige und gründliche Evaluation solcher Programme ist. Idealerweise käme erst die Evaluation, bevor enorme Mengen an Kraft, Zeit und Geld für die Umsetzung an zahlreichen Standorten aufgewendet werden.

- Ein zweites Beispiel ist ein Primärpräventionsprogramm für jugendliche Schüler (*Youth Aware of Mental Health Programme*). Es besteht aus mehrstündiger Informationsvermittlung und Rollenspielen in der Schule, u. a. zu den Themen Suizidalität, Depression, Stressbewältigung und Hilfsmöglichkeiten. An einer großen europäischen Studie zu diesem Programm, auch in Deutschland und Österreich, nahmen rund 170 Schulen und 11.000 Schüler teil. Das Programm senkte im Laufe eines Jahres deutlich die Zahl der Suizidversuche und Suizidgedanken [279]. Es kostete rund 35 Euro, um die Wahrscheinlichkeit eines Suizidversuchs eines Schülers durch die Teilnahme an dem Programm um 1 % zu senken [280]. Mir ist nicht bekannt, dass das Programm an Schulen in Deutschland breit eingesetzt würde (für ein Pilotprojekt in Tirol siehe projekt-yam.at). Kürzlich entschied die deutsche Bundesregierung, nach dem Bankrott eines Reiseunternehmens Kunden für ausgefallene Reisen mit einem dreistelligen Millionenbetrag zu entschädigen. Man wundert sich, wofür Steuergelder da sind und wo die Prioritäten (nicht) liegen.
- Ein drittes Beispiel für Präventionsarbeit, die auf Basis geringer Spendenmittel arbeitet, sind die erwähnten *Freunde fürs Leben* (frnd.de). Sie wurden von Menschen gegründet, die einen nahestehenden Menschen durch Suizid verloren haben. Die *Freunde* arbeiten online und offline. Online finden sich die Webseite, ein YouTube-Kanal (frnd.tv), Auftritte auf sozialen Medien und ein Podcast (kopfsalat.podigee.io). Dazu kommen Aktionen u. a. am jährlichen Welttag für Suizidprävention, dem 10. September: 10.000 Kerzen werden an der Berliner Gedächtniskirche entzündet, oder 600 Jugendliche legen sich am Brandenburger Tor auf den Boden und erinnern an die rund 600 jungen Leute, die jedes Jahr in Deutschland durch Suizid sterben. *Talk!* ist ein Projekt zu Kunst und Suizidprävention. Verhindert die Arbeit von *Freunde fürs Leben* Suizide? Das ist eine empirische Frage, und es gibt dazu keine Daten. Der Verein erhält keine Förderung für seine Arbeit, geschweige denn für begleitende Wirksamkeitsforschung. Auch hier wäre Evaluation notwendig, zumal die Wirksamkeit von Programmen in sozialen Medien nicht sehr gut belegt ist [274].

Auch eine Kooperation von Projekten wie dem der *Freunde* mit anderen Akteuren wäre wichtig, um insgesamt einen kombinierten Ansatz zu erreichen. Diana Doko von den *Freunden* berichtete mir allerdings über zwei Schwierigkeiten, die genau das erschweren und hier beispielhaft genannt sind, weil sie auch andere Kooperationen in der Antistigma-Arbeit behindern dürften. Beide Probleme haben mit Stigma und gegenseitigen Vorurteilen der Akteure zu tun: Zum einen scheuen sich Prominente, in Verbindung mit den *Freunden* namentlich genannt zu werden – das Thema ist offensichtlich zu tabuisiert. Zum anderen wird die Vereinsarbeit der *Freunde* von verschiedenen Fronten kritisiert: von im Gesundheitssystem tätigen Profis, weil sie nicht psychiatrisch oder therapeutisch genug sei, sondern „nur Marketing", und von Menschen mit Depression, weil nur Betroffene befugt seien, sich zum Thema zu äußern. Man fragt sich, ob erstens Marketing schlecht sein muss, auch wenn es gewiss nur ein Zugang zum Thema unter anderen ist. Will man junge Leute mit schlecht gemachten Filmen erreichen? Und zweitens, ob sich unabhängig von Symptomen auch ihre Suizidalität [292]. Stigmastress erhöhte in einer Verlaufsstudie die Wahrscheinlichkeit, dass der Risikozustand in eine Schizophrenie überging [218]. Das passt zu erwähnten Entstehungsmodellen der Schizophrenie, die die Rolle einer sozialen Niederlage oder Ausgrenzung bei der Krankheitsentstehung betonen (für Migration ➢ Kap. 5.8). Schließlich ist Stigma in all seinen Formen ein Haupthindernis für Recovery, also die Genesung nach einer ersten Psychose, u. a. weil es soziale Unterstützung erschwert [293, 294].

Fazit

Schon für junge Menschen mit nur dem Risiko einer schweren psychischen Erkrankung hat Stigma ernste Folgen. Viele der Folgen wiegen schwer, weil sie den Umgang mit einer neuen Situation betreffen. Was bedeutet das für Frühinterventionen und andere Hilfen? Zunächst gilt, dass Etikettierung und Stigma nicht nur durch Frühinterventionsprogramme entstehen können. Junge Menschen werden vermutlich häufiger als *krank* oder *verrückt* etikettiert aufgrund anderer Diagnosen oder durch Hilfesuche für Angst oder Depression – nicht wegen ihrer Teilnahme an Frühintervention. Dennoch sollten Frühinterventionsprogramme Etikettierungseffekte vermeiden und das Risiko einer Psychose nicht in düsteren Farben malen, sondern, wie es schon oft der Fall ist, die Möglichkeiten von Hilfe und Unterstützung für Psychosen und andere psychische Belastungen betonen.

5

5.4 Menschen mit spezifischen psychischen Erkrankungen

Das Thema dieses Buches, das Stigma psychischer Erkrankung, stellt eine gewollte Verallgemeinerung dar in dem Sinne, dass ich meist von *psychischer Erkrankung* schreibe, auch wenn es unterschiedliche psychische Erkrankungen gibt (zur Begründung ➢ Kap. 1.6). Der nun folgende Abschnitt trägt der Tatsache Rechnung, dass das mit einigen Erkrankungen verbundene Stigma besondere Aspekte hat. Die Auswahl ist nicht vollständig, sondern wirft in alphabetischer Reihenfolge Schlaglichter auf einzelne Erkrankungen. Einzelne Menschen können mehrere psychiatrische Diagnosen haben und so mehrfach von Vorurteilen betroffen sein (➢ Kap. 5.5).

5.4.1 Autismus

Autismus ist ein Oberbegriff für sehr unterschiedliche Zustandsbilder. Daher sprechen neue psychiatrische Klassifikationssysteme von Autismus-Spektrum-Störung. Gemeinsames Merkmal sind Defizite in sozialer Interaktion und Kommunikation sowie stereotype Wiederholungen ungewöhnlicher Verhaltensweisen (etwa Bewegungen oder Laute). Etwa 1 % der Bevölkerung ist betroffen, die Diagnose wird meist im Kindergarten- oder im frühen Schulalter gestellt [295]. Während in diesem Buch ansonsten von „Menschen mit … (einer Störung)“ gesprochen wird, heißt es hier Autisten, weil viele Autisten diesen Ausdruck bevorzugen. Es gibt Autisten mit normaler Sprachentwicklung und durchschnittlicher oder hoher Intelligenz – sie wurden und werden auch Asperger-Autisten genannt. Andere Autisten haben schwerste Einschränkungen des Sprachverständnisses oder sprachlichen Ausdrucks oder eine verminderte Intelligenz (➤ Kap. 5.4.6). Viele Autisten bevorzugen feste Abläufe und Rituale, haben spezielle Interessen (z. B. Flugzeugtypen, Busfahrpläne) und reagieren empfindlich auf Geräusche und andere Sinnesreize. Häufig kommen gleichzeitig mit Autismus andere Erkrankungen wie ADHS, Angststörungen, Depression oder auch Epilepsie vor [295]. Krankheitsverlauf und Unterstützungsbedarf sind sehr unterschiedlich: Manche Autisten sind hochintelligent und bewältigen ihr Leben ohne Hilfen gut. Andere können nicht sprechen, brauchen täglich intensive Unterstützung und sind durch ihren Autismus und Begleiterkrankungen schwer behindert. Das Folgende bezieht sich überwiegend auf Asperger-Autismus, da sich für Menschen mit schwerer Behinderung manche Fragen, z. B. zu Geheimhaltung ihrer Behinderung oder Arbeitsleben, nicht oder weniger stellen (doch siehe ➤ Kap. 5.4.6).

Behandlung kann Autismus nicht „heilen", sondern Autisten in ihrem Leben unterstützen. Es geht also (anders als bei Erkrankungen wie Depression) nicht darum, die Symptome zu beseitigen oder einem Rückfall vorzubeugen. Sondern Autisten können lernen, so gut wie möglich zu leben und in diesem Sinne Recovery zu erreichen (➤ Kap. 5.1.6). In Selbsthilfe und Interessenvertretungen organisierte Autisten fordern deshalb häufig, Autismus nicht als Krankheit, sondern als Andersartigkeit zu sehen, die nicht behandelt werden soll oder muss. Hierfür steht das Konzept der *Neurodiversität* [296], nach dem Autisten anders als die *neurotypischen* Normalen, aber nicht krank sind. Diese Ablehnung von Behandlung ist auch kritisiert worden: So weisen Eltern schwer beeinträchtigter Autisten darauf hin, dass diese sehr wohl Behandlung brauchen (u. a. für mit ihrem Autismus einhergehende Störungen wie Depression, Angst oder Epilepsie). Vermutlich hilft ein Mittelweg im Blick auf die enorme Spannbreite der Ausprägungen: Anzuerkennen, dass Autismus selbst keine Krankheit ist, die man behandelnd beseitigen kann oder soll; aber dass bei schwerer Ausprägung und weiteren Erkrankungen medizinische und psychosoziale Hilfe nötig sind [297].

Es spricht also viel dafür, Autismus nicht als Krankheit, sondern als Behinderung zu sehen. Nach einem sozialen Modell von Behinderung liegt das Hindernis nicht (nur) beim Autisten, sondern in der Umwelt. Es geht also um die richtige Passung – oder etwa im Arbeitsumfeld darum, für Autisten eine geeignete Nische zu finden. Ein solches Behinderungsmodell hilft, den Blick von autistischen Defiziten auf Möglichkeiten der Unterstützung durch die Umwelt zu lenken. Ob technische Assistenzsysteme, etwa zur Erleichterung der Kommunikation, Autisten helfen können oder sollen, ist umstritten: Sie können Defizite ausgleichen; andererseits besteht die Gefahr, nicht mehr Veränderungen der Umwelt anzustreben, sondern technische Anpassung von Autisten zu verlangen und ihre Behinderung durch Hilfesysteme beseitigen zu wollen. Die Debatte zu Vor- und Nachteilen unter Einschluss einer Neurodiversitätsperspektive, die Behandlung ablehnt, ist noch zu führen [298].

Die schwedische Klimaschutzaktivistin Greta Thunberg hat ihren Asperger-Autismus öffentlich gemacht. Das führt dazu, dass Politiker, denen sie bekanntlich Untätigkeit vorhält, Thunbergs Botschaft damit kommentieren, sie sei „deeply disturbed" (schwer gestört), oder äußern: „Auf der einen Seite ist das Mädchen bewundernswert, aber auf der anderen Seite ist sie krank" (Friedrich Merz, FAZ 25.9.2019). Durch solche behindertenfeindlichen Äußerungen findet keine Auseinandersetzung in der Sache statt. Sondern eine politische Gegnerin wird diffamiert, indem auf ihr stigmatisiertes Merkmal

5

verwiesen wird. Das ist nicht besser, als der inhaltlichen Auseinandersetzung mit einem Menschen auszuweichen, weil er im Rollstuhl sitzt oder eine andere Hautfarbe hat – und somit ein Beispiel, wie verbreitet das Stigma psychischer Erkrankung bleibt. Thunberg entgegnete auf Twitter, sie sei in der Tat „deeply disturbed“ (schwer *ver*stört), und zwar über die Hasskampagnen gegen sie und ihr Anliegen. Leonhard Schilbach wies in diesem Zusammenhang darauf hin, dass Asperger-Autismus häufig mit starker Sachorientierung einhergeht und somit eine Stärke, nicht eine Schwäche für sachorientierte Politik ist (FAZ, 20.2.2019). Angesichts des Zustands unseres Planeten mag man sich fragen, wer hier gestört ist, und sich an die romantische Vorstellung erinnern, sog. Wahnsinn sei ein Zeichen von Gesundheit in einer verrückt gewordenen Welt [299]: „Ja, wer entscheidet es zulezt, ob wir Narren hier in dem Irrhause meisterhafter irren, oder die Fakultisten in den Hörsälen? Ob vielleicht nicht gar Irrthum, Wahrheit; Narrheit, Weisheit; Tod, Leben ist“ (Bonaventuras Nachtwachen, 1805; Monolog des wahnsinnigen Weltschöpfers, 9. Nachtwache). Die Autistin Madeleine Ryan drückte es naturgemäß nüchterner aus: „Wir sind in der besten Position, die Gesellschaft klar zu sehen, weil wir nicht in sie hineinpassen“ (Sydney Morning Herald, 27.9.2018).

Öffentliche Einstellungen zu Autisten sind nicht gut erforscht. Studien deuten darauf hin, dass Autisten häufig auf Ablehnung stoßen und von anderen sogar als weniger menschlich angesehen werden (Dehumanisierung ➤ Kap. 3.1.4 [300]). Wie anderen Menschen schadet Stigma auch Autisten: Ihr Wohlbefinden ist umso schlechter, je mehr Diskriminierung sie erleben oder erwarten und je weniger sie ihren Autismus offenlegen [301].

Der Einfluss der Medien auf öffentliche Einstellungen scheint ambivalent: Einerseits ist das Stereotyp von Autisten als Menschen mit seltenen Sonderbegabungen, wie es spätestens seit dem Film *Rainman* mit Dustin Hoffman verbreitet ist, problematisch, da es sich um Ausnahmefälle handelt. Andererseits betreten Serien wie *Atypical* Neuland: Hier sind Autisten nicht Freaks oder Bürde, sondern wertvolle soziale Akteure, gerade weil sie anders als die „Normalen“ die Dinge beim Namen nennen. Biologische Modelle scheinen auch im Bereich des Autismus Vor- und Nachteile zu haben (➤ Kap. 5.1.2). So berichteten Eltern, bei deren autistischen Kindern genetische Auffälligkeiten festgestellt wurden, einerseits weniger Schuldgefühle, andererseits die Sorge, der Autismus sei nun gleichsam in Stein gemeißelt [302].

Autisten und ihre Angehörigen müssen entscheiden, ob sie eine Autismus-Diagnose offenlegen. Das betrifft besonders Autisten mit normaler oder überdurchschnittlicher Intelligenz, die „als normal durchgehen“ können (pass as normal, ➤ Kap. 4.3.7). Erste experimentelle Studien deuten darauf hin, dass die Offenlegung einer Autismus-Diagnose die Reaktionen des Umfelds verbessert [303, 304]. Offenlegung am Arbeitsplatz ist auch für Autisten ein komplexes Thema mit Vor- und Nachteilen, die vom Arbeitsumfeld abhängen (➤ Kap. 5.1.4, ➤ Kap. 7.1.1 [305]).

Autisten haben Anspruch auf möglichst gute Förderung und, wenn möglich, Ausbildung – allerdings zeigen sich in Europa derzeit sehr unterschiedliche bildungspolitische Ansätze [306]. Autisten mit hoher Intelligenz haben häufig gute Bildungsabschlüsse, doch finden sie keine Arbeit oder solche, die nicht ihrer Ausbildung entspricht [307]. Diese Form sozialer Exklusion steht nicht nur im Widerspruch zur UN-BRK (➤ Kap. 7.5.2), sondern dürfte auch zu den häufigen Depressionen unter Betroffenen beitragen. Dabei sind gute Ansätze verfügbar, um Autisten in Arbeit zu bringen: Unterstützung durch Sozialarbeiter (Job Coaching, ➤ Kap. 7.1.2, Supported Employment) hilft ebenso wie ein ablenkungsarmer Arbeitsplatz mit planbaren Aufgaben [308]. Für Arbeitgeber sollten Autisten nicht trotz, sondern wegen ihrer Verschiedenheit mit oft außergewöhnlichen Gedächtnis- und Konzentrationsleistungen attraktiv sein. Unternehmen wie *Auticon* in Deutschland vermitteln sie daher gezielt an IT-Firmen. Das gilt auch für autistische Ärzte: „Sie sind sorgfältig, sie sind gewissenhaft, ihre Aufmerksamkeit für Details ist erstaunlich, ihr Gedächtnis brillant. Natürlich verallgemeinere ich, doch sie haben so viel zu bieten" ([309], S. 21).

Wie bei psychischen Erkrankungen allgemein, sind Eltern autistischer Kinder von Stigma mitbetroffen (> Kap. 5.6, > Kap. 6.2). Die große Mehrheit erlebt soziale Zurückweisung im Alltag ihrer Kinder. Dabei trägt unabhängig von der Ausprägung autistischer Verhaltensweisen Stigma erheblich zur sozialen Isolation der Eltern und der Familien bei [310]. Nach einer systematischen Literaturübersicht ist die psychische Gesundheit von Eltern umso schlechter, je mehr Stigma sie erfahren [311]. Das sind zwar zumeist Querschnittsdaten, die eine Wirkung von Stigma auf Gesundheit nicht beweisen. Doch legt der Befund negative Folgen von Stigma zumindest nahe. Für Autisten selbst ist das bedrohlich, weil z. B. eine Depression ihrer Mutter negativ auf sie zurückwirkt.

Zu spezifischen Antistigma-Interventionen im Bereich Autismus liegen kaum Daten vor. In einer vorläufigen Studie verbesserte ein Online-Kurs für Studenten ihr Wissen und Einstellungen zu Autisten [312]. Bei der Entwicklung von Interventionen in diesem Bereich wird es hilfreich sein, sich nicht auf ein Modell von Autismus zu konzentrieren, das Defizite betont und Autismus durch Behandlung gleichsam entfernen will. Autisten lehnen solche Modelle eher ab, und sie sind mit mehr Stigma verbunden [313]. In den USA gab es in den 2000er-Jahren eine von einem prominenten Psychiater initiierte Medienkampagne, die das Bewusstsein für Autismus verbessern wollte. Sie wartete auf Postern mit „Erpresserbriefen" auf wie „Wir haben Deinen Sohn. Wir zerstören seine Fähigkeit zu sozialer Interaktion und zwingen ihn in ein Leben völliger Isolation. Es liegt nun an Dir. [Unterschrift:] Asperger-Syndrom" ([314] Bilder der „Erpresserbriefe" finden sich online mit den Suchbegriffen ransom notes autism). Die Kampagne zeigte Autismus als das personifizierte Böse, das Menschen entführt und zerstört. Das ähnelt Horrorfilmen mit psychisch kranken Monstern (> Kap. 7.4.2, Film und Online-Spiele). Diese destruktive Kampagne wurde nach langen Protesten von Autisten und ihren Familien zurückgezogen. Sie ist ein Beispiel einer völlig missratenen sog. Aufklärungsaktion durch Psychiater. Auch deshalb ist es so wichtig, dass Antistigma-Arbeit von Betroffenen gestaltet und geleitet wird (> Kap. 12.4 [313]).

5.4.2 Bipolare Störung (manisch-depressive Erkrankung)

Bipolar kommt von dem lateinischen Wort „bis" (zweimal) und von „Pol". Damit ist gemeint, dass Menschen mit bipolarer Störung sowohl manische als auch depressive Phasen, die jeweils meist Wochen bis Monate dauern, als Stimmungspole erleben. Oft spricht man auch von manisch-depressiver Erkrankung. In einer Manie sind Menschen voller Energie, brauchen sehr wenig Schlaf, haben große Pläne, sind euphorisch oder gereizt und richten mitunter Unfug an (aus Sicht der Außenstehenden; oft rückblickend auch aus Sicht der Betroffenen). Manche kaufen plötzlich einen Hubschrauber, obwohl sie noch nie in einem saßen. Nicht immer können solche Geschäfte rückabgewickelt werden, was den finanziellen Ruin bedeuten kann. Wenn es schlimm wird, können Betroffene auch psychotische Symptome entwickeln, z. B. in ihrem Hochgefühl denken, sie hätten übermenschliche Kräfte. Wenn sie sich einer Straßenbahn entgegenstellen, um sie mit einer Hand aufzuhalten, wird es gefährlich. Auf die Manie folgt oft eine tiefe Depression, in der Betroffene von Schuld und Scham gequält werden.

Bipolare Störungen sind für Betroffene wie für ihr Umfeld eine Herausforderung. Thomas Melle beschrieb seine Erfahrungen eindrücklich:

„Wenn Sie manisch-depressiv sind, hat Ihr Leben keine Kontinuität mehr. Was sich vorher als mehr oder minder durchgängige Geschichte erzählte, zerfällt rückblickend zu unverbundenen Flächen und Fragmenten. Die Krankheit hat Ihre Vergangenheit zerschossen, und in noch stärkerem Maße bedroht sie Ihre Zukunft. Mit jeder manischen Episode wird Ihr Leben, wie Sie es kannten, weiter verunmöglicht. Die Person, die Sie zu sein und kennen glaubten, besitzt kein festes Fundament mehr. Sie können Ihrer selbst nicht mehr sicher sein … Wer hätte die Kraft, daraus etwas Neues zu zimmern?" ([315], S. 113).

Seine Frage am Ende ist, platt gesagt, die nach Recovery, also nach der Möglichkeit eines neuen Lebens mit der Erkrankung. Melle kommt am Ende seines Buches darauf zurück und deutet fast spirituelle Hoffnung an bei dem Gedanken, die Manie könne zurückkehren und ihn wieder „umhauen": „Dann werde ich dennoch weiterleben. Dann werden diese Zeilen wie ein Gebet sein" ([315], S. 348). So mag die Erzählung der eigenen Geschichte, mit all ihrer Not, dem Wahnsinn einen Teils seines Schreckens nehmen, ihn bannen und Zuversicht geben. Das Thema wird später bei narrativen Ansätzen wiederkehren (➤ Kap. 9.1.3, ➤ Kap. 9.2.3).

5

Andererseits erleben viele Menschen manische Phasen, besonders leichter verlaufende, als kreativ und bereichernd – und die bipolare Störung als auch positiven Teil ihrer Identität, den sie nicht loswerden wollten, selbst wenn sie es könnten [316]. Etwa 1 % aller Erwachsenen ist betroffen, Frauen und Männer etwa gleich häufig. Die Zahl durch bipolare Störungen verlorener gesunder Lebensjahre (DALYs) ist hoch (etwa halb so viele wie durch Schlaganfälle, doppelt so viele wie jeweils durch Parkinson-Erkrankung oder Epilepsien [39]).

Öffentliche Einstellungen zu bipolarer Störung sind nicht gut untersucht [158]. Soweit bekannt, sind sie weniger negativ als zu Schizophrenie, doch negativer als zu Depression [317]. Mehr Informationen liegen vor über die Folgen von Stigma für Betroffene [318]: Menschen mit bipolarer Störung leiden häufig unter Selbststigma und Scham. Je mehr öffentliche Vorurteile sie wahrnehmen, desto schlechter ist in Längsschnittstudien später ihre soziale Funktionsfähigkeit, unabhängig von der Ausprägung psychischer Symptomatik [319]. Es spricht viel dafür, dass Stigma und die Furcht vor Abwertung durch andere zu sozialer Angst führen, was wiederum die soziale Situation Betroffener und den klinischen Verlauf der Erkrankung verschlechtert [320]. Viele sind verständlicherweise belastet durch die Entscheidung, ob und wie sie anderen von ihrer Erkrankung berichten sollen. Manche empfehlen eine umsichtige Offenlegung nur gegenüber Vertrauenspersonen (➤ Kap. 9.2). Vorurteile und die Folgen der Etikettierung erschweren es, die eigene Erkrankung und Behandlung zu akzeptieren:

„Wenn meine Freunde wüssten, dass ich Medikamente nehme, weil ich bipolar bin, würden sie sagen, ich bin verrückt" ([321], S. 177).

„So ist das mit psychischer Erkrankung. Sie sagen, es gibt keine Vorurteile mehr, weil die Leute so aufgeklärt sind, aber das ist nicht wahr … sie schauen Dich misstrauisch an und

denken ‚Hmm, sie ist psychisch krank und ihr Verhalten ist anders', und hin und wieder glauben sie nicht, was Du sagst … und das mag der Grund sein, warum ich es schwierig finde, die Krankheit zu akzeptieren" ([322], S. 126).

Antistigma-Interventionen spezifisch für bipolare Störungen sind mir nicht bekannt. Doch eine systematische Literaturübersicht zeigt, dass Psychoedukation zu bipolarer Störung die Belastung durch Stigma für Betroffene verringert [323]. Das Engagement von Selbsthilfegruppen ist hilfreich, zur Aufklärung der Allgemeinbevölkerung ebenso wie beim Kampf gegen Selbststigma und für Empowerment. In Deutschland ist die *Deutsche Gesellschaft für Bipolare Störungen* (dgbs.de) aktiv, die verschiedene Referate unterhält – darunter eines für im Gesundheitssystem tätige Profis mit bipolarer Störung.

Kontrovers diskutiert wird die Rolle von Etikettierung und Stigma im Bereich der Früherkennung und Frühintervention für junge Menschen [324, 325]. Risikotestungen, gleich ob durch genetische oder klinische Untersuchungen, in der Allgemeinbevölkerung sind nicht sinnvoll. Da bipolare Störungen selten sind, würden sie zu häufig „falsch positiven" Fehlalarm verursachen (➤ Kap. 3.3.4). Doch viele Forscher sprechen sich mittlerweile für Früherkennung und Frühintervention in Risikogruppen aus, u. a. bei Kindern von Eltern mit bipolarer Störung oder bei jungen Menschen mit ersten möglichen Anzeichen einer bipolaren Störung.

Hier stehen wir vor mehreren Herausforderungen:

- Zum einen sollten Betroffene autonom entscheiden können. Wer was entscheiden kann, ist aber eine knifflige Frage, etwa wenn Eltern über die Testung ihrer minderjährigen Kinder entscheiden. Was geschieht beispielsweise, wenn der Test ergibt, dass das Kind ein 30-prozentiges Risiko habe, später eine bipolare Störung zu entwickeln? Erfährt das Kind davon? Wie wirkt es sich aus: positiv, wenn die Familie das Kind stärkt und fördert, oder negativ, wenn das Umfeld ängstlich und ablehnend reagiert?
- Zum anderen gilt es, Chancen von Früherkennung und -behandlung (z. B. besserer Erkrankungsverlauf, weniger negative Folgen für Ausbildung) abzuwägen gegen Risiken in Form von Etikettierung als Person mit Krankheitsrisiko. Letzteres kann sich negativ auswirken auf das soziale Umfeld, auf das Selbstkonzept („Bin ich nun einer von *den Kranken*?") oder auch auf die Möglichkeit, später Versicherungsverträge abzuschließen.

Eine gesellschaftliche Debatte über Chancen und Risiken scheint nötig – und möglichst viele Entscheidungen sollten Betroffenen und ihren Familien überlassen werden.

5.4.3 Borderline-Störung

Diese Störung gehört zur Gruppe der sog. Persönlichkeitsstörungen. Im Gegensatz zu Episoden etwa einer depressiven Erkrankung bezeichnen alle Persönlichkeitsstörungen ein eher stabiles, schon in der Jugend beginnendes Muster von Denken, Fühlen und Verhalten, das zu Schwierigkeiten für Betroffene und ihr Umfeld führt. Der Begriff *Borderline* kommt daher, dass man früher dachte, die Symptome seien an der *Grenzlinie* zwischen dem, was man Neurose und was man Psychose nannte. Im Folgenden soll von Borderline-Störung die Rede sein, weil der Ausdruck weniger an Persönlichkeits- oder Charakterfehler denken lässt. Die Borderline-Störung ist im Kern eine Störung der Emotionsregulation und durch Schwierigkeiten in vier Bereichen gekennzeichnet [326]:

1. Instabile zwischenmenschliche Beziehungen,
2. Selbstkonzept und Selbstwahrnehmung, u. a. dissoziative Symptome bei Anspannung,
3. heftige, schwer kontrollierbare Emotionen (u. a. Wut, Scham, Leeregefühl) und
4. hohe Impulsivität, bis hin zu Selbstverletzungen oder Suizidalität. Selbstverletzungen unterbrechen dabei häufig die quälenden Anspannungszustände und sind ein (problematischer) Lösungsversuch.

Die Häufigkeit der Borderline-Störung in der Allgemeinbevölkerung liegt bei etwa 1–2 % innerhalb eines Jahres, doch bei rund 5 % im Laufe des ganzen Lebens (➤ Kap. 2.2.1). In Kliniken finden sich mehr Frauen als Männer mit dieser Diagnose, in der Allgemeinbevölkerung sind beide Geschlechter jedoch etwa gleich häufig betroffen [327]. Das mag daran liegen, dass Männer aufgrund der störungsbedingten hohen Impulsivität und eines höheren Risikos für gleichzeitigen Alkohol- oder Drogenmissbrauch häufiger als Frauen im Justizsystem statt in Kliniken landen [328]. Dies führt für sie zu mehrfacher Stigmatisierung durch Erkrankung und Vorstrafen, oft auch zu mangelhafter therapeutischer Versorgung. Etwa jeder fünfte Patient in psychiatrischen Kliniken und jeder siebte in nichtpsychiatrischen Notaufnahmen hat eine Borderline-Störung [327]. Traumatisierung in der Kindheit ist der wichtigste Risikofaktor. Früher galt die Störung als unbehandelbar, was zu ihrem Stigma beitrug. Diese Einstellung ist mittlerweile aus zwei Gründen überholt: Erstens ist die Wirksamkeit von Psychotherapie gut belegt (Psychopharmaka hingegen helfen selten); zweitens zeigen große Verlaufsstudien über Jahrzehnte, dass viele Menschen mit Borderline-Störung nach einigen Jahren nur noch wenige Symptome zeigen (daher die oben genannte geringere Häufigkeit, wenn man nur den Zeitraum eines Jahres betrachtet). Viele erreichen neben Symptomrückgang außerdem eine umfassende Besserung im Sinne von Recovery, d. h., sie kommen sozial und beruflich gut zurecht [329].

Scham und Selbststigma sind bei Frauen mit Borderline-Störung häufig [330], ebenso wie bei Eltern von Jugendlichen mit Selbstverletzungen [331]. Dass Selbststigma und Scham bei Menschen mit Borderline-Störung stark ausgeprägt sind, kann zwei Ursachen haben: Erstens erfahren Betroffene aufgrund häufiger Besuche von Notaufnahmen und Kliniken, durch interpersonelle Konflikte oder durch sichtbare Narben mehr Etikettierung; zweitens könnte Scham als Folge traumatischer Kindheitserlebnisse die Anfälligkeit für Selbststigma erhöhen, wenn Menschen mit Borderline-Störung erneuter Entwertung in Form von Stigma begegnen [188]. Die Münchnerin Dominique de Marné hat u. a. Erfahrungen mit Borderline-Störung. Sie hat sich, auch um Scham, Selbststigma und öffentliches Stigma abzubauen, für die Offenlegung ihrer Erkrankung entschieden. Das ist in ihrem eindrucksvollen Buch [332] ebenso nachzulesen wie online (mentalhealthcrowd.de); in München eröffnete sie ihr Mental-Health-Café Berg & Mental (bergundmental.de).

Auch im Gesundheitssystem spielt Stigma eine Rolle. Bei vielen Profis im somatischen oder psychiatrisch-psychotherapeutischen Bereich gelten Menschen mit Borderline-Störung als „schwierig". Das kann dazu führen, dass ambulante Psychotherapeuten die Behandlung ablehnen oder stationäre Einrichtungen sich als nicht zuständig oder kompetent erklären. Dem entspricht die Tatsache, dass viele Profis sich in Befragungen als nicht qualifiziert empfinden, Menschen mit Borderline-Störung zu behandeln [333]. Auch experimentelle Studien sprechen dafür, dass Profis eine Patientin und ihre Prognose negativer beurteilen, wenn sie als „Borderline" etikettiert ist. In einer Studie sahen rund 250 Behandler ein Video einer für Therapie motivierten Patientin mit Panikstörung [334]. Ein Drittel sah nur das Video; ein Drittel erhielt zusätzlich die (nicht zutreffende) schriftliche Information, diese Patientin leide zusätzlich an Borderline-typischen Symptomen (ohne dass Borderline-Störung erwähnt wurde); und ein weiteres Drittel erhielt zusätzlich zu Video und Symptombeschreibung noch die (ebenfalls falsche) Information, die Patientin habe eine Borderline-Diagnose. Im Vergleich zu beiden anderen zeigten Behandler des letzten Drittels deutlich negativere Einschätzungen der Patientin, u. a. in Bezug auf ihre Motivation, Behandelbarkeit und Prognose.

Profis können in der Behandlung zögern, ihren Patienten die Diagnose einer Borderline-Störung offen mitzuteilen, u. a. um sie vor Stigma und Selbststigma zu schützen [333]. Das wird jedoch von Betroffenen in der Regel als paternalistische Bevormundung empfunden und schränkt ihre Orientierungsmöglichkeiten etwa über Selbsthilfe und Behandlung ein. Menschen mit Borderline-Störung dürften nach solchem Verhalten von Profis zögern, wieder Hilfe zu suchen. Behandler beschreiben Betroffene häufig als „manipulativ" oder „spaltend". Dies ist vergleichbar den Suchterkrankungen: Ein Verhalten wird moralisch als Charakterfehler bewertet, nicht als Krankheitszeichen gesehen. Dabei lässt sich die vermeintliche „Spaltung" auch konstruktiver sehen: Man kann den Umstand, dass Patientinnen auf Widersprüche, auch zwischen Teammitgliedern, hinweisen, als wertvollen Hinweis auf mögliche Abstimmungsprobleme im Team schätzen. Schlimmstenfalls wird Patientinnen für ihre Symptome oder mangelnden Therapieerfolg von Behandlern die Schuld gegeben (was Scham und Selbststigma verstärkt). Dabei können Patientinnen in guter Psychotherapie nicht „versagen" – es kann nur sein, dass diese Psychotherapie für diese Person zu diesem Zeitpunkt nicht die richtige ist.

Aus all diesen Gründen kann ein Teufelskreis entstehen: Profis reagieren negativ, weil sie „schwierige" Patientinnen erwarten und sich tendenziell überfordert fühlen; Betroffene fühlen sich abgelehnt und reagieren ebenso negativ – am Ende sehen sich beide Seiten bestätigt. Hinzu kommt ein strukturelles Problem: Obwohl in Form etwa von Marsha Linehans Dialektisch-Behavioraler Therapie eine gut wirksame Psychotherapie zur Verfügung steht [326], ist sie besonders im ambulanten Bereich viel zu wenig verbreitet. Das erschwert Betroffenen außerhalb von Universitätsstädten, in denen Psychotherapeuten ausgebildet werden, das Auffinden qualifizierter Psychotherapie erheblich.

Da das Verhalten von Profis gegenüber Menschen mit Borderline-Störung zu Stigma und Selbststigma beitragen kann, sind Profis eine naheliegende Zielgruppe für Antistigma-Interventionen. Stephanie Knaak führte einen dreistündigen Workshop für Profis durch [335]. Er enthielt auf Basis von Linehans Therapie Informationen sowie Berichte Betroffener über ihre Genesung (Recovery) – also eine Kombination der Strategien Edukation und Kontakt (➤ Kap. 8.1, ➤ Kap. 8.4). Die Studie zeigte erstens, dass Einstellungen der Profis gegenüber Menschen mit Borderline-Störung negativer waren als gegenüber Menschen mit anderen psychischen Erkrankungen, und zweitens, dass der Workshop die Einstellungen zu verbessern schien.

5.4.4 Demenz

Demenz ist ein Oberbegriff für eine Reihe von Erkrankungen, die zu Störungen des Gedächtnisses, der Orientierung, des Denkens, der Sprache und der Alltagsbewältigung führen. Die häufigsten Demenztypen sind die Alzheimer-Erkrankung mit rund zwei Dritteln, die sog. vaskulären Demenzen, die auf Durchblutungsstörungen und meist zahlreichen kleinen Hirninfarkten beruhen, mit etwa 20 % sowie Mischformen beider

Typen mit rund 10 %. Die Demenzhäufigkeit steigt von rund 3,5 % bei den unter 70- bis 74-Jährigen auf rund 25 % unter den 85- bis 89-Jährigen und weiter mit zunehmendem Lebensalter. Ob die Zahl der Neuerkrankungen aufgrund der alternden Bevölkerung in reichen Ländern im Laufe der Jahrzehnte stark ansteigen wird, ist dennoch unklar [336]. Obwohl Demenz meist erst in höherem Alter auftritt, ist sie unter den neurologischen und psychiatrischen Erkrankungen nach der Depression für die zweitmeisten verlorenen gesunden Lebensjahre (DALYs) verantwortlich [39]. Auch deshalb hat die Weltgesundheitsorganisation Demenz zur Priorität im Bereich öffentlicher Gesundheit erklärt [337].

In Deutschland leben derzeit rund 1,7 Millionen Menschen mit Demenz, davon rund drei Viertel zu Hause. Nach Zahlen des Statistischen Bundesamtes kostete ihre medizinische und pflegerische Versorgung im Jahr 2015 rund 15 Milliarden Euro. Davon entfallen aufgrund der höheren Lebenserwartung 11 Milliarden auf Frauen, 4 Milliarden auf Männer. Die Gesamtkosten sind jedoch rund dreimal so hoch, weil die meiste Pflegearbeit von Angehörigen, oft Frauen und Töchtern, unbezahlt zu Hause erbracht wird [338]. Auch dies ist noch eine Unterschätzung, weil mehr als die Hälfte aller Demenzerkrankungen gar nicht erkannt und entstehende Kosten daher nicht richtig zugeordnet werden. Die durch Demenz verursachten Kosten sollen sich bis 2050 etwa verdoppeln.

Historisch gab es sehr verschiedene Sichtweisen auf Demenzerkrankungen im Besonderen und auf das Altern im Allgemeinen. Beides lässt sich nicht ganz trennen, denn häufig wurden Demenzen nicht als Erkrankungen, sondern als normale Alterserscheinungen betrachtet (was auch heute mit Blick auf die Demenzhäufigkeit unter Hochbetagten vorgebracht wird). Cicero lässt in seiner 44 v. Chr. entstandenen Schrift *Cato der Ältere – Über das Greisenalter* den alten Cato verschiedene Vorurteile gegen das Altern widerlegen. Der Klage über nachlassende Kräfte entgegnet er beispielsweise heiter, auch als junger Mann habe er nicht die Kräfte eines Elefanten gewollt. Man solle stattdessen nützen, was da sei, und nach seinen Kräften handeln (agere pro viribus, Kap. IX). Cicero setzt also auf Akzeptanz und Gelassenheit, auf ruhiges Engagement, weiteres Lernen und Austausch. Dieser römische Ansatz ist nicht weit entfernt von aktuellen Empfehlungen, was uns Bescheidenheit lehren kann [339].

In der Neuzeit wurde Demenz einerseits als Hirnerkrankung verstanden – so durch Alois Alzheimer, der 1906 die nach ihm benannte Demenz beschrieb. Im 20. Jahrhundert gab es aber eine Gegenbewegung, die Demenz (auch) als psychosoziales Problem sah. Danach lebten Ältere in einer Gesellschaft, die sie zu wenig unterstütze [340]. Diese Perspektive half, Versorgungs- und Sozialsysteme für Ältere außerhalb der psychiatrischen Anstalten aufzubauen und zu verbessern (und entspricht modernen Konzepten von Behinderung ➤ Kap. 7.5.2). Die Sicht auf Demenz in anderen Kulturen fügt dem Bild weitere Facetten hinzu [341]. So beschreibt in Indien die Kategorie des „60-Werdens" einen Zustand von Vergesslichkeit, Sturheit, Groll und Misstrauen, der gesellschaftlich toleriert wird. Schwere Ausprägungen einer Demenz, u. a. mit Aggression und psychotischen Symptomen, gelten hingegen als stark stigmatisierter Wahnsinn.

Medien und Literatur können auch für Demenz Stigma verstärken oder abbauen (➤ Kap. 7.4). Für soziale Medien ergab die Auswertung von rund 30.000 Twitter-Nachrichten, dass neben vielen hilfreichen und informativen Nachrichten etwa die Hälfte der Tweets stigmatisierend sind, u. a. indem sie sich über Demenz lustig machen [342]. In verschiedensten Medien und der politischen Diskussion wird eine große Zahl bedrohlicher Metaphern für Demenz verwendet: Die Krankheit ist Flutwelle, Epidemie, Monster, Feind oder die Pest des 21. Jahrhunderts, gegen die es einen Krieg oder

Kreuzzug zu führen gilt [343]. Solche Bilder prägen, was wir mit Demenz verbinden: Angst, Gefahr, Terror, Ansteckung. Die schlimmste dieser Metaphern ist die Darstellung von Menschen mit Demenz als Untote (Zombies). Susan Behuniak zeigte, dass dieses Bild geläufig ist und zu starken Reaktionen von Angst und Ekel führt [344]. Gefährlich ist es besonders, weil es Erkrankten ihre Menschlichkeit abspricht. Man kann und muss solchen Bildern die Haltung entgegensetzen, dass Menschen mit Demenz vor allem *Menschen* sind, die – anders als Zombies – Gefühle und Würde haben.

Medien können auch zu Aufklärung und Stigmaabbau beitragen. Neben Kinofilmen wie *Iris* (➢ Kap. 7.4.2) beziehen Dokumentarfilme die Perspektive Betroffener und ihrer Familien ein, u. a. im Film *Every Three Seconds* der Vereinigung *Alzheimer's Disease International* (alz.co.uk/everythreeseconds). Der Filmtitel verweist darauf, dass weltweit alle drei Sekunden ein Mensch neu an Demenz erkrankt. Er verbindet Informationen über Forschung und soziale Unterstützung mit dem Blick auf die Stärken und die Würde von Menschen mit Demenz.

In Bevölkerungsbefragungen zeigen sich widersprüchliche Reaktionen auf Demenz: Mitgefühl und Hilfsbereitschaft sind häufig, doch auch Angst [345]. Ablehnende Reaktionen dürften verstärkt werden durch die oben erwähnte Angst vor Ansteckung, durch die Unheilbarkeit der Erkrankung und dadurch, dass uns Demenz an unsere Sterblichkeit erinnert (terror management theory ➢ Kap. 3.3.1). Eine weltweite Befragung von fast 70.000 Menschen ergab, dass viele Menschen mit Demenz im Alltag Diskriminierung erfahren: Ihre Meinung wird ignoriert, andere machen sich über sie lustig, oder sie werden sozial ausgegrenzt [346].

Negative Einstellungen zu Erkrankten erhöhen die Skepsis gegenüber Screening und Früherkennung von Demenz. Menschen mit Demenz ebenso wie Profis stehen solchen Tests ambivalent gegenüber [347]. Eine frühe Diagnose ermöglicht frühere Behandlung und Vorbereitung auf die Erkrankung (mit der Einschränkung, dass derzeitige Behandlungen nicht Stillstand der Erkrankung oder gar Heilung erreichen). Doch Früherkennung kann auch zu (Selbst-)Etikettierung und Zukunftsangst führen, bis hin zu Suizidalität und dem Wunsch nach Suizidbeihilfe [348]. Hier können sich Entmenschlichung durch Zombie-Metaphorik, Angst vor Kontrollverlust Betroffener und sozialer Druck verbinden, sodass die Schwelle für Suizidbeihilfe sinkt. Eine holländische Gesundheitsministerin wird so zitiert: „Es wäre weise für Menschen in Anfangsstadien von Demenz, eine Vorabverfügung zu verfassen, die Euthanasie verlangt" ([349], S. 379). Möglicherweise legt unsere Gesellschaft zu großen Wert auf Unabhängigkeit und sieht Hilfsbedürftigkeit zu negativ. Denn der Mensch ist am Anfang und am Ende seines Lebens natürlicherweise auf Hilfe angewiesen.

Wie reagieren Menschen mit Demenz auf Stigma? „Es ist ein seltsames Leben, wenn du dich outest – die Leute werden verlegen, sprechen gedämpft, sind sprachlos", beschrieb der an Demenz erkrankte Autor Terry Pratchett die Reaktion seines Umfelds [350]. Die Entscheidung über die Offenlegung der eigenen Demenz-Diagnose ist daher kompliziert. Offenlegung kann zu Unterstützung und Verständnis, aber auch zu Diskriminierung führen. Die Entscheidung hängt, wie bei Menschen mit anderen Erkrankungen, vom Kontext und Adressaten ab (➢ Kap. 5.1.4, ➢ Kap. 9.2). Manche Menschen sehen in der Offenlegung ihrer Erkrankung eine Form von Selbstbestimmung und Antistigma-Arbeit: „Du übernimmst die Kontrolle über deine Diagnose, indem du offen darüber sprichst, und zusätzlich informierst du die anderen, denn ein Teil des Stigmas ist dieses Unbekannte" ([351], S. 49). Jem Bhatt arbeitet derzeit in London an einem Programm, das Menschen mit Demenz bei Offenlegungsentscheidungen unterstützen soll (➢ Kap. 9.2).

5

Menschen mit Demenz fühlen sich durch die Erkrankung häufig weniger wert, schämen sich, ziehen sich sozial zurück und möchten nicht gesehen werden [352]. Zu diesem Selbststigma tritt die Angst vor Verschlechterung der Erkrankung und damit vor der Zukunft [353]. Parallel berichten viele, dass sich Freunde und Nachbarn von ihnen zurückziehen. Doch das ist nicht alles. Viele Menschen mit Demenz versuchen, sich in der Gesellschaft Gehör zu verschaffen. Dass sie nichts mehr beizutragen hätten, ist selbst ein Vorurteil. Indem sie eine Stimme finden und von sich erzählen, trotzen sie Vorurteilen in der Gesellschaft und Selbststigma. Das Erzählen der eigenen Geschichte ist somit auch ein Akt des Widerstands und der Selbstbestimmung. In Martina Zimmermanns schönem Buch zu Erzählungen von Menschen mit Demenz findet sich ein Zitat Arno Geigers aus dem Buch über seinen an Demenz erkrankten Vater: „Es heißt, jede Erzählung sei eine Generalprobe für den Tod, denn jede Erzählung muss an ein Ende gelangen. Gleichzeitig bringt das Erzählen dadurch, dass es sich dem Verschwinden widmet, die verschwundenen Dinge zurück" ([354], S. 118).

Erzählungen über das eigene Leben mit Demenz haben naturgemäß viele Seiten. Sie verwenden düstere Bilder wie das schwarze Loch, das Labyrinth oder die Reise ohne Wiederkehr. Doch auch Ermutigenderes findet sich: „Alzheimer ist zwar eine harte Sache – aber weil es eben auch so hart ist, habe ich das Gefühl, vor nichts mehr Angst haben zu müssen. Und das eröffnet Möglichkeiten und Chancen" ([354], S. 96). Die an Demenz erkrankte Christine Bryden deutet Möglichkeiten des Wachstums an: „Findet die in uns verborgene Perle. Wie die Perle, die sich formt durch die Irritation eines Sandkorns in der Auster, hat sich unsere Perle geformt durch die Herausforderung, mit Demenz zu leben" ([354], S 104) und zeichnet damit ein Gegenbild zu leeren Hüllen und Zombies. Das sind keine Einzelfälle: Eine Übersicht von fast 30 qualitativen Studien ergab, dass viele Menschen mit Demenz trotz und mit der Erkrankung lange Zeit ein gutes Leben führen können [355]. Menschen berichten über Akzeptanz („Ich habe es akzeptiert, weißt du, tu einfach dein Bestes, und das ist alles, was du tun kannst") und Dankbarkeit („Ich hatte ein gutes Leben und bin zufrieden"; [355], S. 18 ff.).

Angehörige von Menschen mit Demenz sind ebenfalls von Stigma betroffen. Viele berichten, dass sich Freunde und Verwandte von ihnen zurückziehen. Sie empfinden Scham über die Erkrankung ihrer Angehörigen, sodass sie die Erkrankung verschweigen oder geheim halten – im privaten Umfeld ebenso wie im Gesundheitssystem [356]. Zusätzlich zur Schwere der Demenz trägt Scham wesentlich zur Belastung Angehöriger bei [357]. Stigma beeinflusst auch das Verhalten von im Gesundheitssystem tätigen Profis. Aus Sorge vor Etikettierung ihrer Patienten, vor öffentlichem Stigma und Selbststigma zögern viele Profis, Betroffenen die Diagnose einer Demenz mitzuteilen [358]. Das ist gut gemeint. Doch aus Sicht vieler Menschen mit Demenz offenbart es eine paternalistische Haltung und schränkt ihr Recht auf Selbstbestimmung ein.

Im Rechtssystem kann eine Demenz-Diagnose sehr unterschiedliche Folgen haben. Sie kann Zugang zu Behandlung, Pflege und Unterstützung erleichtern, auch im Rahmen einer gesetzlichen Betreuung. Menschen mit Demenz berichten aber, dass sie, sobald die Diagnose gestellt ist, mitunter gar nicht mehr gehört werden: Richter oder Betreuer entscheiden über ihren Kopf hinweg. Das wird den durch Demenz eingeschränkten, aber nicht aufgehobenen Fähigkeiten Betroffener nicht gerecht [359]. In diesem Zusammenhang gewinnt die Menschenrechtsperspektive an Bedeutung, in der Demenz als Behinderung angesehen wird [360]. Betroffene haben Anspruch auf den Schutz der UN-BRK (➤ Glossar). Das schließt das Recht ein, über die Diagnose und Behandlungsmöglichkeiten aufgeklärt zu werden und über die Behandlung mitzubestimmen.

Was lässt sich all dem entgegensetzen, über persönliche Erzählungen hinaus? Auf absehbare Zeit ist keine Heilung für Demenzen zu erwarten. Da Stigma die Last der Krankheit für Betroffene und ihre Familien erheblich erhöht, sind Interventionen in diesem Bereich umso wichtiger. Zwar wurden in den vergangenen Jahrzehnten Milliarden für biologische Forschung im Bereich der Demenz ausgegeben – weitgehend erfolglos. Doch über psychosoziale Interventionen für diese Erkrankungen ist aufgrund mangelnder Studien wenig bekannt [361]. Vielversprechende Ansätze holen Menschen mit Demenz aus ihrer Isolation, durch die Beteiligung an Kunst, Poesie oder Geschichtenerzählen. Diese Projekte wirken positiv auf Betroffene, ihre Angehörigen – und auch auf Medizinstudenten, wenn sie teilnehmen [362]. Ein solches Projekt versammelt Gedichte von Menschen mit Demenz (alzpoetry.com), u. a. folgenden Text von Stuart Hall:

Celebratory Confetti
My mind's not at all a blank slate,
Though I cannot keep track of the date
Or the day of the week,
And facts play hide-and-seek,
For my mind to be blank would be great.

Instead it is wired like spaghetti;
It conflates the important and petty;
The connections of things
Are like tangles of strings
Or like celebratory confetti.

Kopffestkonfetti
Ein weißes Blatt wohl mein Verstand?
Auch wenn das Datum unbekannt
und mir der Wochentag entfällt
und Fakten wabern durch die Welt:
Ein weißes Blatt wär' sehr charmant!

Jedoch Gedanken, die sich regen,
verknoten sich auf wirren Wegen.
Grad wie Spaghetti ist's verkabelt,
die man mal eben aufgegabelt,
oder wie ein Konfettiregen.
(Übertragen von Moritz Wigand)

Passend zu dem Titel dieses Gedichts heißt in Deutschland eine Kampagne *Konfetti im Kopf*, die sich für Aufklärung und gegen das mit Demenz verbundene Stigma einsetzt, u. a. mit Fotowettbewerben und Paraden (konfetti-im-kopf.de). Andere Projekte finden in Museen statt. Hier begegnen Menschen mit Demenz in Begleitung geschulter Kulturvermittler Kunstwerken oder nehmen an Workshops teil, in denen sie selbst künstlerisch aktiv werden. Am Wiener Kunsthistorischen Museum hat Rotraut Krall solche Programme etabliert: Teilnehmer sind im öffentlichen Raum, nehmen aktiv teil, alte Erinnerungen werden wach, sie tauschen sich aus [363]. Ähnliche Angebote gibt es u.a. an der Bundeskunsthalle in Bonn. Das sind Beispiele gelungener Inklusion bei Behinderung. Oder Menschen mit Demenz treffen sich und erzählen Geschichten, die von Bildern ausgehen und gemeinsam weitererzählt werden. Ein Teilnehmer mit Demenz fasste die Wirkung schön zusammen: „Die Offenbarung, dass ich nicht mehr erinnern kann, aber mir etwas vorstellen KANN, war ein Segen für meinen Verstand, mein Herz und meine Seele" ([362], S. 710). In Mailand ansässig ist der Verein *Alzheimer Fest*, der in Italien Feste und Begegnungen von Menschen mit und ohne Demenz organisiert, mit Musik, Kunst usw. („wie das Oktoberfest: vielleicht mit weniger Bier, aber mit mehr Umarmungen"; alzheimerfest.it). In Österreich treffen sich „Menschen mit Vergesslichkeit" und ihre Unterstützer im Verein *Promenz* (promenz.at).

Solche Aktivitäten, lokal von der Basis aus, sind vermutlich der beste Weg, um Stigma und soziale Isolation von Menschen mit Demenz und ihren Familien zu verringern.

Dazu passt die Arbeit von Vereinigungen von Menschen mit Demenz und von Angehörigenvertretungen [364]. International finden sich verschiedene nationale Demenzstrategien [365], allerdings im deutschsprachigen Raum derzeit nur eine in der Schweiz, und sie ohne Schwerpunkt im Bereich Stigma. In Deutschland begann die Bundesregierung 2018 die Arbeit an einer Demenzstrategie, seit 2012 gibt es die Allianz für Menschen mit Demenz. In dem langen Bericht über die Umsetzung ihrer Ziele kommen die Wörter Stigma oder Vorurteile nicht vor, eine Antistigma-Strategie ist nicht erkennbar [366].

Um das Stigma von Demenz und seine Folgen zu lindern, wird es vielfältiger Aktivitäten bedürfen: Arbeit mit Medien, Profis, Angehörigen und Betroffenen, die Entwicklung von Demenzstrategien auf nationaler und europäischer Ebene, die Stigma ernst nehmen, den Ausbau integrierter Versorgungsmodelle, die verschiedene Berufsgruppen und Behandlungsformen verbinden (Klinik, Hausarzt, Pflege etc. [367]), die Berücksichtigung von Armut und Einsamkeit im Alter und Forschung im Bereich der psychosozialen Versorgung und Antistigma-Interventionen in diesem Feld.

5.4.5 Essstörungen und Übergewicht (Adipositas)

Zu den Essstörungen zählen Bulimie und Anorexie (Magersucht). Daneben gibt es starkes Übergewicht (Adipositas). Übergewicht ist zwar keine psychische Erkrankung, doch tritt es bei Menschen mit psychischen Erkrankungen häufiger auf. Ein Grund dafür ist Gewichtszunahme als Nebenwirkung vieler Psychopharmaka. Ob Übergewicht überhaupt eine (körperliche) Erkrankung darstellt, ist umstritten. Manche sprechen sich dafür aus und verweisen auf die gravierenden Folgen und Behinderungen durch Übergewicht [368]. Gegner dieser Ansicht führen ins Feld, Übergewicht sei nur ein Risikofaktor für verschiedenste Krankheiten (u. a. des Herz-Kreislauf-Systems oder für Depression), doch selbst keine Krankheit. Auch werde die Einstufung von Übergewicht als Krankheit Stigma nicht verringern, sondern dazu führen, dass sich Betroffene als krank abgestempelt fühlen und nicht mehr als „normale Menschen in großen Körpern" ([369], S. 4). Weil Übergewicht nicht nur stigmatisiert ist, sondern auch Ursache und Folge psychischer Erkrankungen sein kann, wird es im Anschluss an die Essstörungen kurz besprochen.

Essstörungen

In neueren psychiatrischen Klassifikationssystemen werden drei häufige Essstörungen unterschieden: Anorexie (Magersucht), Bulimie und Essanfallstörung (binge eating disorder). Menschen mit Anorexie nehmen möglichst wenige Kalorien zu sich, was zu starkem Untergewicht führt; sie haben Angst, dick zu werden, und fühlen sich trotz ihrer extremen Magerkeit dick. Bulimie bezeichnet wiederkehrende Essanfälle, in denen Menschen die Kontrolle über die Art und Menge des Essens verlieren. Anschließend führen sie Erbrechen herbei oder nehmen Abführmittel, um nicht dick zu werden. Sie können normalgewichtig sein, und ihre Erkrankung ist, anders als Magersucht, oft nicht sichtbar. Die Essanfallstörung ähnelt der Bulimie, nur dass anschließend kein Erbrechen o. Ä. erfolgt, weshalb Betroffene oft übergewichtig sind. Essstörungen beginnen meist im Jugendalter. Im Durchschnitt der Gesamtbevölkerung ist ungefähr 1 % betroffen, allerdings sind

Essstörungen unter jungen Frauen viel häufiger. Es sind lebensgefährliche Erkrankungen: Innerhalb von 10 Jahren sterben rund 5 % aller an Anorexie Erkrankten [370].

Mitglieder der Allgemeinbevölkerung äußern häufig die Ansicht, Menschen mit Essstörungen seien verantwortlich für ihren Zustand und sollten sich zusammenreißen. Männer scheinen dabei mehr Vorurteile zu haben als Frauen [371–373]. Dabei finden sich **widersprüchliche Haltungen**: Empathie und Hilfsbereitschaft ebenso wie der Wunsch nach sozialer Distanz. Mitunter werden Betroffene aufgrund ihrer Schlankheit auch von ihrem Umfeld bewundert [372]. Diese unterschiedlichen Reaktionen weisen darauf hin, dass sich das Stigma von Anorexie vom Stigma anderer psychischer Erkrankungen unterscheidet. Angesichts des gesellschaftlich verbreiteten Schlankheitsideals neigen junge Frauen mit Magersucht sozusagen zur Übererfüllung gesellschaftlicher Normen. Das passt zu Perfektionismus und Leistungsanspruch, die bei Menschen mit dieser Erkrankung häufig sind. Es erklärt positive Reaktionen auf Magersucht und warum es so schwer sein kann, sich von ihr wieder zu distanzieren. Manche Betroffene sehen ihre Magersucht folgerichtig als Zeichen der Stärke: „Es zeigt, dass Du eine Stärke hast, die andere nicht haben, denn, seien wir ehrlich, nicht viele Menschen haben die Fähigkeit, sich zu Tode zu hungern" ([373], S. 10).

Viele Menschen mit Essstörungen halten sich für schuldig an ihrem Zustand und schämen sich ihrer Erkrankung [373]. In Längsschnittstudien führte stärkere Scham zu Beginn zu mehr Essstörungssymptomen im Verlauf [374]. Menschen mit Essstörungen, die Diskriminierung durch andere erleben, fühlen sich minderwertig und in einer Außenseiterposition, ziehen sich sozial zurück und entwickeln stärkere Symptome [375]. Furcht vor Stigma und Diskriminierung durch andere sowie **Scham** sind die größten Barrieren, für Essstörungen Hilfe und Behandlung aufzusuchen. Viele Betroffene fürchten, durch die Hilfesuche als schwach angesehen zu werden, sodass sie deshalb Hilfe vermeiden. Häufig wird auch Stigmatisierung durch Freunde, Familie oder Behandler als Hindernis genannt [376].

Das überholte Stigma der Magersüchtigen lautete die Schlagzeile einer renommierten deutschen Tageszeitung. Der Beitrag berichtete über eine Studie zur genetischen Ausstattung von Menschen mit Anorexie [377]. Wenig überraschend folgerten die Autoren der Studie, Anorexie sei eine *metabo-psychiatrische Störung*. Das Wort umschreibt allerdings nur die altbekannte Tatsache, dass bei Anorexie neben der Psyche auch der Stoffwechsel (Metabolismus) betroffen ist. Wieso in dem Zeitungsbericht das Stigma dieser Erkrankung aufgrund dieser einen Studie als überholt angesehen wurde, ist unklar. Diese optimistische Deutung ignoriert, dass biologische Modelle psychischer Erkrankungen Stigma verstärken (➤ Kap. 5.1.2). Das gilt auch für Essstörungen: In der deutschen Allgemeinbevölkerung verstärkt der Glaube an biologische Ursachen den Wunsch nach sozialer Distanz von Menschen mit Essstörungen [378]. Dazu passend befürchten viele Betroffene, durch biologische Störungsmodelle erst recht, gleichsam wegen ihrer defekten Gene, als unheilbar krank abgestempelt zu werden: „Es klingt, als ob es [Essstörung] das ist, was ich bin. Und das mag ich nicht. Denn ich sehe meine Essstörung nicht als das, was ich bin. Ich sehe sie als etwas, das in mein Leben eingedrungen ist und das ich los werden will" ([379], S. 1413; ➤ Kap. 5.1.2, Essenzialismus). Der Zeitungsbericht zieht somit Schlüsse (überholtes Stigma), die weder zur Forschungslage passen noch von den Autoren der Studie selbst gezogen werden. Nebenbei gehen solche Medienberichte von einer dualistischen Sicht aus, nach der Leib und Seele völlig getrennt voneinander seien. Diese Position war im 17. Jahrhundert bei Descartes aktuell. Doch sollte mittlerweile klar sein, dass nicht die

Seele oder, in der Sicht vieler Neurowissenschaftler, das Gehirn allein erkrankt, sondern der ganze Mensch mit Leib und Seele [12]. Das betrifft alle psychischen Erkrankungen und ist bei Magersucht besonders naheliegend. Schließlich ist diese Art medialer Berichterstattung ein Beispiel der häufigen Überschätzung von Einzelstudien. Viele genetische Befunde lassen sich in späteren Studien nicht bestätigen; es handelt sich um (falsch positive) Zufallsbefunde, die zur Sensation aufgebauscht werden [175, 176]. Ursachen für Essstörungen sind komplexer und wenig für Schlagzeilen geeignet: Neben biologischen Faktoren tragen Persönlichkeitszüge zur Entstehung von Essstörungen ebenso bei wie gesellschaftlich verbreitete Schlankheitsideale [380].

Häufig wird der Vorwurf erhoben, klassische Medien wie Fernsehen oder Zeitschriften seien durch Darstellungen eines überschlanken Schönheitsideals mitverantwortlich für die Entstehung von Essstörungen. Dagegen wurde eingewendet, dass auch Medien nur kulturellen Trends und Vorlieben des Publikums folgten. Selbstkontrolle wird in westlichen Gesellschaften hochgeschätzt. Da in reichen Ländern Nahrung im Überfluss vorhanden ist, gilt Schlankheit als sichtbares und prestigeträchtiges Zeichen von Selbstkontrolle. Das könnte erklären, warum das Schlankheitsideal die Entwicklung von Magersucht befördert [381]. Hier zeigt sich eine widersprüchliche Situation. Einerseits gilt Gewichtskontrolle als individuelles medizinisches Problem. Andererseits leben wir in einer Gesellschaft, deren Nahrungsindustrie Fastfood und fette, süße oder salzige Kost in Massen bereitstellt. Wenn Konsumenten hier zugreifen, verhalten sie sich systemkonform und werden gleichzeitig für ihr Übergewicht stigmatisiert. Daher wird gefordert, Essanfallstörungen und andere Formen von Übergewicht eher als sozialpolitisches denn (nur) als individuelles Problem zu sehen [382]. Unabhängig davon sprechen experimentelle Studien dafür, dass Bilder schlanker Menschen Essstörungssymptome verstärken, und zwar besonders bei gefährdeten Personen [383]. Je stärker junge Mädchen das mediale Schlankheitsideal verinnerlicht hatten, desto weniger zufrieden waren sie später mit ihrem Körper und desto mehr verglichen sie sich mit anderen [384].

Soziale Medien werden von fast allen jungen Menschen genutzt. Internetmedien haben eine Reihe von Eigenschaften, die die Entstehung von Essstörungen fördern können [385]: Sie sind stark visuell, und (Körper-)Bilder sind oft wichtiger als Worte. Online erscheinen auf den Nutzer zugeschnittene Werbeanzeigen, z. B. von Diätprogrammen. Soziale Interaktionen und Bewertungen online sind intensiv, z. B. durch Verspottung von Übergewicht oder Lob der Magerkeit. Online bilden sich Gruppen und Foren, die extreme Positionen vertreten, z. B. die Glorifizierung der Anorexie als Lebensstil. Moderation oder Qualitätskontrolle fehlen, z. B. können gesundheitsschädliche Apps beworben werden, die zum Kalorienzählen anhalten. Nicht zuletzt ist das Internet weitgehend von kommerziellen Interessen gesteuert, d. h., Apps werden verkauft, und Werbung (für Diäten etc.) wird bezahlt. Aus all diesen Gründen ist es nicht erstaunlich, dass Aktivitäten auf Online-Medien mit Essstörungssymptomen assoziiert sind. Wirkung und Ursache sind allerdings nicht ganz klar, denn nur wenige Längsschnittstudien erfassten erst den Konsum sozialer Medien und später Symptome [385]. Zwei Mechanismen für die schädliche Wirkung auf Essverhalten kommen infrage: sozialer Vergleich, indem Nutzer ihre Figur oder ihr Essverhalten mit dem anderer online vergleichen, und Feedback von anderen, z. B. zur eigenen Figur.

Neben den üblichen sozialen Medien finden sich wie erwähnt Webseiten, die explizit für Essstörung als Lebensstil eintreten. Die Position, Anorexie sei keine Erkrankung, sondern ein Lifestyle, entspricht paradoxerweise der in der Allgemeinbevölkerung nicht seltenen Haltung, Menschen mit Anorexie seien gar nicht krank (➤ Kap. 1.6). Diese Webseiten heißen im Falle der Anorexie auch *Pro Ana*-Seiten und zeigen unzählige Selfies sehr magerer junger Frauen. Hinzu kommen Ermunterungen, weiter zu hungern, Tipps, wie sich weiter abnehmen oder die eigene Magersucht vor der Offline-Umwelt verheimlichen lässt. Wie andere Webseiten bieten auch Pro Ana-Seiten gegenseitige Unterstützung und Austausch innerhalb der eigenen Gruppe an. Doch die Ziele sind andere: Bei Pro Ana geht es um die Aufrechterhaltung der Anorexie, nicht um die Bewältigung der Erkrankung. Auch die Offenlegung im nicht stigmatisierenden Online-Umfeld verläuft auf Pro Ana-Seiten anders. Hier folgen auf eine traurige oder besorgte Offenlegung der eigenen Essstörung regelmäßig sehr negative Reaktionen von Forumsmitgliedern. Diese Reaktionen deuten krankes Verhalten als positiv um („Meide sie [deine besorgte Familie] wie die Pest und bekämpfe deinen Essdrang. Du solltest hungern wie Ana"; [386], S. 223). Es gibt also durchaus Unterstützung, doch sie führt weiter in die soziale Isolation und in die Krankheit. Peer Support (➤ Kap. 7.3.4) ist wichtig für Recovery und die Überwindung von (Selbst-)Stigma (➤ Kap. 9). Insofern sind Pro Ana-Seiten eine Form pervertierten Peer Supports.

Eine Metaanalyse zeigte einen deutlichen Zusammenhang zwischen dem Besuch solcher Webseiten und stärkeren Essstörungssymptomen [387]. Angesichts der erwähnten Lebensgefährlichkeit von Essstörungen gab es immer wieder Versuche, solche Webseiten zu blockieren. Doch das gelingt nur vorübergehend. Ein erfolgversprechenderer Weg könnten Online-Gruppen zur gegenseitigen Unterstützung auf dem Wege der Recovery sein. Denn das Internet lässt sich auch für heilsame Zwecke nutzen, und Daten sprechen dafür, dass dies bei Essstörungen gelingen kann [388]. Eine Studie zu YouTube fand neben Videos, die sich für Anorexie aussprachen, auch solche dagegen. Letztere wurden positiver kommentiert und häufiger angesehen [389]. Es scheint, bei allen Schattenseiten sozialer Medien, auch Selbstregulation zu geben.

Vielen Menschen mit psychischen Erkrankungen hilft es, Geschichten der Genesung anderer zu hören. Diese Recovery-Geschichten können Modell oder Inspiration sein und Hoffnung geben [390]. Leider scheinen Geschichten von Menschen mit Essstörungen jedoch eine Ausnahme zu bilden. Wenn Menschen mit Essstörung Recovery-Geschichten hören, scheint das soziale Vergleiche (mit der schlanken Erzählerin) oder Nachahmung (des Essstörungsverhaltens) auszulösen und somit schaden zu können [391].

Das Stigma von Essstörungen stellt, ähnlich wie bei Suchterkrankungen, auch ein Problem für Prävention und Öffentlichkeitsarbeit dar. Das Dilemma ist, dass solche Kampagnen negative Einstellungen gegenüber Essstörungsverhalten erzeugen wollen, um gesundes Essverhalten zu fördern. Dadurch laufen sie jedoch Gefahr, negative Einstellungen gegenüber Menschen mit Essstörungen zu verstärken. Eine experimentelle Untersuchung mit gesunden Studenten zeigte diese Nebenwirkung: Ein Aufklärungsvideo über Anorexie mit stigmatisierenden Inhalten schreckte zwar wie erwünscht von Essstörungsverhalten ab, doch die Studienteilnehmer wollten auch weniger mit Betroffenen zu tun haben [392].

In einer Metaanalyse wurden verschiedene Interventionen bezüglich ihrer Wirksamkeit zum Abbau von öffentlicher Stigmatisierung von Essstörungen untersucht [393]. Es gab dabei drei Ansätze: Edukation, Kontakt und die Vermittlung kausaler Krankheitsmodelle (für Antistigma-Strategien ➤ Kap. 8 ff.). Eine Kombination von Edukation und Kontakt stellte sich als wirksam heraus, indem Personen mit eigener Erfahrung einer Essstörung von sich erzählten und Mitglieder der Allgemeinbevölkerung informierten. Die

Vermittlung verschiedener Krankheitsmodelle war wirksam gegen Stigma. Dass auch die Vermittlung biologischer Modelle wirksam schien, dürfte daran liegen, dass als Aspekt von Stigma vorwiegend Schuldzuweisungen erfasst wurden [393]. Spezifische Interventionen für Selbststigma bei Menschen mit Essstörungen scheint es nicht zu geben. Allerdings gehen Programme, die Verständnis und Mitgefühl für sich selbst (self-compassion) stärken, in diese Richtung und verringerten in Pilotstudien die Scham über das eigene Essverhalten [394]. Die Überwindung der oft quälenden Scham kann der Wendepunkt auf dem Weg zur Heilung sein.

Übergewicht (Adipositas)

Übergewicht ist weltweit eines der drängendsten Gesundheitsprobleme, und es hat viel mit der Ernährungsindustrie zu tun. Übergewicht, Unterernährung (in ärmeren Ländern) und Klimawandel sind global durch verschiedenste gemeinsame Ursachen und Folgen verbunden, weshalb der Komplex auch als *globale Syndemie* bezeichnet wird (➤ Kap. 1.7 [17]). Das deutet an, dass es sich bei Übergewicht nicht nur um ein Problem Einzelner handelt.

Übergewicht ist stigmatisiert. Daher wird es hier besprochen, auch wenn Adipositas keine psychische Erkrankung ist. Das kontrovers diskutierte Konzept einer Esssucht (food addiction) als Krankheit und Ursache von Übergewicht scheint nicht zum Abbau von Stigma beizutragen [395]. Abwertung oder gar Beschämung Übergewichtiger sind keine neue Erscheinung, auch wenn sich dieser Eindruck beim Betrachten üppiger Schönheiten von Rubens einstellen mag. Schon im 18. Jahrhundert kam das „fat shaming“ auf, das bis heute anhält [396]. Dieses Stigma ist auch deshalb so ausgeprägt, weil Übergewicht als moralisches Versagen, Charakterfehler oder Mangel an Selbstkontrolle angesehen wird [397]. Negative Einstellungen gegenüber Menschen mit Übergewicht sind in den USA noch ausgeprägter als in Deutschland, auch wenn Adipositas in den USA häufiger ist [398]. Solche Vorurteile nehmen schockierende Ausmaße an: In einer internationalen Online-Studie stuften Teilnehmer Menschen mit Übergewicht als weniger menschlich ein. Auf einer Skala, die die evolutionäre Entwicklung vom Affen zum Menschen als kontinuierlichen Prozess abbildete, wurden Übergewichtige in größere Nähe zu Affen gerückt als Normalgewichtige. Diese Einstufung war verbunden mit der Befürwortung struktureller Diskriminierung, d. h. den Zugang zu Krankenversorgung für Übergewichtige zu verteuern und einzuschränken [399]. Auch Eltern sind nicht frei von Vorurteilen gegenüber ihren eigenen übergewichtigen Kindern [400]. All dies führt dazu, dass Betroffene Ablehnung nur zu gut kennen: „Die Leute denken, du bist faul, die Leute denken, du bist dumm, die Leute denken, du bist dreckig. Wenn sie sehen, dass du fett bist, denken sie all diese Dinge“ ([401], S. 8). Folglich sind Selbststigma und Scham häufig. Schließlich kommt das Stigma von Übergewicht selten allein (➤ Kap. 3.1.8). Wenn Menschen zusätzlich einen sozial niedrigen Status haben, stoßen sie auf noch mehr Ablehnung [402]. Diskriminierung aufgrund von Übergewicht beeinträchtigt Betroffene gravierend in Schule, Ausbildung und Beruf [403].

Öffentliches Stigma und Selbststigma schaden der Gesundheit. Zunächst fördern soziale Stressfaktoren wie Armut oder Diskriminierung aufgrund anderer Eigenschaften die Entstehung von Übergewicht [404, 405]. Wenn das Übergewicht einmal da ist, steigern Erfahrung und Erwartung von Diskriminierung aufgrund des eigenen Übergewichts die Nahrungsaufnahme [406]. Diskriminierung schädigt die Gesundheit Betroffener in vielerlei Hinsicht (u.a. weitere Gewichtszunahme, Stresshormone, Diabetes, Depression, Angst). Selbststigma beeinträchtigt das psychische Wohlbefinden weiter, u. a. in Form von Angst und Depression [407]. Stigma wirkt auch langfristig toxisch: Unter rund 1.000 jungen Frauen hatten diejenigen am meisten Drogenprobleme, die 10 Jahre zuvor als Jugendliche wegen ihres Übergewichts gehänselt worden waren und darunter gelitten hatten [408].

Das Stigma von Übergewicht wirkt sich negativ auch auf die Gesundheitsversorgung aus [409]. Denn im Gesundheitssystem tätige Profis sind nicht frei von Vorurteilen, die ihr Verhalten im Umgang mit übergewichtigen Patienten beeinflussen: explizit in Form abwertender Äußerungen oder implizit, indem sie negativere Erwartungen haben oder weniger Zeit auf diese Patienten verwenden. All das kann dazu führen, dass Menschen mit Übergewicht durch Kontakte mit Behandlern belastet werden und sie meiden.

Darstellungen von Übergewicht in den Medien bilden ein weites Spektrum ab: von Abwertung und Sensationslust („Hausfrau Helga (40) wog unfassbare 374 Pfund"; [410], S. 657) bis zu positiven Berichten über Akzeptanz und selbstbewusstes Leben mit Übergewicht. Auch online finden Betroffene Unterstützung, z. B. durch Blogs in der *Fatosphere* (Fettsphäre [411]).

Präventionsprogramme gegen Übergewicht stehen ebenfalls vor dem Dilemma, dass sie Essverhalten Gesunder verbessern, doch gleichzeitig Vorurteile gegen Menschen mit Übergewicht verstärken können [412]. Das macht Prävention schwierig und eine sorgfältige Evaluation solcher Programme und ihrer unbeabsichtigten Nebenwirkungen umso wichtiger [413]. Abschließend sei gesagt, dass Programme zur Reduktion von Adipositas von manchen Aktivisten (fat activists [414]) vehement abgelehnt werden. Sie wehren sich gegen den medizinischen Blick auf Übergewicht ebenso wie gegen Prävention und Behandlung, die im Grunde ein Versuch der Elimination Betroffener aus „Hass auf Fette" (fat hatred) sei.

5.4.6 Intelligenzminderung

Idiotie oder *Schwachsinn* – schon diese und andere früher verwendete Begriffe zeigen das Stigma an. Heute spricht man meist von Intelligenzminderung (so in der ICD-10, daher auch hier) oder geistiger Behinderung. Die ICD-11 wird von intellektuellen Entwicklungsstörungen sprechen (disorders of intellectual development). Ob dieser Namenswechsel wie beabsichtigt Stigma verringern wird, darf bezweifelt werden (➢ Kap. 8.2 [415]). Definiert ist Intelligenzminderung durch einen Intelligenzquotienten unter 70; die Häufigkeit in der Bevölkerung wird auf etwa 1 % geschätzt [39]. Die Ursachen sind sehr vielfältig, von genetischen Veränderungen (Trisomie 21/Down-Syndrom und viele andere) bis hin zu Geburtskomplikationen. Neben einer Intelligenzminderung kann (muss aber nicht) komorbide auch eine psychische Erkrankung bestehen, u. a. Depression, Autismus oder Psychose.

Negative Stereotype über Menschen mit Intelligenzminderung sind häufig. So wird ihnen weniger zugetraut, als sie tatsächlich leisten können, und sie gelten als kindlich-fröhlich oder auch als aggressive Narren. Das kann im Umfeld zu einer ambivalenten Mischung aus Unbehagen, Mitleid, Herablassung, Bevormundung, Angst und Ekel führen (➢ Kap. 3.2.4, Inhaltliche Dimensionen von Stereotypen [415]). Diskriminierungserfahrungen von

Menschen mit Intelligenzminderung sind leider in vielen Bereichen häufig. Hier werden nur wenige Beispiele genannt:

- In normalen Schulen können sie von nichtbehinderten Mitschülern gehänselt und schikaniert werden (➤ Kap. 5.7).
- Im Gesundheitssystem stoßen sie regelmäßig auf Profis in der somatischen oder psychiatrischen Versorgung, die keine ausreichende Ausbildung für die Behandlung von Menschen mit Intelligenzminderung haben und ihre Selbstständigkeit nicht fördern [416].
- Im Arbeitsmarkt gelten Menschen mit Intelligenzminderung oft als nicht vermittelbar und arbeiten daher in Werkstätten für behinderte Menschen.
- Schließlich wird vielen unabhängiges Wohnen mit Unterstützung verwehrt, auch wenn sie das möchten (Ende von ➤ Kap. 7.5.2).

Diese verschiedenen Aspekte sozialer Ausgrenzung verstärken sich gegenseitig: Ein Jugendlicher mit Intelligenzminderung, der eine weit entfernte Förderschule besucht statt die normale Schule vor Ort, kann schwerlich ein soziales Netzwerk vor Ort aufbauen – und das wird sich bis weit in sein Erwachsenenleben hinein auswirken [415].

Wie bei anderen Gruppen führt auch hier öffentliches Stigma zu Selbststigma und Scham. Viele Menschen mit Intelligenzminderung erleiden Beschämung und Erniedrigung durch andere [417]. Das löst eigene Scham, Selbstvorwürfe und niedriges Selbstwertgefühl aus, was wiederum zu Depressivität und verminderter Lebensqualität führt und das Selbstvertrauen in sozialen Kontakten weiter einschränkt. Auch Angehörige sind von Selbststigma und Scham betroffen [418], was häufig zu Geheimhaltung und sozialem Rückzug und damit in einen Teufelskreis des Schweigens und der Isolation führt.

Einstellungen der Allgemeinbevölkerung stehen im Zusammenhang auch mit struktureller Diskriminierung. Eine US-amerikanische Studie mit 325.000 Teilnehmern der Allgemeinbevölkerung untersuchte einerseits das Ausmaß impliziter Vorurteile gegen Menschen mit Intelligenzminderung und andererseits die Zahl von Menschen mit Intelligenzminderung, die in jedem der 50 Bundesstaaten in Einrichtungen lebten (z. B. in gesonderten Wohnheimen [419]). Je stärker die Vorurteile in einem Bundesstaat ausgeprägt waren, desto höher war die Zahl der dort in Einrichtungen lebenden Menschen mit Intelligenzminderung. Was Ursache und Wirkung ist, bleibt dabei offen: Vorurteile können dazu führen, dass Betroffene seltener unabhängig leben; und die Unterbringung in gesonderten, womöglich abgelegenen Gebäuden verringert Kontaktmöglichkeiten mit der Allgemeinbevölkerung und verhindert so den Abbau von Vorurteilen durch alltäglichen Umgang. Eine qualitative Studie untersuchte die Sicht von Menschen mit Intelligenzminderung auf ihr Leben in einer großen Rehabilitationsanstalt. Ein Mann lehnte seine Kategorisierung und das Leben in dieser Einrichtung ab: „In dieser Klinik wirst du als Patient eingeordnet … Ich dachte, du solltest behandelt werden wie jeder andere draußen. All das sollte gestoppt werden – eingeordnet als Patienten … wir sind keine Hunde oder Tiere oder so. Wir sind einfach wie alle anderen" ([420], S. 722).

Welche Antistigma-Interventionen für diesen Bereich sind bekannt? Es gibt dazu nur wenige Studien [421]. Grundsätzlich ist der Einbezug von Angehörigen hilfreich – auch für Vorurteile oder Scham bei Angehörigen selbst (➤ Kap. 6.2). Wie beim Stigma psychischer Erkrankung setzen manche Programme auf Edukation (➤ Kap. 8.1), um Stigma durch Information abzubauen. Sie richten sich u. a. an Schüler, Lehrer oder Profis im Gesundheitssystem, meist mit überschaubarem und kurz anhaltendem Erfolg. Besser scheint Kontakt zwischen der Zielgruppe und Menschen mit Intelligenzminderung zu wirken. Der Kontakt kann direkt, von Angesicht zu Angesicht, stattfinden oder indirekt, z. B. über Videos; so oder so erzählen Menschen mit Intelligenzminderung von sich und ihren Erfahrungen. Auch Online-Kampagnen setzen sich gegen Stigma (aller Arten von Behinderung) ein, z. B. die britische Initiative *End the Awkward* (scope.org.uk/campaigns/end-the-awkward) mit sehenswerten heiter-ernsten Filmen zum Thema. Im deutschsprachigen Raum erscheint seit 1998 das Kulturmagazin *Ohrenkuss*, dessen Texte von Menschen mit Down-Syndrom geschrieben werden. Es widmet sich verschiedensten Themen, u. a. Mode, Wundern oder dem Anfang der Welt: „Was sich sagen lässt: Ohrenkuss muss man lesen. Alle" (ohrenkuss.de).

Was Selbststigma und Scham angeht, so könnten Programme zum Aufbau positiven Selbstmitgefühls (self-compassion, nicht Mitleid, > Kap. 8.1.4) für Menschen mit Intelligenzminderung hilfreich sein, doch robuste Daten fehlen bislang [417]. Auf struktureller Ebene beziehen sich Initiativen meist auf die UN-BRK (> Kap. 7.5.2), die Menschen mit jeder Art von Behinderung, auch Intelligenzminderung, den Schutz vor Diskriminierung zusichert. Solche Programme setzen sich gegen Benachteiligung von Menschen mit Intelligenzminderung ein, u. a. in den Bereichen Wohnen, Bildung, Arbeit und Gesundheitsversorgung.

5.4.7 Sucht

Menschen können Substanzen einnehmen, mit oder ohne ärztliche Verordnung, die ihr Bewusstsein verändern. Manche dieser Stoffe sind legal, u. a. Alkohol, Nikotin, Beruhigungsmittel und opioidhaltige Schmerzmittel. Andere sind illegal, dazu zählen Kokain, Heroin usw. Man unterscheidet dabei Missbrauch und Abhängigkeit. Missbrauch ist ein Gebrauch, der Körper oder Seele schädigt. Abhängigkeit oder Sucht bezeichnet Konsum immer größerer Mengen über längere Zeit, wobei das Verlangen nach dem Suchtmittel kaum mehr zu kontrollieren ist und der Konsum immer wichtiger wird, obwohl er Schaden anrichtet. Etwa 5 % der Erwachsenen in Europa haben eine Abhängigkeit von Alkohol, Cannabis oder Opioiden; Männer sind häufiger betroffen als Frauen. Alkohol allein ist unter allen psychischen Erkrankungen für die meisten verlorenen gesunden Lebensjahre (DALYs) bei Männern verantwortlich [39].

Einstellungen der Allgemeinbevölkerung gegenüber Menschen mit Alkohol- oder Drogenabhängigkeit sind negativer als gegenüber Menschen mit anderen psychischen Erkrankungen [422, 423]. Sie werden häufiger für schuldig an ihrer Erkrankung gehalten, stoßen auf Ärger und soziale Zurückweisung. Stärker als andere psychische Erkrankungen werden Abhängigkeitserkrankungen als Charakterfehler gesehen und moralisch verurteilt [181]. Mitglieder der Allgemeinbevölkerung sind auch der Meinung, die Ausgaben für die Behandlung von Alkoholabhängigkeit sollten eher gekürzt werden als für andere Erkrankungen [257]. Öffentliche Einstellungen sind weniger negativ gegenüber Menschen mit Suchterkrankungen, wenn sie erfolgreich behandelt sind [424]. Menschen mit Drogenabhängigkeit berichten sehr häufig über Diskriminierung innerhalb und außerhalb des Gesundheitssystems [425]. Viele versuchen daher, ihre Abhängigkeit geheim zu halten. Von der öffentlichen Ablehnung sind auch Behandlungseinrichtungen betroffen. Wenn in der Nachbarschaft oder Lokalmedien dagegen protestiert wird, solche Einrichtungen *hier* zu eröffnen, spricht man auch vom NIMBY-Phänomen („Not in my backyard!", deutsch

Was ist also zu tun? Emma McGinty empfahl, Betroffene mit eigener Erfahrung einer überwundenen Suchterkrankung von sich und ihrer Recovery erzählen zu lassen, auch vom Problem struktureller Barrieren und der Unterfinanzierung von Behandlung [438]. Georg Schomerus und Kollegen schlugen ein umfassendes Vorgehen zum Stigmaabbau vor [439], bestehend aus Öffentlichkeitsarbeit, Medienleitfäden (➤ Kap. 7.4.7), Entwicklung und Evaluation von Programmen für Betroffene und Angehörige sowie strukturellen Verbesserungen in Prävention und Hilfesystem (➤ Kap. 7.3.4). Dabei sind einige Besonderheiten im Vergleich zu anderen psychischen Erkrankungen zu beachten: Das Umfeld hat ein berechtigtes Interesse an einer Verhaltensänderung der Betroffenen; die realen Gefahren von Suchterkrankungen, etwa in Form von Gewalt oder Verkehrsunfällen, dürfen nicht beschönigt werden (➤ Kap. 1.4); und Prävention in diesem Bereich kann vor dem Dilemma stehen, einerseits zur Abschreckung negative Botschaften zu senden, andererseits damit Vorurteilen Vorschub zu leisten. Es bleibt also viel zu tun gegen das Stigma von Suchterkrankungen.

5.5 Menschen mit weiteren stigmatisierten Identitäten

Menschen können mehrere sozial stigmatisierte Identitäten haben. Dieses Zusammentreffen – z. B. psychische Erkrankung, Armut und Zugehörigkeit zu einer ethnischen Minderheit – wird auch als Intersektionalität bezeichnet (➤ Kap. 3.1.8). Die Folge ist hartnäckige und ausgeprägte Diskriminierung. Was ist bekannt über Intersektionalität bei Menschen mit psychischen Erkrankungen? Das Phänomen ist häufig, denn psychische Erkrankungen sind u. a. mit Armut, Arbeitslosigkeit (➤ Kap. 7.1.2), Wohnungslosigkeit (➤ Kap. 7.2) und der Zugehörigkeit zu sozialen Randgruppen (u. a. Migranten, ➤ Kap. 5.8) assoziiert. Daher ist das Zusammentreffen mehrerer stigmatisierter Merkmale eher die Regel als die Ausnahme. Besonders solche mehrfach benachteiligten Gruppen sind davon bedroht, in Gesundheits- und Sozialsystemen durch das Raster zu fallen [6, 48].

Gute Daten zu diesen Schnittmengen sind erstaunlich rar. Beispielsweise liegen kaum Studien zu Intersektionalität und struktureller Diskriminierung im Bereich psychische Erkrankung, HIV und Körperbehinderung vor [440]. Eine qualitative Studie unter Obdachlosen, die gleichzeitig einer ethnischen Minderheit angehörten und psychisch erkrankt waren, zeigte allgegenwärtige Diskriminierungserfahrungen aufgrund all dieser Attribute. Manche zogen sich daher sozial völlig zurück, weil Stigma für sie nicht mehr bewältigbar war: „Ich begebe mich in gar keine Situation mehr, aus der ich nicht mehr herauskomme. Ich bleibe für mich" ([441], S. 5). Wegen des Gefährlichkeitsstereotyps sind Menschen nach Straftaten im Rahmen ihrer psychischen Erkrankung besonders von Stigma betroffen. Eine Studie in New York untersuchte das Selbstwertgefühl von Personen mit schwerer psychischer Erkrankung, die nach Straftaten in der forensischen Psychiatrie waren und einer ethnischen Minderheit angehörten [442]. Das Selbstwertgefühl wurde mehrfach beeinträchtigt durch drei Formen von Selbststigma: in Bezug auf die psychische Erkrankung, die Straftat und die eigene ethnische Gruppe.

Mitglieder stigmatisierter Gruppen können körperliche oder verbale Angriffe aufgrund ihrer Gruppenzugehörigkeit erleiden. Je nach Kontext und Schweregrad wird das auch als Hassverbrechen (hate crime) oder identitätsbasierte Gewalt (identity-based victimization/bullying) bezeichnet. Die Folgen sind oft über Jahrzehnte hin verheerend, inkl. posttraumatischen Belastungsstörungen und anderen psychischen Erkrankungen [54]. In einer Studie unter fast 1.000 Jugendlichen und jungen Erwachsenen in den USA waren diejenigen jungen Leute, die einer sexuellen und einer ethnischen Minderheit angehörten, von solcher Gewalt und Diskriminierung am häufigsten betroffen [443]. Gewalterfahrung wiederum war mit höherer Depressivität und schlechteren Schulleistungen verbunden.

Eine süddeutsche Studie untersuchte die Folgen des Zusammentreffens von psychischer Erkrankung und Langzeitarbeitslosigkeit. Unter rund 300 überwiegend depressiv erkrankten Arbeitslosen waren diejenigen besonders belastet, die Diskriminierung aufgrund ihrer Erkrankung *und* aufgrund ihrer Arbeitslosigkeit berichteten. Sie trauten sich weniger zu, Arbeit zu finden, und vermieden Hilfesuche für ihre Erkrankung aufgrund von Stigma [444].

Das sind nur wenige Beispiele von Studien, die sich spezifisch dem Thema Intersektionalität widmeten. Doch mehr oder weniger explizit spielt das Zusammentreffen von Erkrankung und anderen Aspekten des Lebens am Rande der Gesellschaft in vielen Abschnitten von ➤ Kap. 5 und ➤ Kap. 7 eine wichtige Rolle.

Fazit

Soziologische Stigmaforscher wiesen darauf hin, dass aufgrund all dieser Schnittmengen Betroffene mehrfach bedroht sind und die Folgen von Stigma unterschätzt werden [445]. Denn die meisten Studien untersuchen nur einen Stigmaaspekt und eine Stigmafolge. Doch häufig liegen mehrere stigmatisierte Merkmale vor, die vielfache Folgen haben.

5.6 Familien und Angehörige

Stephen Hinshaw, Psychologe und Stigmaforscher aus dem kalifornischen Berkeley, hat die Geschichte seines Vaters und seiner eigenen Kindheit erzählt [446]. Sein Vater war Professor für Philosophie, hatte eine schwere bipolare Störung und war immer wieder monatelang in psychiatrischen Kliniken verschwunden. In der Familie sprach niemand darüber. Ein Psychiater hatte Stephens Mutter verboten, über die Erkrankung ihres Mannes zu sprechen. Stephen erfuhr erst als Erwachsener, wo sein Vater gewesen war. So legte sich bleiernes Schweigen über die Familie, und an ihm wäre, mehr als an der Erkrankung seines Vaters selbst, der Autor fast zerbrochen. Das Buch ist ein bewegendes Zeugnis der Last, die Stigma, Scham und Schweigen sein können. Es ist nebenbei eine Mahnung an Profis, nicht leichtfertig Schweigen zu verordnen (➤ Kap. 7.1.1).

Vom Stigma psychischer Erkrankung sind Angehörige vielfach betroffen (siehe dazu auch den Beitrag Janine Berg-Peers, ➤ Kap. 6.2). Ihre Zahl ist hoch, denn auf jede Person mit psychischer Erkrankung kommen im Durchschnitt mehrere Angehörige. Stigma wirkt auf Angehörige, weil das Stigma der Krankheit gleichsam auf sie abfärbt. Sie werden also mit-stigmatisiert – man spricht von Stigma durch Assoziation, von Familienstigma oder „courtesy stigma“ (ein scherzhafter Ausdruck Goffmans über das Stigma, das Angehörigen gleichsam als Gefälligkeit [courtesy] mit anhängt [8]). Etwas anderes ist es, wenn Angehörige unter dem Stigma des Erkrankten leiden, weil sie angesichts seiner Diskriminierung mitfühlen (vicarious stigma).

Es ist dabei nicht so, dass z. B. Eltern oder Partner nicht auch selbst Vorurteile gegenüber ihren erkrankten Angehörigen haben können. Das ist vergleichbar dem Umstand, dass Profis im Gesundheitssystem Vorurteile gegenüber Menschen mit psychischen Erkrankungen haben können (➤ Kap. 7.3.1). Beide, Angehörige und Profis, sind oft in Krisensituationen zugegen und dadurch belastet. Das mag erklären, warum sich bei beiden negative Ansichten finden [160].

Verschiedene Aspekte sind beim Thema Stigma und Angehörige zu unterscheiden:

1. Die Art der Angehörigen: Eltern, Partner, Kinder, Geschwister oder entferntere Verwandte
2. Die Art des Stigmas:
   a) öffentliches Stigma („Meine Klassenkameraden laden mich nicht mehr nach Hause ein, seit meine Mutter in der Psychiatrie war“),
   b) Selbststigma („Weil mein Sohn psychisch krank ist, muss ich eine schlechte Mutter sein“) und
   c) strukturelle Diskriminierung, z. B. fehlende Unterstützung für Familien im Versorgungssystem
3. Die Quelle der Diskriminierung, u. a. privates Umfeld oder Profis im Gesundheitssystem

Viele Familien erleben, dass sich ihr privates Umfeld von ihnen zurückzieht: „Wenn er Krebs hätte, hätten uns alle beigestanden, aber nicht bei psychischer Erkrankung … Nur schlechte Menschen oder Menschen aus schlechten Familien bekommen das“ ([447], S. 12). In der Folge leiden Angehörige, vor allem die von Menschen mit schwerer psychischer Erkrankung, unter Einsamkeit und sozialer Isolation. Häufig begegnen sie Vorwürfen, sie hätten durch ihr Verhalten die Erkrankung herbeigeführt (onset responsibility) oder seien schuld, dass die Erkrankung nicht wieder verschwunden sei (offset responsibility). Negative öffentliche Einstellungen scheinen gegenüber Angehörigen von Menschen mit Suchterkrankungen besonders ausgeprägt zu sein (➤ Kap. 5.4.7 [448]).

Biogenetische Krankheitsmodelle (➤ Kap. 5.1.2) helfen auch hier nicht zum Stigmaabbau: Eltern in Flandern, die die Psychose ihres Kindes für vererblich hielten, litten mehr unter Stigma [449]; und Kinder sorgen sich, selbst erblich belastet zu sein: „Dann machte ich mir Sorgen, ob ich auch so werden würde“ ([450], S. 2711). Auch in der Öffentlichkeit können Kinder als genetisch oder sozial „kontaminiert“ angesehen und daher gemieden werden [451].

Kinder psychisch erkrankter Eltern sind in einer schwierigen Situation. Sie können darunter leiden, dass ihnen das gesunde Elternteil gleichsam abhandengekommen ist: „Sie war dann nicht unsere Mama … Ich weinte jede Nacht und betete zu Gott und sagte: ‚Gib uns unsere frühere Mutter zurück. Ich will diese Person nicht. Sie ist nicht meine Mutter‘“, und medial verbreitete Stereotype machen es schlimmer: „Ich habe in letzter Zeit oft von Leuten mit psychischen Problemen gehört, die ihre Angehörigen getötet haben. Meine Mama ist nicht so schlimm jetzt, aber man weiß nie“ ([450], S. 2711). Viele Kinder sind überfordert, vor allem wenn kein gesunder Elternteil da ist. Sie übernehmen die Elternrolle und Verantwortung für das erkrankte Elternteil (*Parentifizierung*). Aus all diesen Gründen ist es wichtig, Kinder psychisch erkrankter Eltern bei der Bewältigung von Stigma zu unterstützen – sowohl im Umgang mit öffentlichem Stigma in ihrem Umfeld als auch in Bezug auf Selbststigma und Scham [452].

Familien fühlen sich häufig vom Gesundheits- und Versorgungssystem im Stich gelassen und, wenn überhaupt mit ihnen gesprochen wird, mit Vorwürfen von Profis konfrontiert (➤ Kap. 6.2). Dass Hilfsangebote für Familien viel zu selten sind, trifft leider zu (➤ Kap. 7.3.3). Familientherapien entlasten nicht nur die ganze Familie, sondern senken die Rückfallraten etwa bei jungen Menschen mit erster Psychose [453] oder steigern erheblich die Heilungsraten bei Magersucht [454]. Dass sie nicht flächendeckend angeboten werden, ist ein Beispiel struktureller Diskriminierung im Versorgungssystem (➤ Kap. 7.3.3). Jana Hauschild wies in diesem Zusammenhang auf die schwierige Lage von Geschwistern hin, die von der Erkrankung ihres Geschwisterkindes und Stigma mit betroffen sind, doch häufig in den Familien und im Hilfesystem gleichsam übersehen werden [455].

Furcht vor Stigma und Scham über die Erkrankung des Angehörigen sind ein Hindernis für frühe Hilfesuche. Das betrifft vor allem Eltern, die über die Behandlungsteilnahme ihrer Kinder entscheiden. Stigma kann indirekt schon Kinder um die Zeit ihrer Geburt betreffen. Denn werdende oder junge Mütter mit psychischen Erkrankungen werden durch Stigma von Hilfesuche abgeschreckt [456]. Das ist schlimm, da psychische Erkrankungen von Müttern nach Geburt sehr gut behandelbar sind. Hier führt Stigma zu schlechteren Verläufen und belastet so Mutter und Kind (➤ Kap. 2.2.4, Mütter).

All das hat Auswirkungen auf Familien. Eine Langzeitstudie in den USA begleitete Eltern von Kindern mit Entwicklungsstörungen oder Autismus. Je mehr sie unter Diskriminierung und Scham aufgrund der Erkrankung des Kindes litten, desto stärker war ihre Gesundheit noch 20 Jahre später beeinträchtigt [457]. Im Umgang mit der Belastung durch Stigma müssen Familien daher Bewältigungsmöglichkeiten entwickeln [458]. Viele entscheiden sich für die Geheimhaltung der Erkrankung (wie Stephen Hinshaws Eltern). Geheimhaltung kann Schutz vor Diskriminierung bieten, ist aber langfristig oft belastend (➤ Kap. 5.1.4). Manchen Angehörigen gelingt es, Stigma zurückzuweisen: „Sie verletzen mich nicht mehr. Wenn du sagst ‚Ich denke, Drogenabhängige sollten sterben', denke ich nur: Ich werde für dich und deine Familie beten, dass ihr das nie erleben müsst, denn dann dächtest du so völlig anders … wenn du in meinen Schuhen gingest" ([459], S. 472).

Ein möglicher Ansatz, um die Belastung Angehöriger durch Stigma im Rahmen des Versorgungssystems zu verringern, ist der Trialog, d. h. der gleichberechtigte Austausch zwischen Menschen mit psychischer Erkrankung, Profis und Angehörigen (➤ Kap. 7.3.4 [460]). Verschiedene Antistigma-Interventionen für Familien und Angehörige werden derzeit evaluiert. Dazu zählt eine Version des peergeleiteten Gruppenprogramms In Würde zu sich stehen (➤ Kap. 9.2) für Eltern psychisch erkrankter Kinder. Diese IWS-Version soll Eltern bei der Entscheidung für oder gegen Offenlegung der Erkrankung ihres Kindes und damit bei der Stigmabewältigung unterstützen.

5.7 Kinder und Jugendliche

Etwa eines von sechs Kindern und Jugendlichen in Deutschland hat eine psychische Erkrankung [461]. Das Robert Koch-Institut untersuchte die Häufigkeit psychischer Erkrankungen im Alter von 3–17 Jahren in zwei Wellen bei jeweils über 13.000 Kindern und Jugendlichen, um 2005 und wieder um 2015. Innerhalb dieser 10 Jahre nahm die durchschnittliche Häufigkeit von 20 auf 17 % ab [462]. Wie schon 2005 waren auch 2015 Jungen mit 19 % etwas häufiger betroffen als Mädchen (15 %). Warum die Häufigkeit in beiden Geschlechtern abnahm, ist nicht ganz klar: Mögliche Erklärungen reichen von einer Verbesserung des Versorgungssystems bis hin zum Rückgang der Arbeitslosigkeit und damit besseren Lebensverhältnissen vieler Familien in diesem Zeitraum. Die Bedeutung der sozialen Situation zeigt der ausgeprägte Zusammenhang psychischer Erkrankungen mit dem sozioökonomischen Status: In schlechter gestellten Familien sind psychische Erkrankungen der Kinder fast dreimal häufiger (26 %) als in besser gestellten (9,7 %).

Kinder und Jugendliche sind in Bezug auf das Stigma psychischer Erkrankung in mehrfacher Hinsicht in einer besonderen Lage [106]:

1. Die Mehrzahl aller psychischen Erkrankungen beginnt in diesem Alter (➤ Kap. 2.3). Daher sind viele entweder selbst neu betroffen oder haben in ihrer unmittelbaren Umgebung Geschwister, Nachbarskinder, Klassenkameraden etc., die neu betroffen sind.
2. Stigma findet in einem Machtgefälle zuungunsten der stigmatisierten Gruppe statt (➤ Kap. 3.1.4). Minderjährige haben im Vergleich zu Erwachsenen weniger Macht und einen geringeren sozialen Status, was sie für Diskriminierung anfälliger macht.
3. Natürlicherweise distanzieren sich Jugendliche von ihren Eltern und orientieren sich stärker an Gleichaltrigen, was wiederum zwei stigmarelevante Folgen hat: Bei psychischen Problemen sind Eltern als mögliche Ressource weniger verfügbar oder erwünscht; und Jugendliche haben die Sorge, von Gleichaltrigen als *anders* zurückgewiesen zu werden, was den Umgang mit psychischen Problemen erschwert.
4. Eigene Einstellungen (z. B. zum Thema psychische Erkrankung) bilden sich in Kindheit und Jugend erst aus.
5. In Kindheit und Jugend entwickeln sich Identität und Selbstkonzept, was das Risiko für Selbststigma bei einer eigenen Erkrankung beeinflusst. Wenn ein Kind Armut, Gewalt oder Vernachlässigung erfährt und sich in der Folge (unberechtigt) für minderwertig hält, kann es im Falle einer eigenen psychischen Erkrankung den Vorurteilen anderer weniger entgegensetzen.

Aus all diesen Gründen lassen sich Konzepte und Befunde, die bei Erwachsenen zu Stigma erhoben wurden, nicht einfach auf Kinder und Jugendliche übertragen.

Was denken Mitglieder der Allgemeinbevölkerung über Kinder und Jugendliche mit psychischen Erkrankungen? Einstellungen der Allgemeinheit scheinen gegenüber Kindern mit Depression noch negativer zu sein als gegenüber Erwachsenen mit Depression. In einer amerikanischen Studie wurden depressiv erkrankte Kinder häufiger (40 %) als depressiv erkrankte Erwachsene (30 %) für potenziell gewalttätig gehalten [463]. Auch in ihrem privaten Umfeld stoßen Jugendliche häufig auf Unverständnis; ein Mädchen mit Essstörung sprach mit ihrer Großmutter, die den Hunger nach dem Zweiten Weltkrieg überlebt hatte und ihr sagte: „Wir hatten immer Hunger … Heute gibt es so viel Essen, und du isst es nicht?" ([464], S. 299). Studien zeigen, dass Kinder und Jugendliche mit psychischer Erkrankung nicht nur häufiger auf soziale Ablehnung stoßen als gesunde Gleichaltrige, sondern auch als Kinder und Jugendliche mit körperlicher oder geistiger Behinderung [465]. In der Öffentlichkeit ist das Vorurteil verbreitet, die betroffenen Kinder und Jugendliche seien für ihre Erkrankung verantwortlich (z. B. weil sie sich nicht *zusammenreißen*), was wiederum den Wunsch nach sozialer Distanz verstärkt. Vor allem Jungen werden häufig für gefährlich gehalten. Was die Konfrontation mit öffentlichen

Einstellungen angeht, so ist die Angst vor Stigma nach Entlassung aus einer kinder- und jugendpsychiatrischen Klinik verständlicherweise besonders groß [466].

Wie früh beginnen Vorurteile, und was denken Kinder und Jugendliche ohne psychische Erkrankung? Die Frage ist wichtig, weil man Stigma auch präventiv angehen könnte (➤ Kap. 7.3.4, Prävention [467]). Heutige Antistigma-Programme konzentrieren sich auf Erwachsene, doch deren Vorurteile könnten schwerer zu ändern sein als präventiv die Einstellungen junger Menschen. Kinder lernen die Kategorisierung von Gesichtern schon im ersten Lebensjahr; im Grundschulalter verbindet sich damit die Wahrnehmung von Statusunterschieden zwischen sozialen Gruppen und die Bevorzugung der eigenen Gruppe [96]. Studien zeigen daher Vorurteile gegenüber anderen Kindern, die psychisch erkrankt sind, schon im Grundschulalter [106]. Kinder übernehmen abwertende Ausdrücke (es gibt ihrer viele: Freak, Irrer, Schizo, Spast, Klapsenkind usw.). Die Medien tragen ihren Teil bei: In vielen Kinderfilmen ebenso wie in sozialen Medien werden psychisch kranke Figuren als gefährlich, böse oder abstoßend dargestellt (➤ Kap. 7.4 [106]). Das Wissen über psychische Erkrankungen (➤ Kap. 3.1.7) ist dabei meist bescheiden. Viele Jugendliche erkennen in Fallbeschreibungen psychische Erkrankungen nicht, allenfalls noch Depression. Rund die Hälfte kann nicht zwischen psychischer Erkrankung und Intelligenzminderung unterscheiden. All das zeigt, wie wichtig es wäre, psychische Gesundheit/Krankheit zum Unterrichtsthema zu machen (➤ Kap. 8.4.5). Bayern hat 2019 mit einem sog. 10-Punkte-Plan einen Schritt in diese Richtung getan: In der Lehrerausbildung und in Programmen für Schüler soll es um psychische Gesundheit, Stressprävention, Depression, Angst und Hilfsmöglichkeiten für betroffene Schüler gehen.

Unwissen und negative Einstellungen haben Folgen: Je negativer die eigenen Einstellungen, desto weniger sind betroffene Jugendliche bereit, anderen Jugendlichen mit psychischen Problemen zu helfen oder im Falle eigener Probleme selbst Hilfe zu suchen [106]. Der Wunsch nach sozialer Distanz ist groß: Als Kinder gebeten wurden, den Abstand zwischen sich und Mitgliedern verschiedener stigmatisierter Gruppen zeichnerisch darzustellen, wurde der größte Abstand zwischen dem Kind und einem Sträfling gezeichnet, auf Platz zwei gefolgt vom *Verrückten*. Bei Jugendlichen sah es umgekehrt aus: Der gewünschte Abstand zum *Verrückten* war am größten. Schon diese Beispiele zeigen, dass die zusammenfassende Darstellung zu Kindern und Jugendlichen in diesem Abschnitt eine grobe Vereinfachung darstellt [106]. Ein 5-Jähriger wird seine Diagnose, Stigma und Bewältigungsmöglichkeiten anders wahrnehmen als ein 15-Jähriger.

Wie reagieren Jugendliche mit psychischer Erkrankung auf Stigma? Zunächst ist der Umgang mit diagnostischen Etiketten sehr unterschiedlich (wie er auch bei Erwachsenen unterschiedlich ist: ➤ Kap. 5.1.3, Diagnose). Manche Jugendlichen sind über die Diagnose erleichtert, weil sie Verständnis und Zugang zu den oft verwirrenden und ängstigenden Symptomen ermöglicht und Behandlung und Hilfesuche erleichtert. Andere lehnen Diagnosen und die Etikettierung ihrer Person ab und bevorzugen nichtdiagnostische Ausdrücke wie „Wutausbrüche". Ob mit oder ohne diagnostisches Etikett empfinden viele Kinder und Jugendliche Selbststigma und Scham über ihr oft schmerzlich empfundenes Anderssein [468].

Stigmabewältigung ist für Kinder und Jugendliche schwer. Neben der erwähnten geringen sozialen Macht sind sie von der Akzeptanz durch Gleichaltrige besonders abhängig. Die Entscheidung für oder gegen Offenlegung ist daher schwierig (➤ Kap. 4.3.4). Zu den Risiken, anderen von der eigenen Erkrankung zu erzählen, gehören soziale Zurückweisung, u. a. in der Schule. Andererseits ermöglicht Offenlegung soziale Unterstützung und Austausch und befreit von der Last der Geheimhaltung. Letztere kann in die soziale Isolation führen: „Ich wünschte, jemand hätte mir gesagt: ‚Du solltest deinen besten Freunden davon erzählen'. Denn jetzt habe ich alle meine Freunde verloren" ([464], S. 300). Schließlich ist Stigma für Jugendliche die stärkste Hürde, Hilfe bei psychischen Problemen zu suchen [106, 243]. Abschreckend wirken die Furcht vor öffentlichem Stigma, Selbststigma und Scham ebenso wie die Sorge, durch Hilfesuche als minderwertig oder schwach zu gelten [468]. Daher trägt Stigma dazu bei, dass psychische Erkrankungen oft jahrelang unbehandelt bleiben, was nicht nur den Krankheitsverlauf verschlechtert, sondern oft bittere, langfristige Folgen für Schule, Ausbildung und soziale Netzwerke hat.

Wie kann man das Stigma psychischer Erkrankung bei Jugendlichen und seine Folgen verringern? Manche Programme sollen das Wissen zu dem Thema bei Lehrern verbessern. Sie zeigen positive Effekte auf Stigma, allerdings finden sich nur wenige robuste Auswertungen [469]. Hilfesuche für psychisch belastete Jugendliche lässt sich erleichtern, indem niederschwellig psychologische Beratung und Hilfe in Schulen angeboten werden. Auch hier ist Stigma jedoch eine Hürde, da viele Jugendliche fürchten, durch Inanspruchnahme solcher Angebote etikettiert und in der Folge diskriminiert zu werden [470]. Ein weiterer Ansatz ist *Mental Health First Aid* als ein Programm, das Informationen über Symptome, Erkennung psychischer Erkrankungen und Hilfsmöglichkeiten vermittelt. Es wird in ➤ Kap. 8.1.5 ausführlicher besprochen. Eine Mental Health First Aid-Version für Teenager zeigte in einer großen australischen Studie, dass Programmteilnehmer anschließend die suizidale Krise eines Jugendlichen besser erkannten und bereiter waren, ihm zu helfen [471]. Die positive Wirkung hielt abgeschwächt noch nach einem Jahr an. Eine Version des peergeleiteten Gruppenprogramms *In Würde zu sich stehen* für Jugendliche mit psychischer Erkrankung verringerte Stigmastress und Selbststigma (➤ Kap. 9.2 [472, 473]).

Konzeptuell und von einzelnen Programmen abgesehen weisen wirksame Initiativen gegen Vorurteile unter nicht erkrankten Jugendlichen drei Elemente auf [474]:

- Das Programm sollte von Peers durchgeführt werden, also von jungen Leuten, die über eigene Erfahrungen mit psychischer Erkrankung verfügen (➤ Kap. 8.4).
- Der Inhalt sollte Hoffnung und Recovery-Orientierung vermitteln, d. h. sich nicht auf Symptome, Defizite und Diagnosen konzentrieren.
- Austausch, auch über soziale Medien, und die Nutzung von Online-Ressourcen etc. sollten Teil des Programms sein.

Nicht zuletzt kommt es darauf an, in der Arbeit mit jungen Leuten Menschen mit psychischer Erkrankung als *Menschen* erkennbar zu machen. Das ist das beste Mittel gegen Entmenschlichung durch Stigma mit all ihren Folgen (➤ Kap. 1.4). Die Schulprojekte von *Irrsinnig Menschlich* und *Irre menschlich* sind dafür gelungene Beispiele (➤ Kap. 8.4.5, ➤ Kap. 8.4.6).

In diesen Zusammenhang gehört auch das derzeit viel diskutierte Thema Schule und Inklusion von Kindern und Jugendlichen mit (auch) psychischer oder geistiger Behinderung, z. B. Autismus mit oder ohne Intelligenzminderung. Artikel 24 der UN-BRK (➤ Kap. 7.5.2) begründet den Anspruch von Menschen mit Behinderung auf Zugang zu einem integrativen Bildungssystem mit individueller Unterstützung; d. h., Kinder mit Behinderung haben das Recht, die gleichen Schulklassen zu besuchen wie Kinder ohne Behinderung. Manche Bundesländer schafften daraufhin Förderschulen ab, vielerorts bestehen aber nun Doppelstrukturen, und Eltern können entscheiden, ob sie ihr Kind auf eine Förderschule schicken oder auf eine normale Schule. Die Umsetzung ist nicht immer leicht, u. a., weil qualifiziertes Personal für die Förderung behinderter Kinder an normalen Schulen fehlt. Aus einer Stigmaperspektive ergibt sich dabei ein gewisses Dilemma:

- Durch den Besuch von Förderschulen werden Kinder etikettiert, doch das Etikett eines Förderbedarfs braucht es auch für die Förderung in einer normalen Schule [475].
- Zusätzlich können Verhaltensauffälligkeiten oder Lernbehinderungen in normalen Schulen zu Etikettierung und sozialer Ausgrenzung durch Mitschüler führen – möglicherweise mehr als an Förderschulen.
- In normalen Schulen sind Schüler mit Behinderung sozialem Vergleich mit anderen Kindern ohne Behinderung ausgesetzt (in ihrer Selbstbewertung und in ihrer Bewertung durch andere), was ihr Selbstwertgefühl beeinträchtigen kann.

Die Gefahr scheint real zu sein: Viele Eltern verzichten auf Förderung ihrer Kinder in normalen Schulen, obwohl die Kinder behinderungsbedingt auf sie Anspruch hätten, damit die Kinder nicht etikettiert werden. Andererseits kann gelungene Inklusion dazu führen, dass Kinder mit und ohne Behinderung gemeinsam leben und lernen und durch gelungenen sozialen Kontakt Vorurteile erst gar nicht entstehen oder abgebaut werden (➤ Kap. 8.4). Um dieses Ziel zu erreichen, muss der Kontakt positiv verlaufen – was wiederum von Ressourcen (u. a. Personal) abhängt. Für wen der inklusive Besuch einer normalen Schule oder aber der Besuch einer Förderschule besser ist, wird in dieser Gemengelage vermutlich eine Einzelfallentscheidung bleiben. Daten über die Folgen der Umsetzung im deutschen Schulsystem sind mir nicht bekannt.

5.8 Menschen mit Erfahrung von Migration oder Flucht

Wir leben in einer Zeit weltweiter Wanderungsbewegungen. Der Begriff **Migrant** ist nicht einheitlich definiert. Meist werden damit Menschen bezeichnet, die aus den unterschiedlichsten Gründen ihr Heimatland verlassen haben, z. B. um im Zielland Arbeit oder Ausbildung zu finden, ein besseres Leben zu suchen oder um Hunger oder Gewalt zu entkommen. Nach Angaben der *International Organization for Migration* (iom.int [476]) gab es 2019 weltweit rund 270 Millionen Migranten; das entspricht etwa 3,5 % der Weltbevölkerung; rund drei Viertel waren im Erwerbsalter, und etwa je die Hälfte Männer und Frauen.

Der Begriff **Flüchtling** ist durch die UN-Flüchtlingskonvention von 1951 definiert: Er bezeichnet Menschen, die aus begründeter Furcht vor Verfolgung aufgrund ihrer ethnischen Zugehörigkeit, Religion, politischen Überzeugung o. Ä. ihr Heimatland verlassen haben. Da sich diese Definition auf individuelle Verfolgung bezieht, ist die Aufnahme von Kriegsflüchtlingen gesondert im deutschen Aufenthaltsgesetz geregelt. Nach Angaben des Flüchtlingswerks der Vereinten Nationen (unhcr.org) waren Ende 2018 rund 71 Millionen Menschen auf der Flucht, davon rund 26 Millionen Flüchtlinge außerhalb ihres Heimatlandes und rund 41 Millionen Menschen innerhalb (sog. Binnenvertriebene, z. B. Syrer, die aus ihrem Heimatort in andere Teile Syriens geflohen sind). Etwa jeder zweite war

unter 18 Jahre alt. Die Herkunftsländer der meisten Flüchtlinge waren 2018 (in absteigender Reihenfolge) Syrien, Afghanistan und Südsudan.
Im Folgenden wird der Einfachheit halber nur von Migranten gesprochen (mit oder ohne Fluchterfahrung). Die Unterscheidungen haben allerdings teilweise Konsequenzen, nicht nur für die Bleibeperspektive. Je nach Bundesland, Aufenthaltsdauer, Stand des Asylverfahrens und der jeweiligen Rahmenvereinbarung zwischen dem Bundesland und den Krankenversicherungen bestehen Unterschiede der Gesundheitsleistungen, auf die Menschen Anspruch haben – ein auch für Fachleute kaum mehr durchschaubares Dickicht. Der Zugang zum Arbeitsmarkt und damit ein wichtiger Weg zur Integration (➢ Kap. 7.1.2) hingegen wurde für Flüchtlinge in letzter Zeit deutlich erleichtert.

Welche Rolle spielt Stigma für Migranten? Im Folgenden werden wenige Aspekte ohne Anspruch auf Vollständigkeit dargestellt. Erstens können Migration und der Status als Migrant im Ankunftsland zur Entstehung psychischer Erkrankungen beitragen. Zweitens sind psychisch erkrankte Migranten zweifach von Stigma betroffen, und zwar dem ihrer Erkrankung und dem ihres Status als Einwanderer. Drittens kann es Diskriminierung von Migranten im Gesundheitssystem geben. Viertens können Interventionen für Migranten das Thema Stigma und strukturelle Benachteiligung dieser Gruppe einbeziehen.

Psychische Erkrankungen sind unter Migranten häufiger als in der Allgemeinbevölkerung des Ankunftslandes. Besonders häufig sind Depression, Angst und, je nach Grund und Verlauf der Migration, auch posttraumatische Belastungsstörungen. Das ist naheliegend, da Migration, insbesondere aufgrund von Flucht oder Vertreibung, mit Gefahr, Entwurzelung und zahlreichen materiellen und sozialen Verlusten einhergeht. Doch die Häufigkeit psychischer Erkrankungen steigt in den Jahren nach Eintreffen im Ankunftsland weiter an, was für eine anhaltende Belastung durch mangelnde soziale Integration und Arbeitslosigkeit spricht [477].

Auch Psychosen, die von der Psychiatrie als vorwiegend biologische Erkrankung gesehen werden, sind unter Migranten häufiger (ein weiteres Argument für den stärkeren Einbezug sozialer Faktoren in unser Verständnis psychischer Erkrankungen [478], ➢ Kap. 2.3.2). Diese Tatsache ist seit Untersuchungen an norwegischen Einwanderern in den USA zu Beginn des 20. Jahrhunderts bekannt. Eine Übersichtsarbeit von Einzelstudien mit insgesamt rund 10.000 Migranten der ersten oder zweiten Generation mit Psychose zeigte, dass Psychosen bei Migranten beider Generationen etwa doppelt so häufig auftraten wie in der Bevölkerung des Gastlandes [479]. Daher scheint nicht der Vorgang der Migration das Psychoserisiko zu erhöhen, sondern der Status als Migrant, mit dem auch die zweite, schon im Gastland geborene Generation lebt. Das verweist auf Diskriminierung und niedrigen sozialen Status als Risikofaktoren für Psychosen. Diese Interpretation passt zur einzigen Ausnahme von diesem Befund: jüdische Einwanderer nach Israel. Im gelobten Land sind sie, anders als in ihren Herkunftsländern, nicht mehr Mitglieder einer diskriminierten Minderheit, daher ist ihr Psychoserisiko in Israel nicht erhöht [479].

Psychisch erkrankte Migranten haben mit dem Stigma ihrer Erkrankung und mit dem Stigma als Migrant zu kämpfen. Das hat mehrere Folgen:

- Erstens wirkt sich mehrfache Diskriminierung stärker auf psychische und körperliche Gesundheit aus, u. a. durch Stressreaktionen und ungünstige Bewältigungsreaktionen (➢ Kap. 1.8), was Recovery und Genesung behindert.
- Zweitens kommen Migranten teilweise aus Kulturen, in denen psychische Erkrankungen und Hilfesuche stark stigmatisiert sind. Daher leiden viele unter Selbststigma

oder Scham und nehmen keine Hilfe in Anspruch [480, 481]. Auch unterschiedliche Krankheitskonzepte können die Verständigung erschweren (➤ Kap. 3.1.7). So sagte ein Mann aus Somalia über Profis im westlichen Versorgungssystem: „Sie verstehen das Problem nicht. Es ist ein Geist (Djinn). Du brauchst eine andere Verschreibung, so wie den Koran" ([482], S. 11). Eine deutsche Bevölkerungsbefragung verglich Einstellungen zu Depression unter Deutschen sowie türkischen Einwanderern der ersten und zweiten Generation. Noch in der Türkei geborene Einwanderer der ersten Generation hatten die negativsten Einstellungen, sowohl in Bezug auf soziale Distanz gegenüber depressiv Erkrankten als auch in Bezug auf Selbststigma und Schuldgefühle im Falle eigener Erkrankung [483]. Neuere Interventionen sind daher spezifisch auf Selbststigma als Barriere für Hilfesuche unter Migranten ausgerichtet. Ein Online-Programm für männliche Flüchtlinge mit posttraumatischer Belastungsstörung, überwiegend aus dem arabischen Raum, verringerte Selbststigma [484].
- Drittens kann es Diskriminierung von Migranten mit psychischen Erkrankungen in den Gesundheitssystemen der Ankunftsländer geben. Vier Aspekte sind für einen gleichberechtigten Zugang von Migranten zu Gesundheitsversorgung wichtig: Finanzierung ihrer Behandlung/Krankenversicherung; Zugänglichkeit und Erreichbarkeit von Hilfe und Behandlung für Migranten; das Eingehen auf sprachliche und kulturelle Bedürfnisse und ein gesundheitspolitischer Schwerpunkt auf Gesundheit von Migranten, inkl. Forschung zur Gesundheit dieser Gruppe und Evaluation der Wirksamkeit von Verbesserungsmaßnahmen [485]. Eine Übersicht über 38 Länder, darunter alle EU-Länder und die Schweiz, ergab ein sehr gemischtes Bild. Die große Mehrheit der im psychiatrisch-psychotherapeutischen Versorgungssystem Tätigen hat, auch im deutschsprachigen Raum, keine nennenswerten Kenntnisse in interkultureller Arbeit mit Migranten. Besonders ausgeprägte Defizite fanden sich in Ländern, die nach 2000 der EU beigetreten waren. Besser war die Situation in Ländern, die sich um die Gesundheit von Migranten über verschiedene Politikbereiche hinweg kümmerten (health in all policies, Übersicht in [486]).

Ein simples Beispiel einer strukturellen Barriere für die gute Versorgung von Migranten mit psychischer Erkrankung in Deutschland ist, dass Dolmetscherleistungen von den Krankenkassen nicht erstattet werden. Mir hielt ein Migrant, der nachts als Notfall in die psychiatrische Klinik aufgenommen worden war, einmal am nächsten Morgen sein Handy entgegen. Wir sprachen keine gemeinsame Sprache, und das Handy sollte mir die deutsche Übersetzung dessen zeigen, was er eben in seiner Sprache gesagt hatte; umgekehrt sollte es meine gesprochenen Worte schriftlich in seine Sprache übersetzen. In einer solchen Situation stellen sich viele Fragen: von der Zuverlässigkeit der mir völlig unbekannten Übersetzungsalgorithmen bis hin zur Vertraulichkeit der Daten.

Welche Interventionen gibt es für Migranten mit psychischen Erkrankungen? Erstens kann kognitive Verhaltenstherapie Symptome von Angst, Depression und posttraumatischer Belastungsstörung nachhaltig bessern [487]. Diese Therapien müssten verfügbar gemacht werden. Weil unsere Versorgungssysteme damit überfordert sind, wird vielfach ein gestuftes Vorgehen empfohlen: Bei mäßig ausgeprägten Beschwerden soll zunächst Selbsthilfe (u. a. über Smartphone) gefördert und Beratung durch geschulte andere Flüchtlinge (sog. Peer-to-Peer-Beratung) angeboten werden. Erst bei stärkerer psychischer Belastung soll professionelle Hilfe folgen. Aus einer Stigmaperspektive ist das problematisch: Flüchtlinge werden hier mit einer Art Versorgung zweiter Klasse abgespeist, die man Einheimischen nicht zumuten würde [488]. Ebenfalls häufig empfohlen werden aufsuchende Hilfen, indem Profis zu Migranten, insbesondere Flüchtlingen, nach Hause fahren. Leider fristen aufsuchende Hilfen im deutschen psychiatrischen Versorgungssystem ein Schattendasein (➤ Kap. 7.3.4), erst recht für diese Zielgruppe.

Es gibt allerdings Lichtblicke: Das niedersächsische Projekt *refuKey* integriert niederschwellige ambulante Beratung in einem psychosozialen Zentrum für Flüchtlinge, ein kooperatives Kompetenzzentrum, das Patienten und Profis über Grenzen verschiedener Versorgungsbereiche hinweg berät und begleitet, und Angebote psychiatrischer Kliniken. Erste Ergebnisse sprechen für eine gute Wirksamkeit des Gesamtangebots auf psychische Symptome bei Flüchtlingen im Vergleich zur üblichen Unterversorgung (Evaluationsbericht, 03.08.2019; refukey.org). Eine Sonderform gestufter Versorgung sind schulbasierte Programme. Sie richten sich an Schüler, die Flüchtlinge sind. In sehr unterschiedlicher Komplexität beziehen sie verschiedene andere Hilfen ein: für die Familien der Schüler, für die Schulen ebenso wie für unterschiedliche Arten von Hilfebedarf [489]. Der Ansatz ist plausibel, u. a., weil über Schulen alle schulpflichtigen Flüchtlinge (und indirekt ihre Eltern) erreichbar sind. Doch Forschung zur Wirksamkeit dieses Vorgehens ist nötig.

Notwendig für eine angemessene Versorgung von Flüchtlingen ist in erster Linie eine integrierte Versorgung in dem Sinne, dass die Bereiche Wohnen, Ausbildung und Arbeit, individueller Hilfebedarf und Rechtsfragen gemeinsam mit psychosozialer Unterstützung abgedeckt werden [477]. Denn von diesen sozialen Faktoren, nicht zuletzt der Erfahrung von Akzeptanz statt Diskriminierung im Ankunftsland, hängen psychische Gesundheit und gelingende Integration wesentlich ab [490]. Schon wegen der Sprachbarriere und der Neuheit des deutschen Versorgungssystems sind Migranten allgemein und Flüchtlinge insbesondere auf koordinierte Hilfen angewiesen. Ihr Bedarf trifft leider auf ein heillos zersplittertes, starres, in Sektoren untergliedertes deutsches Versorgungssystem, in dem sich schon Einheimische kaum zurechtfinden (➤ Kap. 7.3.3). Die vulnerable Gruppe der Migranten mit psychischen Erkrankungen ist davon besonders benachteiligt und in diesem Sinne strukturell diskriminiert.

KAPITEL

6 Persönliche Perspektiven

6.1 Stigma im Leben Psychiatrie-Erfahrener

Martina Heland-Graef

Hallo, ich bin Martina Heland-Graef, Psychiatrie-Erfahrene und auch Profi, d. h., ich habe in der Psychiatrie lange Jahre als Krankenschwester gearbeitet, und dann erkrankte ich selbst. Welch ein Schlag, plötzlich auf der anderen Seite zu stehen und zu erleben, wie sich alles um einen verändert. Familie und Freunde und Arbeitskollegen sind plötzlich ein wenig anders. Die Familie ist verwirrt und versteht erstmal gar nichts. Freunde und Arbeitskollegen sind etwas distanziert, unsicher, bis hin zu: „Ja, du gehörst jetzt auf die andere Seite." Ein Balanceakt, der 4 Jahre dauerte, bis ich mich entschloss, mit der Krankheit zu leben, mit den Stimmen zu leben. Ab dann war vieles leichter, auch mit der Familie und mit früheren Arbeitskollegen und Freunden.

Psychiatrie-Erfahrene können entscheiden, wie sie leben möchten – genau wie alle anderen auch. Aber sie müssen eine Entscheidung treffen, das ist das Wichtigste. Entscheidungen sind nicht in Stein gemeißelt und können sich ändern. Ich kann sie meiner Lebenssituation anpassen. Psychiatrie-Erfahrene müssen die Macher ihres Lebens bleiben – nicht die Angehörigen oder die Gesellschaft oder das Krankenhaus oder der Therapeut oder, noch schlimmer, der Betreuer. Stigmatisierung und Diskriminierung gehören zu unserem Leben. Wenn wir uns als Menschen aber davon nicht beeindrucken lassen, ist es für alle anderen schwerer, sich stigmatisierend oder diskriminierend zu verhalten. Es ist kein leichter Weg, aber einer für alle und alle für einen: Psychiatrie-Erfahrene haben sich organisiert, und das mit Erfolg. Das Bewusstsein einer Psychiatrie-Erfahrenen, anders zu sein, wertvoll und wehrhaft gegen Stigma, ist die größte Lebenserfahrung, die andere nie machen werden. Viele Psychiatrie-Erfahrene organisieren sich in der Selbsthilfe und gewinnen dadurch neue Hoffnung, Selbstverständnis und Eigenverantwortlichkeit. Das heißt, ich lerne durch Selbstbestimmung, wie ich besser mit Stigmatisierung umgehen kann. Durch die Erfahrung, dass ich es schaffen und Probleme bewältigen kann, verliert Stigmatisierung an Kraft, und das ist einzigartig, weil es hilft.

Stigma in verschiedenen Lebensbereichen

In ganz verschiedenen Bereichen, im privaten Leben oder bei der Arbeit, in der Öffentlichkeit und der Politik oder in den eigenen Reihen der Betroffenen, ist es wichtig für mich, meinen Standpunkt auch gegen Stigmatisierung und Diskriminierung zu behaupten. Dazu benötige

Ich habe eine Kollegin gefragt, ob ich ihre Geschichte verwenden darf. Sie hat zugestimmt, doch sie will nicht erkannt werden. Also werde ich das respektieren und mich bei ihr bedanken. Sie hatte einen wirklich guten Job, den sie zu 100 %, manchmal noch mehr, beherrschte und ausführte. Sie war bei Kollegen angesehen und bei Vorgesetzten geschätzt. Leider brach irgendwann in ihren Synapsen im Hirn ein Durcheinander aus, so nennt sie es immer noch. Wie ein Sturm im Wasserglas. Sie hörte Telefone läuten und Menschen reden, es war ihr ungeheuerlich. Sie ging nicht mehr mit den anderen zur Frühstückspause und verweigerte sich ihren Vorgesetzten. Es kam der Tag der Einweisung, und die Stigmatisierung nahm ihren Lauf, ganz allein und ohne Gnade.

Sie kam in unsere Selbsthilfegruppe, und sie und ihr Geist dümpelten so vor sich hin. Immer sah sie aus, als wolle sie endgültig aufgeben. Es war unsäglich und traurig. Irgendwann konnte ich sie überreden, mit mir einen Wochenendausflug zu machen, an einen Ort, der ruhig und reizarm ist. Noch am selben Tag haben wir den Synapsensalat in ihrem Geist behoben. Dazu sortierten wir im Salat die Lieblingsteile und die nicht so geschätzten Dinge auseinander. Später gaben wir den Zutaten, die ihr gefallen hatten, die Namen der Menschen, mit denen sie sich vorstellen konnte, über ihr Durcheinander im Kopf zu reden. Im Gespräch würde sie diese Menschen überzeugen können, dass sie wieder so gut arbeiten könnte wie vorher, wenn die Umgebung ihres Arbeitsplatzes geändert und die Anforderungen auf andere Tageszeiten gelegt werden könnten. Gleichzeitig machte sie sich immer wieder bewusst, dass es schief gehen kann und nicht bei allen gut ankommt. Sie setzte Prioritäten, und ich freute mich, dass sie fast wie früher verschiedene Dinge tun konnte, fast ohne Beeinträchtigung. Als sie das selbst auch bemerkte, schaute ich nur noch zufrieden, glücklich und ebenso aufgeregt zu wie bei einer Geburt. Das war es letztlich auch.

Wir freuten uns, und sie machte einen Plan. Ihr Vorgesetzter sollte der erste sein. Er ließ sich fast auf alles ein und war von ihrer Offenheit beeindruckt und neugierig. Bei zwei anderen fiel sie sofort auf die Nase und musste ertragen, dass die Kolleginnen nichts mehr mit ihr zu tun haben wollten. Der erste Stigmatisierungslauf. Welch ein Einbruch – aber wir feierten den Erfolg. Sie nahm ihre Arbeit wieder auf und hielt Kontakt über das Telefon, wenn sie dachte, es sei nötig. Sie rief nur dreimal an. Nach einigen Wochen rief sie gar nicht mehr an, und bei den nächsten Selbsthilfegruppen saß sie zufrieden und glücklich, aufrecht und stolz auf ihrem Stuhl. Sie dankte allen, die an sie geglaubt hatten. Für mich ist das ein Beispiel, dass jeder ein Recht auf eine Chance und Arbeit hat. Sie hat nun nach 2 Jahren eine beratende Funktion für Menschen in Krisen an ihrer Arbeitsstelle. Die Chance, die Hilfe und der eigene Mut haben sie trotz Stigmatisierung zurück ins Leben geholt. Sie will sich aber immer noch nicht outen. Das ist zu respektieren. Sie nimmt nur noch wenige Psychopharmaka. Für sie war Stigmatisierung eine Chance, die sie genutzt, aber erst sehr viel später realisiert hat.

Gesellschaft und Politik im Leben einer Psychiatrie-Erfahrenen

Als ich schon Psychiatrie-Erfahrene war, wurde ich irgendwann von eben so einer Person gefragt, ob ich nicht in einem Landesverband Psychiatrie-Erfahrener mitarbeiten wolle. Meine Stimmen sagten nein, und es gab erstmal einen Kampf, den es zu gewinnen galt. Es klappte, ich fragte meinen Mann, und wir unterhielten uns darüber. Er war zwar skeptisch, aber wehrte sich nicht. So wurde ich Vorstandsmitglied in einem Landesverband, der die Interessen Betroffener wahrnahm und das immer noch tut. Die Öffentlichkeit ist schon merkwürdig, die Gesellschaft ebenso wie die Politik. Ich arbeitete hauptsächlich politisch und wurde als Psychiatrie-Erfahrene bekannt. Schnell fand ich mich in die Arbeit ein und begann Strategien für mich zu entwickeln, worauf ich unbedingt hören musste oder was nicht so wichtig war. Da ich bei Sitzungen mit meinem Aufmerksamkeitsproblem nicht hinter dem Berg hielt und es auch nicht ertragen konnte, wenn alle durcheinanderredeten, und ich das formulierte, hatten die meisten verstanden. Trotzdem hatte ich immer das Gefühl, wenn ich mich zu einem Thema äußerte, saßen mehrere im Besprechungsraum und hörten nicht zu, sondern bearbeiteten ihr Handy. Da waren sie wieder, die Stimmen, die sagten: „Die nehmen dich nicht ernst, für die bist du nur ein Nichts, und deine Meinung dazu, was Psychiatrie-Erfahrene brauchen, interessiert die nicht." Mitten im Satz, nachdem ich den Stimmen Einhalt geboten hatte, wartete ich noch einen Moment, genau so lange, bis ein anderer das Wort ergreifen wollte, und sagte: „Es ist unhöflich, am Handy zu arbeiten, wenn ich etwas zu sagen habe. Ich fühle mich hier nicht ernst genommen." Ich stand auf, sagte: „Eine Pause nach zwei Stunden Sitzung ist auch wichtig", und ging nach draußen. Das war der Durchbruch, und von Stund' an wussten alle, was Stigmatisierung ist und was es mit mir macht.

Ich habe gelernt, dass es nicht hilft, zu jammern und zu schimpfen, dass es Stigmatisierung gibt. Es wird sie immer da geben, wo Menschen besonders sind. Es ist an uns, den Betroffenen, Aufklärung zu betreiben, was Stigmatisierung mit uns macht. Wir Betroffene müssen mit starken Verbündeten überlegen, wie dieses Monster zu bannen ist. Wir dürfen nicht aufgeben, wir nicht und die Gesellschaft nicht, ob politisch oder in Familien oder in der Klinik. Ich habe mich nie so um Stigmatisierung gekümmert, aber ich weiß, dass sie weh tun und einen auf Dauer auch umbringen kann. Das dürfen wir nicht zulassen. Ich bin guter Dinge, und ich arbeite jeden Tag daran, durch meine Arbeit Stigmatisierung klein zu halten. Alle Betroffenen und Profis sollten der Gesellschaft sagen: „Hey, wir sind Menschen, niemand darf einen anderen mit negativen Worten (Stigma) belegen." Fordert die Gesellschaft auf, positive Worte zu finden. Helft Betroffenen, sich aufzurichten! Wir benötigen vielfältige Hilfen, die Menschen in allen Bereichen ansprechen und aufmerksam machen, um Stigmatisierung abzubauen.

Stigmatisierung im Leben Psychiatrie-Erfahrener: Was machen wir damit?

Für uns bzw. für mich ist es wichtig, sich selbst gut zu kennen. Das ist unser oder mein größter Schutz gegen Stigmatisierung. Wenn ich selbst weiß, was ich kann, und mich definieren kann, dann kann niemand auf der Welt mich infrage stellen. Ein Beispiel: Ein Dorf, ein Fest, eine Frau, eine Diskussion über psychisch erkrankte Menschen. Es fiel der Satz: „Solche Leute dürften meine Kinder nicht retten bei einer Gefahr." Es war grausam, der Mann, den sie meinte, war früher Feuerwehrmann und jetzt eben nicht mehr, weil psychisch erkrankt. Mir blieb fast die Luft weg. Einige Tage vorher, beeilte ich ihr zu sagen, hatten sich ihre Kinder mit dem Hund schon sehr weit vom Dorf entfernt, sie waren noch im Kindergartenalter. Ich sagte ihr, ich bin ein solcher Leut (psychisch erkrankt), und ich sagte ihr, dass ich als besorgte Mutter sie informierte, als ich ihre Kinder sah. Viele

Menschen merken, glaube ich, gar nicht, was sie uns mit ihrer Unwissenheit, Unachtsamkeit oder Respektlosigkeit antun. Ich weiß, was ich kann und was sich gehört, obwohl ich psychiatrie-erfahren bin.

Ich denke, es kommt auf die eigene Resilienz oder psychische Widerstandsfähigkeit an, die nun gefordert ist. Eigene Fähigkeiten zu finden, die ein für die Gesellschaft defizitäres Verhalten oder auch Reaktionen abmildern, sodass es möglich wird, wieder in der Gesellschaft zu leben. Leider wird es einem in der Psychiatrie nicht beigebracht nachzuschauen, was die eigene Resilienz sein kann. Es ist nur interessant, wie wer auf welche Medikamente reagiert. Das wird wissenschaftlich rauf und runter zu beweisen versucht. Nur der Mensch kommt zu kurz, wird vergessen und rückt leider nicht in seiner Ganzheit in den Fokus der Behandlung.

In einer Selbsthilfegruppe können Psychiatrie-Erfahrene zu diesen Informationen kommen, oder mit Glück bei einem niedergelassenen Arzt. In einer Gruppe, in der Menschen mit gleichen Problemen sind, aber mit verschiedenen Lösungsansätzen, die jedoch alle zum Ziel führen, können Betroffene für sich selbst überlegen, ob sie einen Lösungsweg für sich finden (➤ Abb. 6.1). Im Gespräch kommen dann gute Lösungen zustande, und Selbstheilungskräfte können wirken. Ich habe eine Selbsthilfegruppe gegründet und gehe da immer noch regelmäßig hin, weil ich immer wieder gestärkt in ein Projekt gehen kann und weiß, was ich tun muss. Vielen Kollegen bzw. Mitbetroffenen geht es genauso. Resilienz ist Widerstandskraft bei Lebenskrisen. Das lernen Menschen am besten bei Gleichgesinnten, in der Selbsthilfegruppe. In der Gruppe habe ich den Mut der anderen mitgenommen und mich geoutet und erlebt, dass ich für andere stark sein kann.

Stigmatisierung ist schlimm. Doch ich bin an der Auseinandersetzung damit gewachsen. Ich habe die Erfahrung gemacht, dass ich mich wehren kann. In diesem Sinne hat die Bewältigung von Stigmatisierung mein Leben positiv verändert. Ich weiß heute Dinge über mich, die ich sonst nie erfahren hätte. Ich fühlte mich frei, als alle es wussten, ich

6

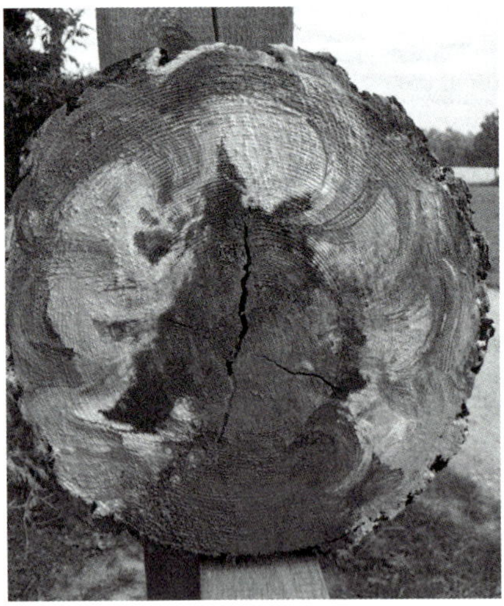

Abb. 6.1 Das habe ich selber gemalt, ein Suchbild, ich bin da auch drauf und das Pferd. Ich malte es an einem guten Tag. Ich wünsche mir gegenseitigen Respekt, ein Miteinander-Reden, ein gegenseitiges Zuhören. Ich wünsche mir positive Aussprache in allen Bereichen des Lebens. [P735]

musste nicht mehr Verstecken spielen. Meine ganze Kraft und Aufmerksamkeit hatte ich nun für die Arbeit, für Betroffene. Ich hätte nie erfahren, dass ich vor vielen Menschen sprechen und auch noch Vernünftiges von mir geben kann. Ich habe gelernt oder über mich erfahren, dass ich vielen Normalos helfen kann, Betroffene besser zu verstehen. Mir wurde in vielerlei Hinsicht Unterstützung gegeben, um eine gewisse Freiheit in die Welt zu tragen und auf Selbsthilfetagen unseren Mitgliedern, aber auch anderen Interessierten nahezubringen, dass eine psychische Krankheit kein Untergang sein muss, obwohl es sich so anfühlt. Meine Kräfte reichen für so viele Projekte in der Selbsthilfe, weil ich mich nicht mehr auf meine Heimlichkeit konzentrieren muss.

Familie und Stigmatisierung

Ich habe von einer betroffenen Familie eine Geschichte miterleben dürfen, die auf den ersten Blick schrecklich und traurig ist. Die Mama ist betroffen und hatte lange in der Klinik versucht, sich an ihre Stimmen zu gewöhnen, und die Psychose überstanden. Der jüngste Sohn, erste Klasse, brachte, als die Mutter wieder zu Hause war, zum Mittagessen Kinder aus der Schule mit. Die Mutter fragte immer mal schon am Morgen nach, ob wieder Kinder mitkommen würden, damit sie sich mit der Menge des Mittagessens darauf einstellen konnte. Es fiel ihr auf, dass die Kinder sie am Anfang sehr vorsichtig beäugten und beobachteten, später sehr freundlich wurden, sich für das Essen bedankten und dann nach Hause gingen. An einem dieser Tage beobachtete sie jedoch an der Haustür, dass die Kinder ihrem Sohn Dinge oder Geld gaben. Das war sehr merkwürdig, erzählte sie mir, und sie wusste nicht so recht, was sie davon halten sollte. Ich ermutigte sie, ihn doch einfach zu fragen. Der Sohn erklärte ihr, dass sie in der Schule erzählen sollten, was die Eltern beruflich machten und wie es zu Hause zugehe. Ihr Sohn war sehr beeindruckt von ihrer Krankheit und erzählte eben, dass seine Mutter „sie nicht alle hat". So der Umgangston. Da er nicht alles so gut erklären konnte und die Kinder fragten, zeigte er seine Mutter eben herum. Der Sohn sagte: „Na ja, wenn wir woanders hingehen, dann müssen wir auch bezahlen, im Museum oder so". Nichts anderes habe er getan, verkündete er seiner Mutter.

Dass er entstigmatisierend gehandelt hatte, musste ich lange erst für mich klarkriegen. Die Mama übrigens auch. Genau genommen hat er seine Erfahrungen mit seiner Mutter, die nicht mehr ganz so war wie vorher, aber dennoch spannend und lieb und nicht gefährlich und gemein oder sonst etwas Schreckliches, mit seinen Mitschülern geteilt und mit dem sog. Eintritt verstärkt, dass eine Mama, die anders ist, auch Essen kochen kann und nett ist. Die Mama und ich haben uns lange darüber unterhalten, und wir fanden zum Schluss, dass der Sohn sehr selbstbewusst und für sich und sein Umfeld durchaus entstigmatisierend gehandelt hat. Dass damit sein Taschengeld aufgebessert wurde, hmhm, es ist dabei keiner zu Schaden gekommen. Die meisten Kinder kamen im Übrigen im Sommer jeden Tag und hatten keine Berührungsängste im Umgang mit der Mama – im Gegensatz zu ihren Eltern. Sie genossen es, unkompliziert mit der Mama zu kochen, zu spielen oder einfach mit sich selbst sein zu können.

Dass dieser Sohn später nichts mehr mit seiner Mutter zu tun haben wollte, ist eine andere Geschichte. Ein anderer Sohn will, dass seine Mutter die Familie verlässt. Wenn er könnte, würde er sie einsperren lassen. Was soll so eine Mutter machen? Da müssen Selbstheilungskräfte aktiviert sowie die Resilienz gestärkt werden, um sein Leben auch ohne Kinder lebenswert zu gestalten. Es ist traurig, aber wer weiß, für was es im Leben gut ist. Wer weiß, was das Leben noch bringt, auch für eine Psychiatrie-Erfahrene.

Selbstakzeptanz und Authentizität

Beide benötigt man nicht von anderen. Ich bin überzeugt, dass alle Menschen Selbstakzeptanz in sich haben, sonst würden sie sich jeden Tag und bei jeder Entscheidung immer wieder infrage stellen. Darüber nachdenken werden allerdings nur die, die sie vermeintlich verloren haben, weil krank oder anders oder psychiatrie-erfahren. Selbstakzeptanz, Selbstachtung und Authentizität sind die Garanten, die jedem von uns mehr oder weniger, aber immerhin in die Wiege gelegt wurden. Es gilt, sie zu benutzen. Sich mit Menschen umgeben, die das erkennen und somit helfen, sich zu stärken. Mir haben viele Menschen bestätigt, dass es gut ist zu hören, dass alles im Leben einen Sinn zu haben scheint. Dass es mich eben, so wie ich bin, geben muss, um das Gegenüber zu erreichen. Das und darüber zu reden hilft. Bist du authentisch, bist du glaubwürdig. Menschen wollen da abgeholt werden, wo sie sind. Es ist ein Gefälle vom Ministerium zu Betroffenen, es ist kein Problem von Betroffenen zu Betroffenen.

Politik und Öffentlichkeitsarbeit

Mein Mut und meine Arbeit machen anderen Mut und setzen deren Kräfte frei, um selbst gegen Ausgrenzung und Stigmatisierung zu kämpfen. So wurde ich gestärkt, und das macht leider vielen Menschen Angst. Doch ich konnte in vielen Fällen etwas bewirken: Ich habe aktiv mitgearbeitet beim Bayerischen Psychisch-Kranken-Hilfe-Gesetz (➤ Kap. 7.5.5). Ich habe Öffentlichkeitsarbeit beim Bundesverband Psychiatrie-Erfahrener und noch länger beim Bayerischen Landesverband Psychiatrie-Erfahrener gemacht. Ich habe mit Politikern und anderen Entscheidungsträgern gesprochen und unsere Probleme dargelegt. Ich kämpfe gegen Macht und Gewalt und Zwang, für eine offene Psychiatrie, für gewaltfreies Arbeiten in der Psychiatrie. Ich sage deutlich, dass man zuhören muss, mit uns reden muss. Dass wir zuhören wollen und gemeinsam Änderungen bewirken können. Ich erinnere an die Psychiatrie-Toten, an die Euthanasie-Opfer (➤ Kap. 2.1.2). Lange war mir das nicht bewusst. Doch dieses Jahr bei der Veranstaltung zur Aktion T4 in Berlin wurde ich in eine Zeit versetzt, in der ich wohl auch gestorben wäre. Ich arbeite mit anderen daran, dass es nicht vergessen wird. Ich schreibe Berichte für unseren Rundbrief, damit unsere Mitglieder wissen, was wir das ganze Jahr über machen. Dass wir wachsam sind, auch gegenüber Parteien und Politik. Dass die UN-BRK umgesetzt wird. Wir wollen Menschenrechte achten, es sollen keine Sicherheitsdienste in die Psychiatrien Einzug halten. Durch die Partizipation werden wir gehört, und wir geben denen eine Stimme, die sich nicht outen wollen oder können, aber leiden. Wir wollen, dass wir selbstbestimmt leben dürfen, wenn es sein muss auch in ungewöhnlichen Wohnformen.

Gestern war ich bei einer Veranstaltung, in der das Bayerische Psychisch-Kranken-Hilfe-Gesetz noch einmal besprochen wurde. Ich dachte schon, ich hätte gar nicht hingehen müssen, weil ich ja schon alles wusste. Da meldete sich jemand und sagte, seit in Bayern das neue Gesetz in Kraft sei, sei es schwerer, Menschen gegen ihren Willen in Kliniken unterzubringen. Hurra, dachte ich, Problem erkannt. Aber was dann kam, war ein Tiefschlag. Der Mann sagte, dass die, die nun nicht mehr untergebracht werden, verwahrlosen. Hallo, sagte ich, da müssten sie ein Drittel von Bayern unterbringen, es gibt so viele Leute, die aus den unterschiedlichsten Gründen „verwahrlosen" (was ja nicht unbedingt stimmt), und nur weil sie nicht im System Psychiatrie sind, werden sie nicht untergebracht – geht es noch? Das ist genau der Grund, warum wir immer an solchen Veranstaltungen teilnehmen müssen. Ich sagte, da muss sich etwas in den Köpfen ändern, man muss andere Lösungen finden, die Heilsarmee unterstützen mit mehr Geld oder Spenden. Aber die Leute sind frei, und Freiheit ist das höchste Gut, geistige und alle andere auch. So, ich hoffe, ich habe mich nicht um Kopf und Kragen geredet.

Mein Leben als Profi und Erfahrene

Ich habe in der Psychiatrie von 1980 bis 1983 meine Ausbildung zur Krankenschwester gemacht. Davor habe ich in der Schwesternvorschule im Internat Schulabschlüsse nachgeholt, um die Zeit zu überbrücken, bis ich die Ausbildung beginnen durfte. Also insgesamt habe ich 5 Jahre gelernt – nicht, weil ich zu blöd, sondern weil ich zu jung war. Mit noch nicht ganz 15 Jahren im Internat der Schwesternvorschule des Bezirkskrankenhauses Bayreuth ging es für mich los. Das erste Mal von zu Hause weg und in einer Welt, die für mich normal wurde, weil ich nie Mitleid hatte, sondern immer nur überlegte, wie Hilfe aussehen konnte. Da liefen Menschen durch die Parkanlagen der Klinik und lachten und schienen sich köstlich zu amüsieren. Ich habe mich mal getraut und einen Herrn gefragt, warum er lachte, was ihm so gut gefalle. Er erstarrte sofort und lachte nicht mehr, sein Gesicht, das eben noch fröhlich aussah, war von Angst gezeichnet. Er wollte weglaufen, ich versuchte neben ihm zu bleiben, keuchend fragte ich ihn, warum er weglaufe, ich wolle ihm ja nichts Böses, sondern mich gerne mit ihm unterhalten. Keine Chance, ich hatte keine Chance. Ich überlegte, solange ich meinen Weg fortsetzte, dass es bestimmt ein schönes Ereignis oder Erlebnis war, das ihn glücklich, lachend und zufrieden aussehen ließ.

So ging die Zeit der Ausbildung zu Ende, und ich hatte nicht erfahren, was der Mann dachte, der vor sich hin gelacht hatte und glücklich aussah, bis ich ihn störte. Immer wieder fiel er mir ein, ohne dass ich sein Geheimnis lüften konnte. Nach 3 Jahren als examinierte Schwester machte ich die Ausbildung zur Fachkrankenschwester in der Psychiatrie. Wir mussten die Theorie in unserer Freizeit lernen, das hieß also viele Minusstunden. Viele zusätzliche Wochenenden, egal, ich wollte die Ausbildung unbedingt machen, weil ich mir davon versprach, ich könnte das Geheimnis des Herrn lösen. Ich fragte immer nach bei Ärzten und anderen Kollegen, aber die Antworten waren alle nicht befriedigend. Eines Tages ging es um Stimmenhören und andere Phänomene, die Menschen sehen und hören und fühlen, die wir nicht fühlen und hören und sehen können. Die Ärztin sagte, wir müssen den Patienten das Leid nehmen: „Sie können ja sehen, dass die in ihrer eigenen Welt leben." Ich wollte wissen, woher sie wisse, ob die Menschen auch damit einverstanden seien, ihnen ihre Welt zu nehmen. Ich erzählte ihr von der Begegnung mit dem lächelnden und glücklich aussehenden Herrn. Sie gehe davon aus, dass er Stimmen hörte und gegen die Stimmen Medikamente bekam. Ich war Krankenschwester und, ja, ich war in der Psychiatrie, und, ja, ich wusste, was ich gelernt hatte, aber das überstieg mein Fassungsvermögen. Warum werden die Leute nicht gefragt? Ich glaubte nicht, dass der Herr litt, aber er hatte Angst vor mir und meiner Frage.

Ich beschloss, mich um das Vertrauen des Herrn zu bemühen. Es dauerte lange, und viele „Bestechungsversuche" waren nötig. Irgendwann dachte ich, es helfe alles nichts, da fragte er mich, ob es mir hier gefalle. Ich verstand nicht, doch, ja, er wollte wissen, ob es mir hier gefalle in der Klinik. Ich sagte: „Ja, ich glaube schon, ich mag meine Arbeit." Er schaute mich lange an und lange auf seine Hände, die er aufeinandergelegt hatte. Dann fragte er mich, wenn ich wie er hier wohnen müsste, ob es mir dann auch gefiele, mit vier Menschen in einem Zimmer, die ich nicht leiden könne. Ich gab klein bei und sagte ihm, dass mir das wohl nicht gefallen würde. Ich fragte ihn: „Aber ich sehe Sie immer lächeln, wenn Sie spazieren gehen, Sie wirken entspannt und irgendwie glücklich". Er lächelte: „Sie sind die erste, die mich fragt, warum ich lächle, wenn ich spazieren gehe. Ich höre den Stimmen zu, sie unterhalten sich, sie sind lustig und haben immer einen Witz, und sie lachen über die, denen ich begegne." Nun wollte ich wissen, ob er keine Angst habe. Sofort wurde er starr und sagte zu mir, dass er große Angst habe vor den Ärzten, die ihm seine Stimmen nehmen wollten. Aber er brauche sie, sie seien die einzigen, die sich mit ihm unterhielten.

Warum nimmt man einem solchen Menschen sein Glück, warum macht man nicht mit ihm einen Vertrag, z. B. falls seine Stimmen etwas Schlechtes von ihm wollten, könnte er immer noch Medikamente nehmen. Seitdem fragte ich die Menschen, für die ich zuständig war, immer, wirklich immer, was sie glauben, dass ihnen helfen könnte, und die Wünsche waren nicht immer unerfüllbar. Zumindest war ich vielen Menschen näher als so mancher Arzt, auch wenn die Ärzte es nicht glauben wollten.

Als ich dann selbst erkrankte und mir eingestehen konnte, dass ich Stimmen hörte – und meine waren nicht nett, so sehr ich es mir auch wünschte –, fiel mir immer wieder der Mann ein. Ich dachte, vielleicht muss ich nur nett zu den Stimmen sein, sie nicht loswerden wollen. So haben wir uns dann irgendwann in mir arrangiert. Einmal versuchte ich, das einem Arzt zu erklären, da erhöhte er ungefragt meine Tabletten, und als ich dagegen protestierte … naja, das ist eine andere Geschichte. Ich will damit nur sagen, dass die Stigmatisierung überall ist, aber man sie nicht unbedingt immer ernst nehmen muss.

Fazit

Ich lebe leichter damit, Stigmatisierung manchmal zu ertragen, um es später bei Gelegenheit zum Thema zu machen und dann zu erreichen, dass Normalos es verstehen. Es kommt nicht so sehr darauf an, immer sofort überall etwas Gefährliches gegen mich zu sehen oder zu hören, als ins Gespräch zu gehen, um Stigmatisierung und ihre Folgen anderen bewusst zu machen. Wenn die Gesellschaft keine Meinung zu Inklusion oder Stigmatisierung Psychiatrie-Erfahrener hat, müssen wir dafür sorgen, dass sich das ändert. Wir haben immer die Möglichkeit, miteinander zu reden. In der Versorgungslandschaft für Psychiatrie-Erfahrene könnte sich noch viel ändern, um sich besser des Stigmas zu erwehren. Gemeindepsychiatrische Unterstützung, also lebensweltnahe Angebote, ermöglichen uns, bessere Hilfe zu finden. Kürzere Wege, vielseitige Angebote, um Widerstandskraft und Mut zu stärken. Dorothea Buck sagte, solange wir miteinander reden, bringen wir uns nicht um (➤ Kap. 7.3.4, Peer Support).

6.2 Stigma und Angehörige

Janine Berg-Peer

„Sie haben aber eine symbiotische Beziehung zu Ihrer Tochter!"

Vor 60 Jahren machte ich meine erste Erfahrung mit der Stigmatisierung psychisch Erkrankter und ihrer Angehörigen. Meine Mutter, die an einer manisch-depressiven Erkrankung litt, unternahm einen Suizidversuch, was zur Folge hatte, dass unsere Familie und sie selbst zwar nicht gemieden wurden, dass aber getuschelt wurde. In der Schule gab es wissende Blicke von Lehrern und Schülern. Bei gesellschaftlichen Anlässen verstummte plötzlich das Gespräch, wenn meine Mutter hinzukam. Noch heute begegne ich Menschen, die ich aus meiner Jugend kenne und die bei der Begrüßung plötzlich Blicke wechseln und vorsichtig fragen, ob es nicht meine Mutter gewesen sei, die … ?

Nach meiner Einschätzung hat sich wenig geändert bis heute. Fast jede kriminelle Tat mit Todesfolge zeigt, wie sehr Menschen mit einer psychischen Erkrankung immer noch stigmatisiert werden. Reflexartig wird von den Medien die Frage nach der psychischen Stabilität des Täters aufgeworfen. Eine Überschrift wie *„Täter in psychotherapeutischer Behandlung?"* stellt sofort ein Einverständnis zwischen Journalist und Leser her. Psychotherapie? Aha, dann ist ja alles klar. Wir wissen, wie Menschen mit einer psychischen Erkrankung sind: gefährlich und unberechenbar. Schnell folgt dann die Frage, warum solche Menschen nicht frühzeitig weggesperrt werden. Die implizite Forderung ist klar: Schützt die Gesellschaft vor verrückten Gewalttätern. Das zeigt, dass es nicht bei der bloßen Ablehnung der stigmatisierten Gruppe bleiben muss, sondern dass Stigmatisierung unmittelbar in praktische Diskriminierung münden kann.

Welche Funktion hat Stigmatisierung?

Menschen wenden sich von anderen Gruppen ab, weil es ihre eigene Gruppenzugehörigkeit stärkt. Mit diesem auch als *Othering* bezeichneten Verhalten werden eigene positive Merkmale gegenüber den negativen Merkmalen einer anderen Gruppe von Menschen hervorgehoben. Die *andere* Gruppe wird abgewertet, um sich von ihr abgrenzen zu können. Man distanziert sich von psychisch Erkrankten und ihren Angehörigen, um davor geschützt zu sein, ebenso zu werden wie sie.

Was bewirkt Stigmatisierung?

Psychisch Erkrankte sind vielfältigen Zuschreibungen ausgesetzt, durch die sie stigmatisiert werden. Sie werden als gefährlich, unberechenbar, als irre oder auch als dumm angesehen, als eine Personengruppe, von der man sich fernhalten sollte. Menschen mit einer Schizophrenie-Diagnose haben angeblich eine gespaltene Persönlichkeit – Dr. Jekyll und Mr. Hyde –, die in bestimmten Phasen unheimliche und grausame Dinge tun wird. Sie hören Stimmen, die sie zwingen, andere Menschen umzubringen. Auch wenn diese

Zuschreibungen sich besonders auf Menschen mit Psychosen beziehen, werden doch alle psychisch Erkrankten mit ähnlichen Vorurteilen belegt.

Diese negative Wahrnehmung psychisch Erkrankter bleibt für sie nicht folgenlos: Sie werden von Kollegen, Freunden, oft auch von Familienangehörigen, gemieden. Die Krankheit wird verschwiegen, der Erkrankte wird nicht eingeladen oder „versteckt", wenn eine Familienfeier stattfindet. Sie können bei Zwangseinweisungen von Polizisten brutal behandelt werden, weil auch die Polizisten von der Gefährlichkeit psychisch Erkrankter überzeugt sind. Diese negative Wahrnehmung psychisch Erkrankter kann auch dazu führen, dass sie Schwierigkeiten bei der Wohnungs- und Arbeitsuche haben. Oft erleben sie wenig Verständnis in sozialen Situationen: bei Behörden, in Geschäften, in Bus und Bahn. Ihre Verwirrung, ihre Langsamkeit oder Umständlichkeit wird als Vorbote eines gefährlichen Verhaltens, eines Ausbruchs wahrgenommen, und entsprechend unfreundlich, ablehnend bis harsch wird reagiert.

Eine psychische Krankheit nimmt einem jedes Selbstbewusstsein!

Besonders gravierend sind die Folgen der Stigmatisierung für das Selbstbewusstsein der Betroffenen. Sozialer Ausschluss oder auch harsche Reaktionen verunsichern und lassen bei den Betroffenen ein Gefühl der Unzulänglichkeit entstehen. „Eine psychische Erkrankung nimmt einem jedes Selbstbewusstsein", formulierte es meine Tochter vor einigen Jahren treffend. Auch meine Mutter litt dermaßen unter der Stigmatisierung, dass sie sich „freute", als sie später die Diagnose Brustkrebs bekam. Von dieser somatischen Krankheit konnte sie erzählen, plötzlich bekam sie Ratschläge und freundliche Unterstützung. Diese Stigmatisierung hat besonders fatale Folgen für das künftige Leben der Betroffenen: Es bedarf einer großen emotionalen und kognitiven Anstrengung, sich trotz Krisenanfälligkeit immer wieder aus diesen Krisen und den damit einhergehenden sozialen Einbrüchen herauszuarbeiten. Die Betroffenen müssen es nach einer Krise fertigbringen, sich wieder mit Freunden, Liebespartnern, Nachbarn oder Kollegen zu versöhnen. Oft müssen sie eine neue Wohnung, eine neue Arbeit oder auch den Anschluss an eine unterbrochene Ausbildung suchen. Das alles verlangt große Stärke und vor allem die Zuversicht, dass es gelingen kann. Wer aber immer wieder Stigmatisierungserfahrungen macht, kann schnell entmutigt werden.

Auch Angehörige werden stigmatisiert

Während weitgehend Einigkeit darüber herrscht, dass Menschen mit einer psychischen Erkrankung stigmatisiert werden, wird die Stigmatisierung von Angehörigen seltener thematisiert. Aber auch wir Angehörigen werden stigmatisiert, wenn uns Eigenschaften und Verhaltensweisen zugeschrieben werden, mit denen wir unsere Kinder in die psychische Krankheit getrieben haben. Vielleicht ging es uns Angehörigen besser, als noch böse Geister, der Teufel oder übermäßige Masturbation als Ursache psychischer Erkrankungen galten. Aber seit der Entdeckung der schizophrenogenen Mutter durch die Psychoanalytikerin Frieda Fromm-Reichmann in den 1950er-Jahren werden Angehörige als die Verursacher vor allem der Schizophrenie gesehen und dafür verurteilt. Mütter verhalten sich ambivalent ihrem Kind gegenüber, und dieses Verhalten führt Kinder geradewegs in die Schizophrenie. Auch Autismus kann durch Mütter hervorgerufen werden: „Refrigerator mothers“, also kaltherzige Eisschrankmütter, rufen – angeblich – bei ihren Kindern Autismus hervor. Obwohl Fachleute heute immer wieder betonen, dass diese Konzepte veraltet sind, ist nach meinen Erfahrungen die schizophrenogene und kaltherzige Mutter in den Köpfen vieler Psychiater, Psychotherapeuten, Betroffener und auch Laien noch sehr lebendig. Weiterentwickelt findet sich die schizophrenogene Mutter in der Double-Bind-Theorie, der *High-Expressed-Emotions*-Theorie und auch in der systemischen Theorie. Immer steht im Vordergrund, dass dysfunktionale Verhaltensstrategien vor allem der Mutter das Kind zwingen, sich in eine psychische Krankheit zu flüchten.

„Sie sind aber auch eine sehr dominierende Frau!“

Ich wusste vor 22 Jahren nicht, dass wir Mütter die Macht haben, unsere Kinder in die Schizophrenie zu treiben. Aber ich habe schnell dazu gelernt. „Ihre Tochter hat Schizophrenie, aber Sie müssen keine Schuldgefühle haben!“, sagte mir eine durchaus freundliche Psychiaterin bei meiner ersten Begegnung mit der Psychiatrie und führte mich damit in die Gedankenwelt von Psychiatern ein. Natürlich hat mir niemand explizit gesagt, dass ich die Erkrankung meiner Tochter hervorgerufen habe. Aber implizit taucht diese Überzeugung in vielen Bemerkungen von Fachleuten und Laien auf. „Sie haben aber eine sehr symbiotische Beziehung zu Ihrer Tochter“, sagte mir 10 Tage nach der Diagnose Schizophrenie ein junger Psychiater: „Das ist für Psychotiker gar nicht gut. Jedes Mal, wenn Sie zu Besuch kommen, umarmen und küssen Sie sich. Das ist doch nicht normal für eine Mutter-Tochter-Beziehung.“ Als ich einem Kollegen, der mich auf meine verweinten Augen ansprach, mitteilte, dass meine Tochter in der Psychiatrie sei, kam als Reaktion: „Sie sind ja auch eine sehr dominierende Frau!“

Als meine Tochter unbedingt ihren Realschulabschluss nachmachen wollte, wurden wir nicht nur beide gewarnt vor einem derart gefährlichen Schritt, sondern mir wurde auch vorgeworfen, meinen Karriereehrgeiz auf meine arme, schwerstkranke Tochter übertragen zu wollen. Ein Freund sagte nach Lektüre meines Buches *Schizophrenie ist scheiße, Mama,* dass ihm völlig klar sei, warum meine Tochter eine psychische Krankheit entwickelt hätte: „Sie wollte sich an dir rächen, weil du sie ins Internat gesteckt hast!“ Im Psychoseseminar seufzte eine Sozialarbeiterin: „Furchtbar, diese überbehütenden und kontrollierenden Mütter. Meine arme Klientin.“

Eine nachhaltig beeindruckende Erfahrung machte ich auf einer Tagung. Vor mir referierte eine freundliche, junge Psychotherapeutin und schloss ihren Vortrag mit den Worten: „Kein Kind mit einer psychischen Erkrankung konnte in der Kindheit jemals eine positive Bindung zu seiner Mutter aufbauen. Und jetzt freuen wir uns auf Frau Berg-Peer, die einen Vortrag über ihr Leben mit ihrer psychisch erkrankten Tochter halten wird.“ Wir Angehörigen sind überbehütend, labil, dominierend, abweisend oder klammernd. So denken viele Fachleute über uns, selbst diejenigen, die uns zu Vorträgen einladen.

Auch in den Medien (➤ Kap. 7.4) wird die schizophrenogene Mutter verewigt. Sicher haben es nur wenige so auf den Punkt gebracht wie der Regisseur Alfred Hitchcock. 1960 entstand sein berühmter Film *Psycho,* in dem der unter seiner Mutter leidende Alan Bates, verkörpert von Anthony Perkins, Frauen tötet, zu denen er sich hingezogen fühlt, was ihm die starke Identifikation mit seiner toten Mutter nicht durchgehen lässt. Der Film ist einer der meistgesehenen Thriller aller Zeiten. Wie viele Menschen, auch Psychiater, haben

6

seither diesen Film gesehen, in dem der Psychiater am Ende des Films vor Gericht den Wahnsinn von Norman Bates mit dem schönen Satz über Bates' Mutter erklärt: „She was a very clinging and challenging woman" („Sie war eine sehr klammernde und fordernde Frau").

Woher wissen Fachleute, dass unsere Verhaltensweisen die Ursache waren? Ich habe mich oft gefragt, warum bei vielen Fachleuten die schizophrenogene Mutter immer noch gedanklich eine Rolle zu spielen scheint. Viele berichten mir von Gesprächen mit Betroffenen, in denen diese von ihren „schrecklichen" Müttern und Vätern berichten. Ihnen wird geglaubt. Ich habe aber ebenso viele Geschichten über „schreckliche" Psychiater und Psychotherapeuten von Betroffenen gehört. Wenn ich alles geglaubt hätte, was meine Tochter mir in Krisenphasen über Fachleute gesagt hat, dann hätte ich sie niemals wieder zu einem von ihnen gehen lassen dürfen. Aber auch persönliche Kontakte beeinflussen das Bild von uns Angehörigen. „Es gibt sie wirklich, diese schrecklichen Mütter", höre ich, und mir werden Beispiele elterlichen Verhaltens genannt, die Psychiater in ihren Gesprächen mit Angehörigen beobachten. Aber reichen für diese „Diagnosen" die wenigen Treffen mit einer aufgeregten Mutter aus, die ihr Kind gerade in einer schweren Krise ins Krankenhaus gebracht hat? Weint sie? Labile Mutter! Insistiert sie auf ein Gespräch? Dominante Mutter! Macht sie sich Sorgen? Überfürsorgliche Mutter. Küsst sie ihr Kind zur Begrüßung? Symbiotische Beziehung! Aber könnte es nicht sein, dass wir in psychischen Krisensituationen unserer Kinder auch einfach nur überfordert und hilflos sind? Psychiater beurteilen uns in einer Ausnahmesituation, ohne eine Vorstellung davon zu haben, welche Bewältigungsstrategien wir in unserem normalen Alltag zeigen. Wir Angehörigen sollten uns darüber klar sein, dass nicht nur die Betroffenen von Psychiatern diagnostiziert werden, sondern wir als Mütter ebenfalls.

6

Man könnte argumentieren, dass die Annahmen von Psychiatern über uns Angehörige unwichtig sind. Doch Stigmatisierung wird vor allem dann wirksam, wenn zwischen dem Stigmatisierenden und dem Stigmatisierten eine asymmetrische Beziehung, also ein Machtgefälle, herrscht (➤ Kap. 3.1.4). Das wirkt sich auch zwischen Psychiatern und uns Angehörigen negativ aus: Psychiater haben die Macht, uns ein Gespräch mit ihnen zu ermöglichen oder auch nicht. Sie haben auch die Macht, die – oft krankheitsbedingt – negativen Einstellungen unserer Kinder gegenüber ihren Angehörigen zu verstärken. Diese Macht wird sicher nicht von allen Psychiatern ausgenutzt, aber sie spielt eine Rolle in unserer Kommunikation, und wir sind in einer Situation der Angst und der Schwäche Annahmen der Psychiater über uns hilflos ausgeliefert.

Aber nicht nur Fachleute stigmatisieren Angehörige. Wie oft hören wir im Bekanntenkreis, dass jemand immer schon gewusst habe, dass irgendein in der Vergangenheit liegendes Verhalten der Eltern nicht gut war. Scheidung, frühzeitige Einschulung, berufstätige Mutter, Strenge oder Permissivität – alles wird zur Erklärung herangezogen, warum es zu der psychischen Erkrankung kam. „Wie alt war Ihre Tochter, als Sie sich von ihrem Vater haben scheiden lassen?" „Aha!" „Sie waren immer berufstätig?" „Ja." „Aha." Sofort ist alles klar, jetzt weiß jeder, warum das arme Kind krank wurde. Vorsichtige Hinweise, dass ein solches Verhalten von Eltern auch viele kerngesunde Kinder hervorbringt, werden nur als von unseren Schuldgefühlen diktierte, durchsichtige Verteidigungsstrategien wahrgenommen.

Auch Familien mit gesunden Kindern wenden sich von uns ab, machen uns zu *anderen,* weil sie die Ursache für die Krankheit darin sehen, dass unsere Familien *anders,* und zwar weniger gut sind. Diese Zuschreibung hat für Familien mit gesunden Kindern eine wichtige Funktion: Wenn nur in schlechten Familien Kinder psychisch erkranken, dann sind sie dagegen gefeit. Da sie zu den guten Familien gehören und sich richtig verhalten, kann ihnen das nicht passieren. Ich höre immer wieder, dass Psychiater und Angehörige davon ausgehen, alle Angehörigen müssten Schuldgefühle haben. Aber diese Schuldgefühle können auch so erklärt werden: Wenn es wissenschaftlich erwiesen ist, dass eine Stigmatisierung von psychisch Erkrankten in der Gesellschaft erkennbar ist, dann sind auch Angehörige als Teil der Gesellschaft nicht davon frei. Wer lange davon ausging, dass nur in „schlechten" Familien Kinder psychisch erkranken können, sieht sich plötzlich mit seinem eigenen Vorurteil konfrontiert, wenn auch das eigene Kind krank wird, obwohl man doch meinte, alles richtig gemacht zu haben.

Auch Betroffene stigmatisieren uns

Meine Einführung in die Auseinandersetzung zwischen Betroffenen und Angehörigen erlebte ich auf meiner ersten Tagung, als ich etwas zur Situation der Angehörigen sagen sollte. Bevor ich das erste Wort sagen konnte, wurde mir von Betroffenen im Publikum lautstark zugerufen: „Wenn man Angehörige hat, dann braucht man keine Feinde!" Seither höre und lese ich immer wieder, dass viele Betroffene ausschließlich ihre schlechten Eltern für ihre Erkrankung verantwortlich machen. Sie waren zu fürsorglich, sie ließen nicht los, sie haben sich nicht oder zu viel gekümmert, sie haben als Eltern versagt. Obwohl nach meiner Kenntnis nicht eindeutig erwiesen ist, was genau z. B. Schizophrenie hervorruft, sie wissen es genau. Ich kann unter psychohygienischen Gesichtspunkten verstehen, weshalb es entlastend sein kann, jemanden für eine so bösartige Krankheit verantwortlich machen zu können. Aber die Schuldzuweisung an Angehörige kann sich auch für die Betroffenen negativ auswirken.

Was bewirkt Stigmatisierung bei Angehörigen?

Ganz unabhängig davon, wo man die Ursache für psychische Erkrankungen sieht: Die Folgen der Stigmatisierung von Angehörigen können niemanden, der sich für die Genesung von psychisch Kranken einsetzt, gleichgültig lassen. In Veröffentlichungen, Leitlinien und bei Vorträgen wird darauf hingewiesen, wie wichtig eine Einbeziehung der Angehörigen für die Genesung der Erkrankten sein kann. Nur müssen wir Angehörige auch stark gemacht werden für eine sinnvolle Begleitung unserer erkrankten Kinder. Glaubt jemand, dass Menschen, denen man die Schuld für eine so schwere Krankheit bei ihrem Kind zuschreibt, sich nun einfühlsam um die Behandlung ihres Kindes kümmern können? Es trifft uns Angehörige schwer, mit diesem Vorwurf konfrontiert zu werden. Wir fühlen uns schlecht, wir werden zunehmend unsicher im Umgang mit unserem Kind. Diese Vorwürfe sind derart schmerzhaft, dass sie abgewehrt werden müssen. Sie sind auch deshalb so schmerzhaft, weil die meisten Angehörigen sich insgeheim ohnehin ständig fragen, was sie denn nur falsch gemacht haben.

Es ist kaum auszuhalten, wenn diese Schuldzuweisung auch noch von außen kommt. Die Angehörigen beginnen sich zu verteidigen, indem sie darauf hinweisen, dass sie immer gute Eltern waren, dass ihre anderen Kinder auch keine Krankheit entwickelt haben, dass sie Familien kennen, in denen die Kinder wirklich schlecht behandelt wurden und in denen keine psychische Krankheit auftrat. Wir sind dermaßen beschäftigt mit der Abwehr dieser

Zuschreibungen, dass es uns daran hindern kann, darüber nachzudenken, ob es nicht doch auch eigene Verhaltensweisen gibt, die für ein vulnerables Kind dysfunktional waren und sind. Oft wehren wir selbst gut gemeinte Hinweise auf Verhaltensänderungen im Umgang mit unseren erkrankten Kindern ab, weil wir dahinter wieder den Schuldvorwurf befürchten.

Auch manche Betroffenengruppen wollen sich gegen ihre Stigmatisierung wehren, indem sie ihr Anderssein positiv umdeuten und ihrerseits nun Nichtbetroffene stigmatisieren. Mit dem wenig hilfreichen Titel *Wir behandeln die Falschen: Unser Problem sind die Normalen* hat der Psychiater Manfred Lütz einen Trend eingeleitet, mit dem die Ausgegrenzten sich gegen ihre Ausgrenzung wehren und die eigene Gruppe als die besseren Menschen hinstellen. Auch der Spruch *Besser verrückt als angepasst* oder T-Shirts mit der Beschriftung *Gefährlich sind die ohne Diagnose* gehen in diese Richtung, mit dem nun alle Menschen ohne psychische Erkrankung abgewertet werden sollen. Das ist menschlich verständlich; ich bin aber skeptisch, ob diese Art des Umgangs mit Stigmatisierung psychisch Erkrankten helfen wird.

Folgen der Stigmatisierung von Angehörigen für Betroffene

Die Stigmatisierung von uns Angehörigen ist aber nicht nur schmerzhaft für uns, sondern kann auch gravierende Auswirkungen auf die Betroffenen haben:

- Eltern fühlen sich schuldig und warten vielleicht zu lange, bis sie professionelle Hilfe für ihr Kind suchen.
- Psychiater und Psychotherapeuten, oft auch Sozialarbeiter wollen keinen Kontakt zu den Eltern haben, weil sie immer Partei für die Betroffenen ergreifen.
- Angehörige suchen keine Hilfe für sich selbst, weil sie das Gefühl haben, diese nicht zu verdienen.
- Angehörige wollen nicht zusammen mit ihren Kindern zu einem Therapeuten gehen, weil sie sich vor Vorwürfen und Verurteilungen fürchten.
- Angehörige verschweigen die Erkrankung gegenüber Kollegen und ihren Freunden, weil sie Angst vor Stigmatisierung haben. Damit haben sie aber auch nicht die Möglichkeit, Entlastung und Unterstützung zu bekommen.
- Das Gefühl, schuldig zu sein, kann so schlimm für sie sein, dass sie sich von ihren Kindern dauerhaft distanzieren.

Was tun gegen Stigmatisierung?

Es ist eine gute Entwicklung, dass sowohl Betroffene als auch Psychiater und Angehörige etwas gegen Stigmatisierung tun wollen, aber die stabilisierende Funktion von Stigmatisierung lässt mich skeptisch auf großangelegte Antistigma-Aktionen blicken. Es ist ja nicht – nur – ein Informationsdefizit von Menschen, dass sie sich von psychisch Erkrankten distanzieren müssen oder wollen. Bei großen Veranstaltungen wie der Mut-Tour oder auch bei Sportveranstaltungen wie *Der Lauf und Markt für seelische Gesundheit* sehe ich selten Menschen, die psychisch Erkrankten bislang skeptisch gegenüberstanden und nun durch diese schönen Veranstaltungen von ihren stigmatisierenden Einstellungen abgebracht werden. Damit wende ich mich keineswegs gegen solche Veranstaltungen. Im Gegenteil: Sie haben eine positive und stärkende Auswirkung auf Betroffene. Genau das halte ich für wichtig: Statt sich vorrangig darum zu bemühen, gesellschaftliche Stigmatisierung abzubauen, was bestenfalls nur sehr langfristig erfolgreich sein kann, sollten wir die Betroffenen darin stärken, mit diesen Abwertungen umzugehen. Betroffene sollten Gegenstrategien entwickeln können, mit denen sie lernen, nicht jede Abwertung zu dicht an sich herankommen zu lassen.

Das ist auch der Grund, warum ich mich frage, ob es sinnvoll ist, ständig über Stigmatisierung zu sprechen und auch noch darauf hinzuweisen, dass diese immer größer wird. Auch wenn die Wissenschaft das herausgefunden haben sollte: Betroffene müssen in dieser Welt leben und sich mit ihrer Krankheit und trotz gesellschaftlicher Ablehnung darin zurechtfinden. Wir sollten sie stattdessen dabei unterstützen, nicht in jeder Ablehnung, jedem dummen Spruch immer gleich Stigmatisierung zu wittern, sondern sie dazu ermutigen, sich nicht zu sehr von der Meinung anderer Menschen abhängig zu machen. Wenn sie allen Kontakten oder Auseinandersetzungen mit „normalen" Menschen aus dem Weg gehen, dann können sie auch keine neuen Erfahrungen machen und feststellen, dass nicht alle Menschen negativ gegenüber psychisch Erkrankten eingestellt sind. Der amerikanische Stigmaforscher Patrick W. Corrigan hat das peergeleitete Gruppenprogramm *In Würde zu sich stehen* (➤ Kap. 9.2) entwickelt, in dem Betroffene lernen können, ihre Ängste zu überwinden und selbstbewusster mit ihrer Erkrankung in ihrem Umfeld umzugehen. Auch das EX-IN-Programm kann helfen (➤ Kap. 7.3.4). Als Peer-Berater oder Genesungsbegleiter zeigen Menschen mit einer psychischen Erkrankung eine Kompetenz, mit der sie ein Alleinstellungsmerkmal haben: Nur sie haben Zugang zu diesem Arbeitsmarktsegment und können heute in vielen Institutionen wertvolle Arbeit ergänzend zu der Arbeit von Pflegenden, Sozialarbeitern und Ärzten anbieten.

Nicht anderen das Bild von psychisch Kranken überlassen

Vor allem glaube ich, dass wir Betroffene – übrigens ebenso wie Angehörige – dazu ermutigen sollten, so oft wie möglich öffentlich von ihren Erfahrungen zu sprechen. Damit kann viel gegen Stigmatisierung getan werden. Wenn Betroffene und Angehörige nicht wollen, dass andere über sie sprechen und ihnen bestimmte Eigenschaften zuschreiben, dann müssen sie nach außen gehen und mit ihrer Person und ihren Berichten das Narrativ über psychisch Erkrankte selbst bestimmen.

KAPITEL

7 Stigma in verschiedenen Gesellschaftsbereichen

Stigma wirkt in sozialen Zusammenhängen, in Form spezifischer Normen, Regeln und Machtstrukturen. Verschiedene Teilsysteme der Gesellschaft werden deshalb im Folgenden in den Blick genommen. In ihnen hat Stigma unterschiedliche Folgen für Menschen mit psychischen Erkrankungen: Arbeitswelt (➤ Kap. 7.1), Wohnen (➤ Kap. 7.2), Gesundheits- und Hilfesystem (➤ Kap. 7.3), Medien (➤ Kap. 7.4) und Recht (➤ Kap. 7.5). Aspekte struktureller Diskriminierung werden für diese fünf Bereiche jeweils in diesem Kapitel besprochen; für andere Bereiche wurden sie in ➤ Kap. 5.1.8 erläutert. Dieses Kapitel verdeutlicht nicht nur die Verbreitung von Stigma, sondern zeigt für jeden Bereich auch Chancen, Stigma abzubauen, positive Einstellungen aufzubauen und Inklusion zu fördern.

7.1 Arbeitswelt

„Es gibt nichts Integrativeres als die Arbeit. Nur Arbeit schafft es, dass Zugehörigkeit zur Gesellschaft – also Teilhabe im engeren Sinne – realisiert wird", sagte der englische Sozialpsychiater Douglas Bennett ([491], S. 4). Arbeit kann vieles geben: Sinn und Aufgabe für Körper und Geist, Gelegenheit zu lernen, Erfolge und Selbstbewusstsein, soziale Kontakte, Einkommen und damit bessere Voraussetzungen im sozialen Bereich – und Arbeit kann schlicht ein Grund sein, morgens aufzustehen. Es ist daher wenig überraschend, dass die meisten Menschen mit psychischen Erkrankungen in irgendeiner Weise arbeiten möchten. Stigma hingegen führt zu sozialer Ausgrenzung und ist daher ein Hindernis auch im Bereich Arbeit. Artikel 27 der UN-BRK (➤ Kap. 7.5.2) sichert Menschen mit psychischen Behinderungen das Recht auf Arbeit zu. Im Folgenden geht es darum, in welcher Weise verschiedene Aspekte von Stigma es Menschen mit psychischen Erkrankungen erschweren zu arbeiten. Der erste Teil behandelt die Rolle von Stigma für Menschen in Arbeit (➤ Kap. 7.1.1), der zweite Teil für Menschen ohne Arbeit (➤ Kap. 7.1.2).

Der Verlauf von Arbeit und Arbeitslosigkeit des Einzelnen wird durch ökonomische und gesamtgesellschaftliche Faktoren mitbestimmt. Der Druck auf den Arbeitsmarkt in der globalen Rezession ab 2008 ist dafür ein Beispiel. Sara Evans-Lacko untersuchte die Auswirkungen dieser Rezession auf Menschen mit psychischen Problemen anhand der durchschnittlichen Arbeitslosigkeitsraten 2006 im Vergleich zu 2010 in der gesamten EU [492]. Schon 2006 waren mehr Menschen mit (12,7 %) als ohne (7,1 %) psychische Probleme arbeitslos. Wichtiger sind aber zwei Dinge:

1. Von 2006 bis 2010 stieg die Arbeitslosigkeit bei psychisch Belasteten viel stärker an (auf 18,2 %) als bei nicht Belasteten (auf 9,8 %).
2. 2010 war die Arbeitslosigkeit von Menschen mit psychischen Problemen in denjenigen Ländern höher, in denen die Allgemeinbevölkerung Menschen mit psychischen Erkrankungen eher für gefährlich hielt.

Fazit

Öffentliche Einstellungen haben also konkrete und schädliche Folgen für psychisch belastete Beschäftigte. Die Arbeitslosigkeit erschwert ihre Situation und erhöht das Risiko sozialer Ausgrenzung weiter.

7.1.1 Menschen in Arbeit

Psychische Erkrankungen am Arbeitsplatz sind von großer Bedeutung. Neben dem Leid für Betroffene und Angehörige beeinträchtigen sie die Produktivität. In hochindustrialisierten Ländern mit geringer Arbeitslosigkeit wie derzeit im deutschsprachigen Raum führt das dazu, dass dringend benötigte Arbeitskräfte entweder krankheitsbedingt fehlen (absent sind, daher *Absentismus*) oder wenig produktiv arbeiten, obwohl sie am Arbeitsplatz anwesend sind (präsent, daher *Präsentismus*). Psychische Erkrankungen verursachen in Deutschland mehr Arbeitsunfähigkeitstage als alle anderen Erkrankungsarten, u. a. mehr als Muskel-Skelett- oder als Atemorganerkrankungen [493]. Wenn Versicherte psychisch erkranken, fallen sie mit rund 1½ Monaten durchschnittlich viel länger aus als bei jeder anderen Erkrankung. Die Produktivitätseinbußen durch Präsentismus liegen noch vielfach höher [494]. Daher müssten Arbeitgeber in ihrem eigenen Interesse aktiv werden: Ökonomische Argumente wären genug. Eine Modellrechnung an deutschen Daten zeigte, dass die Kosten eines frühzeitigen Depressionsscreenings für alle Beschäftigen eines Unternehmens plus die Kosten der Behandlung der depressiv Erkrankten durch Antidepressiva oder Psychotherapie eine gute Investition wären: Die Gesamtkosten sind geringer als die Produktivitätsverluste der erkrankten Mitarbeiter [495]. Internationale Organisationen wie die OECD haben die Bedeutung des Themas längst erkannt, doch es ist noch viel zu tun.

Wie denkt die Öffentlichkeit?

Die Einstellungen gegenüber Menschen mit psychischen Erkrankungen am Arbeitsplatz scheinen sich in den letzten Jahrzehnten verschlechtert zu haben. In wiederholten deutschen Bevölkerungsbefragungen war rund die Hälfte der befragten Beschäftigten 2011, und somit mehr als 2001, nicht bereit, eine Person mit Depression für eine Arbeitsstelle zu empfehlen [496]. Eine Zusammenfassung zahlreicher Bevölkerungsbefragungen aus der westlichen Welt seit 1990 zeigt, dass die Bereitschaft, Menschen mit Depression als Kollegen zu akzeptieren, auf niedrigem Niveau stagniert. Für Menschen mit Schizophrenie ging sie sogar erheblich zurück [162].

Die Gründe dieser Entwicklung sind nicht ganz klar. Vermutlich tragen die zunehmende Verbreitung biologischer Modelle psychischer Erkrankung (➤ Kap. 5.1.2) ebenso dazu bei wie, spezifisch für Vorurteile am Arbeitsplatz, der gestiegene Druck auf Produktivität und Arbeitsprozesse.

Was denken Arbeitgeber?

Wie einzelne Arbeitgeber auf Mitarbeiter mit psychischen Erkrankungen reagieren, kann sehr unterschiedlich sein. Jeder kennt aus seinem Umfeld vermutlich Beispiele offensichtlicher Diskriminierung durch Arbeitgeber ebenso wie Fälle großer Unterstützung und Flexibilität. Ein paar Studien geben aber Hinweise auf durchschnittliche Haltungen von Arbeitgebern.

Experiment

Manager und Personaler aus deutschen Firmen erhielten in einer experimentellen Studie Fallbeschreibungen von Mitarbeitern, die Schlafstörungen hatten. Dazu wurde jeweils einem Viertel mitgeteilt, der Mitarbeiter habe eine Depression, ein Burnout, eine private Krise oder eine Schilddrüsenerkrankung. Die Studienteilnehmer beurteilten die Leistungsfähigkeit der Mitarbeiter mit Schilddrüsenerkrankung daraufhin als höher als die aller drei anderen Gruppen [497].

In einer Schweizer Studie wurden Arbeitgeber vor die Wahl gestellt zwischen einem unzuverlässigen gesunden Bewerber und mehreren zuverlässigen Bewerbern mit verschiedenen chronischen körperlichen oder psychischen Erkrankungen, die jedoch seit Jahren symptomfrei waren: Sie wählten als Letzte die Bewerber mit psychischen Erkrankungen aus [498].

Beide Studien zeigen einerseits bestehende Vorbehalte und andererseits, dass auch *Burnout* nur scheinbar ein harmloses Etikett ist.

Doch Einstellungen können sich verbessern: In England zeigte sich, dass während der dortigen Antistigma-Kampagne *Time to Change* (➢ Kap. 12.1) mehr Arbeitgebern erst bewusst wurde, dass sie Mitarbeiter mit psychischen Problemen hatten, und die Bereitschaft stieg, Betroffene einzustellen und am Arbeitsplatz zu unterstützen [499].

Diskriminierungserfahrungen von Menschen mit psychischen Erkrankungen

In England wurden rund 6.000 Beschäftigte mit verschiedenen psychischen Erkrankungen zu Diskriminierung am Arbeitsplatz befragt. Ein Viertel hatte Diskriminierung selbst erfahren, die Hälfte erwartete Diskriminierung, und drei Viertel hielten ihre Erkrankung am Arbeitsplatz geheim [500]. Menschen mit Depression waren dabei stärker betroffen als Menschen etwa mit schizophrenen Erkrankungen, was der gängigen Meinung widerspricht, Depression sei im Arbeitsumfeld mittlerweile weniger stigmatisiert. Eine weltweite Studie zu Diskriminierung von Menschen mit Depression aus 35 Ländern kam zu folgenden Ergebnissen: Fast zwei Drittel aller Betroffenen erfuhren und/oder erwarteten Diskriminierung im Arbeitsumfeld [501]. Auch hier war die Erwartung von Diskriminierung besonders hoch – das passt zu Modellen von Stigma als Stressor, nach denen Stigma auch wirkt, wenn im Einzelfall keine Diskriminierung erfolgt (➢ Kap. 4.2.4, ➢ Kap. 5.1.5). Da sie jederzeit stattfinden kann, wird sie nachvollziehbarerweise erwartet. Das kann lähmend wirken: Fast ein Drittel der Befragten hatte sich nicht mehr um Stellen beworben, weil sie mit Diskriminierung rechneten. Daher war Diskriminierungserfahrung auch mit höherer Arbeitslosigkeit assoziiert. Diskriminierung war dabei ein besonders großes Problem in westlichen Ländern.

Offenlegung der Erkrankung im Arbeitsumfeld?

Ein prominenter deutscher Psychiater riet in einem Wochenmagazin-Interview ausdrücklich zur Lüge: Angestellte sollten ihren Chefs nichts von ihrer psychischen Erkrankung sagen, sondern stattdessen eine Bronchitis vortäuschen. Dieser Rat ist sicherlich gut gemeint und möchte auf Risiken der Offenlegung hinweisen. Doch erscheint die Empfehlung aus drei Gründen problematisch:

1. Menschen sind verschieden. Manche Vorgesetzte möchten Bescheid wissen und ihre Mitarbeiter unterstützen; und nicht allen Arbeitnehmern tut Geheimhaltung oder gar Lüge gut.
2. Es behindert Selbstbestimmung und Empowerment (➤ Kap. 5.1.3), Betroffenen ihre Entscheidung für oder gegen Offenlegung als Behandler oder Experte vorzugeben.
3. Eine pauschale Strategie der Geheimhaltung am Arbeitsplatz verstärkt das Phänomen, dass vor allem solche psychischen Erkrankungen bekannt werden, die sich aufgrund ihrer Schwere nicht verbergen lassen. Die große Mehrzahl psychischer Erkrankungen, die gut verlaufen und mit denen Menschen gut arbeiten können, bleibt hingegen unbemerkt.

Tabuisierung und Schweigen verstärken das Vorurteil, *psychisch Kranke* arbeiteten schlecht, und somit den Teufelskreis von Stigma und Geheimhaltung.

Die Realität von Offenlegungsentscheidungen ist vielschichtiger. Aus Sicht psychisch erkrankter Arbeitnehmer gilt es, Vor- und Nachteile von Offenlegung abzuwägen [502]:
- Die Offenlegung der eigenen psychischen Erkrankung birgt das Risiko auch langfristiger Diskriminierung: fehlende Beförderung, Ausschluss von Kooperationen; Tratsch oder soziale Distanzierung durch Kollegen; sogar Verlust des Arbeitsplatzes.
- Doch Offenlegung bringt auch Chancen: soziale Unterstützung und Austausch; Anpassungen der Arbeitsabläufe, z. B. Verzicht auf Schichtarbeit oder den Einzelnen belastende Arbeitsabläufe; die Möglichkeit, offen zu sich zu stehen und nichts mehr verbergen zu müssen, also höhere Authentizität.

Die Abwägung wird immer individuell erfolgen und auch die eigene Verletzlichkeit einbeziehen müssen. Nicht an jedem werden böse Kommentare von Kollegen oder Vorgesetzten folgenlos abprallen. Vorsicht ist angebracht, denn Offenlegung ist nicht rückgängig zu machen.

Was können Ärzte und Behandler tun?

Ärzte sollten das Thema Arbeit immer im Blick behalten. Das heißt nicht, dass sie Betroffene zur Arbeit drängen sollen. Manche Patienten entscheiden sich, noch nicht wieder oder nicht mehr zu arbeiten. Doch die meisten wollen arbeiten. Es ist daher sinnvoll, von Behandlungsbeginn an zu überlegen, unter welchen Umständen und wann welche Art von Arbeit wieder möglich und welche Unterstützung sinnvoll ist und wie ein bestehender Arbeitsvertrag erhalten werden kann. Manche Behandler haben dabei das wenig hilfreiche Vorurteil, Betroffene könnten oder sollten nicht (mehr) arbeiten. Besser ist es, sich auf Stärken und Ressourcen zu konzentrieren. Fast jeder kann arbeiten, wenn er möchte – nicht unbedingt in Vollzeit und jede Art von Arbeit, doch etwas lässt sich finden. Bei jungen Erwachsenen ist zusätzliche Aufmerksamkeit für den Übergang von der Ausbildung in das Arbeitsleben nötig.

Strukturelle Barrieren im Behandlungssystem

Mit psychischer Erkrankung zu arbeiten oder nach einer Zeit der Arbeitsunfähigkeit den Arbeitsplatz zu behalten, wird durch strukturelle Probleme erschwert. Zum einen sind da die Wartezeiten im ambulanten System: Auf einen Termin beim niedergelassenen Psychiater warten Betroffene Wochen bis Monate, auf den Beginn einer ambulanten

Psychotherapie je nach Störungsbild und Region mehrere Monate bis zu einem ½ Jahr. Manche Menschen mit schweren Erkrankungen, sog. Doppeldiagnosen (z. B. Sucht und Psychose), oder einer als „schwierig“ geltenden Borderline-Störung (➤ Kap. 5.4.3) finden gar keinen Therapieplatz. Das ist schlimm, auch für den Erhalt der Arbeitsfähigkeit und des Arbeitsplatzes, denn je später eine Behandlung beginnt, desto schwieriger wird sie. Diese Zugangsbarriere zu Behandlung ist ein inakzeptabler Missstand (➤ Kap. 7.3). Ein weiteres Problem ist der erschwerte Zugang zu Rehabilitationsleistungen, der in ➤ Kap. 7.1.2 besprochen wird.

Schließlich sei erwähnt, dass das Instrument der **Teilzeit-Arbeitsunfähigkeit** in Deutschland nicht genutzt wird. Während meiner Zeit in Zürich konnte ich einen Patienten mit Depression halbtags krankschreiben. Das war gut, wenn er noch halb arbeiten konnte und wollte, doch nicht mehr ganztags. In Deutschland muss ich einen Patienten in der gleichen Lage ganztags krankschreiben. Das ist schlecht, denn so verliert er Kontakte, Aufgaben, Tagesstruktur – und die Depression wird durch Grübeln daheim von morgens bis abends nicht besser. Warum eine Teilzeit-Arbeitsunfähigkeit in Deutschland auch bei Einverständnis des Arbeitnehmers nicht möglich ist, ist mir unklar. Besonders für Menschen mit psychischen Erkrankungen fehlt damit ein Instrument, um die Gefahr von Arbeitsplatzverlust und mittelbar sozialer Ausgrenzung zu verringern.

Was können Firmen tun?

Für psychisch erkrankte Arbeitnehmer ist Stigma eine Bedrohung ihrer beruflichen Identität [503]. Alle Bewältigungsreaktionen, u. a. Geheimhaltung oder Offenlegung, kosten sie Kraft und können sie in ihrer Arbeit beeinträchtigen. Vorurteile am Arbeitsplatz werden zur selbsterfüllenden Prophezeiung, wenn sie zu Überlastung der Betroffenen führen und Arbeitnehmer erkranken oder ausfallen. Weil es dabei nicht nur um das Verhalten Einzelner geht, sondern um das Klima am Arbeitsplatz und die Kommunikation zwischen Betroffenen und ihrem Umfeld, greifen Interventionen, die sich nur an diskriminierende „Täter“ oder nur an „Opfer“ wenden, vermutlich zu kurz [504]. Es geht stattdessen um eine Veränderung der Kultur am Arbeitsplatz, sodass Offenlegung einer Erkrankung „normal“ wird. Angesichts der Häufigkeit psychischer Erkrankungen sollte das selbstverständlich sein – doch ist es nicht, weil Stigma und Tabuisierung andauern. Daher müssen Firmen eine solche Haltung aktiv fordern und fördern.

Das schließt klare Regelungen ein, dass Mitarbeiter mit psychischen Erkrankungen durch **Anpassungen der Arbeitsabläufe und des Arbeitsumfelds** unterstützt werden (sog. reasonable accommodations [505]). Arbeitgeber sind zu solchen Anpassungen verpflichtet, aber nur wenn sie über die psychische Behinderung Bescheid wissen (eine Behinderung liegt vor, wenn eine psychische Erkrankung länger andauert und zu Beeinträchtigungen bei der Arbeit führt [506]). Das ist bei den erwähnten Offenlegungsentscheidungen zu bedenken.

Seit 2004 gibt es im deutschen Sozialgesetzbuch (§ 84 Abs. 2 SGB IX) die Möglichkeit des **betrieblichen Eingliederungsmanagements** für alle Beschäftigten. Das Ziel ist es, Mitarbeiter, die längere Zeit krankheitsbedingt ausgefallen waren, bei ihrer Rückkehr an ihren Arbeitsplatz zu unterstützen. Da psychische Erkrankungen zu längeren Fehlzeiten führen können, ist dies eine wichtige Hilfe. In der Praxis wird in Absprache mit dem Betroffenen und dem Arbeitgeber, ggf. auch mit Betriebsarzt, Personalrat und Schwerbehindertenvertretung, häufig ein stufenweiser Wiedereinstieg mit langsamem Anstieg der Stundenzahl geplant. Der Arbeitnehmer ist in dieser Zeit weiter krankgeschrieben, und für den Arbeitgeber fallen keine Lohnkosten an. Die Erfolgsquoten gelten als hoch. Doch lebt der Erfolg dieses Modells von der Betriebskultur. Die besten rechtlichen Rahmenbedingungen nützen nichts, wenn im Betrieb Vorurteile herrschen und auf Betroffene nicht eingegangen wird. Daher ist Stigma auch für das Eingliederungsmanagement eine wichtige Barriere [507].

Welche Antistigma-Interventionen gibt es am Arbeitsplatz?

Eine Übersicht von zehn Einzelstudien zeigte, dass Trainings die Einstellungen von Vorgesetzten zum Umgang mit psychisch erkrankten Mitarbeitern verbessern können. Ob diese Trainings auch positive Effekte auf Mitarbeiter haben, ist unklar [508]. Antistigma-Interventionen für nicht erkrankte Mitarbeiter scheinen generell hilfreich zu sein. Sie verbessern Wissen, Einstellungen und die Bereitschaft, erkrankte Kollegen zu unterstützen. Am häufigsten wurde das australische Programm *Mental Health First Aid* untersucht (➢ Kap. 1.5). Allerdings ist aufgrund der überschaubaren Zahl guter Studien unklar, wie lange die Effekte anhalten und ob sie zu Verhaltensänderungen führen [509]. In Kanada verbreitet ist *Working Mind,* das auf dem für Soldaten und zivile Einsatzkräfte entwickelten *Road to Mental Readiness*-Programm beruht. Beide haben einen edukativen Ansatz und wollen Wissen und Einstellungen verbessern. Allerdings steht immer noch die erste kontrollierte Studie aus, sodass die Wirksamkeit unklar bleibt und bestenfalls schwach ist [510]. Grundsätzlich sind auch für Arbeitgeber und alle Mitarbeiter kontaktbasierte Antistigma-Interventionen ein vielversprechender Ansatz (➢ Kap. 8.4), es liegt dazu jedoch kaum Forschung vor [511]. Ein vielversprechender Ansatz, dessen Wirksamkeit bisher nicht gut untersucht ist, ist die Beschäftigung von Peers oder EX-IN-Mitarbeitern, die als lebendiges Beispiel von Recovery und Kontaktmöglichkeit Stigma abbauen helfen (➢ Kap. 7.3.4).

7.1.2 Menschen ohne Arbeit

Arbeitslosigkeit und psychische Erkrankung gehen oft Hand in Hand. Nach Schätzungen für Deutschland sind von den Menschen mit schweren, chronischen psychischen Erkrankungen nur rund 10 % im ersten Arbeitsmarkt tätig. Rund 40 % haben einen beschützten Arbeitsplatz oder sind in einer Tagesstätte, etwa die Hälfte hat gar keine Beschäftigung oder Arbeit [512]. Die Beschäftigungsraten von Menschen mit psychischen Erkrankungen sind niedriger als die von Menschen mit Körperbehinderungen [513]. Fast die Hälfte aller Frühberentungen aus gesundheitlichen Gründen kommt durch psychische Erkrankungen zustande, im Durchschnitt mit nur 48 Jahren [512]. Das Problem betrifft viele: Allein 2018 wurden in Deutschland über 70.000 Erwerbsminderungsrenten aufgrund psychischer Erkrankungen neu bewilligt, knapp die Hälfte wegen Depressionen.

Bei Arbeitslosigkeit ist das Risiko einer psychischen Erkrankung 5-fach erhöht. Arbeitslosigkeit kann dabei sowohl Ursache als auch Folge einer psychischen Erkrankung sein – häufig finden sich Betroffene in einem Teufelskreis wieder: Arbeitslosigkeit und psychische

Erkrankung werden zur doppelten Belastung. Dazu trägt bei, dass beide stigmatisiert sind. Menschen, die arbeitslos und psychisch erkrankt sind, sehen sich daher häufig mehrfacher Diskriminierung ausgesetzt (➤ Kap. 3.1.8). Dass diese Erfahrung Folgen hat, zeigte eine süddeutsche Studie: Hier fiel denjenigen psychisch belasteten Arbeitslosen die Suche nach Arbeit und Behandlung besonders schwer, die aufgrund von Erkrankung und Arbeitslosigkeit doppelte Diskriminierung erfuhren [444].

Offenlegung bei der Arbeitsuche?

Das Stigma psychischer Erkrankung ist eine der höchsten Hürden dafür, wieder Arbeit zu finden [514]. Daher stehen Arbeitslose, die psychisch erkrankt sind, vor der schwierigen Entscheidung, ob sie bei der Bewerbung ihre Erkrankung offenlegen. Wenn sie es tun, riskieren sie, die Stelle nicht zu bekommen. Wenn sie es nicht tun, können sie am Arbeitsplatz keine Unterstützung erwarten; auch kann Geheimhaltung sehr belastend sein. Dass bei der Entscheidung über die Offenlegung der eigenen Erkrankung im Rahmen der Arbeitsuche Vorsicht geboten ist, zeigte eine Längsschnittstudie. Rund 300 psychisch belastete Arbeitslose aus Bayern und Baden-Württemberg gaben an, ob sie bei Bewerbungen ihre Erkrankung offenlegen würden. Sechs Monate später wurden sie gefragt, ob sie Arbeit auf dem allgemeinen Arbeitsmarkt gefunden hatten. Diejenigen, die zu Beginn nicht offenlegen wollten, hatten nach ½ Jahr eher eine Stelle gefunden, und zwar unabhängig von der Schwere der psychischen Symptomatik und der Länge ihrer Arbeitslosigkeit [154]. Man könnte daraus folgern, dass Offenlegung bei der Arbeitsuche „schlecht" ist. Doch so einfach ist es nicht. Denn in der Studie wurde nicht untersucht, wie es den Befragten im Verlauf erging: Womöglich kamen diejenigen, die ihre Erkrankung offenlegten und einen Arbeitsplatz fanden, besser zurecht, weil sie kein Geheimnis mit sich herumtrugen und bei Bedarf einfacher Unterstützung am Arbeitsplatz erhalten konnten.

Weil solche Offenlegungsentscheidungen knifflig sind, entwickelten Claire Henderson, Graham Thornicroft und Kollegen in London einen Leitfaden, um psychisch erkrankte Arbeitslose gezielt bei Offenlegungsentscheidungen während der Arbeitsuche zu unterstützen. Er hilft bei der Abwägung der Chancen und Risiken von Offenlegung im Arbeitsumfeld. Ein Sozialarbeiter arbeitet den Leitfaden mit dem Teilnehmer durch. Diese einfache Hilfestellung scheint die Arbeitsuche zu erleichtern. Teilnehmer waren durch den Entscheidungskonflikt, ob sie von ihrer Erkrankung erzählen oder nicht erzählen, weniger belastet [515]. Weil die Entscheidung über Offenlegung eine wichtige Reaktion im Umgang mit Stigma ist, werden wir später auf Unterstützung in diesem Bereich zurückkommen (IWS ➤ Kap. 9.2).

Welche Interventionen gibt es?

Wenn man über Interventionen für psychisch erkrankte Arbeitslose spricht, sind zwei Unterscheidungen nötig. Erstens muss man differenzieren zwischen spezifischen Antistigma-Interventionen einerseits und Programmen andererseits, die Betroffene wieder in Arbeit bringen und auf diese Weise zu sozialer Inklusion beitragen. Zweitens können psychisch erkrankte Arbeitslose in sehr verschiedenen Lagen sein. Manche Menschen mit schweren Erkrankungen können aus Angst ihr Haus nicht verlassen. Für sie wird erst einmal die Suche nach wirksamer Hilfe oder Behandlung im Vordergrund stehen. Die Symptome anderer Menschen dauern womöglich an, doch hindern sie nicht am Besuch eines Jobcenters oder an der Arbeitsuche. Wegen dieser großen Unterschiede passt nicht eine Intervention für alle. Aufgrund der oft komplexen Problemlagen (auch multiple Vermittlungshemmnisse genannt) sind Programme nötig, die verschiedene Sektoren zusammenführen (u. a. Behandlungssystem, Arbeitsagenturen und Jobcenter, Arbeitgeber, Rehabilitation, Rente und Eingliederungshilfe, ab 2020 im SGB IX). Leider sind sie aber die Ausnahme. Um nur ein Beispiel zu nennen: Heute werden Arbeitslose mit psychischen Erkrankungen häufig von Mitarbeitern der Jobcenter gesehen. Diese haben aber leider weder die Zeit noch die Qualifikation dafür, sich um die psychischen Problemlagen ihrer Kunden zu kümmern. Der medizinisch-psychologische Dienst der Bundesagentur für Arbeit hat die Qualifikation, beschäftigt sich aber vornehmlich mit Begutachtung, häufig anhand der Aktenlage. Hier wie an vielen anderen Schnittstellen fehlt also eine integrierte Versorgung, die sich aus einer Hand um Arbeit, Soziales und psychische Erkrankung kümmert – umgekehrt fehlen Job Coaches im Gesundheitssystem. Dass diese Integration nötig, hochwirksam und kosteneffizient ist, ist in der Forschung unstrittig [67, 516]. Doch es fehlt der politische Wille, sie zu implementieren.

Antistigma-Interventionen können sich (nach den drei Grundformen von Stigma) an drei Adressaten richten: Arbeitgeber oder Belegschaft eines Betriebs, um das Umfeld für psychisch erkrankte Bewerber oder Kollegen zu verbessern (öffentliches Stigma); Betroffene selbst, um sie bei Offenlegungsentscheidungen oder bei der Bewältigung von Stigma und Selbststigma zu unterstützen [517], und schließlich betriebliche Regelungen oder Regelungen im Versorgungssystem, die eine Integration erschweren (strukturelle Diskriminierung).

Supported Employment

Es gibt grundsätzlich zwei Wege, um Menschen mit psychischen Erkrankungen wieder in Arbeit zu bringen, wenn sie das möchten: Der traditionelle und in Deutschland vorherrschende Weg des *Erst trainieren, dann platzieren* oder der neuere Ansatz des *Erst platzieren, dann trainieren*, der auch *Supported Employment* genannt wird. Traditionelle Arbeitsrehabilitation besteht darin, dass Teilnehmer erst Fertigkeiten üben (z. B. an einem PC-Arbeitsplatz) und anschließend ein begleitetes Praktikum in einem Betrieb absolvieren. Diese Rehabilitation kann Monate oder ein Jahr dauern, ist aber zeitlich begrenzt. Oft findet sie in sog. Rehabilitationseinrichtungen für psychisch kranke Menschen stationär und weit entfernt vom Wohnort der Teilnehmer statt. Nach dem Ende der Maßnahme sind die Teilnehmer auf sich allein gestellt.

Supported Employment geht den umgekehrten Weg. Teilnehmer, die arbeiten wollen, werden von sog. Job Coaches direkt in den ersten Arbeitsmarkt vermittelt. Der Job Coach unterstützt Teilnehmer bei der Bewerbung und anschließend langfristig am Arbeitsplatz. Auch der Arbeitgeber kann beraten werden. Kein Teilnehmer, der arbeiten will, wird abgewiesen. Die Wünsche des Teilnehmers in Bezug auf die Art der Arbeit und auch auf den Grad der Offenlegung am künftigen Arbeitsplatz werden berücksichtigt. Die berufliche Förderung durch Job Coaches und die Behandlung, z. B. durch gemeindepsychiatrische Teams, findet integriert und vor Ort statt. Eine klar definierte Version von Supported Employment ist *Individual Placement and Support* (IPS ➢ Glossar).

Welcher Ansatz wirkt besser? In der neuen Fassung der deutschen Leitlinie zu psychosozialen Interventionen wurde die Studienlage zusammengefasst [67]. RCTs aus aller Welt, auch aus der Schweiz, zeigen eindeutig, dass Supported Employment mindestens doppelt so viele Teilnehmer in den ersten Arbeitsmarkt bringt wie traditionelle Arbeitsrehabilitation. Das gilt auch für die Routineanwendung außerhalb von Studien [518]. Die Erfolgsquoten liegen je nach Studie und Kontext bei etwa 50 %. Teilnehmer finden nicht nur Stellen, sie finden sie auch schneller und behalten sie länger. Eigenschaften der Arbeitsuchenden, etwa ihre psychiatrische Diagnose, sind nicht entscheidend. Supported Employment wirkt auch auf nicht arbeitsbezogene Faktoren positiv, u. a. auf Lebensqualität und psychische Symptomatik. Das widerlegt das unter Profis verbreitete Vorurteil, Arbeit sei für Menschen mit schweren psychischen Erkrankungen zu schwer oder zu belastend.

Belege für die Wirksamkeit traditioneller Arbeitsrehabilitation (Erst trainieren, dann platzieren) sind hingegen rar. Zwei nichtkontrollierte Studien aus Deutschland zeigen, dass Teilnehmer durch solche Arbeitsrehabilitation eher an geschützte Arbeit kommen, weniger auf den allgemeinen Arbeitsmarkt [67]. Insgesamt zeigt traditionelle Arbeitsrehabilitation in Bezug auf den ersten Arbeitsmarkt kaum Vorteile gegenüber Standard-Krankenhausbehandlung [491]. Im Gegenteil zeigen sich erhebliche Nachteile:

- Arbeitsrehabilitation ist teuer.
- Die Teilnehmer sind im Voraus ausgewählt, und Menschen mit schweren psychischen Erkrankungen, die Unterstützung besonders benötigen, bleiben oft ausgeschlossen.
- Die Rehabilitation ist lebensweltfern und zeitlich befristet [519].

Warum *Erst trainieren, dann platzieren* weniger wirksam ist, ist abgesehen von fehlenden Wirksamkeitsnachweisen intuitiv verständlich: Teilnehmer trainieren lange, aufwendig und wenig passgenau Fertigkeiten für einen hypothetischen, zukünftigen Arbeitsplatz, den noch niemand kennt. Nach der Reha-Maßnahme stehen sie allein da – und falls sie Arbeit finden, ebenfalls. Einer der großen Vorzüge von IPS ist im Gegensatz dazu, Teilnehmer dort zu unterstützen, wo die Fragen auftauchen, und dann, wenn Support nötig ist, nämlich am neuen Arbeitsplatz.

7

Supported Education

Psychische Erkrankungen beginnen meist im Jugend- und jungen Erwachsenenalter (➤ Kap. 5.7). Sie können daher zu Unterbrechung oder Abbruch von Schule, Ausbildung oder Studium führen. Aufgrund der langfristigen Bedeutung beruflicher Qualifikation entstand daher die Idee unterstützter Ausbildung *(Supported Education)*. Der Ansatz entspricht dem der unterstützten Beschäftigung (s. o.), nur dass es hier um direkten Zugang zu Ausbildung geht, dort um Zugang zum allgemeinen Arbeitsmarkt. Unterstützte Beschäftigung ist in Form von IPS (s. o. ➤ Glossar) besser definiert als das jüngere Konzept von Supported Education. Meist wird versucht, IPS auf den Bereich Ausbildung und auf jüngere Teilnehmer anzupassen. Entscheidend sind, wie bei IPS, die Integration der Coaches in das klinische Team, die Orientierung an den Wünschen der Teilnehmer, das Ziel rascher Vermittlung in Schule oder Ausbildung und kontinuierliche Unterstützung dort.

Wirkt Supported Education? Die wenigen RCTs sprechen dafür, dass etwa doppelt so viele Teilnehmer mit dem Programm in Ausbildung kommen wie ohne das Programm

[520]. Gerade in Frühinterventionsprogrammen für Menschen mit einer ersten psychotischen Episode (➤ Kap. 5.3) ist der Ansatz sinnvoll, um den Abbruch der Ausbildungs- und Berufswege zu verhindern [521]. Auch an Universitäten wäre Supported Education wichtig, um Studenten mit psychischen Erkrankungen oder Lebenskrisen aller Art zu unterstützen, bevor sie das Studium abbrechen. Psychotherapeutische Beratungsstellen können das allein nicht leisten. Hier ist Peer Support, also die Unterstützung durch andere Studenten mit eigener Erfahrung solcher Krisen, hilfreich (➤ Kap. 7.3.4, Peer Support [522]).

Wird Supported Education im deutschsprachigen Raum eingesetzt? Das ist nicht leicht zu beantworten, u. a., weil der Ansatz wie erwähnt nicht völlig klar definiert ist. Hier besteht ein enger Bezug zum weiten Feld der Inklusion von Menschen mit psychischer und geistiger Behinderung (➤ Kap. 5.4.6). Eine regelmäßig aktualisierte Bibliografie mit Literatur über Rahmenbedingungen und Programme zu Inklusion und Förderung im Ausbildungsbereich bietet das Bundesinstitut für Berufsbildung an (bibb.de [523]).

Strukturelle Diskriminierung und Ausgliederung aus dem Arbeitsleben

Durch zwei Mechanismen werden Menschen mit psychischer Erkrankung in ihrer Teilhabe am Arbeitsleben benachteiligt und stoßen somit auf strukturelle Diskriminierung: fehlendes Angebot von Supported Employment in Form von IPS und fehlende Umsetzung des Prinzips „Rehabilitation vor Rente".

IPS fristet in Deutschland trotz der überwältigenden Evidenz für seine Wirksamkeit und der klaren Empfehlung in den Leitlinien [67] ein Nischendasein. Zwar gibt es seit 2009 (§ 38a SGB IX) sog. Unterstützte Beschäftigung, die sich an „Erst platzieren, dann trainieren" orientiert. Doch entspricht sie nicht den IPS-Kriterien, ist nicht auf Menschen mit psychischen Erkrankungen zugeschnitten und wird bisher wenig angenommen [491]. Damit fehlt abseits von Modellprojekten die wirksamste Maßnahme, um Menschen mit psychischen Erkrankungen wieder in den ersten Arbeitsmarkt zu bringen. Die Schweizer Arbeitsgruppe um Holger Hoffmann hat das Berner Job-Coach-Projekt mit großem Erfolg etabliert und dort dessen langfristige Wirksamkeit und Kosteneffizienz nachgewiesen [519].

Warum dies in Deutschland nicht in der Fläche umgesetzt wird, lässt sich nur durch die Trägheit der Politik und der Vertreter traditioneller Arbeitsrehabilitation erklären, die sich womöglich durch neue Ansätze bedroht fühlen. Mitunter wird zynisch argumentiert: IPS sei nicht wirksam, oder IPS werde neuerdings auch im Rahmen traditioneller Ansätze mit angeboten. Das sind Nebelkerzen, wie sie in gesundheitspolitischen Debatten gerne geworfen werden. Dabei wird nicht nur die klare Datenlage zugunsten von IPS geleugnet, sondern auch der Umstand, dass Supported Employment am besten wirkt, wenn es getreu dem IPS-Modell angeboten wird.

Fazit

Der mangelnde Wille der Politik, IPS durchzusetzen, zementiert eine strukturelle Barriere für Menschen mit psychischen Erkrankungen, die arbeiten wollen, und trägt somit zu ihrer sozialen Exklusion bei.

Ein weiterer Mechanismus der Ausgrenzung aus dem Arbeitsleben ist, dass Menschen mit psychischen Erkrankungen, anders als körperlich Erkrankte, nicht nach dem Prinzip „Reha vor Rente“ versorgt werden. Zahlen der Deutschen Rentenversicherung zeigen zwei Trends von 2000 bis 2018:

- Der Anteil der neuen Erwerbsminderungsrenten, die aufgrund psychischer Erkrankungen gewährt werden, hat sich fast verdoppelt (von 24 auf 43 %; hingegen war er für Muskel-Skelett-Erkrankungen stark rückläufig von 28 auf 13 %).
- Gleichzeitig stieg der Anteil der medizinischen Rehabilitationen aufgrund psychischer Erkrankungen in diesem Zeitraum nur geringfügig an (von 15 auf 19,5 %; im Vergleich blieb der für Muskel-Skelett-Erkrankungen trotz rückläufiger Berentungen mit knapp über 40 % stabil).

Das bedeutet im Vergleich zu körperlich Erkrankten, dass Menschen mit psychischen Erkrankungen viel wahrscheinlicher langfristig durch Berentung aus dem Arbeitsleben ausgegliedert werden, ohne dass auch nur der Versuch einer Rehabilitationsmaßnahme unternommen wurde. Hans Joachim Salize stellte dazu trocken fest, dass „der Weg in die Chronifizierung durch Strukturbedingungen der Versorgungsrealität begünstigt wird“ ([488], S. 9 f.). Für Menschen mit psychischen Erkrankungen sollten Rehabilitationsmaßnahmen also viel früher und häufiger beantragt und gewährt werden. Die Anspruchs- und Zugangsvoraussetzungen sollten vereinfacht werden [491]. Dass dies nicht geschieht, ist ein grotesker Missstand, und zwar für Einzelne, ihre Familien und in Zeiten von Vollbeschäftigung und fehlenden Fachkräften auch für die Volkswirtschaft.

7.2 Wohnen und Wohnungslosigkeit

7.2.1 Ausmaß des Problems

Wohnungslosigkeit ist häufiger als von der Allgemeinbevölkerung angenommen (zur Einführung: [524]). Welche Menschen betroffen sind, ist nicht einheitlich definiert. Der europäische Dachverband der Wohnungslosenhilfe (feantsa.org) zählt zum Kreis der Betroffenen alle, die kein Dach über dem Kopf haben, Menschen in Unterkünften für Obdachlose oder für Flüchtlinge, Menschen, die vom Verlust der Unterkunft akut bedroht sind, und Menschen in unzumutbaren Wohnverhältnissen. In Europa ist allerdings Wohnungslosigkeit nicht einheitlich definiert. Für Deutschland liegen nicht einmal verlässliche Zahlen vor; erst 2021 soll eine bundesweite Wohnungslosenberichterstattung eingeführt werden. Die Bundesarbeitsgemeinschaft Wohnungslosenhilfe (bagw.de) ging für 2017 von rund 300.000 wohnungslosen oder von Wohnungslosigkeit akut bedrohten Menschen in Deutschland aus. Bei dieser Zahl nicht mitgerechnet sind über 300.000 anerkannte Flüchtlinge, die keine dauerhafte Wohnung haben. Eine Studie im Auftrag des Bundesministeriums für Arbeit und Soziales schätzte für 2018 etwas niedrigere Zahlen [525]. Es gibt allerdings eine Dunkelziffer, etwa für Menschen, die vorübergehend bei Bekannten unterkommen, deren Wohnsituation jedoch prekär bleibt. Die Anzahl wohnungsloser Menschen ist in den 2010er-Jahren in Europa gestiegen – abgesehen von Finnland, das konsequent den Ansatz des *Housing First* verfolgt (➤ Kap. 7.2.6 [526]).

7.2.2 Wohnungslosigkeit und Gesundheit

Das Leben in Obdachlosigkeit oder prekären Wohnverhältnissen ist, wenig erstaunlich, mit schlechterer Gesundheit verbunden. Psychische Erkrankungen sind bei Betroffenen häufiger als in der Allgemeinbevölkerung: Die Werte schwanken je nach Studie und liegen für einzelne Erkrankungen in etwa zwischen jeweils 20 und 50 %, und zwar für Depressionen, Psychosen, Störungen durch Drogen- oder Alkoholkonsum, posttraumatische Belastungsstörungen und Doppeldiagnosen (also z. B. Psychose und Sucht [527]); von irgendeiner psychischen Erkrankung ist die große Mehrheit betroffen. Die Zahlen aus Einzelstudien sind allerdings oft strittig, u. a., weil häufig Wohnungslose befragt werden, die schon im Hilfesystem sind – und bei ihnen sind psychische Erkrankungen überrepräsentiert. Aus der großen Krankheitshäufigkeit lässt sich nicht folgern, alle Menschen in Wohnungslosigkeit seien psychisch krank. Jedoch deuten die Zahlen einen hohen Hilfebedarf an, der weitgehend ungedeckt ist, und weisen auf eine besonders vulnerable Teilgruppe hin, die von Krankheit und Wohnungslosigkeit gleichzeitig betroffen ist.

Viele Wohnungslose haben schon in der Kindheit körperlichen oder sexuellen Missbrauch erlitten [528] und daher ein höheres Risiko für psychische Erkrankung. Mehr als ein Viertel haben Suizidversuche überlebt [529]. Armut, daraus folgende Mietschulden und Arbeitslosigkeit gehören zu den Risikofaktoren für den Verlust der eigenen Wohnung [530]. Die Zeit nach Entlassung aus Einrichtungen (Justizvollzug, Klinik, Jugendhilfe) ist mit einem erhöhten Risiko von Wohnungslosigkeit verbunden. Psychische Erkrankungen können im Einzelfall Ursache oder Folge der Wohnverhältnisse sein. Wie bei Arbeitslosigkeit findet sich häufig ein Teufelskreis aus Erkrankung und Wohnungslosigkeit. Eine Übersichtsarbeit von 12 Längsschnittstudien aus aller Welt zeigte, dass prekäre Wohnverhältnisse die spätere Entwicklung von Angst und Depression begünstigen [531].

7.2.3 Medien und öffentliche Meinung

Die mediale Berichterstattung schwankt zwischen der Wiedergabe negativer Stereotype, im Winter kombiniert mit Mitleid, einerseits und vernünftigen Reportagen und Interviews andererseits. So druckte *Der Standard* (13.3.2018) ein Interview mit dem Wiener Neunerhaus-Projekt für obdachlose Menschen (neunerhaus.at). Es wendet sich explizit gegen die mit Obdachlosigkeit verbundene Scham und Stigmatisierung, die Betroffene weiter ausgrenzt und das Aufsuchen von Hilfe für Erkrankungen erschwert. Öffentliche Einstellungen zu Wohnungslosigkeit wurden in einer Studie aus acht europäischen Ländern mit über 5.000 Teilnehmern untersucht [532]. Negative Einstellungen zeigten sich bei etwa einem Drittel der Befragten. Sie gaben an, Regierungen gäben zu viel für Wohnungslose aus, Wohnungslose hätten sich für ihre Situation entschieden und könnten trotz ihrer Wohnungslosigkeit weiter am Leben teilnehmen. In Deutschland verschlechterten sich öffentliche Einstellungen zu Wohnungslosen in den 2000er-Jahren: Etwa ein Drittel befürwortete 2011, Wohnungslose aus dem öffentlichen Raum zu entfernen ([533], S. 39). Dass ein recht großer Teil der Allgemeinbevölkerung negativ denkt, passt zu Fiskes Modell der Stereotypen-Inhalte (➤ Kap. 3.2.4, ➤ Abb. 3.1): Wohnungslosen wird weder Wärme noch Kompetenz zugeschrieben.

7.2.4 Erfahrung von Diskriminierung

Die Ausgrenzung Wohnungsloser hat eine lange Geschichte. „Asoziale", unter ihnen Obdachlose, wurden während des Nationalsozialismus in Lagern mit einem schwarzen Winkel gekennzeichnet und ab 1942 in großer Zahl ermordet. In der DDR war bis 1990 „asoziales Verhalten" unter Strafe gestellt (§ 249 StGB). Für die westdeutsche Psychiatrie-Enquete und anschließende Reformen der 1970er-Jahre war das Thema mehrfach bedeutsam (➤ Kap. 2.1.3). Denn die aus den Anstalten entlassenen Langzeitpatienten brauchten andere Wohnformen: Auf einmal war Wohnungsversorgung ein wichtiger Teil der (Sozial-)Psychiatrie. Teilweise gelang der Transfer in „normale" Wohnverhältnisse, mit Unterstützung und durch den Ausbau ambulanter Versorgungsstrukturen. Ein anderer Teil der aus den Anstalten Entlassenen wurde in Alten- und Pflegeheime verlegt, wodurch eine Institution durch die andere ersetzt wurde. Die Fragmentierung des deutschen Versorgungssystems (ambulant/stationär; verschiedene Zuständigkeiten der Leistungserbringer und Kostenträger ➤ Kap. 7.3.3) trug zu dieser sog. Re-Institutionalisierung bei.

Viele Betroffene mit oder ohne psychische Erkrankung erfahren auch heute alltägliche Diskriminierung: „Die Öffentlichkeit spuckt auf Wohnungslose" ([534], S. 157). Stigmatisierung findet aufgrund von Wohnungslosigkeit, Armut, psychischer Erkrankung oder Substanzmissbrauch oder aufgrund des Zusammentreffens mehrerer dieser Merkmale statt (➤ Kap. 3.1.8). Bereiche, in denen unfaire Behandlung besonders häufig ist, sind Zugang zu Arbeit, Wohnen sowie der Umgang mit Polizei oder mit Behandlern. Das Stigma psychischer Erkrankung verschärft bei alledem die Erfahrung von Diskriminierung, weshalb viele Betroffene das Etikett einer psychiatrischen Diagnose ablehnen. Selbststigma und Scham sind häufige Barrieren für den Weg zu Behandlung und Recovery [535].

7.2.5 Probleme im Hilfesystem

Hilfe und Behandlung für Menschen in Wohnungslosigkeit sind schwierig [536]. Das hat mehrere Gründe: Meist bestehen komplexe soziale, körperliche und psychische Probleme. Die verschiedenen Anbieter von Unterstützung arbeiten oft nicht zusammen, integrierte Versorgung aus einer Hand fehlt. Wohnungslose suchen häufig Notfallambulanzen auf, doch dort findet keine ausreichende, langfristige und koordinierte Versorgung statt. Viele Betroffene machen negative Erfahrungen im Gesundheits- und Hilfesystem [537]: Das Personal in Behandlungs- und Hilfeeinrichtungen ist oft ablehnend und zeigt Vorurteile, die Regeln sind starr, der Zugang zu Hilfe bleibt häufig verwehrt. So zeigte eine Untersuchung in 14 europäischen Hauptstädten (u. a. Berlin und Wien), dass fast ein Viertel der spezifisch auf Wohnungslose ausgerichteten Dienste Menschen mit Suchtproblemen nicht aufnahm [538]. Das ist angesichts der Häufigkeit von Alkohol- und Drogenproblemen unter Wohnungslosen eine groteske Situation. Damit nicht genug: Nur eine Minderheit der Angebote war aufsuchend, d. h., man ging zu den Menschen auf die Straße oder in Notunterkünfte; es gab zu wenig psychiatrisch-psychotherapeutisch qualifiziertes Personal; wenige Dienste boten Suchtbehandlung an. Dabei ist integrierte Versorgung, die allgemeinmedizinische, psychiatrische und soziale Angebote kombiniert, möglich und wirksam – für körperliche und seelische Gesundheit sowie für den Ausweg aus der Wohnungslosigkeit [536].

Abgesehen von der Struktur der Dienste fällt es vielen Betroffenen schwer, Vertrauen zu Behandlern und Trägern zu fassen. Das ist aufgrund zahlreicher Diskriminierungserfahrungen verständlich: „Das Schmerzlichste, das ich mit meiner psychischen Erkrankung durchgemacht habe, war das Stigma, dass sie dich völlig abschreiben, weil es eine emotionale Behinderung ist … Ich wurde nicht angehört. Ich wurde sofort als inkompetent angesehen, weil ich eine psychische Erkrankung hatte" ([539], S. 1318). Um Vertrauen wieder aufzubauen und Stigmatisierung vorzubeugen, wären sog. *Peer-Lotsen* hilfreich, also Menschen mit eigener Erfahrung von Wohnungslosigkeit und psychischer Erkrankung, die Betroffenen zur Seite stehen können, etwa im Gesundheitssystem oder bei Behördengängen (➤ Kap. 7.3.4, Peer Support [540]).

Für das deutsche Sozialrecht im Bereich des SGB XII wies Hans Joachim Salize auf eine Zugangsbarriere für psychisch erkrankte Wohnungslose hin [488]. Einerseits regelt die sog. *Eingliederungshilfe* (§ 53 SGB XII) sozialpsychiatrische und rehabilitative Dienste für Menschen mit psychischen Erkrankungen. Andererseits gibt es sog. *Hilfen zur Überwindung besonderer sozialer Schwierigkeiten* (§ 67 SGB XII). Wohnungslose, die letztere Hilfen in Anspruch nehmen, erhalten nicht gleichzeitig Eingliederungshilfe. Diese Trennung wirkt „für psychisch kranke Wohnungslose faktisch als Zugangssperre zu psychiatrischen Versorgung" ([488], S. 8) – ein Beispiel struktureller Diskriminierung einer der vulnerabelsten Gruppen unserer Gesellschaft. Angesichts der Fragmentierung des Versorgungssystems gehört zu den zahlreichen Handlungsempfehlungen der erwähnten Studie des Bundesministeriums für Arbeit und Soziales [525] im Bereich des Gesundheitssystems die Stärkung aufsuchender gemeindepsychiatrischer Dienste, die medizinische und psychiatrisch-psychosoziale Versorgung aus einer Hand anbieten können. Es geht nicht darum, Wohnungslose zu „psychiatrisieren", sondern darum, denjenigen, die Hilfe brauchen und wollen, diese Hilfe nicht vorzuenthalten.

Schließlich fehlt es an Prävention [541]. Dabei bestehen Möglichkeiten der primären Prävention, um das Auftreten von Wohnungslosigkeit zu verhindern, u. a. durch bessere Verfügbarkeit bezahlbaren Wohnraums. Sekundäre oder indizierte Prävention setzt kurz nach Beginn einer Wohnungslosigkeit oder bei unmittelbar drohender Wohnungslosigkeit an. Ansätze hier sind Programme, die sich um Menschen bei Entlassung etwa aus der Haft oder aus einer Klinik kümmern (sog. critical time interventions), oder Programme für Menschen, die psychisch erkrankt sind und kurz vor der Wohnungslosigkeit stehen. Hans Joachim Salize führte in Baden ein solches Programm erfolgreich durch [542]. Was die Prävention von Wohnungslosigkeit angeht, bestehen schließlich viele Bezüge zum Forschungsfeld der *Urban Mental Health*, d. h. der Stadtplanung in Bezug auf psychische Gesundheit, das in letzter Zeit vermehrt an Aufmerksamkeit gewinnt [543].

7.2.6 Housing First

Was tun, wenn Wohnungslosigkeit eingetreten ist? Trotz aller erwähnten Schwierigkeiten besteht kein Grund zur Resignation. Vergleichbar der Arbeitsrehabilitation (➤ Kap. 7.1.2) stehen sich zwei Modelle gegenüber, um Wohnungslosigkeit zu beenden: Im traditionellen Stufenmodell müssen sich Wohnungslose erst in stark kontrollierten Wohnformen mit verpflichtender Behandlungsteilnahme, Drogenabstinenz etc. bewähren, bevor sie in unabhängigere Wohnformen übergehen können. Vergleichbar dem *Erst trainieren, dann platzieren* der Arbeitsrehabilitation sollen sie gleichsam zu wohnen üben, bevor sie unabhängig wohnen dürfen. In der Arbeitsrehabilitation heißt der umgekehrte und neuere Ansatz *Erst platzieren, dann trainieren* (Supported Employment ➤ Kap. 7.1.2). Im Wohnbereich wird dasselbe Prinzip daher *Supported Housing* (unterstütztes Wohnen) oder *Housing First* (Wohnen Zuerst) genannt. Wie Sam Tsemberis sagte: „Housing First ends homelessness. It‘s that simple“ („Wohnen Zuerst beendet Wohnungslosigkeit. So einfach ist das“). Tsemberis baute in den 1990er-Jahren in New York City ein Programm auf, das heute international als Housing First bezeichnet wird. Zuvor wohnungslose Teilnehmer können dabei, etwa durch Mietzuschüsse, direkt Mieter auf dem freien Wohnungsmarkt werden, ohne vorher stufenweise Formen betreuten Wohnens durchlaufen zu müssen. Die Mietverhältnisse sollen unbefristet und für Einzelwohnungen in möglichst „normaler“ Wohnumgebung gelten, um einer Ghettoisierung psychisch erkrankter früher Wohnungsloser vorzubeugen.

Housing First beruht auf einigen Grundannahmen: Jeder Mensch hat ein Recht auf Wohnung (Art. 19 UN-BRK). Für Wohnen ist es nicht Voraussetzung, an Behandlung teilzunehmen oder von Drogen abstinent zu sein. Menschen müssen die Wahl haben, in einer unabhängigen Wohnung zu leben (anstatt in einer Obdachlosenunterkunft oder in einem betreuten Wohnheim). Das bedingungslose Angebot von Wohnraum durchbricht den Teufelskreis aus Wohnungslosigkeit und vielfachen körperlichen, seelischen und sozialen Notlagen; d. h., erst durch Wohnraum kommen Menschen in die Lage, ihre Probleme anzugehen. Unterstützung wird aktiv angeboten, etwa in Form von Fallmanagement oder aufsuchender psychiatrisch-psychotherapeutischer Behandlung. Die Entscheidung über Behandlungsteilnahme liegt bei den Betroffenen, und eine Ablehnung führt nicht zum Verlust der Wohnung.

Wie wirkt Housing First bei Wohnungslosen mit psychischen Erkrankungen? Die überwältigende Mehrheit psychisch erkrankter Wohnungsloser möchte unabhängig leben [544]. Housing First ermöglicht diese Wahl und Selbstbestimmung. Metaanalysen zeigen, dass durch die Intervention das vorrangige Ziel, unabhängiges Wohnen, erreicht wird: Die große Mehrheit von Teilnehmern ist durch Housing First nicht mehr wohnungslos [545]. In einer großen kanadischen Studie war die Intervention über rund 5 Jahre hin wirksam [546]. Wirkungen auf Lebensqualität und psychische Gesundheit sind weniger eindeutig, allerdings eher positiv.

Lohnt sich die Investition in Housing First? Durch Housing First werden Kosten in anderen Bereichen erheblich gesenkt, u. a. dadurch, dass die Zahl der Notaufnahmebesuche und Krankenhausaufnahmen stark abnimmt [547]. Wie hoch die Kosten des Programms und die Kostenersparnisse in anderen Bereichen sind, hängt sehr von den Bedingungen vor Ort ab, u. a. von Mietpreisen und davon, womit Housing First verglichen wird, also welche Angebote Wohnungslose sonst erhalten. Insgesamt scheint Housing First je nach Studie nur in geringem Umfang Gesamtkosten zu sparen, jedoch ein effizienterer Ressourceneinsatz zu sein als herkömmliche Modelle [545].

Wie im Bereich der Arbeitsuche auch gibt es nicht ein Allheilmittel für Wohnungslosigkeit. Housing First hilft nicht allen, und nicht alle Wohnungslosen mit teils schweren psychischen Erkrankungen können und wollen daran teilnehmen. Um effektiv zu sein, sollte Housing First vorrangig denjenigen angeboten werden, für die etwa aufgrund einer schweren psychischen Erkrankung kein anderes Angebot hilfreich ist. Housing First berücksichtigt einige Inhalte der UN-BRK (➤ Kap. 7.5.2), und zwar das Recht auf Wahlfreiheit der Wohnform und Autonomie [545] – das sollte genügen, um diesen Ansatz zu verbreiten. Dass Housing First außerhalb einiger Modellprojekte in Deutschland nicht angeboten wird, ist daher ein eklatanter Missstand und steht im Widerspruch zu Leitlinienempfehlungen [67]. Wie im Bereich der Arbeitsrehabilitation (➤ Kap. 7.1.2) zeigt sich ein Verharren in paternalistischen Modellen, auch wenn sie weniger wirksam sind und von Betroffenen weniger geschätzt werden. Es ist Zeit für die Umsetzung der in Sonntagsreden gern beschworenen Orientierung am Einzelnen und seiner Wahlfreiheit.

7.3 Gesundheitssystem

Viele Menschen mit psychischen Erkrankungen wenden sich Hilfe suchend an das Gesundheitssystem, besonders in akuten Krankheitsphasen und Krisensituationen. Sehr oft werden sie gut versorgt. Nach meiner Erfahrung leisten die meisten Profis und die meisten Einrichtungen in ihrer Gesamtheit in guter Absicht gute Arbeit unter oft schwierigen Bedingungen. Trotz aller im Folgenden dargestellten Schwächen, Ineffizienzen und Fragmentierungen der Versorgungssysteme im deutschsprachigen Raum funktioniert vieles. Wenn sich spätabends eine verzweifelte Person an eine psychiatrische Klinik wendet, um dort aufgenommen zu werden, geschieht das in aller Regel. Dieser niedrigschwellige Zugang ist wichtig – und nicht selbstverständlich, wie der Blick etwa nach England zeigt [548].

Dennoch wirken Vorurteile und Diskriminierung auch innerhalb des Gesundheitssystems – durch das Verhalten einzelner Personen und in Form des Systems und seiner Organisation. Das ist aus zwei Gründen problematisch: Erstens sind Hilfe suchende Menschen gegenüber Stigma und Diskriminierung besonders vulnerabel; und zweitens sollte gerade das Gesundheitssystem frei von Vorurteilen gegenüber den darin Hilfe Suchenden sein. Wie Stephen Hinshaw sagte ([549], S. 384):

„Auch ein kleines Ausmaß an Stigma unter Profis wird Jahr für Jahr zu vielen Tausenden negativen sozialen Interaktionen führen, mit der Möglichkeit langfristigen Schadens für die Moral und der Verstärkung von Stigma ausgerechnet durch das Personal, dem die Hilfe für psychisch Kranke anvertraut ist."

Der Blick auf das Gesundheitssystem macht besonders deutlich, dass es sich bei Stigma nicht um ein abstraktes Problem, um eine Art Schönheitsfehler oder misslungenen Umgang zwischen Einzelpersonen handelt. Um es pointiert zu sagen: Stigma kann eine Frage von Leben und Tod und Diskriminierung kann tödlich sein. Die Ausgangslage ist ernst: Menschen mit schwerer psychischer Erkrankung sterben im Durchschnitt 10–20 Jahre früher als die Allgemeinbevölkerung [550]. Diese **verringerte Lebenserwartung** hat verschiedenste Gründe, u. a. Erkrankungen des Herz-Kreislauf-Systems, der Atemwege und Infektionen, die alle häufiger und schwerwiegender bei psychischen Erkrankungen auftreten. Zudem führen viele Psychopharmaka u. a. zu Übergewicht und begünstigen somit körperliche Erkrankungen; viele Betroffene rauchen. Doch trägt auch Stigma seinen Teil zu ungenügender Versorgung und frühem Tod bei: auf der Ebene einzelner Personen und der des Gesundheitssystems [550].

Die Ungleichheit der Versorgung zum Nachteil von Menschen mit psychischer Erkrankung ist so ausgeprägt, dass der *Lancet*, eine weltweit führende Wissenschaftszeitschrift, trotz britischer Nüchternheit vom Stigma psychischer Erkrankung als einer *Gesundheitskrise*

7

sprach: „Stigma befördert nicht nur diese Ungleichheit, sondern bringt auch unsere Empörung zum Schweigen“ [551]. Besonders Menschen mit schweren psychischen Erkrankungen sind vielfach stigmatisiert, weil sie häufig neben der Erkrankung zusätzlich von Armut oder Arbeitslosigkeit betroffen und somit sozial marginalisiert sind (➤ Kap. 5.5). Doch sie haben keine starke Lobby, die für sie mit berechtigter Empörung kämpft. Man stelle sich vor, einige der im Folgenden (➤ Kap. 7.3) beschriebenen Versorgungsmissstände beträfen krebskranke Kinder – ein öffentlicher Aufschrei wäre (zu Recht) die Folge. Kürzlich wurde in Deutschland munter über Kostenerstattung für Fettabsaugung bei Übergewicht diskutiert, obwohl für die Wirksamkeit des Verfahrens keine Belege existierten. Selbstverständlich brauchen alle, ob bei Krebs oder Übergewicht, gute Behandlung. Doch ich wünschte mir, die oft prekäre Versorgungssituation von Menschen mit psychischen Erkrankungen erhielte auch nur halb so viel Aufmerksamkeit – zumal viele betroffen sind, sie oft wenige Ressourcen haben, um im Dschungel des Hilfesystems Anlaufstellen zu finden, und im Bereich psychischer Erkrankungen für viele Interventionen klare Wirksamkeitsnachweise vorliegen, diese Interventionen aber dennoch nicht verfügbar sind.

Zur besseren Übersicht werden im Folgenden zwei Ebenen im Gesundheitssystem unterschieden:

- die Ebene einzelner Personen, d. h. Patienten und Profis, die als Individuen Vorurteile haben oder Diskriminierung erfahren mögen (➤ Kap. 7.3.1), und
- die Ebene des Gesundheits- und Versorgungssystems, auf der in einigen Bereichen strukturelle Diskriminierung von Menschen mit psychischen Erkrankungen stattfindet (➤ Kap. 7.3.3).

Für beide Ebenen werden jeweils Antistigma-Interventionen beschrieben (➤ Kap. 7.3.2, ➤ Kap. 7.3.4). Hierbei werden nur Interventionen innerhalb des Gesundheitssystems besprochen; Antistigma-Interventionen allgemein folgen ab ➤ Kap. 8. Schließlich sei das oben besprochene Problem erwähnt, dass verschiedene Aspekte von Stigma eine Barriere für Hilfesuche und Behandlungsteilnahme darstellen und dazu führen, dass Menschen gar nicht in Behandlung sind (➤ Kap. 5.1.7). Auch von dieser sog. Behandlungslücke als Stigmafolge ist das Versorgungssystem betroffen, z. B. indem Hilfe zu spät gesucht oder vorzeitig abgebrochen wird.

7.3.1 Stigma im Gesundheitssystem auf der Ebene einzelner Personen

Ob in Arztpraxis oder Klinik, ob in einer Ambulanz oder bei einem Hausbesuch, auch in Zeiten der Digitalisierung besteht der Kern der Arbeit im Gesundheitssystem noch aus der persönlichen Begegnung zwischen Menschen. Stigma kann gelingende Arbeit verhindern oder erschweren, etwa indem Profis Vorurteile haben, indem Patienten Diskriminierung erfahren oder befürchten oder auch indem sie unter Selbststigma und Scham leiden.

Einstellungen von Profis

Für Menschen mit psychischen Erkrankungen sind Hausärzte meist die erste Anlaufstelle. Leider ergab eine systematische Übersichtsarbeit, dass **Hausärzte** häufig negative Einstellungen hatten, insbesondere gegenüber Menschen mit Schizophrenie [552]. Hausärzte hatten dabei mehr Vorurteile als andere Profis aus dem Gesundheitssystem und auch als die Allgemeinbevölkerung. Viele waren pessimistisch, was Heilungschancen und Krankheitsverlauf anging. Hausärzte sahen sich oft schlecht ausgebildet etwa für Depressionsbehandlung, und weniger Wissen war mit negativeren Einstellungen assoziiert. Je weniger sich Hausärzte vorstellen konnten, selbst Hilfe für psychische Probleme zu suchen, desto mehr Vorurteile zeigten sie (s. u. in diesem Abschnitt). Vorurteile von Ärzten haben konkrete Folgen für die Behandlung: Verschiedene Studien zeigen, dass stärkere Vorurteile damit verbunden sind, weniger somatische Behandlung oder etwa Gewichtsreduktionsprogramme anzubieten [553].

Eine Studie an über 100.000 Patienten mit akutem Herzinfarkt in den USA ergab, dass diejenigen, die zusätzlich eine psychische Erkrankung hatten, viel seltener mit einem Herzkatheter untersucht und behandelt wurden als Patienten ohne psychische Erkrankung [554]; Menschen mit Herzinfarkt und Schizophrenie erhielten diese Untersuchung weniger als halb so oft. Dieser Unterschied konnte nicht durch die Schwere der Herzerkrankung erklärt werden. Das legt die Frage nahe, warum Menschen, die lebensbedrohlich körperlich und zusätzlich psychisch erkrankt waren, in einer Notfallsituation schlechter behandelt wurden. Eine mögliche Erklärung ist, dass körperliche Symptome fälschlich als Zeichen psychischer Erkrankung eingeschätzt werden. Diese Verkennung wird im Englischen als diagnostic overshadowing **(diagnostische Verschattung)** bezeichnet, d. h., Profis können den klaren diagnostischen Blick verlieren und etwa Herzrasen im Rahmen einer akuten Herzerkrankung als Zeichen einer psychischen Erkrankung fehldeuten. Wie ein junger Arzt sagte: „Wenn jemand einmal als psychisch krank etikettiert ist, ist es sehr schwer, das Etikett beiseite zu legen und zu versuchen, sich wirklich mit dem auseinanderzusetzen, was man vor sich hat" ([555], S. 259).

Haben auch in der Psychiatrie tätige Profis Vorurteile gegenüber ihren Patienten? Das scheint leider nicht selten der Fall zu sein, auch wenn einzelne Untersuchungen sehr unterschiedliche Befunde ergaben [556]. In einer Schweizer Studie mit über 1.000 Profis, vor allem psychiatrischen Pflegekräften und Psychiatern, waren Vorurteile der Profis ausgeprägter als die der ebenfalls befragten Allgemeinbevölkerung [557]. Allerdings befürworteten Profis im Vergleich zur Allgemeinbevölkerung seltener Restriktionen für Erkrankte, z. B. den Entzug des Führerscheins oder des Wahlrechts (➤ Kap. 7.5.4). Weshalb auch in der Psychiatrie Tätige Vorurteile haben, ist nicht ganz klar. Ein möglicher Grund ist, dass sie ihren Patienten über Jahre immer wieder in Krisen und Akutsituationen begegnen, in denen es zu unberechenbarem Verhalten oder Gewalt kommen kann (wobei Profis Gewalt erleiden und ausüben können [160]). Außerdem sehen sie aufgrund von Drehtüreffekten häufig Betroffene mit besonders schweren Krankheitsverläufen. Im stationären Bereich Tätige können daher leicht übersehen, dass die meisten Erkrankten nie in eine Klinik kommen und auch die dort Behandelten die allermeiste Zeit nicht in der Klinik sind und draußen gut zurechtkommen. All dies mag Vorurteile und therapeutischen Pessimismus befördern.

Für Antistigma-Interventionen sind diese Ergebnisse aus zwei Gründen relevant:

- Sie zeigen, dass Wissensvermittlung (➤ Kap. 8.1) über psychische Erkrankungen allein nicht ausreicht, um Stigma abzubauen, denn sonst müssten Profis deutlich geringere Vorurteile als die Allgemeinbevölkerung haben.
- Nicht jede Art von Kontakt zwischen Menschen mit psychischen Erkrankungen und anderen baut Vorurteile ab, sondern es kommt auf die Art des Kontakts und auf gute Rahmenbedingungen an (➤ Kap. 8.4.3).

Erfahrungen von Patienten

Glücklicherweise machen viele Patienten im psychiatrisch-psychotherapeutischen Versorgungssystem gute Erfahrungen. Dass das jedoch nicht immer so ist, hat sehr unterschiedliche Gründe, die vom Behandlungskontext und den beteiligten Personen abhängen. Menschen mit schweren Erkrankungen oder in suizidalen Krisen haben die Sorge, von Profis gegen ihren Willen in eine Klinik eingewiesen zu werden und dort bleiben zu müssen. Wenn keine ausreichend intensive ambulante Behandlung verfügbar ist (➢ Kap. 7.3.3) und sich die Situation zuspitzt, kommt es oft zu einer Klinikeinweisung. Wenn sie schlecht abläuft, kann sie als gewaltsam oder gar erniedrigend empfunden werden. Daher können Betroffene Kliniken regelrecht fürchten, was zu der für alle Seiten misslichen Situation führt, dass sie Behandlung erhalten, die sie nicht möchten, aber die, die sie möchten, nicht erhalten [558].

Unabhängig davon machen Patienten im ambulanten oder stationären Bereich immer wieder die Erfahrung, weniger als Person denn als „Krankheit" behandelt zu werden: „Ich bekam einen neuen Psychiater, der absolut brillant war. Er sprach mit mir nicht, als ob ich jemand mit einer Krankheit wäre; er sprach mit mir, als ob ich eine Person wäre" ([558], S. 1083). Die Kategorisierung von Menschen als *psychisch krank* scheint die Wahrnehmung und das Verhalten von Profis oft zu beherrschen (➢ Kap. 3.2.1). In einer internationalen Studie, durchgeführt auch in Deutschland, Österreich und der Schweiz, berichteten fast 800 Menschen mit Schizophrenie über ihre Erfahrungen mit Diskriminierung im Gesundheitssystem [559]. Jeder Sechste hatte das in der somatischen Medizin erlebt und mehr als jeder Dritte im Bereich der psychiatrischen Versorgung. Ähnlich häufig waren Diskriminierungserfahrungen von Frauen im Gesundheitssystem in Bezug auf Familienplanung, Schwangerschaft und Geburt, z. B. durch Äußerungen von Ärzten, sie sollten keine Kinder bekommen.

Interaktionen zwischen Patienten und Profis

Jede Interaktion und Behandlung verläuft anders, und Verallgemeinerungen sind nicht sinnvoll. Viele Kontakte zwischen Profis und Patienten verlaufen gut. Doch immer wieder gibt es Probleme, die mit Stigma zu tun haben. Erst einmal sind Profis häufig sehr auf Diagnosen fokussiert. Das liegt u. a. daran, dass Diagnosen für die Kostenerstattung durch Krankenkassen und andere Kostenträger erforderlich sind. Es führt jedoch dazu, dass Patienten häufiger, als nötig und hilfreich wäre, diagnostisch gleichsam abgestempelt werden. Weiterhin berichten Patienten immer wieder, von Profis wie unverständige Kinder behandelt zu werden. Profis können sich übrigens in bester Absicht so verhalten (vgl. wohlwollender Sexismus; ➢ Kap. 3.2.4, Inhaltliche Dimensionen). Nichtsdestotrotz empfinden Patienten ein solches Verhalten als herablassend. Es kann ihr Selbstvertrauen und ihre Mitbestimmung bei der Behandlung einschränken. In Studien leiden Patienten mehr unter Selbststigma und Verlust von Empowerment, wenn sie stigmatisierende Haltungen bei ihren Behandlern wahrnehmen [204].

Früher trafen Profis selbstverständlich Entscheidungen über die Behandlung, etwa über eine psychiatrische Medikation, und informierten ihre Patienten anschließend bestenfalls. Glücklicherweise gibt es nun das Modell der **gemeinsamen (partizipativen) Entscheidungsfindung (Shared Decision Making)**. Danach besprechen Profi und

Patient gleichberechtigt und auf Augenhöhe die Ziele der Behandlung und die möglichen Wege dorthin. Die Entscheidung wird gemeinsam getroffen – sodass Behandlung oft zu Verhandlung wird. Das hat mehrere Vorteile:

- Zum einen verringert sich damit das besonders in Kliniken spürbare Machtgefälle zwischen Profis und Patienten (zu Macht und Diskriminierung ➤ Kap. 3.1.4).
- Zum anderen steigt die Wahrscheinlichkeit, eine Behandlungsform oder Medikationsdosis zu vereinbaren, die für Patienten langfristig akzeptabel ist und auch nach Entlassung beibehalten wird.

Es ist in meiner Erfahrung einer der vielen Vorteile aufsuchender ambulanter Behandlung, dass solche Verhandlungen auf Augenhöhe, buchstäblich auf dem Wohnzimmersofa sitzend, dort beiden Seiten viel leichter fallen (➤ Kap. 7.3.3). Interventionen, die gezielt gemeinsame Entscheidungsfindung fördern, verstärken die Selbstbestimmung (Empowerment) von Patienten, etwa mit Psychosen [560]. Je mehr Patienten in psychiatrischer Behandlung an gemeinsamer Entscheidungsfindung beteiligt sind, desto weniger leiden sie unter Selbststigma [561].

Profis mit psychischer Erkrankung

Auch Ärzte, Pflegepersonal und Psychologen können psychisch erkranken. Das ist eine Binsenweisheit, dennoch ist es ein im Gesundheitssystem merkwürdigerweise weitgehend tabuisiertes Thema. Häufig arbeiten Profis in der Vorstellung, *sie*, die psychisch Kranken, seien ganz anders als und getrennt von *uns*, den gesunden Profis. Diese Vorstellung hat wenig mit der Realität zu tun. Im deutschsprachigen Raum wies Wolfgang Schmidbauer schon in den 1970er-Jahren auf psychische Belastung und Gefährdung der *Hilflosen Helfer* hin [562]. Im Medizinstudium werden viele Fakten vermittelt, doch der Umgang mit eigener Not kaum: „Man wird nicht krank, oder? Wir sehen es als Zeichen von Schwäche … Es ist Teil der Macho-Haltung, die dir im Medizinstudium eingehämmert wird … wenn du die Hitze nicht aushältst, geh aus der Küche"' ([563], S. 5).

Eine traurige Folge des Tabuisierens und Verschweigens eigener seelischer Not ist, dass die Suizidraten unter Ärzten höher sind als in der Allgemeinbevölkerung, besonders unter Ärztinnen [564]. In England berichteten fast zwei Drittel einer großen Zahl befragter klinischer Psychologinnen eigene Erfahrungen mit psychischer Erkrankung, vor allem mit Angst und Depression [565]. Mir sind keine Belege dafür bekannt, dass diese Häufigkeit in anderen Berufsgruppen, etwa unter psychiatrischem Pflegepersonal oder Psychiatern, und in anderen Ländern niedriger wäre. Von fast 1.500 englischen Hausärzten und Psychiatern berichtete fast die Hälfte von eigenen Depressionen [566]. Viele hatten keine Hilfe gesucht, u. a. aus Sorge, dass dadurch ihre Erkrankung unter Kollegen bekannt werden könnte. Das stimmt mit dem traurigen Befund überein, dass eine der am meisten durch Stigma von Hilfesuche abgeschreckten Bevölkerungsgruppen Profis aus dem Gesundheitssystem sind (➤ Kap. 5.1.7).

Die Mehrheit der erwähnten englischen Psychologinnen hielt ihre Vorgeschichte psychischer Erkrankung am Arbeitsplatz geheim, meist aus Scham oder aus Furcht vor beruflichen Konsequenzen. Ein besonders schwieriges Thema sind Ärzte, die unter Missbrauch oder Abhängigkeit von Drogen oder Alkohol leiden. Aufgrund des Stigmas von Suchterkrankungen (➤ Kap. 5.4.7) dürfte die Dunkelziffer hoch sein, die Häufigkeit wird auf bis zu 10 % geschätzt [567]. Ein Weg in die Sucht ist, wenn Ärzte sich beispielsweise mit Beruhigungsmitteln selbst behandeln, anstatt die Patientenrolle einzunehmen und Hilfe zu suchen. Die Folgen, für Betroffene selbst wie für ihre Patienten, sind ernst. Scham und Furcht vor Stigma zählen zu den wichtigsten Gründen, weshalb Ärzte keine Hilfe bei eigener Suchterkrankung in Anspruch nehmen [567].

Werden Psychiater stigmatisiert?

Ein früherer Kollege von mir, heute bekannter Vertreter seines Faches, sagte mir einmal, schlimm am Beruf des Psychiaters sei, dass man immer wieder für einen Psychologen gehalten werde (und nicht als Arzt gelte). Ich vermutete erst einen Scherz, doch ihm war es bitterernst. Solche Sorge um den eigenen Status ist Psychiatern (und anderen Ärzten) nicht immer völlig fremd. Manche Kollegen gehen weiter und halten Psychiater schlechthin für stigmatisiert; sie sehen das *Image* der Psychiater und ihres Faches in Gefahr [568]. Die World Psychiatric Association gründete gar eine Taskforce, um dieses vermutete Stigma zu bekämpfen. Hier gibt es zwei Aspekte: Erstens muss man das Fach Psychiatrie von den psychiatrischen Einrichtungen (etwa großen psychiatrischen Kliniken) unterscheiden. Zweitens lässt sich die Frage, ob an der beklagten Stigmatisierung des Faches und seiner Vertreter etwas dran ist, konzeptuell und empirisch beantworten.

Was das Fach angeht, so verstärken negative Meinungen über Psychiatrie vermutlich die Schwierigkeiten, angehende Ärzte und Profis anderer Berufsgruppen für dieses schöne Fach zu gewinnen. Insofern sind Bemühungen der Berufsverbände, das Image des Faches zu verbessern, plausibel [568]. Dass Kardiologie oder Pädiatrie beliebtere Fachgebiete sind, ist jedoch kein Zeichen von Stigma. Das Thema Stigma und psychiatrische Kliniken als Einrichtungen wird in ➤ Kap. 7.3.3 diskutiert.

7

Konzeptuell liegt der Annahme, Psychiater seien stigmatisiert, ein Missverständnis zugrunde. Stigma ist ein Oberbegriff für das Zusammentreffen von negativen Stereotypen über eine Gruppe, von Vorurteilen und von Diskriminierung; Voraussetzung für Stigma ist dabei ein Machtgefälle zuungunsten der stigmatisierten Gruppe (➤ Kap. 3.1.3, ➤ Kap. 3.1.4). Selbstverständlich gibt es Stereotype über Psychiater, etwa dass sie selbst verrückt seien. Sie finden sich u. a. in Medien (➤ Kap. 7.4.2). Doch anders als bei sozial marginalisierten Gruppen, etwa Menschen mit schweren psychischen Erkrankungen, folgt daraus keine Diskriminierung. Ich kenne keinen Psychiater, der Schwierigkeiten hat, Arbeit oder Wohnraum zu finden. Patienten mögen Psychiater seltsam finden, d. h. Vorurteile äußern. Doch selbst wenn sie es wollten, fehlte ihnen die soziale Macht, Psychiater zu diskriminieren (➤ Kap. 3.1.4 [79]). Daher ist es verwunderlich, dass sich einige Psychiater der Frage ihrer vermeintlichen eigenen Stigmatisierung widmen und dazu sogar Erhebungen durchführen. Hilfreicher wäre es, wenn sie sich damit beschäftigten, dass und wie sie ihrer eigenen Machtposition gegenüber ihren Patienten gerecht werden, und sich in der Behandlung und sozialpolitisch für deren soziale Inklusion einsetzten.

Auch empirisch fehlen Belege dafür, dass in den Augen der Öffentlichkeit Psychiater und ihre Arbeit geringgeschätzt oder gar stigmatisiert werden. Eine Metaanalyse von Matthias Angermeyer und Georg Schomerus von über 160 Studien aus vier Kontinenten untersuchte, ob Mitglieder der Allgemeinbevölkerung Menschen mit Depression oder Schizophrenie empfehlen, einen Psychiater aufzusuchen [569].

Eine überwältigende Mehrheit empfahl den Psychiater, und der Anteil stieg in den letzten Jahrzehnten noch. Dieser Befund ist unvereinbar mit der Idee, es bestünde starke Geringschätzung gegenüber Psychiatern, von Diskriminierung ganz zu schweigen.

7.3.2 Antistigma-Interventionen für Profis

Vorurteile von Profis gegenüber Menschen mit psychischen Erkrankungen sind ein wichtiges und vermeidbares Hindernis dafür, dass der Kontakt zwischen beiden Seiten und damit gute Behandlung gelingt. Doch welche Interventionen bauen Stigma unter Profis ab? Die meisten Ansätze kombinieren Informationsvermittlung und Kontakt mit Betroffenen (zu Edukation und Kontakt als Antistigma-Strategien ➤ Kap. 8.1, ➤ Kap. 8.4). Die kanadische Antistigma-Kampagne *Opening Minds* (➤ Kap. 12.1 [570]) wählte den Abbau von Vorurteilen unter Profis als einen ihrer Schwerpunkte und beschrieb vier Kernelemente wirksamer Interventionen:

1. Profis sollten eine Recovery-Haltung verinnerlichen, also auf die bestmögliche Genesung ihrer Patienten hinarbeiten, und dabei Hoffnung auf Besserung vermitteln. Denn therapeutischer Pessimismus führt zur Abwertung „hoffnungsloser" Patienten und der eigenen Arbeit.
2. Profis sollten zuerst die Person sehen, und dann die Krankheit; sie sollten also nicht von dem „Schizophrenen in Zimmer 20" sprechen, sondern z. B. von „Herrn Maier, dem Steuerberater mit vier Kindern und Schizophrenie" (➤ Kap. 1.2).
3. Kompetenzdefizite unter Profis sollten behoben werden, da sie die Folgen von Vorurteilen verstärken und zu weiterer Angst, Unsicherheit und Vermeidung führen können.
4. Profis sollten eigene Vorurteile oder Vorbehalte reflektieren, u. a. inwiefern sie durch ihre Arbeit z. B. mit Schwerstkranken in Krisensituationen ein verzerrtes Bild ihrer Patienten entwickelt haben.

Neben der Arbeit an diesen Kernthemen hat erfolgreiche Arbeit mit Profis drei Voraussetzungen, insbesondere in Kliniken [570]: Erstens sind Kliniken hierarchische Gebilde, daher muss das Antistigma-Programm von der Führungsebene aktiv gefördert werden. Zweitens sind langfristige Programme nötig; Strohfeuer verändern nicht die (Un-)Kultur eines Hauses. Drittens ist die tragende Rolle von Peers entscheidend, die in der Begegnung mit Profis von sich erzählen und so Kontakt auf Augenhöhe als Antistigma-Strategie ermöglichen (➤ Kap. 8.4.3).

Dass erfolgreiche Antistigma-Arbeit mit angehenden oder schon ausgebildeten Profis möglich ist, zeigt eine Reihe von Studien. Petr Winkler verglich in Tschechien die Wirksamkeit verschiedener Ansätze, um Vorurteile gegenüber Menschen mit psychischen Erkrankungen unter angehenden Krankenpflegern abzubauen [571]. Eine Intervention bestand aus einem Seminar nach Art des in Leipzig entwickelten Programms *Irrsinnig Menschlich*, das Edukation und Kontakt kombiniert (➤ Kap. 8.4.5), eine andere aus kurzen Videos. Das Seminar hatte eine stärkere und nachhaltigere Antistigma-Wirkung; doch da Videos einfach und kostengünstig zu verbreiten sind, sind auch sie ein möglicher Weg. Ein Antistigma-Programm für Medizinstudenten, das u. a. Kontakt, Information und Rollenspielübungen beinhaltet, wird derzeit in einer internationalen Studie evaluiert [572].

Matthew Lebowitz führte ein Experiment zu zwei Elementen einer Antistigma-Intervention für Profis im psychiatrisch-psychotherapeutischen Bereich durch [573]. Erstens wurde die Person des Patienten (hinter der Krankheit) mit ihren Eigenschaften und zweitens ihre Entscheidungsmöglichkeiten hervorgehoben. Hintergrund dieses Ansatzes sind einseitig biologische Krankheitsmodelle, durch die die Krankheit gleichsam als Ausdruck defekter Hirnmechanik gesehen wird. Im Extremfall kann dies zu einer Entmenschlichung der Betroffenen führen und somit Stigma verstärken (➤ Kap. 5.1.2). Die erwähnte Intervention betonte hingegen die Person und ihre menschliche Seite. Sie erwies sich trotz ihrer Kürze als wirksam, der Wunsch der Profis nach sozialer Distanz von Betroffenen nahm ab.

Ein anderer Ansatz ist, die vermeintliche Trennung zwischen *uns Profis* und *den Kranken* durch Betonung des Kontinuums psychischer Gesundheit/Krankheit, auf dem sich alle Menschen bewegen, abzubauen (➤ Kap. 8.1.4). Ob dieser Ansatz Stigma bei Profis reduziert, ist eine offene Frage. In einer RCT verstärkte eine solche Intervention für Profis zwar Kontinuumsvorstellungen, Vorurteile verbesserte sie jedoch nicht [574].

In Deutschland ist seit Kurzem der von jungen Leuten gegründete Verein *Blaupause – Initiative für mentale Gesundheit im Gesundheitswesen* (blaupause-gesundheit.de) aktiv. Hier setzen sich angehende oder bereits arbeitende Profis dafür ein, das Thema im Gesundheitssystem zu enttabuisieren und mehr für Prävention psychischer Erkrankungen und für niederschwellige Hilfsangebote zu tun. Blaupause bietet eine Plattform für den Austausch im Sinne dieser Ziele. Auch die Deutsche Gesellschaft für Bipolare Störungen (dgbs.de) hat ein Referat für selbst betroffene Profis, in dem es u. a. um Stigmabewältigung geht.

7.3.3 Strukturelle Diskriminierung im Gesundheitssystem

Werden Menschen mit psychischen Erkrankungen im Gesundheits- und Sozialsystem strukturell diskriminiert? Diese Frage müsste bejaht werden, wenn sie systematischer Benachteiligung ausgesetzt wären, etwa im Vergleich zu Menschen mit körperlichen Erkrankungen. Strukturelle Diskriminierung kann absichtlich oder unabsichtlich stattfinden, auch ohne dass sich Einzelne diskriminierend verhalten (➤ Kap. 3.1.5). Daher geht es in diesem Abschnitt um die Ebene des Systems und nicht um das Handeln Einzelner (➤ Kap. 7.3.1).

Missstände herrschen auch im Behandlungssystem für körperlich Erkrankte. Doch im Folgenden wird die These vertreten, dass strukturelle Diskriminierung von Menschen mit psychischen Erkrankungen aus zwei Gründen in erheblichem Ausmaß gegeben ist:

1. Die zersplitterte psychiatrische Versorgungslandschaft ist qualitativ schlechter als die des somatischen Systems.
2. Menschen mit schwerer psychischer Erkrankung sind vulnerabler für die Schwächen ihres Versorgungssystems, und sie haben weniger Ressourcen als körperlich Erkrankte, sich im Dschungel des Versorgungssystems zurechtzufinden.

Mehr als körperliche Erkrankungen führen psychische Erkrankungen zu Einschränkungen in den Bereichen Arbeit, Wohnen und soziale Beziehungen. Daher wäre die Integration von Gesundheits- und Sozialsystemen besonders wichtig, findet aber kaum statt [488].

Fragmentierung, Fehlanreize, Schnittstellen

Das psychiatrisch-psychotherapeutische Versorgungssystem in Deutschland ist fragmentiert und in verschiedenste Teile zersplittert. Es gibt psychiatrische oder psychosomatische Kliniken, Tageskliniken und Ambulanzen; niedergelassene Psychiater, Nervenärzte, Psychosomatiker und psychologische Psychotherapeuten; zusätzlich leisten Hausärzte einen Großteil der psychosozialen Versorgung; sozialpsychiatrische Dienste, psychiatrische Wohnheime, Werkstätten für behinderte Menschen und Tagesstätten; Familienpflege, betreutes Wohnen, ambulante Soziotherapie, medizinische und berufliche Rehabilitationseinrichtungen – ambulant, tagesklinisch oder auch stationär; Beratungsstellen unterschiedlichster sozialer Dienste usw. Die Liste ließe sich fortsetzen. In all diesen Kontexten arbeiten Profis mit völlig unterschiedlichen Orientierungen und Methoden: Von der psychoanalytischen Couch über Psychopharmaka bis hin zu Elektrokrampftherapie und Online-Therapie findet sich alles, auch wenn im Einzelfall nur sehr dürftige Wirksamkeitsnachweise vorliegen.

Ich arbeite seit rund 20 Jahren in der Psychiatrie, überwiegend sozialpsychiatrisch orientiert, doch ich kenne mich immer noch nicht aus. Wie soll es Menschen ergehen, die in einer psychischen Krise mitunter kaum ihr Haus verlassen, geschweige denn monatelang die richtige Anlaufstelle suchen können? Allein diese groteske Zersplitterung ist eine strukturelle Barriere und Benachteiligung ausgerechnet derjenigen, die Hilfe besonders brauchen. Passgenaue Hilfe wird so oft unauffindbar. Grotesker wird es, wenn man sich den in Sonntagsreden gerne behaupteten Vorrang der Patientenorientierung vor Augen führt. Das Gegenteil ist der Fall: Die vielen Teilsysteme des Versorgungssystems laufen weitgehend unkoordiniert nebeneinander her. Alle pochen auf ihre Rechte und Pfründe. Versuche der Integration und Verbesserung der Versorgung, die Leben retten und Lebensqualität verbessern könnten, stoßen regelmäßig auf wütende Gegenwehr der jeweiligen Interessenvertreter, die den Verlust von Einfluss und Einkünften fürchten. Das wird selbstverständlich nicht offen gesagt, sondern der Status quo wird gepriesen, und bedrohliche Neuerungen werden mit teils bizarren Argumenten torpediert (für ein Beispiel ➤ Kap. 7.3.4 am Ende des Abschnitts über die Stärkung ambulanter Versorgung).

Die Fragmentierung der Versorgung wird dadurch befördert, dass Teilbereiche des Versorgungssystems getrennt finanziert werden und Zugangsberechtigungen, Verantwortungsbereiche und Leistungsumfänge unterschiedlich geregelt sind, auch in verschiedenen Sozialgesetzbüchern (SGB). Da sind die stationäre und die tagesklinische Behandlung der Kliniken nach SGB V, ambulante Behandlung (z. B. in Arztpraxen) auch nach SGB V, Hilfen zur Gesundheit nach SGB XII, Förderung psychisch erkrankter Arbeitsloser durch Arbeitsagenturen (SGB III) oder Jobcenter (SGB II), Eingliederungs- und Teilhabeleistungen nach SGB IX, Kinder- und Jugendhilfe (SGB VIII), Pflegeleistungen (SGB XI) oder Rehabilitationsleistungen der Rentenversicherung nach SGB VI.

Durch die Zersplitterung der Kostenträger kommt es zu paradoxen Leistungsanreizen. Unter anderem haben psychiatrische Kliniken kein Interesse, weniger stationär zu behandeln, weil sie sonst Geld verlieren. Umgekehrt haben ambulante Psychiater keinen Anreiz, intensiver ambulant zu behandeln, um eine Klinikeinweisung zu vermeiden, weil sie durch die Vermeidung von Klinikbehandlung keinen Vorteil haben. Die gesetzliche Krankenversicherung hingegen spart Geld durch frühe Ausgliederung psychisch Erkrankter aus dem Arbeitsleben und ihre Frühberentung. Für Krankenversicherer besteht also wenig Anreiz, in den Erhalt der Arbeitsfähigkeit präventiv zu investieren – ein Grund für die geringe Teilhabe Betroffener am Arbeitsmarkt (➤ Kap. 7.1).

Eine unselige Folge dieser Fragmentierung ist, dass Menschen mit psychischen Erkrankungen keine durchgehende Behandlung aus einer Hand, durch ein Team erfahren [488]. Stattdessen wandern sie von einem Teilbereich des Versorgungssystems in den anderen – stationär, ambulant, rehabilitativ, komplementär usw. Dabei weiß eine Hand oft nicht, was die andere tut. Koordination ist aufwendig und findet nicht ausreichend statt. Schon nach der Entlassung aus der Klinik gehen im Übergang in die ambulante Behandlung Informationen verloren, Medikationen ändern sich usw. Das führt häufig zum Abbruch von Behandlungen, und Patienten „verschwinden". Das ist schlimm, denn der Übergang von der psychiatrischen Klinik in die ambulante Weiterbehandlung ist eine besonders kritische Phase, in der Rückfälle oder Suizide häufiger sind [575]. Von der Fragmentierung des Versorgungssystems sind Menschen mit psychischen Erkrankungen härter betroffen als körperlich Erkrankte, weil das psychiatrische Versorgungssystem zersplitterter ist, weil persönliche Vertrauensverhältnisse zu Behandlern für den Erfolg der Behandlung noch entscheidender sind als in der somatischen Medizin und weil die Integration von Gesundheits- und Sozialversorgung nötig ist, um den komplexen Folgen psychischer Erkrankungen gerecht zu werden, u. a. in Bezug auf Wohnen, Arbeit und soziales Umfeld. Bei alledem fehlt es an Koordinierung zwischen den Akteuren und an Lotsen für Betroffene (zu Peer-Lotsen ➤ Kap. 7.3.4, Peer Support).

Die hier umrissenen Probleme sind lange bekannt. Ingmar Steinhart und Günther Wienberg wiesen darauf hin, dass in Deutschland bei der Finanzierung durch die gesetzliche Krankenversicherung eine gewaltige Lücke zwischen stationärer und ambulanter psychiatrischer Versorgung klafft ([576], S. 25). Die Behandlungskosten in einer psychiatrischen Klinik liegen pro Tag bei rund 250 Euro. Niedergelassene Psychiater erhalten dagegen eine Pauschale pro Quartal und Patient von umgerechnet weniger als einem Euro pro Tag – unabhängig davon, ob sie den jeweiligen Patienten einmal oder mehrfach im Quartal sehen. Die Pauschale ist bei mehreren Terminen pro Quartal sehr rasch nicht mehr kostendeckend. Dieser Finanzierungsmechanismus trägt dazu bei, dass Patienten in schlechtem Zustand viel rascher als bei guter ambulanter Versorgung nötig in eine Klinik eingewiesen werden – auch wenn die Kosten der Klinikbehandlung um Größenordnungen höher sind. Diese Strukturen sind nicht nur für Betroffene unflexibel und schädlich, sie sind auch nicht kosteneffizient. Es ist eines unter vielen Beispielen dafür, dass sich die Versorgung nicht am Bedarf der Patienten orientiert, sondern munter ihren eigenen Gesetzen folgt. Dabei könnte man dieses Problem dadurch lösen, dass ambulant tätige Psychiater nach Zeit abrechnen, wie das in der Schweiz der Fall ist. So könnten sie in wirtschaftlicher Weise auch Menschen in akuten Krisen mit mehr Zeit begleiten.

Fehlen psychosozialer Interventionen

Psychosoziale Interventionen sollen es gerade Menschen mit schweren psychischen Erkrankungen erleichtern, in ihrem sozialen Umfeld zu leben und am gesellschaftlichen Leben teilzunehmen. Wichtige Bereiche sind hier Wohnen, Arbeit und Bildung. Die DGPPN-Leitlinie gibt eine eindrucksvolle Übersicht zur Wirksamkeit verschiedenster solcher psychosozialen Interventionen [67]. Leider sind jedoch viele dieser Interventionen, obwohl ihre Wirksamkeit belegt ist, nicht oder nur selten verfügbar. Einige Beispiele wurden schon in anderen Abschnitten genannt: im Bereich Arbeit Supported Employment/Unterstützte Beschäftigung, besonders in Form von IPS (➤ Kap. 7.1.2, Individual Placement and Support); oder in Bezug auf Wohnen Housing First (➤ Kap. 7.2.6). Hier werden einige weitere Beispiele kurz genannt (Details in [67]):

- **Ambulante Soziotherapie** ist seit 2002 eine Leistung nach SGB V. Niedergelassene Psychiater oder Nervenärzte können Soziotherapie verordnen, sodass Sozialarbeiter oder psychiatrisches Pflegepersonal Patienten begleiten, verschiedene Versorgungsleistungen koordinieren und daher eine Art Fallmanagement für die oft komplexe Behandlung schwer Erkrankter übernehmen. Angesichts der starken Zersplitterung der Unterstützungssysteme wäre eine solche Koordination dringend nötig. Doch ambulante Soziotherapie fristet ein Nischendasein und wird kaum angeboten, u. a. aufgrund der unzureichenden Finanzierung und der überbordenden bürokratischen Anforderungen. Dieser Versuch einer Verbesserung der ambulanten Versorgung darf als gescheitert gelten, zerrieben in den üblichen Interessenskonflikten zwischen Sozialleistungsträgern, Krankenkassen und Leistungserbringern [577]. Es fehlte und fehlt der politische Wille, ambulante Komplexbehandlung durchzusetzen.
- Was **Gesundheitsförderung** angeht, so leiden viele Menschen mit psychischen Erkrankungen unter den Folgen von Übergewicht, Bewegungsmangel oder Rauchen – ein wesentlicher Grund für ihre verringerte Lebenserwartung (➤ Kap. 7.3.1). Wirksame Programme in diesem Feld, u. a. Ernährungsberatung, Sport oder Raucherentwöhnung [67], sind jedoch nicht systematisch im Gesundheitssystem implementiert.
- Schizophrene Störungen beginnen im jungen Erwachsenenalter, auch deshalb sind Familien in besonderer Weise mit betroffen (➤ Kap. 5.6). Umgekehrt können Familien eine wichtige Unterstützung für Erkrankte sein (➤ Kap. 6.2). Die Wirksamkeit von **Familieninterventionen** für Menschen mit Schizophrenie und ihre Familien ist bestens belegt, u. a. indem Symptome nachlassen, erneute Klinikeinweisungen seltener und Angehörige entlastet werden. Daher empfiehlt die aktuelle DGPPN-Leitlinie Familieninterventionen nachdrücklich. Sie sollten mindestens mehrere Monate andauern und 10 Sitzungen umfassen [453]. Doch werden sie in Deutschland kaum angeboten. Das ist nicht nachvollziehbar, zumal durch diese Versorgungslücke Erkrankte, Angehörige und das Versorgungssystem Nachteile erleiden.

Fazit

All diese Versorgungslücken stellen nicht nur eine strukturelle Diskriminierung von Menschen mit psychischen Erkrankungen gegenüber körperlich Erkrankten dar. Sie benachteiligen unter psychisch Erkrankten besonders diejenigen mit schweren Erkrankungen. Hierzu zählen alle, deren Erkrankung lange andauert und zu Behinderungen führt, u. a. in den Bereichen Arbeit, Wohnen und soziale Teilhabe. Gerade sie bedürften der integrierten Versorgung durch psychosoziale Interventionen im ambulanten Bereich.

Somatische Versorgung

Die Mehrzahl verfügbarer Studien zeigt, dass Menschen mit psychischen Erkrankungen eine schlechtere Versorgung für körperliche Erkrankungen erhalten als nur körperlich Erkrankte. Dies betrifft so verschiedene Bereiche wie Herz-Kreislauf-Erkrankungen,

7

Diabetes, Krebs oder Infektionen [578]. Die Ursachen dieser schlechteren Versorgung sind komplex. Wie oben erwähnt, dürften die Einstellungen von Einzelnen, Behandlern und Patienten, eine Rolle spielen (➤ Kap. 7.3.1), indem frühzeitige und unvoreingenommene Kontaktaufnahme und Diagnostik erschwert werden. Eine Studie zu über 300.000 neu aufgetretenen Schlaganfällen in den USA zeigte, dass die rund 40.000 Patienten mit zusätzlicher psychischer Erkrankung deutlich seltener eine intravenöse Therapie zur Auflösung des Blutgerinnsels (Thrombolyse) erhielten als die Patienten ohne psychische Erkrankung [579]. Verschiedene Erklärungen für diese schlechtere Behandlung sind möglich, die direkt oder indirekt mit Stigma und sozialer Isolation zu tun haben:

- Menschen mit psychischen Erkrankungen haben weniger soziale Kontakte und Unterstützung und leben häufiger allein, sodass sie nach dem Schlaganfall die Notaufnahme im Durchschnitt später erreichen und es für eine Thrombolyse häufig schon zu spät ist.
- Vorurteile können diagnostische und therapeutische Entscheidungen der Ärzte beeinflussen.
- Angaben der Patienten zur unmittelbaren Vorgeschichte sind entscheidend, und psychiatrische Patienten gelten bei Ärzten häufig als wenig glaubwürdig und werden nicht ernst genommen.
- Die nicht immer leicht einzuordnenden neurologischen Symptome können als „psychisch" fehlgedeutet werden (➤ Kap. 7.3.1, Einstellungen von Profis: diagnostic overshadowing).

All das zeigt beispielhaft, wie vielfältig und in der Summe tödlich sich Stigma auswirken kann. Das Problem wird sich nicht lösen lassen, indem man sich nur einem Aspekt widmet.

Weitere strukturelle Faktoren verschlechtern die somatische Versorgung von Menschen mit psychischen Erkrankungen. Kliniken für Psychiatrie und für somatische Erkrankungen liegen oft in getrennten Gebäuden (s. u.); es ist oft nicht leicht, Kollegen aus der Somatik zum Besuch in der Psychiatrie zu bewegen, um ihren Rat einzuholen. Psychiatrische Liaisondienste, in denen psychiatrisch-psychotherapeutische Profis in einem Team mit somatischen Ärzten arbeiten und beide Seiten voneinander lernen, sind selten.

Architektur

Im 19. Jahrhundert wurde eine große Zahl psychiatrischer Anstalten errichtet, die meist weit außerhalb der Stadtzentren lagen. Dies geschah damals in der Absicht, einerseits die hohe Zahl der in Gefängnissen und anderen Einrichtungen fehlplatzierten Erkrankten zu verringern. Andererseits versprachen sich die Psychiater jener Zeit durch die isolierte Lage Ruhe und Heilung für die Insassen. Menschen waren dort oft viele Jahre gegen ihren Willen eingesperrt. Erving Goffman beschrieb im 20. Jahrhundert solche Anstalten als *totale Institution,* der Insassen ohnmächtig ausgeliefert waren [32]. Ihrer sozialen Ausgrenzung durch den Aufenthalt im *Irrenhaus* waren sich die Insassen schmerzlich bewusst. In einem Gedicht Heinrich Hoffmanns, Frankfurter Psychiater des 19. Jahrhunderts und Autor des *Struwwelpeter*, sagt der *Wahnsinnige im Irrenhaus*: „Auch ich hab' Freunde, die es redlich meinen/Doch scheucht von dieser Stätte sie die Scheu/Sie werden mich beklagen, mich beweinen/Vergessen dann; es endet hier die Treu". Der Aufenthalt in der Anstalt bedeutete den sozialen Tod: „Gestorben leben thut so gräßlich weh" ([580], S. 226).

Schon gegen Ende des 19. Jahrhunderts und teilweise in Reaktion auf öffentliche Kritik an den Zuständen in den Irrenhäusern gab es Versuche, das *Image* der Psychiatrie zu verbessern (die Sorge heutiger Psychiater um ihren Ruf ist also nicht neu, ➤ Kap. 7.3.1; [581], S. 184 ff.). Irrenanstalten wurden umbenannt in psychiatrische Kliniken oder Nervenkliniken, und in den Kliniken wurden Abteilungen für weniger schwer erkrankte Selbstzahler der Mittelschicht eröffnet.

Viele der hier nur angedeuteten Missstände sind glücklicherweise Vergangenheit. Manche der Anstalten auf dem Lande bestehen in verkleinerter Form fort, als steinerne Zeugen früherer räumlicher Trennung. Es war ein erklärtes Ziel der westdeutschen Psychiatrie-Enquete von 1975 (➤ Kap. 2.1.3), durch die Eröffnung psychiatrischer Abteilungen an Allgemeinkrankenhäusern die Psychiatrie in die somatische Medizin zu integrieren und die Versorgungsqualität psychisch und körperlich Kranker anzugleichen. Durch die Behandlung körperlich und psychisch Erkrankter in einer Klinik, mit einem Eingang und unter einem Dach, sollten die Ausgrenzung und das Stigma psychischer Erkrankung reduziert werden [582]. Diese Integration ist nur teilweise gelungen. Auch in der DDR gab es Reformbemühungen (➤ Kap. 2.1.3), die zumindest punktuell zu strukturellen Verbesserungen führten, etwa in der Leipziger Sozialpsychiatrie.

Auch wenn die großen Anstalten Geschichte sind, führt das Stigma psychischer Erkrankung zu Widerständen gegen die Eröffnung auch kleiner psychiatrischer Einrichtungen in Stadtvierteln. Das Phänomen heißt auf Englisch *Not in my backyard!* oder NIMBY (in etwa: Überall sonst, doch *Nicht in meiner Nachbarschaft!*). Zugrunde liegt häufig die Angst der Anwohner, dass sich für gefährlich gehaltene Menschen mit psychischen Erkrankungen in ihrer Gegend aufhalten. Die Architektin Evangelia Chrysikou untersuchte die Folgen des Phänomens für kleine psychiatrische Einrichtungen in einem Londoner Stadtteil [583] und verglich dafür Gebäude für somatische Behandlung mit Gebäuden für psychiatrische Versorgung. Zwei Dinge fielen auf: Erstens waren psychiatrische Einrichtungen abseits gelegen und schlechter u. a. mit der U-Bahn erreichbar. Zweitens waren sie vom öffentlichen Raum der Straße oder von Plätzen aus weniger sichtbar, als wollten sie sich verbergen. Diese *soziale Unsichtbarkeit* versteht Chrysikou als Folge des Stigmas psychischer Erkrankungen, die die bauliche und soziale Ausgrenzung der Erkrankten fortschreibt.

Architektur spielt auch für die Gestaltung und Innenwirkung psychiatrischer Kliniken eine große Rolle. Während früher Aspekte der Sicherheit und Überwachung im Vordergrund standen – infolge des dominanten Stereotyps der Gefährlichkeit und in der Tradition der Anstaltspsychiatrie (zum Panoptikon ➤ Kap. 2.1.3) –, versucht moderne Architektur, durch die Raumgestaltung einer psychiatrischen Klinik, ihrer Fassade, Flure, Stationen und Ambulanzen zur Genesung beizutragen. Das ist ein fruchtbares neues Forschungsfeld: Stichwörter sind therapeutische Architektur und evidenzbasiertes Design [583]. Auch Umgestaltungen bestehender Kliniken in diesem Sinne scheinen positive Auswirkungen auf Patienten und Personal zu haben [584]. Die Beteiligung von Menschen mit psychischen Erkrankungen an der Planung ist dabei hilfreich (sog. Co-Design [585]).

7.3.4 Initiativen gegen strukturelle Diskriminierung im Gesundheitssystem

Wie im vorangehenden Abschnitt zu Stigma und Diskriminierung im Gesundheitssystem skizziert (➤ Kap. 7.3.3), werden Interventionen nur für Einzelne, z. B. für Profis (➤ Kap. 7.3.2), nicht ausreichen, um strukturelle Missstände zu beheben. Dieser Abschnitt beschreibt daher Interventionen, die strukturelle Benachteiligungen von Menschen mit psychischen Erkrankungen im Gesundheitssystem verringern sollen. Andere Interventionen, etwa für die Allgemeinbevölkerung oder bestimmte Zielgruppen außerhalb des Gesundheitssektors, werden ab ➤ Kap. 8 ff. diskutiert.

Es ist viel zu tun. Ein nachdenkliches Positionspapier von Elke Prestin und Kollegen beschrieb auf Anregung der Friedrich-Ebert-Stiftung den Handlungsbedarf zur Reform der psychosozialen Versorgung [586]. Einige der dort genannten Probleme und Lösungen werden im hier folgenden Abschnitt behandelt, andere in den Abschnitten zu Wohnen und Arbeit (➤ Kap. 7.1, ➤ Kap. 7.2). Erwähnt sei zudem, dass gute Versorgung im Gesundheitssystem die Abstimmung somatisch und psychiatrisch Tätiger erfordert. Das ist ein Weg, um die verringerte Lebenserwartung von Menschen mit schweren psychischen Erkrankungen zu erhöhen [587].

Stärkung ambulanter Versorgung

Eine naheliegende Schlussfolgerung aus der Fragmentierung des psychiatrisch-psychotherapeutischen Versorgungssystems (➤ Kap. 7.3.3) ist, die ambulante Versorgung zu stärken und ihr Steuerungs- und Lotsenfunktionen zu geben. Das Ziel dabei ist es, ambulant tätige Teams zu schaffen, die willens und fähig sind, auch Menschen mit schweren psychischen Erkrankungen und komplexem Hilfebedarf rasch und mit hinreichender Intensität zu versorgen und die unterschiedlichen Hilfen zu koordinieren. In den letzten Jahren ist diese Zielsetzung wiederholt formuliert worden. Ingmar Steinhart und Günther Wienberg skizzierten unter der Überschrift *Rundum ambulant* ein Gesamtmodell vorrangig ambulanter Versorgung [576]. Wichtig ist, dass die ambulante Versorgung mobil und aufsuchend möglich ist. Wenn also eine Person mit einer schweren Angststörung ihr Haus nicht mehr verlassen kann, kann das mobile Behandlungsteam zu ihr fahren und so eine Klinikeinweisung vermeiden. Diese Möglichkeit sollte rund um die Uhr gegeben sein.

Es gibt drei wesentliche Formen teambasierter ambulanter Behandlung, die aus dem angloamerikanischen Raum stammen und deren Wirksamkeit belegt ist [67]. Sie werden auch für den deutschen Sprachraum empfohlen und sollen hier kurz skizziert werden (➤ Abb. 7.1):

1. **Home Treatment** (*Behandlung daheim*): Hier kommt ein Team aus Pflegekräften, Ärzten und Sozialdienst mehrfach pro Woche zu Hausbesuchen, um Menschen in einer akuten Episode zu behandeln. Ein typisches Beispiel ist die nach einer Geburt schwer depressiv erkrankte Mutter, die für zwei Monate behandelt wird.
2. **Assertive Community Treatment** (ACT, etwa *Aufsuchende Behandlung in der Gemeinde*): Es entstand in den 1980er-Jahren in den USA, um aus den Anstalten entlassene Patienten auf die Dauer ambulant gut versorgen zu können. Hier werden Menschen mit schweren psychischen Erkrankungen über Jahre langfristig zu Hause versorgt.

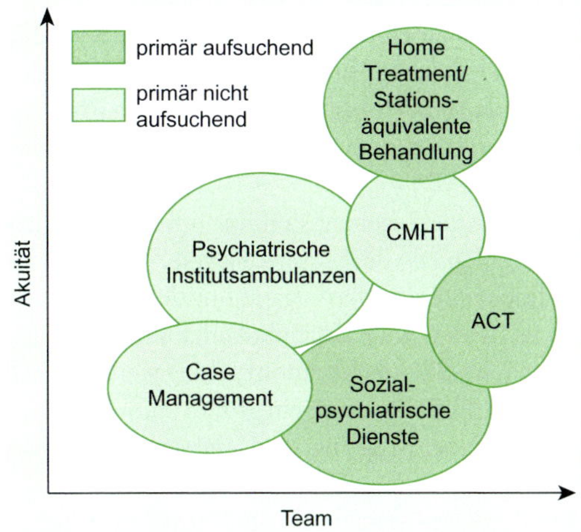

Abb. 7.1 Ambulante gemeindepsychiatrische Ansätze nach Teambasierung und Akutheit des Krankheitsbildes (nach [67]), für die Abkürzungen CMHT und ACT s. Text [G282, L143]

3. Die dritte wichtige, vor allem in Großbritannien verbreitete Form sind **Community Mental Health Teams (CMHT)**: Sie sind in der Gemeinde und stellen vor Ort die ambulante Versorgung sicher – es bestehen Ähnlichkeiten mit den Psychiatrischen Institutsambulanzen psychiatrischer Kliniken in Deutschland.

Abgesehen von den Psychiatrischen Institutsambulanzen und einzelnen Modellprojekten finden sich diese drei intensiven ambulanten Behandlungsoptionen in Deutschland bislang kaum. Ich habe das Glück, seit Jahren am Bezirkskrankenhaus Günzburg in einem Home-Treatment-Team zu arbeiten, das dort vor rund 15 Jahren begründet wurde. Daher weiß ich, dass mit einem multiprofessionellen Team auch schwer erkrankte Menschen gut daheim versorgt werden können. Für viele ist das die einzige Möglichkeit, denn nicht alle Betroffenen wollen und können in eine Klinik gehen. Doch gibt es nicht viele solche Teams in Deutschland.

7

Warum ist das so? Hier soll beispielhaft auf eine Gesetzgebung eingegangen werden, die das Ziel hatte, die ambulante psychiatrische Versorgung in Deutschland wesentlich zu verbessern. Der Vorgang verdeutlicht, wie schwer Verbesserung zu erreichen ist. Ende 2016 wurde das *Gesetz zur Weiterentwicklung der Versorgung und der Vergütung für psychiatrische und psychosomatische Leistungen* (PsychVVG) beschlossen. Das **PsychVVG** ermöglichte es psychiatrischen Kliniken erstmals, aufsuchende intensive ambulante Akutbehandlung nach dem Vorbild des Home Treatment durchzuführen. Diese Behandlungsform heißt im Gesetz **stationsäquivalente Behandlung (StäB)**. Durch sie sollte eine der leidigen Sektorengrenzen (zwischen ambulanter und stationärer Behandlung) überwunden werden. Was wie ein großer Schritt in die richtige Richtung aussah, wurde durch die rigide Ausgestaltung der Durchführungs- und Finanzierungsbedingungen allerdings weitgehend ruiniert. Der Hauptgrund ist einfach: Im Home Treatment ist eine Grundvoraussetzung, sich flexibel auf Zustand und Bedarf des Patienten auszurichten – diese Patientenorientierung sollte selbstverständlich sein. Wenn ein Mensch mit Psychose Hausbesuche braucht, aber nicht mehr als drei pro Woche verträgt, komme ich nicht mehr als dreimal pro Woche zu ihm. Im Gegensatz zu dieser Flexibilität und Patientenorientierung wurde für StäB zwingend festgelegt, dass tägliche Hausbesuche, sieben pro Woche, stattfinden müssen – sonst übernehmen die Krankenkassen die Kosten nicht. Viele der von uns im Home Treatment behandelten Patienten sagten mir, sie würden StäB unter diesen Bedingungen sicher nicht wollen. Ich kann das verstehen – auch in einer Krise wollte ich nicht unbedingt täglich Profis in meinem Wohnzimmer haben, wenn es nicht nötig oder wenn es mir zu viel ist.

Die Gründe für diese absurde Regelung sind mir unklar – möglicherweise sollten die Hürden hoch angesetzt werden, um die Umsetzung von StäB zu behindern. Es wäre nicht das erste Beispiel, wie ambulante Komplexbehandlung durch ihre Ausgestaltung und Kostenerstattung de facto verhindert wird (zu ambulanter Soziotherapie ➢ Kap. 7.3.3). Die negativen Folgen der starren StäB-Ausführungsregelung sind zahlreich:

- Mit täglichen Pflichtbesuchen kann auch ein großes StäB-Team nur wenige Patienten behandeln, die Kosteneffizienz ist gering, die Unterversorgung vor allem im ländlichen Raum bleibt bestehen.
- Nicht nur kleine Kliniken können kaum ein StäB-Team einrichten, weil sie für ein großes Team nicht genug Personal haben.
- Es ist unethisch, die Wahl über die Behandlungsfrequenz nicht dem Patienten zu überlassen. Auf diese Weise werden Patienten von der Versorgung ausgeschlossen, wenn sie keine täglichen Besuche möchten.

All das ist ein trauriges Lehrstück, wie eine gute Reformidee weitgehend scheitert. Hinzu kommt, dass StäB als isolierte Neuerung im Dschungel des Versorgungssystems eingeführt wurde und als noch ein neuer Baustein die Komplexität und Schnittstellenprobleme weiter verstärken dürfte.

Ich bin in den letzten Jahren während der Diskussionen um Home Treatment und StäB bizarren Argumenten begegnet. Auf einer Tagung im Vorfeld des PsychVVG sagte ein einflussreicher Vertreter niedergelassener Nervenärzte und Psychiater in seinem Vortrag, Menschen mit schweren psychischen Erkrankungen wollten nicht zu Hause besucht werden. Deshalb seien Home Treatment und StäB abzulehnen (unabhängig von der Häufigkeit der Hausbesuche, die damals noch nicht diskutiert wurde). Diese Argumentation ist nicht nur sachlich falsch, denn viele Patienten schätzen die Möglichkeit der häuslichen Behandlung sehr, wie zahlreiche quantitative und qualitative Studien belegen. Das Argument ist auch zutiefst zynisch, indem es vorgibt, eine Reform mit Rücksicht auf den Patientenwillen abzulehnen. In Wahrheit geht es um die Verteidigung der eigenen Pfründe – in diesem Falle darum, die Krankenhäuser aus der ambulanten Versorgung fernzuhalten. Das wird aber nicht offen gesagt. Auf meine Frage, worauf er seine Behauptung stütze, dass Patienten keine Hausbesuche wollten, antwortete mir der Kollege nur: „Ich habe Erfahrung." Alle reden von Evidenz, Leitlinien, ärztlicher Ethik, Patientenorientierung und Teilhabe – doch geht es um Eigeninteressen der Profis, Institutionen oder Kostenträger, fällt die Diskussion auf dieses Niveau. Die Einrichtung wirksamer Hilfe für schwer Erkrankte wird so verhindert.

Integrierte Versorgung und Regionalbudget

Für Menschen mit psychischen Erkrankungen gibt es verschiedene Modelle der sog. **Integrierten Versorgung**. Diese Ansätze möchten in erster Linie die Trennung zwischen verschiedenen Teilen des Behandlungs- und Sozialsystems überwinden. Sie sind im

SGB V geregelt als Selektivverträge einzelner Krankenkassen (§ 140a) oder Modellvorhaben (§ 64b). Sie stehen naturgemäß nur den Mitgliedern der beteiligten Krankenkassen und Menschen im Einzugsgebiet eines Modellprojekts zur Verfügung. Diese Ansätze haben also die unerwünschte Nebenwirkung, das fragmentierte Versorgungssystem noch unübersichtlicher zu machen. Nichtsdestotrotz haben sie Signalcharakter dafür, was durch integrierte Versorgung möglich ist. Ein Beispiel ist das Hamburger Modell RECOVER, das ambulante Behandlungsmöglichkeiten stärkt und ein gestuftes Vorgehen je nach Schweregrad enthält, unter Einbezug von Hausärzten und Psychotherapeuten ebenso wie von eMental-Health, d. h. digitalen Hilfsangeboten [588].

Regionalbudget bedeutet, dass ein für eine Region zuständiges psychiatrisches Krankenhaus nicht mehr aufgrund der stationären Behandlung Geld erhält. Stattdessen vereinbart die Klinik mit den Kostenträgern ein festes Budget, eben das Regionalbudget. Daraus kann die Klinik frei die Art der Patientenversorgung wählen: stationär, tagesklinisch, ambulant, aufsuchend etc. Bisherige Erfahrungen sind positiv und zeigen, dass der Anteil ambulanter Behandlungen zunimmt [589]. Allerdings bezieht dieser Ansatz nicht niedergelassene Psychiater und Psychotherapeuten ein. Es ist also ein regionales Klinikbudget und nur insofern integrativ.

Nachdenkliche Akteure fordern daher strukturelle, ordnungspolitische Änderungen, um über Einzelprojekte hinaus eine grundlegende Verbesserung zu erreichen, Fragmentierung zu überwinden und integrierte Versorgung durchzusetzen [586, 590]. Aus manchen Äußerungen klingt leise Resignation über die anhaltende Blockade sektorenübergreifender Versorgung durch diverse Interessengruppen: „Der Gesetzgeber muss die Rahmenbedingungen verpflichtend machen, denn meist überwiegen doch partielle Interessen" (Iris Hauth, DGPPN-Präsidentin 2015/16, *Deutsches Ärzteblatt* 6.8.2018).

Prävention

Vier einfache Gründe sprechen für die Prävention psychischer Erkrankungen:

- Erstens sind psychische Erkrankungen häufig und verursachen viel Leid für Einzelne und ihr Umfeld sowie hohe gesellschaftliche Kosten.
- Zweitens ist es wie bei körperlichen Erkrankungen besser, das Auftreten von Krankheit zu verhindern als erst nach Krankheitsbeginn aktiv zu werden.
- Drittens beginnen psychische Erkrankungen früh, etwa die Hälfte bis zum Alter von 15 Jahren, drei Viertel bis 25 Jahre – erfolgreiche Prävention sorgt also für Jahrzehnte erhaltener Gesundheit, sozialer Teilhabe, Arbeitsfähigkeit usw.
- Viertens ist die Erfolgsrate psychiatrisch-psychotherapeutischer Behandlung begrenzt. Das zeigen Modellrechnungen am Beispiel der Depression: Selbst wenn alle depressiv Erkrankten an evidenzbasierter Behandlung teilnähmen, ließe sich ihre Krankheitsbelastung in Form verlorener gesunder Lebensjahre nur um rund ein Drittel reduzieren [591]. Die verbliebenen zwei Drittel lassen sich nur vorbeugend angehen. In der Realität ist Prävention noch wichtiger, da nur eine Minderheit der Betroffenen wirksame Behandlung in Anspruch nimmt, auch aus Furcht vor Stigma und Etikettierung, Selbststigma und Scham sowie aufgrund der Strukturen des Versorgungssystems (➤ Kap. 5.1.7, ➤ Kap. 7.3.1).

Im Bereich körperlicher Erkrankungen ist der Präventionsgedanke etabliert. Man denke an Themen wie Rauchen oder HIV, bei denen sich ein breites gesellschaftliches

Bewusstsein und ein Wertewandel hin zu Prävention durchgesetzt haben. Hier engagiert sich etwa die BZgA (Glossar, ➤ Kap. 5.2.3). Im Vergleich dazu wird die Prävention psychischer Erkrankungen vernachlässigt – nicht nur, aber auch in der Arbeit der BZgA. Bei Prävention lassen sich drei verschiedene Ansätze unterscheiden:

- **Allgemeine oder Primärprävention** wendet sich an die Allgemeinbevölkerung, um das neue Auftreten von Erkrankungen zu verringern. Ein Beispiel aus dem Bereich der Somatik sind Impfungen gegen Infektionskrankheiten; ein Beispiel aus dem Bereich seelischer Gesundheit sind Maßnahmen gegen Misshandlung von Kindern, um neu auftretende psychische Erkrankungen als Folge der Gewalt zu senken.
- **Sekundäre oder indizierte Prävention** richtet sich an Menschen, die entweder schon mögliche Frühwarnsymptome zeigen oder ein erhöhtes Risiko für die Erkrankung aufweisen. Ein Beispiel aus der Somatik sind Krebsfrüherkennungsuntersuchungen, z. B. Mammografie; im Bereich psychischer Erkrankungen sind Beispiele Screeningprogramme für Suizidalität, Programme für junge Menschen mit Psychoserisiko (➤ Kap. 5.3) oder für Kinder psychisch erkrankter Eltern.
- Schließlich geht es bei **Tertiärprävention** darum, Rückfällen bei bereits Erkrankten zu vorzubeugen.

Das Stigma psychischer Erkrankung ist ein Grund, warum Prävention im Bereich psychischer Gesundheit vernachlässigt wird [592]. Zwei Effekte spielen eine Rolle: Zum einen führen öffentliches Stigma und strukturelle Diskriminierung dazu, dass psychische Gesundheit politisch im großen Bereich der Präventionsmaßnahmen nicht priorisiert und in der Folge diese Prävention nicht finanziert und implementiert wird. Zum anderen erschweren öffentliches Stigma und Selbststigma/Scham die Teilnahme an Präventionsmaßnahmen, wenn sie zur Verfügung stehen. Letzteres ist dem Problem von Stigma als Barriere für Hilfesuche vergleichbar (➤ Kap. 5.1.7).

Was ist das Prinzip von Präventionsarbeit im Bereich psychischer Gesundheit? Es geht darum, Verhalten zu üben, das psychische Gesundheit erhält und fördert. Daher wird auch von **Verhaltensimpfung** gesprochen (behavioral vaccination [593]). Ein altes Beispiel präventiver Verhaltensübung ist das Gurtanlegen beim Autofahren. Wird das Verhalten selbstverständlich, rettet es Leben und Gesundheit zahlloser Autofahrer und Beifahrer. Wie beim Impfen gegen Viren verbessert Wiederholung auch die Wirkung der Verhaltensimpfung. Ähnlich kann man durch Informationen und Trainingsprogramme aller Art psychische Gesundheit stärken und den Umgang mit Belastungen verbessern.

Wirkt Prävention? Das soll am Beispiel eines bekannten Präventionsprogramms skizziert werden, dem **Triple P** (*Positive Parenting Program*; triplep.de [594]). Es hat das Ziel, Erziehungsverhalten von Eltern zu verbessern. Ursprünglich in Australien entwickelt, ist es inzwischen weltweit verbreitet und vielfach untersucht. Es kann in verschiedensten Kontexten angeboten werden und besteht je nach Bedarf aus Information zu Erziehung, aus Beratung, Einzel- oder Gruppentrainings. Es kann daher primärpräventiv eingesetzt werden, z. B. als Aufklärungskampagne in der Allgemeinbevölkerung, oder sekundärpräventiv für belastete Eltern.

Studie

Triple P verringert nicht nur psychische Belastungen und Problemverhalten von Kindern und Eltern, es senkt auch die Rate von Kindesmisshandlungen. In einer US-amerikanischen Studie wurde per Los entschieden, ob in 18 Landkreisen eines Bundesstaates flächendeckend Triple P angeboten wurde oder nicht (jeweils in neun Landkreisen [595]). Die Intervention bestand darin, Profis aus

Gesundheits-, Sozial- und Erziehungsbereichen in Triple P zu schulen; diese konnten auf der Basis von Triple P Eltern unterstützen. Verglichen mit Landkreisen ohne Triple P reduzierte das Programm die Anzahl der Fälle dokumentierten Kindesmissbrauchs, der Unterbringungen von Kindern in Pflegefamilien und der in Krankenhäusern festgestellten Verletzungen von Kindern nach Misshandlungen.

Gewalt gegen Kinder ist so grauenhaft, dass allein dieser Befund für breite Prävention in diesem Bereich spricht. Die Folgen unterstreichen die Bedeutung des Themas: In Längsschnittstudien zeigten sich bei Kindern, die Gewalt, Missbrauch oder Vernachlässigung erlitten hatten, später viel häufiger verschiedenste psychische Erkrankungen inkl. Sucht, Übergewicht sowie Misserfolg in Ausbildung und Beruf sowie Kontakt mit dem Justizsystem, da sie selbst häufiger Täter wurden [596]. Triple P ist somit ein Beispiel von Programmen für „good parenting", die auf vielen Ebenen wirken und kosteneffizient sind. Zwar kostet es rund 2.200 Euro, das Verhalten eines verhaltensauffälligen Kindes zu verbessern. Doch dieser Betrag wird durch Einsparungen in anderen Bereichen vielfach aufgewogen (dazu im Folgenden mehr [597]).

Wie steht es um die **Prävention von Depression**, einer der häufigsten und folgenreichsten psychischen Erkrankungen? Studien zu ihrer sekundären oder indizierten Prävention zeigen bislang nur kleine bis mittlere Effekte. Daher plädieren Forscher in diesem Bereich für zwei Dinge, um Depression wirksam vorzubeugen [598]:

1. Interventionen sollten sich auf Risikogruppen konzentrieren, d. h. auf Eltern mit problematischem Erziehungsverhalten (poor parenting) und Kinder mit Schwierigkeiten der Emotions- oder Verhaltensregulation.
2. Präventionsprogramme sollten sozialpolitisch verankert sein, etwa in Verwaltung, Kinderbetreuungs- und Bildungssystemen; auch gesellschaftlich müssen sich Einstellungen verändern, sodass psychische Gesundheitsprävention ein anerkanntes Ziel wird, wie das beim Rauchen gelungen ist.

Soll die Gesellschaft in die Prävention psychischer Erkrankung investieren? Dafür gibt es, neben der ethischen Verpflichtung, vermeidbares Leid zu verhindern, gute Gründe. David McDaid argumentierte ökonomisch für die Prävention psychischer Erkrankungen (➢ Kap. 2.2.4 [52]). Er stützte sich auf experimentelle Studien, große Beobachtungsstudien und Modellrechnungen. Danach werden die Kosten für Prävention durch Einsparungen mehr als aufgewogen. Entscheidend ist erstens die Einsicht, dass Präventionsarbeit, zumal mit jungen Menschen, Nutzen über Jahrzehnte erbringen kann, und zweitens, dass sich der Nutzen der Prävention psychischer Erkrankungen nicht auf das Gesundheitssystem beschränkt, sondern zu Einsparungen in Bereichen wie Schule, Ausbildung, Beruf, Sozialhilfe oder Justiz führt. Programme etwa für Eltern kleiner Kinder erbringen im Verlauf der folgenden Jahrzehnte unter Einbezug all dieser Bereiche einen Return on Investment von rund 5–10 Euro pro für die Prävention investiertem Euro. Es ist eine seltsame Ironie, dass unsere Gesellschaften mit ihren ökonomischen Prioritäten solche Präventionsprogramme nicht längst umgesetzt haben. Besonders gute ökonomische Argumente gibt es für Prävention in den Bereichen Mütter/Säuglinge, Kinder und Jugendliche (➢ Kap. 2.2.4), Arbeitswelt, Suizidalität sowie gesundes Altern [52].

Hans Joachim Salize wies mich darauf hin, dass präventive Risikowarnungen in unserer Gesellschaft ungleich verteilt sind. Jedes Elektrogerät, und sei es noch so harmlos, braucht eine TÜV-Zertifizierung oder muss seinen Kohlendioxid- oder Energiehaushalt nachweisen. Für psychische Risiken ist das anders, von Suchtgefahren einmal abgesehen. Nehmen wir an, eine Wohnung liegt an einer dicht befahrenen Straßenschlucht ohne ausreichende Schall- und Wärmedämmung und ohne Grünflächen in der Nähe. Aufgrund des erhöhten Risikos psychischer Erkrankungen beim Aufwachsen und Leben in solchen Umgebungen [543] wäre – analog zum Schadstoffausweis eines Autos – ein Risikoetikett sinnvoll, das auf die erhöhte psychische Belastung für Bewohner dieser Wohnung hinweist. Es könnte Bauträger, Vermieter und Stadtplaner ermuntern, aktiv zu werden.

Im deutschen Bundeshaushalt waren für 2020 (vor dem im März 2020 beschlossenen Nachtragshaushalt aufgrund der Viruspandemie) rund 360 Milliarden Euro verplant, davon über 40 % (rund 150 Milliarden) für Arbeit und Soziales. Nicht eingerechnet sind Beiträge von Arbeitgebern und Arbeitnehmern für soziale Sicherung. Dass angesichts dieser Summen und der langfristigen Folgen psychischer Erkrankungen für Sozialsysteme und Arbeitswelt keine flächendeckende Prävention zum Erhalt psychischer Gesundheit stattfindet, ist eine bizarre Fehlsteuerung. Geld für Soziales wird (zu Recht) ausgegeben, doch im Blick auf den Lebenslauf um Jahrzehnte zu spät. Es ist wirtschaftlich und ethisch geboten, heute die seelische Gesundheit von Kindern und jungen Leuten zu fördern, damit weniger von ihnen die Arbeitslosen, Frühberenteten und Kranken von morgen sein werden.

Man sollte meinen, der Nutzen von Prävention in vielfältigen Bereichen erleichtere die Umsetzung von Prävention. Doch das Gegenteil scheint der Fall zu sein. In Bezug auf Finanzierung, Verantwortlichkeit und Eintrittsregeln sind die Systeme von Gesundheitswesen, Bildung, Arbeit, Sozialhilfe und Justiz so getrennt, dass ein abgestimmtes Vorgehen und gemeinsames Budget für Prävention selten gelingen. Die mehrere Systeme betreffenden positiven Auswirkungen werden nicht einmal zur Kenntnis genommen, geschweige denn wird danach gehandelt. Wer will eine Krankenkasse motivieren, in die Prävention psychischer Erkrankungen bei Müttern und Kleinkindern zu investieren, wenn sich viele der Einsparungen etwa im Schulsystem und Arbeitsmarkt erst nach Jahrzehnten zeigen? (Zum Problem der sog. diagonalen Buchführung ➤ Kap. 2.2.4, Prognose und politische Reaktion.) Wie im Gesundheits- und Sozialsystem (➤ Kap. 7.3.3) fehlt das Vorgehen aus einer Hand. Das seit 2016 gültige deutsche Präventionsgesetz hat zur Verbesserung der Strukturen und Koordination nicht erkennbar beigetragen. Die Prävention psychischer Erkrankungen ist durch Fragmentierung stärker behindert als die Prävention körperlicher Erkrankungen, weil Ursachen und Folgen psychischer Erkrankungen komplexer sind.

Fazit

Antistigma-Arbeit (➤ Kap. 8 ff.) kann als Sekundärprävention angesehen werden. Der Abbau öffentlichen Stigmas erleichtert es Menschen in Krisen, Hilfe zu suchen, weil sie nicht aus Furcht vor Stigma abgeschreckt werden (➤ Kap. 5.1.7). Verbessern sich öffentliche Einstellungen, nehmen auch Selbststigma und Scham ab, denn sie sind Folge gesellschaftlicher Vorurteile. Ohne Selbststigma und Scham wird Hilfesuche, z. B. im privaten Umfeld oder beim Hausarzt, erleichtert, und die Last der Scham fällt ab.

Peer Support, EX-IN, Trialog

Im traditionellen Konzept psychiatrisch-psychotherapeutischer Behandlung stehen auf der einen Seite die gesunden Behandler, auf der anderen die kranken Patienten. Wer je gehört hat, wie (manche) Profis gleich welcher Berufsgruppe über Patienten sprechen, kennt diese

Trennung in *uns* und *sie* (➤ Kap. 3.1.4). Sie ist allerdings Unfug, nicht nur weil es psychisch erkrankte Profis gibt (➤ Kap. 7.3.1) und psychiatrieerfahrene frühere Profis (➤ Kap. 6.1). Alle Menschen leben auf dem Kontinuum zwischen völliger psychischer Gesundheit und schwerer Erkrankung, im Fluss je nach Situation und Lebensbedingungen (➤ Kap. 1.6). Ein Ansatz, diese vermeintliche Trennlinie zu überwinden, ist der Einbezug von Menschen mit eigener Erfahrung psychischer Erkrankung in das Versorgungs- und Hilfesystem. Sie sind Experten nicht durch Ausbildung, sondern durch Erfahrung – also Peers (➤ Glossar). Peers haben Erfahrung mit der Bewältigung der Erkrankung und dem Leben mit ihr.

Wer als Peer eine Qualifikation oder Weiterbildung durchlaufen hat, heißt auch EX-IN-Mitarbeiter oder Genesungsbegleiter. Die Abkürzung **EX-IN** entstand aus einem Forschungsprojekt der 2000er-Jahre nach dem englischen *Experienced Involvement* (Beteiligung aus Erfahrung oder Experte aus Erfahrung [599]). In der EX-IN-Weiterbildung reflektieren Teilnehmer ihre Geschichte und Erfahrung und entwickeln Wege, anderen durch ihre Erfahrung zu helfen. Die im deutschsprachigen Raum etablierte Form der Weiterbildung besteht aus 12 Modulen und zwei Praktika (ex-in.de). Die Themen sind vielfältig und beziehen Grundlagen der Peer-Arbeit ein: Recovery, Empowerment, soziale Teilhabe und Salutogenese, also die Perspektive auf Gesundung statt auf Defizite und Symptome. Weiterhin ist Thema, wie Peers andere Betroffene begleiten und unterstützen können. Ein Impuls für die Entwicklung und Etablierung des EX-IN-Konzepts in Deutschland war der **Trialog**, d. h. Austausch und gleichberechtigtes Zusammenwirken von Psychiatrie-Erfahrenen, Angehörigen und Profis in verschiedenen Kontexten [460]. Er wurde und wird in Hamburg von Thomas Bock und Kollegen gepflegt, angeregt wesentlich durch Dorothea Buck (1917–2019 [600]), Bildhauerin, Autorin und Opfer von Zwangssterilisierung und Psychiatrie des Nationalsozialismus (➤ Kap. 2.1.2): „Wenn die Professionellen auf Augenhöhe mit uns sprechen, bringen sie uns zumindest nicht mehr um" ([599], S. 25).

In der **Peer-Arbeit** wird die Erfahrung der Erkrankung, trotz des mit ihr verbundenen Leids, auch als Chance, Bereicherung und Erweiterung gesehen. Psychische Krankheit ist eine zutiefst menschliche Erfahrung. Das Konzept der Mitarbeit von Peers im klinischen Umfeld, in sozialen Einrichtungen oder Beratungsstellen geht davon aus, dass es für Patienten, Klienten oder Ratsuchende usw. besonders wertvoll ist, in Peers Menschen zu begegnen, die selbst Krisen erlebt und überwunden haben und daran gewachsen sind. Das erhöht die Glaubwürdigkeit der Peers (im Vergleich etwa zu Profis) und erlaubt einen Austausch auf Augenhöhe. Es führt zu sozialem Kontakt zwischen Menschen, die die Erfahrung psychischer Erkrankung teilen, und wirkt so gegen verbreitete soziale Isolation. Gleichzeitig können Peers Hoffnung geben und Vorbilder sein für Personen in Krisen: „Er hat seine Erkrankung bewältigt und kann hier als Peer arbeiten. Dann kann ich es auch schaffen." Als ich 2000 in Chicago mit Pat Corrigan in einem psychiatrischen Rehabilitationszentrum arbeitete, hatte ich noch nie etwas von Peer-Arbeit gehört. Doch ich traf dort einen früheren Rabbi mit bipolarer Störung, der als Peer arbeitete. Ich erinnere mich an das Leuchten der Hoffnung in den Augen der oft schwer erkrankten Patienten, wenn sie mit ihm sprachen und an ihm sahen, dass es ein Leben nach und mit der Erkrankung gibt.

Wirkt Peer Support? Die Frage ist empirisch aus mehreren Gründen nicht ganz leicht zu beantworten. Erstens ist es ein junges Forschungsgebiet mit noch recht wenigen robusten Daten. Zweitens nimmt Peer Support sehr unterschiedliche Formen an, u. a. von Peers geleitete Gruppenprogramme, Eins-zu-Eins Unterstützung durch Peers und von Peers geleitete Beratungs- oder Behandlungseinrichtungen. Eine Metaanalyse von insgesamt 23 Studien fand Belege, dass peergeleitete Gruppeninterventionen Empowerment verbessern [601].

Doch Studien guter Qualität waren rar. Eins-zu-eins-Peer-Support für Menschen mit psychischen Erkrankungen, um Recovery zu fördern, verringerte die Zahl der Einweisungen in psychiatrische Kliniken [602]. Eine Übersicht zu Peer Support für Menschen mit schweren psychischen Erkrankungen ergab allerdings mangels guter Studien keine eindeutigen Hinweise für oder gegen den Nutzen von Peer Support [603]. Am besten scheint Peer Support im Bereich Selbstmanagement zu wirken, also z. B. zur Verstärkung der Problemlösefertigkeiten und der Selbstwirksamkeit. Auch Peers als Lotsen und Begleiter (*peer navigators*) zeigten Wirkung, z. B. als Begleiter zu Hausärzten oder bei gesundheitsfördernden Aktivitäten [604].

Trotz dieser noch lückenhaften Datenlage dürfte Peer Support ein wichtiges Element künftiger Unterstützung für Menschen mit psychischen Erkrankungen sein. Die Gründe sind vielfältig. Erstens hat sich die Idee seit Langem bewährt und wurzelt in der Selbsthilfebewegung. Zweitens müssen Profis zur Kenntnis nehmen, dass die übliche defizit- und symptomorientierte professionelle Behandlung für viele Betroffene Wesentliches vermissen lässt, u. a. Hoffnung, Recovery-Orientierung und das Erleben menschlichen Kontakts. Drittens bringen Peers eine neue Perspektive, die erfrischend anders ist als die professionelle, sodass sich beide nicht ausschließen, sondern ergänzen. Viele Profis reagieren auf Peer Support allerdings mit Vorbehalten. Daher ist Peer Support oft schwer umzusetzen. Doch das liegt nicht am Prinzip des Peer Support, sondern an Widerständen und der üblichen Besitzstandswahrung im Hilfesystem. Daher sollten Kliniken und andere Organisationen für neue Erfahrungen, die Peer Support bringt, offen sein, sonst wird es nicht gelingen [605]. Es reicht nicht, Peers einzustellen und allein vor sich hin werkeln zu lassen – und sich dann im Vorurteil bestätigt zu sehen, dass daraus nichts werden konnte.

Wie bei jeder Neuerung lohnt sich die Überlegung, wohin die Reise geht und worin der Kern der Peer-Arbeit bestehen soll. Das ist nicht immer klar – und könnte die erwähnte uneinheitliche Datenlage mit erklären. Manche Profis sagen, Peers sollten Psychoedukationsgruppen leiten und dabei von Profis verfasste Informationen vermitteln. Das kann man kritisch sehen. Denn Peers können nur einen eigenen und wertvollen Beitrag leisten, wenn sie *als Peers* ihre Erfahrung einbringen. Selbstverständlich können sie Gruppen leiten – allein oder gemeinsam und gleichberechtigt mit Profis. Wenn sie das tun, verändern sich die Abläufe und Inhalte der Gruppen. Dann werden Peers nicht einfach eine Art Hilfsarbeiter im klinischen System. Denn es besteht die Gefahr, dass sie als gering bezahlter Ersatz für teure Profis eingestellt werden, zumal Letztere auf dem Arbeitsmarkt kaum mehr zu finden sind. Stattdessen können Peers eine neue soziale Rolle im Hilfesystem ausfüllen [606]. Sie können Beziehungsangebote auf Augenhöhe machen, ohne sich nur auf Symptombesserung zu fokussieren. Damit würden sie den Wert sozialer Kontakte betonen, die Menschen auch nach Ende der Behandlung tragen können. Dieser Fokus könnte auch helfen, die Organisationskultur von Behandlungseinrichtungen zu verbessern und das Konkurrenzgefühl der Profis zu lindern.

Fazit

Peer Support ist etwas, das so nur von Peers und nicht durch Profis geleistet werden kann. Wenn Peer-Arbeit von Menschen *als Peers* erbracht wird, bringt sie den nötigen und möglichen frischen Wind [223]. Auch in der Antistigma-Arbeit ist die Rolle von Peers entscheidend: Sie müssen Antistigma-Programme leiten, sonst sind die Programme nicht glaubwürdig (➤ Kap. 12.4); ein Beispiel eines peergeleiteten Gruppenprogramms zu Stigmabewältigung ist *In Würde zu sich stehen* (➤ Kap. 9.2).

Die Rückbesinnung auf den sozialen Bezug von Peer Support würde auch den historischen Wurzeln gerecht. Wie die Recovery-Bewegung (➤ Kap. 5.1.6) entstand Peer Support in den 1970er-Jahren im Rahmen der Bürgerrechtsbewegung und sozialer Reformen für die Gleichberechtigung bis dahin diskriminierter Gruppen, u. a. ethnischer Minderheiten oder auch der Ex-Patienten oder „psychiatric survivors" (Überlebenden der Psychiatrie). Peer-Arbeit war daher über Jahrzehnte kein Teil der Psychiatrie, im Gegenteil. Erst seit Kurzem wird versucht, Peer-Arbeit in die Psychiatrie zu integrieren. Das bietet Chancen, aber auch Risiken. Peers können vereinnahmt und – Stigma hat mit Macht zu tun (➤ Kap. 3.1.4) – von Profis in den Einrichtungen dominiert werden. Aus diesen Gründen ist eine unabhängige, sozial orientierte und nicht auf Symptommanagement oder Psychoedukation beschränkte Rolle entscheidend [223]. Für das *Netzwerk Stimmenhören* als ein Beispiel von Peer Support (außerhalb der Psychiatrie) siehe ➤ Kap. 8.1.4, Kontinuum.

Vermeidung von Zwang und Gewalt

In den meisten Ländern, auch im deutschsprachigen Raum, können Menschen mit psychischen Erkrankungen gegen ihren Willen in eine psychiatrische Klinik gebracht werden. Dies ist nur möglich, wenn Menschen sich erheblich selbst gefährden, z. B. durch Suizidalität; seltener ist Fremdgefährdung ein Grund. In Deutschland sind die Regelungen verwirrenderweise in 16 einzelnen Landesgesetzen, den PsychKHGs (➤ Glossar), geregelt. All diese Gesetze sind in Reaktion auf Entscheidungen des Bundesverfassungsgerichtes und auf die UN-BRK (➤ Kap. 7.5.2) seit 2011 in einer Phase der Novellierung [607]. Gemeinsam ist ihnen die Regelung, dass Klinikeinweisungen in Notfällen durch die Polizei oder durch Ordnungsbehörden wie das Landratsamt erfolgen können, doch Unterbringungen richterlich geprüft und genehmigt werden müssen. Zusätzlich können gesetzliche Betreuer nach Zivilrecht Unterbringungen bei Gericht beantragen.

Trotz der in den letzten Jahren gewachsenen Klarheit und der Notwendigkeit gerichtlicher Anordnungen bleibt das Thema umstritten. Viele Menschen mit psychischen Erkrankungen lehnen Zwangseinweisungen grundsätzlich ab. Unstrittig ist, dass Zwang einen schweren Eingriff in die Selbstbestimmung der Betroffenen darstellt. Allerdings können Menschen in psychischen Krisen nicht immer frei in Abwägung der Situation entscheiden. Sollte ich mich während einer künftigen schweren psychischen Erkrankung töten wollen, würde ich hoffen, mich hielte jemand davon ab, notfalls mit Gewalt. Aus meiner Sicht hätte diese andere Person nicht nur das Recht, sondern die Pflicht, mich zurückzuhalten. So denke ich, seit ich als junger Arzt einer jungen Mutter nach ihrem schweren Suizidversuch begegnete, die bald darauf froh war, überlebt zu haben und mit ihren Kindern leben zu können. Doch zu diesem Thema finden sich sehr verschiedene Ansichten, die ich respektiere: unter Psychiatrie-Erfahrenen ebenso wie unter Psychiatern und Ethikern. Ein pragmatisches Problem ist, dass Zwangseinweisungen Suizide nicht sicher verhindern, weder kurz- noch langfristig [608].

Bei aller berechtigten Kritik steht die Psychiatrie schwer zu vereinbarenden gesellschaftlichen Forderungen gegenüber. Nehmen wir an, ein Mann mit akuter Psychose schreit auf dem Marktplatz herum und verhält sich aggressiv. Die Polizei bringt ihn in die Psychiatrie, weil sie ihn nicht für delinquent hält, sondern für psychisch krank. Das impliziert den gesellschaftlichen Doppelauftrag an die Psychiatrie, nicht nur dem Mann zu helfen, sondern auch an Gefahrenabwehr mitzuwirken. Doch ein in diesem Moment aggressiver

Mensch wird nicht immer just in dem Moment ruhig werden, in dem die Polizeibeamten die Klinik verlassen. Wer hier ausnahmslos Gewalt ablehnt, auch wenn der Mann einen Stuhl auf Personal oder Mitpatienten wirft, sollte den eben erwähnten Auftrag an die Psychiatrie überdenken, die Risiken für Mitpatienten und in der Psychiatrie Tätige zur Kenntnis nehmen und konstruktive Alternativen nennen. Der Rat der Antipsychiatrie war schlicht, in solcher Lage den Mann ins Gefängnis zu bringen. Das ist als Ablehnung der Psychiatrie zwar konsequent, wirft jedoch andere Fragen auf, u. a., ob und wie der Mann im Gefängnis Hilfe erfährt und ob er dort weniger Angst und Gewalt erleidet.

Auch in Hinblick auf den Umgang mit Suizidgefahr scheint mir die gesellschaftliche Haltung widersprüchlich. Wenn eine Frau Suizidabsichten äußert und daher nachts von der Polizei gegen ihren Willen in die Psychiatrie gebracht wird, habe ich als Psychiater, wenn ich sie am nächsten Morgen sehe und sie unter keinen Umständen in der Klinik bleiben möchte, zwei Möglichkeiten: Ich lasse sie gehen, oder ich beantrage die Unterbringung, d. h. ihren weiteren Verbleib in der Klinik gegen ihren Willen, beim Gericht. Suizidiert sie sich im ersten Fall anschließend, wird mir u. a. von Angehörigen oder Juristen vorgeworfen werden, ich habe verantwortungslos meine Pflicht zur Hilfeleistung verletzt (sie sei krank gewesen und habe nicht gewusst, was sie tat). Im zweiten Fall werden mir Gewalt und Freiheitsberaubung vorgehalten werden (womöglich von denselben Personen: Sie wisse sehr wohl, was sie tue).

Was hat die hier skizzierte gesellschaftliche Ambivalenz mit Stigma zu tun?

1. Es geht um die Folgen von Etikettierung als *psychisch krank* und die Frage, wer die Verantwortung für Menschen in akuten Krisen übernimmt.
2. Stigma beruht auf Macht, und viele Psychiatrie-Erfahrene werfen der Psychiatrie Machtmissbrauch vor (auch in Szenarien wie den hier erwähnten); dass Macht ausgeübt wird, steht dabei außer Frage.
3. Zwangseinweisungen stehen meist am Ende einer langen Kette der Eskalation, während der keine ausreichende ambulante Hilfe verfügbar war. Dieser Missstand ist eine Folge der Fragmentierung und Unterfinanzierung des Hilfesystems (➤ Kap. 7.3.3).
4. Der gelingende Umgang mit Risiken ist ein wichtiges Thema für Recovery. Recovery bedeutet u. a. die Überwindung schädlicher Folgen von Stigma (➤ Kap. 5.1.6) und beruht auch auf mehr Verantwortung von Peers für sich selbst. Mit dieser Verantwortung gehen Risiken einher. Menschen (mit und ohne psychische Erkrankung) haben das Recht und das Risiko, sich zu irren. Wenn Selbstbestimmung von Menschen mit psychischen Erkrankungen (zu Recht) gestärkt werden soll, gehört dazu eine höhere Toleranz für Risiken. Der Umgang mit Risiken im Einzelfall wird schwierig bleiben (siehe oben erwähnte Vorwürfe).

Mit diesem Spannungsverhältnis zwischen Freiheit und Eigenverantwortung (wann immer möglich) einerseits und Macht und Verantwortungsübernahme (vorübergehend im Notfall) andererseits werden wir bis auf Weiteres leben und arbeiten müssen. All das heißt nicht, dass sich die Psychiatrie stets gut und angemessen verhält – es gibt viel zu verbessern. Nur geht das Problem über die Psychiatrie weit hinaus: Es geht um gesellschaftliche Haltungen zu Risiken, und einfache Lösungen wird es kaum geben. Nur auf die Psychiatrie oder Polizei einzudreschen, hilft nicht weiter (auch weil man Partner für Veränderungsprozesse so nicht gewinnt). Eine vernünftige öffentliche Diskussion dieses Themas ist für mich nicht erkennbar. Stattdessen dominieren Sensationsberichte in den Medien über Einzelfälle, in denen Risikoabwägungen rückblickend als misslungen erscheinen, wenn Menschen starben oder unrechtmäßig festgesetzt waren.

Von alledem abgesehen, kann und muss mehr getan werden, um die Zahl der Zwangseinweisungen zu verringern und ihre Folgen zu mildern. Sie sind im internationalen Vergleich unterschiedlich häufig [609]: Pro 100.000 Einwohner und Jahr werden in Österreich etwa 280 Menschen zwangseingewiesen, in Deutschland rund 170, in der Schweiz ca. 130. Solche Unterschiede, auch zwischen einzelnen Kliniken, sind sachlich schwer zu begründen. Feststeht, dass viele Betroffene Zwang als stigmatisierend und demütigend erleben und diese Erlebnisse langfristige Folgen haben: In einer Verlaufsstudie war mehr Scham über den bei der Klinikeinweisung erlebten Zwang mit mehr Selbststigma und weniger Empowerment noch nach einem Jahr assoziiert [203].

Ausreichende Personalvorgaben

Gute Versorgung gelingt nur, wenn Menschen Zeit haben, zuzuhören und zu sprechen. Das oben erwähnte PsychVVG von 2016 enthielt daher einen Auftrag für den Gemeinsamen Bundesausschuss (G-BA), das oberste Organ der Selbstverwaltung im deutschen Gesundheitswesen. Im G-BA sind Krankenkassen, niedergelassene Ärzte und Kliniken vertreten. Der G-BA sollte bis Ende 2019 Richtlinien für die Personalausstattung in Kliniken für Psychiatrie, Psychosomatik sowie Kinder- und Jugendpsychiatrie vorlegen. Eine 2016 vom G-BA in Auftrag gegebene Studie zur Erfassung des Personalbedarfs wurde 2019 vom G-BA aufgrund methodischer Unklarheiten nicht akzeptiert – eine durchaus kafkaeske Situation. Daraufhin wurde Ende 2019 ohne empirische Basis im Großen und Ganzen die alte Psychiatrie-Personalverordnung von 1991 als Mindeststandard fortgeschrieben. Parallel wurden die Dokumentationsanforderungen an Kliniken weiter erhöht.

Somit blieb das Erhoffte, nämlich die Anpassung der Personalausstattung an heutige Standards guter Versorgung, aus. Aufgrund gestiegener Qualitätsanforderungen und therapeutischer Kenntnisse sind heute, mehr noch als 1991, in der Klinik nötig: differenzierte somatische und psychologische Diagnostik, Patientenaufklärung, intensive Einzel- und Gruppenpsychotherapie, Kooperation mit Sozialdiensten, Planung der Weiterbehandlung, Gespräche mit Angehörigen, Supervision, Fallplanung, Teamabstimmung – von außer Kontrolle geratenen Dokumentationsanforderungen ganz zu schweigen. Wenn all das wegen Personalmangels zu kurz kommt, droht der Rückfall in die Verwahrpsychiatrie. Leider kommt es oft zu kurz, u. a., weil Dokumentation vorgeht – aus rechtlichen Gründen und weil ohne Dokumentation die Krankenkasse nicht zahlt. Ärzte, Psychologen, Pflegepersonal, Sozialarbeiter, Ergotherapeuten und viele andere sitzen also am Computer und tippen einen guten Teil ihrer Arbeitszeit Berichte, anstatt mit Patienten zu sprechen. Die Verschwendung kostbarer Zeit für überbordende Dokumentationen wird Jahr für Jahr schlimmer, auch durch diesen Beschluss des G-BA, und eine Gegensteuerung ist nicht erkennbar.

Fazit

Durch die Fortschreibung zu geringer Personalstärke wird die Behebung vieler zuvor (➤ Kap. 7.3.1, ➤ Kap. 7.3.3) beschriebener Missstände blockiert. Selbstbestimmung, Recovery-Orientierung, Hoffnung werden nicht gedeihen, wenn mit Patienten nicht gesprochen wird, weil dafür keine Zeit ist. Ist das ein Fall struktureller Diskriminierung psychiatrischer Patienten im Vergleich etwa zur Somatik? Ja, denn Menschen in psychischen Krisen sind in einer besonderen Situation. Ihre Behandlung gelingt nicht ohne Zeit, Zuwendung und positive Beziehungen mit dem Personal. Ein Beinbruch heilt notfalls auch ohne Gespräche, die Seele kaum. Hier ist politische Überzeugungsarbeit nötig, um die Voraussetzungen guter und gleichberechtigter Versorgung von Menschen mit psychischer Erkrankung zu schaffen.

7.4 Medien

Für die meisten Menschen dürfte kaum ein Tag vergehen, ohne dass sie Informationen und Meinungen, Bilder, Filme oder Texte aus Medien aufnehmen. Man mag es bedauern oder begrüßen, doch Medien sind überall, und das gilt erst recht unter Einbezug des Internets. Menschen mit psychischen Erkrankungen kommen häufig in Medien vor, auch stigmatisierende oder positive Darstellungen finden sich [610, 611]. In diesem Abschnitt werden zuerst in Medien häufig auftauchende Stereotype über Menschen mit psychischen Erkrankungen skizziert (➤ Kap. 7.4.1), bevor einige Arten von Medien vorgestellt werden (➤ Kap. 7.4.2). Dann geht es um die Rolle von Information oder Desinformation in Medien (➤ Kap. 7.4.3), um die Frage, warum Medien für die Aufrechterhaltung und den Abbau von Stigma wichtig sind (➤ Kap. 7.4.4), und um das Thema Suizid (➤ Kap. 7.4.5). Nach möglichen Motiven für stigmatisierende Medieninhalte (➤ Kap. 7.4.6) werden abschließend Antistigma-Interventionen im Medienbereich vorgestellt (➤ Kap. 7.4.7; zu Antistigma-Interventionen allgemein ➤ Kap. 8 ff.).

7.4.1 Stereotype

7

Drei häufige Stereotype tauchen in Medien immer wieder auf: Gefährlichkeit, Komik und Verschiedenheit der *Kranken* (➤ Kap. 3.1.4).

Gefährlichkeit

Gefährliche Irre und Psychokiller geistern seit Langem durch verschiedene Mediengattungen. Schon in Fritz Langs Film *Dr. Mabuse, der Spieler* von 1922 verfällt der geniale Verbrecher am Ende dem Wahnsinn; als Psychoanalytiker setzt er seine hypnotischen Künste destruktiv ein, in einem späteren *Mabuse*-Film steuert er die Verbrechen als Insasse von der Psychiatrie aus. Ebenso berühmt ist Alfred Hitchcocks *Psycho* von 1960, in dem das Mordmotiv des psychisch erkrankten Täters am Ende im Rahmen der Beziehung zu seiner Mutter psychoanalytisch gedeutet wird.

Nicht erst seit diesen Filmen ist in Nachrichtenmedien ebenso wie in fiktiven Medien das Thema tödlicher Gefahr, die vermeintlich von Menschen mit psychischen Erkrankungen ausgeht, weit verbreitet. Wie oben erwähnt, ist dieses Stereotyp der Gefährlichkeit stark übertrieben (➤ Kap. 3.2.4, Körnchen Wahrheit). Es wirkt sich besonders negativ aus, wenn es verallgemeinernd auf einzelne Betroffene angewandt wird. Im Falle der Medien ist es folgenreich, weil einerseits die Darstellung in fiktiven Medien wie Film und Literatur von Menschen mit psychischen Erkrankungen und ihrer Gefährlichkeit als allgemeingültig und typisch angesehen wird. Nachrichten über seltene, aufsehenerregende Verbrechen, die von Menschen mit psychischen Erkrankungen begangen werden, tragen andererseits zur Verfestigung des Stereotyps bei, da sie oft reißerisch aufgemacht sind und als seltenes Ereignis gut erinnert werden (➤ Kap. 3.2.5, Illusorische Korrelation).

Für das Fernsehen wurde untersucht, wie häufig Menschen mit psychischen Erkrankungen als gefährlich gezeigt wurden: Rund drei Viertel waren gewalttätig und mehr als jeder Fünfte hatte jemanden getötet. Sogar für Frauen, sonst kaum als gewalttätig dargestellt, waren die Raten ähnlich hoch, wenn sie eine psychische Erkrankung hatten [612]. Auch die Täter oder Verdächtigen in deutschen Fernsehkrimis sind häufig psychisch erkrankt [613].

Komik

Psychische Erkrankungen werden oft als skurril oder lächerlich dargestellt. Das knüpft an oben besprochene Inhalte von Stereotypen an, die Wärme und Inkompetenz, also Positives und Negatives, ambivalent verbinden können (➤ Kap. 3.2.4, Inhaltliche Dimensionen). Das Stereotyp führt dazu, dass Menschen mit psychischen Erkrankungen als kindlich, närrisch oder hilflos dargestellt werden, um Heiterkeit beim Betrachter oder Leser auszulösen. Beispiele von Filmen, in denen psychische Erkrankungen für Heiterkeit sorgen, finden sich in ➤ Kap. 7.4.2 (Film). Humor findet sich auch in sozialen Medien oder Online-Witzsammlungen: „Hallo und herzlich willkommen bei unserer Hotline für Menschen mit psychischen Problemen. Wenn Sie unter einer Zwangsneurose leiden, dann drücken Sie bitte immer wieder die 1 .... Wenn Sie schizophren sind, hören Sie ganz genau hin. Eine dünne helle Stimme wird Ihnen zuflüstern, welche Nummer Sie drücken müssen" (witzewelle.de).

Nun mag man das nicht nur lustig finden, sondern denken, es sei harmlos und man solle die politische Korrektheit nicht übertreiben. Doch neben dem Umstand, dass solche Witze von Betroffenen und Angehörigen oft als respektlos und verletzend empfunden werden, gibt es drei Probleme mit Witzen über psychische Erkrankungen: Erstens können diese Erkrankungen so schweres Leid verursachen, dass sie sich kaum für Witze eignen. Zweitens ist zweifelhaft, ob Witze über andere Gruppen, etwa ethnische Minderheiten, ähnlich akzeptiert würden. Schließlich kann Humor, der sich über andere lustig macht, durchaus eine sinnvolle soziale Korrektivfunktion haben. Das ist der Fall, wenn er sich gegen Mächtige richtet, etwa in der politischen Satire. Doch Menschen mit psychischen Erkrankungen sind keine machtvolle soziale Gruppe, im Gegenteil – das Machtgefälle zuungunsten der stigmatisierten Gruppe ist Voraussetzung für Stigma (➤ Kap. 3.1.4).

Verschiedenheit

Die Vorstellung, *sie* oder *die psychisch Kranken* seien verschieden von *uns Gesunden*, ist, wie in den Abschnitten zu Stigmamodellen und Kategorisierung dargestellt (➤ Kap. 3.1, ➤ Kap. 3.2), eine Grundvoraussetzung für Stigma. In Medien kann das dazu führen, dass Menschen mit psychischen Erkrankungen als bizarr und auffällig und somit ihre Andersartigkeit als leicht erkennbar dargestellt werden. Ein Beispiel ist der Schauspieler Peter Lorre, dessen auffälliges Äußeres, u. a. mit großen, hervortretenden Augen, ihn für die Rolle des gefährlichen Irren wie in Fritz Langs *M* (1931) prädestiniert habe, da

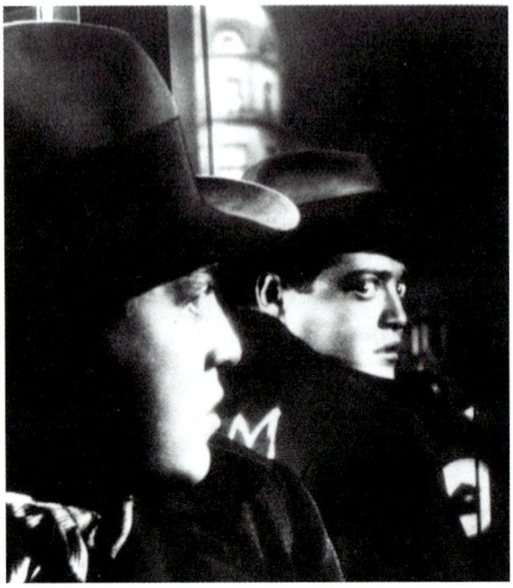

Abb. 7.2 Peter Lorre in *M*, 1931 [J810-010]

er „offensichtlich fast verrückt“ gewesen sei ([610], S. 37; ➤ Abb. 7.2). Auch heutige Medienprofis und Werbefachleute setzen auf das Klischee offensichtlicher Verschiedenheit: So boten britische Supermärkte 2013 ein *Psychopatienten*-Kostüm an, das ein blutbeflecktes Monster mit Hackebeil zeigte. Der Verkauf des Kostüms wurde nach Protesten eingestellt (➤ Kap. 8.3). Das Stereotyp kann so extrem ausgeprägt sein, dass in einem Film ein psychisch kranker Mörder als „es“, „eine Art von Tier“ und „nicht einmal entfernt menschlich“ beschrieben wird ([610], S. 45). Die Folgen sind offensichtlich: Nicht mehr menschliche Wesen verdienen jede erdenkliche Form von Ausgrenzung (➤ Kap. 2.1.2, ➤ Kap. 3.1.3).

Der Widerspruch zwischen solchen medialen Darstellungen und der Wirklichkeit könnte größer nicht sein. Erstens sind psychische Erkrankungen in der Regel eben nicht ohne Weiteres erkennbar. Auch deshalb sind Entscheidungen für oder gegen Offenlegung der eigenen Erkrankung für Betroffene so schwierig (➤ Kap. 5.1.4, ➤ Kap. 9.2). Peter Lorres große Augen verraten uns wenig über seinen Gemütszustand. Zweitens sind alle Menschen, ob mit oder ohne psychische Erkrankung, zuallererst Menschen und durch diese Gemeinsamkeit verbunden. Kein Mensch ist durch seine Erkrankung allein definiert und ihretwegen grundsätzlich *anders.*

7.4.2 Arten von Medien

Film und Fernsehen

In ➤ Kap. 7.4.1 wurden schon ältere Filme erwähnt. Doch negative Stereotype sind nicht nur in alten Filmen präsent. Steven Spielbergs erfolgreiche Zeichentrickserie *Tiny Toon* für Kinder aus den 1990er-Jahren schildert in der Folge *How I spent my summer vacations* folgende Szene: Eine Familie ist mit dem Auto unterwegs und hört im Radio die Warnung vor einem *psychotischen Killer*, der aus einem Hochsicherheitsgefängnis entlaufen sei. Dabei handelt es sich ausgerechnet um den Anhalter, der eben in das Auto der Familie zugestiegen ist. Er wird mit drastischen Worten beschrieben (rasender Irrer). Selbstverständlich greift er kurz darauf zur Kettensäge und will die Kinder der Familie zerstückeln [610]. Wenn Kindern solche oder schlimmere Kost vorgesetzt wird, muss man sich nicht wundern, dass das Stereotyp der Gefährlichkeit in unserer Gesellschaft gedeiht. Es wird in Filmen für Erwachsene noch mehr gepflegt: Eine Untersuchung von Filmen über Menschen mit Psychose ergab, dass fast 80 % mörderische Irre darstellen; weiterhin enthielten fast zwei Drittel der Filme die Desinformation, Schizophrenie sei eine Persönlichkeitsspaltung, ebenso häufig waren Zwangsjacken [614].

Auch Behandler und Behandlungen sind häufig Thema von Filmen. Das Spektrum ist weit und oft negativ. Es reicht von Psychiatern, die selbst psychopathische Serienmörder sind (*Das Schweigen der Lämmer*, 1991), bis hin zu der berühmten Darstellung in Miloš Formans *Einer flog über das Kuckucksnest* (1975), in der die sog. Behandlung in einer psychiatrischen Klinik aus Gewalt und Unterdrückung bis hin zu Lobotomie (➤ Kap. 5.1.2) besteht. Auch positivere Darstellungen finden sich, etwa die des 2014 durch Suizid verstorbenen Robin Williams als einfühlsamer Psychotherapeut in *Good Will Hunting* (1997).

Ein weiteres Filmmotiv ist das des psychisch erkrankten Genies, bekannt etwa aus dem Film über den Mathematiker und Nobelpreisträger John Nash (1928–2015), der an Schizophrenie erkrankt war (*A Beautiful Mind*, 2001). Der Film zeichnet sich u. a. dadurch aus, dass der Zuschauer Nashs Perspektive übernimmt, einschließlich seines Lebens mit psychotischen Symptomen. In *Iris* geht es um die bekannte irisch-englische Schriftstellerin Iris Murdoch, ihre Alzheimer-Erkrankung und die Auswirkungen auf sie und ihren Mann. Solche Filme verbinden viel Positives mit den psychisch erkrankten Protagonisten. Doch der Ansatz dieser Darstellungen ist auch kritisiert worden, weil die meisten Menschen mit psychischen Erkrankungen (genau wie die meisten ohne psychische Erkrankungen) eben keine Genies oder Berühmtheiten sind. Daher können die Filme missverstanden werden, dass nur solche Ausnahmepersonen zugleich psychisch krank und tüchtig sein können.

Schließlich gibt es auch im Film das Stereotyp der Komik. Ein bekanntes Beispiel ist *Arsen und Spitzenhäubchen* von 1941, in dem ein harmloser Neffe der mörderischen Tanten sich für den amerikanischen Präsidenten Teddy Roosevelt hält. Hier werden Erkrankung und Morde als lustige Farce inszeniert. Zahlreiche neuere Filme variieren das Komödienmotiv, u. a. Robert de Niro als Mafiaboss mit Panikattacken in *Reine Nervensache* von 1999. Auch diese Darstellungen werden Menschen mit psychischen Erkrankungen kaum gerecht: Nicht nur weil Verbrechen nicht fern liegt, sondern weil die Figuren psychisch Erkrankter in solchen Filmen mitunter der Lächerlichkeit preisgegeben werden.

Filme sind für das Thema Stigma u. a. deshalb so wichtig, weil sie erstens enorme Verbreitung erfahren und in das kulturelle Wissen einer Gesellschaft eingehen. Zweitens können sie durch die Verbindung von Erzählung, Bild, Sprache, Musik und verschiedensten filmischen Stilmitteln ihre Zuschauer sowohl im Sinne der (Des-)Information als auch emotional stark beeinflussen [615]. Daten legen diesen Zusammenhang nahe: In einer deutschen Studie zeigten diejenigen Teilnehmer den größten Wunsch nach sozialer Distanz von Menschen mit psychischen Erkrankungen, die am meisten fernsahen [616]. Da es sich bei der Untersuchung um eine Querschnittstudie handelte, sie also Fernsehkonsum und Einstellungen nur zu einem Zeitpunkt untersuchte, kann sie Fernsehen als Ursache zwar nicht beweisen, doch stützt sie die Vermutung, dass Fernsehen Vorurteile verstärkt. Das Gleiche galt für die Lektüre der Boulevardpresse [616].

Zeitung

Eine Auswertung deutschsprachiger seriöser Tageszeitungen der 1990er-Jahre befasste sich mit der Berichterstattung über psychische Erkrankungen, insbesondere **Schizophrenie**, und Behandlungsformen [617]. Es zeigte sich, dass der Begriff Schizophrenie für eine Erkrankung vor allem in Lokalteilen und in Verbindung mit Gewalttaten verwendet wurde. Im Bereich Feuilleton, Sport und Politik wurde Schizophrenie hingegen metaphorisch gebraucht, um etwas als widersprüchlich oder unverständlich zu kennzeichnen; so werden ein Gremium oder Sportverein schizophren genannt. Schizophrenie scheint in der Presse also für eine seltsame Mischung aus Gefahr und Gewalt einerseits und dunkler Unverständlichkeit andererseits zu stehen. Weiterhin fällt auf, dass über psychische Erkrankungen weniger sachlich und informativ berichtet wird als über körperliche Erkrankungen. Die Berichterstattung, etwa im Kontext von Gerichtsverfahren, konzentriert sich auf schwer psychisch Erkrankte. Dies verstärkt den Eindruck der Differenz zwischen *den Kranken* und dem Leser, das Kontinuum zwischen Gesundheit und Krankheit bleibt außer Acht [617].

Eine Untersuchung zu Berichten deutscher Tageszeitungen über **Depression** kommt zu keinem positiveren Bild: Von 1990 bis 2000 besserte sich die Berichterstattung nicht. Verwirrende Einzelheiten wurden berichtet, negative Ereignisse dominierten, meist ging es um die Erkrankung, selten um Menschen mit der Erkrankung. Psychotherapie als Behandlungsform kam fast nicht vor [618]. Etwas ermutigender ist eine Untersuchung zu Berichten über psychische Erkrankungen in kanadischen Tageszeitungen von 2005 bis 2015 [619]. In diese Zeit fiel der Beginn der kanadischen Antistigma-Kampagne *Opening Minds*, die auch Schulungen und Informationen für Journalisten und Journalismus-Studenten enthielt (➤ Kap. 12.1). Positive Berichte nahmen zu, stigmatisierende nahmen ab. Das Thema Gefährlichkeit blieb aber mit rund der Hälfte aller Beiträge prominent. Auch wenn sich nicht nachweisen lässt, dass die Antistigma-Kampagne zu der verbesserten Berichterstattung führte, zeigt die Studie doch, dass sich Berichterstattung bessern kann. Ein ähnlicher Befund ergab sich in England während der dortigen Antistigma-Kampagne *Time to Change* (➤ Kap. 12.1). Insgesamt überwogen positive Artikel, allerdings nicht für Schizophrenie [620].

Dass negative Berichte nicht folgenlos bleiben, zeigt eine Studie, in der Jugendliche entweder einen Bericht über psychische Erkrankung und Gewalttaten lasen oder einen Artikel mit sachlicher Information über Schizophrenie. Drei Wochen nach der Lektüre beschrieben Leser des Berichts über Gewalt etwa viermal häufiger Menschen mit Schizophrenie als gefährlich, bei Lesern des Informationstextes fand sich keine Änderung [621]. Allerdings scheint der Einfluss von Berichten über negative Einzelereignisse begrenzt zu sein. Das geht aus zwei unabhängigen deutschen Erhebungen hervor, in denen Mitglieder der Allgemeinbevölkerung jeweils vor und nach dem Germanwings-Absturz vom März 2015 befragt wurden [622, 623]. Die Medien hatten berichtet, der Kopilot, der den Absturz herbeigeführt und damit sich und alle Menschen an Bord getötet hatte, habe an Depressionen gelitten. Allerdings zeigten sich in der Erhebung nur sehr geringe, teils gar keine Verschlechterungen öffentlicher Einstellungen gegenüber Menschen mit Depression im Allgemeinen (Einstellungen zu Piloten mit Depression wurden nicht erfragt).

Soziale Medien

Psychische und andere Erkrankungen sind in sozialen Medien ein häufiges Thema, und stigmatisierende Inhalte wurden verschiedentlich untersucht. Eine Studie zum Thema Psychose wertete rund 15.000 Twitter-Nachrichten (Tweets) aus, die an 8 Tagen in 2018 gesendet wurden [624]. Dabei wurden Tweets zum Thema Psychose mit solchen zu anderen Krankheiten verglichen. Es zeigte sich interessanterweise ein gemischtes Bild: Einerseits waren Tweets über Psychose häufiger negativ als über andere Krankheiten, und Psychose wurde missbräuchlich beleidigend verwendet. Andererseits waren medizinische Inhalte in Tweets über Psychose in der Regel korrekt und enthielten eine Fülle hilfreicher Informationen. Das zeigt Risiken und Chancen sozialer Medien in Bezug auf Stigma und Aufklärung. Für Informationsvermittlung können soziale Medien hilfreich sein; rund ein Drittel der Menschen mit Schizophrenie nutzte diese Medien schon Anfang der 2010er-Jahre [625]. Eine andere Studie untersuchte eine ähnliche Anzahl von Tweets zu fünf psychischen und fünf körperlichen Erkrankungen. Nur für Schizophrenie fand sich Stigmatisierung häufig, und zwar in fast der Hälfte aller Tweets. Auffällig war, dass insbesondere Schizophrenie, Zwangs- und Essstörungen unsachlich gebraucht wurden, also metaphorisch [617] oder, wie es die Autoren dieser Studie nennen, trivialisierend [626].

Soziale Medien bieten für Menschen mit psychischen Erkrankungen die Möglichkeit zu Austausch und Vernetzung. Viele Menschen berichten z. B. auf YouTube von ihrer psychischen Erkrankung. Eine Studie untersuchte Kommentare, die zu solchen Videos auf YouTube geschrieben wurden und durch die ein Austausch zwischen Urhebern des Videos und Zuschauern stattfand [627]. Vier Vorteile wurden genannt: Überwindung von Einsamkeit und Finden neuer Hoffnung; gegenseitige Unterstützung und Ermutigung; Bewältigung der Erkrankung im Alltag und Erfahrungsaustausch zu Behandlungsformen. Interviews zeigen, dass Betroffene die Überwindung der Isolation durch solche Online-Angebote ebenso schätzen wie sachlichen Austausch [628]. Profis warnen mitunter, Betroffene könnten sich durch Online-Aktivitäten nur noch über ihre Krankheit definieren und ihr übriges soziales Umfeld vernachlässigen. Auf solche Risiken hinzuweisen ist berechtigt, doch die Einschätzung der Betroffenen selbst wird entscheiden, und sie ist oft positiv [629]. Menschen mit Psychose etwa nutzen häufig soziale Medien, und es zeigen sich dabei keine Nachteile, vielmehr verringert der Austausch soziale Isolation [630].

Trotz aller Chancen bergen die Offenlegung eigener Erfahrung mit psychischer Erkrankung und der gegenseitige Austausch Risiken: Online ausgetauschte Informationen können fehlerhaft sein, in manchen Foren kann selbstschädigendes Verhalten verharmlost oder gar empfohlen werden, und es kann zu sehr negativen Kommentaren bis hin zu Cyberbullying/Mobbing kommen [631]. Ein weiteres Risiko ist Diskriminierung im beruflichen oder privaten Bereich, wenn die eigene Identität als Person mit psychischer Erkrankung erkennbar geworden ist [632]. Allerdings lässt sich dieses Risiko minimieren, z. B. indem Menschen auf *reddit* von ihrer Erkrankung berichten und dafür einen einmaligen anonymen Account verwenden [633]. Chancen und Risiken sozialer Medien für das psychische Wohlbefinden junger Leute allgemein, unabhängig von möglichen aktuellen eigenen psychischen Problemen, scheinen sich zwischen den verschiedenen Plattformen zu unterscheiden: So schnitt in einer englischen Untersuchung *YouTube* insgesamt besser ab als etwa *Instagram* oder *Snapchat* [634].

Angesichts der Risiken und Chancen sozialer Medien scheint es dringlich, sie im Kontext gesellschaftlicher Gesundheit (Public Health) zu untersuchen [635].

PC-Videospiele

An die 2 Milliarden Menschen weltweit verbringen Zeit mit Videospielen. Die Mehrzahl spielt nicht allein, sondern online vernetzt mit anderen. Es liegt nahe, dass die Darstellung psychischer Erkrankungen in diesen Spielen Einstellungen der Allgemeinbevölkerung, insbesondere jüngerer Menschen, beeinflusst. Daher untersuchte eine Studie, wie psychische Erkrankungen, insbesondere Psychosen, in 100 kommerziellen Spielen dargestellt werden [636]. Das Thema Gefährlichkeit war prominent und wurde in den Spielen teils drastisch beschrieben. In *Slayaway Camp* (engl. slay, erschlagen) geht es um „Skullface, einen psychotischen Schlitzer, der Camping-Betreuer abschlachten will … dieser reizende Mörder ist unterwegs … köpfend, zerquetschend und seine blutigen Opfer durchlöchernd". Das Spiel wurde von 96 % der Spieler positiv bewertet. Im Spiel *Wendigo* ist Psychose gekennzeichnet von Gewalt und „unersättlichem Verlangen, menschliches Fleisch zu essen" (Zitate in [636]).

Wie jedes Medium können auch Videospiele positiver genutzt werden als in solch grotesken Zerrbildern. *Hellblade: Senu's Sacrifice* und *Debris* sind Beispiele von Spielen, die unter Einbezug sowohl von in der Psychiatrie tätigen Profis als auch von Menschen mit psychischen Erkrankungen entwickelt wurden [636]. Sie wollen Spielern ermöglichen, sich in Menschen mit psychischen Erkrankungen hineinzuversetzen und somit Empathie zu entwickeln. Diese Spiele zeigen u. a., dass Symptome und die Erfahrung eigener Erkrankung nicht nur negativ empfunden werden müssen. Trotz dieser Beispiele bleibt im Bereich der Videospiel-Industrie und ihrer Kunden viel zu tun. Der Einbezug Betroffener in die Spieleentwicklung und -bewertung wäre ein wichtiger erster Schritt.

7

7.4.3 Information vs. Desinformation in den Medien

Medien können in verschiedener Form zu Information oder Desinformation beitragen (Letzteres u. a., indem übertriebene oder einseitige Darstellungen über psychische Erkrankungen verbreitet werden). Es ist allerdings nicht so, dass korrekte Informationen immer zu Stigmaabbau beitragen. Das liegt vermutlich daran, dass Stigma nicht nur aus Unwissen besteht (➤ Kap. 3.1.7), sondern wesentlich auch aus einseitigen, verallgemeinernden Annahmen und emotionalen Reaktionen. Dieses Problem soll am Beispiel von Filmen und Zeitungsartikeln dargestellt werden.

Zwei Untersuchungen beschäftigten sich mit der Wirkung von Spielfilmen auf Einstellungen gegenüber Menschen mit psychischen Erkrankungen. In beiden Filmen (*Angel Baby*, 1995; *Das weiße Rauschen*, 2011) geht es um Menschen mit Schizophrenie, deren psychotische Symptome und Krisen geschildert werden. *Das weiße Rauschen* führte jedoch zu einer Zunahme des Wunsches nach sozialer Distanz, d. h., Zuschauer wollten nach dem Film weniger mit Menschen mit Schizophrenie zu tun haben als zuvor [637]. Für *Angel Baby* wurde in einer sorgfältigen Studie ausgewertet, wie sich Wissen und der Wunsch nach sozialer Distanz bei Zuschauern veränderten, die den Film sahen – mit oder ohne kurze Zusatzfilme mit Informationen über Schizophrenie [638]. Nur bei Personen, die auch einen Zusatzfilm sahen, verbesserten sich Vorurteile, ohne ihn wurden sie schlechter. Das Erlebnis akuter psychotischer Symptomatik in der emotionalen Eindringlichkeit eines Films scheint die Einstellungen gegenüber Betroffenen also eher zu verschlechtern. Das dürfte u.a. daran liegen, dass Wissen über Krankheitsbilder allein nicht ausreicht, um Stigma abzubauen, und eine auf Symptome fokussierte Darstellung nicht hilfreich ist (➤ Kap. 8.1.3). Andererseits gelingt es Filmen, die sich mit Depression beschäftigen und die Perspektive Betroffener einnehmen, häufig, das Erleben und die Schwere von Depressionen anschaulich und einfühlbar zu machen [639]. Auch die bei Depression veränderte Zeitwahrnehmung wird filmisch anschaulich: Die gegenwärtige Zeit fließt zäh, die Zukunft ist verschlossen, und die Vergangenheit mit ihrer empfundenen Schuld will nicht vergehen [640].

Im Nachrichtenbereich zeigt sich ebenfalls, dass der Bericht von Fakten allein nicht unbedingt Stigma reduziert. Pat Corrigan untersuchte die Wirkung von zwei Zeitungsartikeln, die etwa 10 Jahre zuvor in der Tagespresse erschienen waren [641]. Ein Bericht schilderte die Vorgeschichte des Suizids eines psychisch erkrankten Häftlings als Beispiel der tödlichen Folgen des unzureichenden Versorgungssystems in Oregon, USA. Ein anderer Artikel erzählte die oben erwähnte Geschichte des Mathematikers John Nash zusammen mit Informationen über die häufige Genesung (Recovery) von Menschen mit auch schweren psychischen Erkrankungen. Während der Bericht über Nash Vorurteile abbaute, zeigte sich dieser Effekt bei Lesern des Artikels über den Suizid und das Versorgungssystem nicht. Im Gegenteil: Sie befürworteten psychiatrische Zwangsmaßnahmen stärker als vorher. Das stellt ein Problem für mediale Hintergrundberichte dar. Artikel, die auf Missstände in der Versorgung hinweisen, können zur Verbesserung der Hilfsangebote beitragen (wie vermutlich in Oregon [641]). Jedoch bergen sie das Risiko, Vorurteile zu fördern. Journalisten stehen also vor der Herausforderung, über Missstände zu berichten, ohne Stigma zu verstärken.

7.4.4 Bedeutung der Medien

Einige Folgen der Darstellung psychischer Erkrankung in Unterhaltungs-, Informations- und sozialen Medien wurden in den jeweiligen Abschnitten genannt. Hier soll kurz zusammengefasst werden, warum Medien neben ihrer genannten Omnipräsenz für die Aufrechterhaltung und den Abbau des Stigmas psychischer Erkrankung wichtig sind. Die Medien werden neben Regierung (Exekutive), Gesetzgebung (Legislative) und Gerichtsbarkeit (Judikative) in demokratischen Systemen auch als vierte Gewalt bezeichnet. Denn sie haben zentrale Bedeutung dafür, wie Mitglieder einer Gesellschaft Informationen aufnehmen und sie interpretieren; hierbei können sie aufklärend wirken oder Desinformation verbreiten. Häufig greifen sie öffentliche Einstellungen auf, umgekehrt verstärken stigmatisierende Darstellungen in Medien negative Einstellungen der Allgemeinbevölkerung oder erhalten sie aufrecht. Medien setzen häufig Themen, fokussieren die öffentliche Aufmerksamkeit auf bestimmte Aspekte und steuern auch für Gesundheitsthemen, was als relevant wahrgenommen wird [642].

Medien sind somit einflussreich für kulturellen Wandel ebenso wie für politische Prozesse, gerade im Bereich struktureller Diskriminierung (➤ Kap. 5.1.8). Das ist ein Grund, weshalb Stigma in den Medien als Maß struktureller Diskriminierung aufgefasst werden kann [643]. Negative Darstellungen wirken sich auch auf Betroffene aus. In einer deutschen Studie stimmten Teilnehmer mit Depression eher negativen Stereotypen über Menschen mit Depression zu, nachdem sie einen Film über den Germanwings-Absturz gesehen hatten (➤ Kap. 7.4.2 [644]). Negative Mediendarstellungen können Scham und Selbststigma in Bezug auf eigene Hilfesuche von Menschen mit psychischen Erkrankungen steigern (➤ Kap. 5.1.7 [645]). Eine systematische Übersicht zum Einfluss von Medien zeigte negative Folgen stigmatisierender Berichte sowohl in experimentellen Studien (➤ Kap. 7.4.3) als auch in der Hinsicht, dass Menschen, die sich an negative Medienberichte erinnerten, eher Vorurteile hatten [646]. Die Wirkung negativer und positiver Medienberichte über Menschen mit psychischen Erkrankungen wurde durch Online-Kommentare in Zeitungsportalen verstärkt, die den Ton des Zeitungsartikels nachahmten.

7.4.5 Medien und Suizid

Wie oben dargestellt, unterscheidet sich Suizidstigma vom Stigma psychischer Erkrankungen (➤ Kap. 5.2). Auch für Medien sind Suizide und Suizidversuche daher ein eigenes Thema. Das beginnt mit den Worten, die verwendet werden. Selbstmord ist ein wenig passender Ausdruck, weil der Wortteil „Mord" eine Straftat suggeriert, die etwa aus niederen Beweggründen begangen wurde. Freitod ist auch problematisch, denn in psychischen Extremsituationen, die zum Suizid führen, wird es oft schwerfallen, von freier Willensbildung zu sprechen. Daher wird meist empfohlen, von Suizid oder Selbsttötung zu sprechen. Allerdings ist es auch hier sinnvoll, pragmatisch zu entscheiden (➤ Kap. 1.2). So verwendet die Suizidpräventionsinitiative *Freunde fürs Leben* (frnd.de; ➤ Kap. 5.2.3) auch den Begriff Selbstmord, weil er gut verständlich ist.

Berichterstattung über Suizide

Medien können Wissen über Suizide verbessern und Vorurteilen entgegentreten. Dass dies unterschiedlichen Medien unterschiedlich gut gelingt, zeigte eine österreichische Studie. Teilnehmer, die häufiger Boulevardpresse lasen, stimmten eher irrigen Annahmen über Suizide zu (z. B. dass Menschen, die Suizidalität erleben, dies meist anderen nicht mitteilen [647]). Medien berichten häufig über Suizide von Prominenten, etwa über den des deutschen Nationaltorhüters Robert Enke 2009 oder über den bereits erwähnten des Schauspielers Robin Williams 2014. Ein Risiko solcher Berichterstattung ist, dass es zu weiteren Suiziden kommt, wenn andere den Suizid des Prominenten nachahmen. Dies wird nach Goethes Briefroman auch *Werther-Effekt* genannt und ist leider ein empirisch gut belegtes Phänomen [648]. In den Monaten nach Williams' Suizid stieg die Zahl der Suizide in Kanada um 16 % an, besonders unter nicht mehr jungen Männern und mit der von ihm gewählten Methode. Beides spricht für Nachahmungseffekte [649]. Eine Untersuchung deutscher Zeitungen ergab, dass nicht nur die Zahl der Suizide nach dem Tod Robert Enkes stark anstieg, besonders solche mit ähnlicher Suizidmethode. Auch die Berichterstattung hielt sich häufig nicht an übliche Richtlinien (➤ Kap. 7.4.7) und trug somit vermutlich zu Nachahmungstaten bei [650].

Suizide in Filmen

Suizide sind in Filmen ein häufiges Thema. Netflix veröffentlichte Ende März 2017 die Serie *13 Reasons why* (*Tote Mädchen lügen nicht*). In der Serie wird der Suizid einer Jugendlichen geschildert, und es werden ihre Beweggründe dargestellt. Schon vor der Veröffentlichung war vor Nachahmungseffekten bei vulnerablen Jugendlichen gewarnt worden, zumal die Suizidmethode im Detail thematisiert wird. Thomas Niederkrotenthaler untersuchte daher in einer Längsschnittstudie Suizidraten in den USA vor und nach der Veröffentlichung der Serie: Es zeigte sich ein deutlicher Anstieg in den Monaten April bis Juni 2017 [651]. In dieser Zeit nahmen sich etwa 100 Jugendliche mehr das Leben als in Vergleichszeiträumen anderer Jahre. Der Effekt war für Mädchen stärker als für Jungen und war auf diese Altersgruppe beschränkt. Das ist zwar kein Beweis, dass die Serie diese zusätzlichen Suizide verursachte, aber doch ein starker Hinweis. Der Effekt ist statistisch gesehen nicht stark, doch aufgrund der enormen Verbreitung solcher Filme online können auch kleine Effekte zu vielen Suiziden führen.

Experimentelle Studien können eindeutigere Belege für den Einfluss von Filmen auf Suizidalität geben, die vor und nach einem Film in Form eines Fragebogens erhoben wird. In einer RCT derselben Arbeitsgruppe sahen Teilnehmer entweder einen Film, der mit dem Suizid der Hauptperson endete, oder einen Film, in dem eine seelische Krise überwunden wurde. Gerade bei Teilnehmern, die schon vor dem Film ihr Leben für wenig lebenswert hielten, zeigte sich, dass der erste Film Suizidalität verstärkte und der zweite Film über die Überwindung der Krise sie verringerte [652]. Im Gegensatz zu dem eben erwähnten Werther-Effekt wird die suizidpräventive Wirkung einer solch positiven Darstellung auch *Papageno-Effekt* genannt – nach der Figur in Mozarts *Zauberflöte*, die ihre Suizidalität überwand [648].

Suizidprävention durch Medien

Medienkampagnen können für Suizidprävention eingesetzt werden. Sie haben dabei mehrere mögliche Ansatzpunkte: Sie können die Allgemeinbevölkerung informieren, damit Menschen besser wissen, wie sie Warnzeichen erkennen und Betroffenen helfen können; sie können Stigma abbauen, um eine Atmosphäre zu schaffen, in der Betroffene ohne Angst vor Diskriminierung Hilfe suchen können; und sie können sich an Risikogruppen wenden, um deren Hilfesuche zu fördern. Eine systematische Übersicht von zwanzig Einzelstudien untersuchte die Wirksamkeit verschiedener solcher Medieninitiativen [653]. Die Ergebnisse sind insgesamt ermutigend: Wissen und Einstellungen besserten sich, überwiegend auch die Bereitschaft, Hilfe zu suchen; einige Studien zeigten eine Abnahme von Suiziden.

Soziale Medien

Im April 2018 starb der schwedische DJ mit dem Künstlernamen Avicii durch Suizid. Erst wurde sein Tod bekannt, einige Tage später dann, dass es ein Suizid war, und noch etwas später die Suizidmethode. In den 4 Wochen nach seinem Tod wurden rund 3 Millionen Tweets verschickt, die seinen Namen enthielten. Eine Analyse dieser Twitter-Nachrichten zeigte, wie viele Menschen weltweit sich in welcher Weise über seinen Tod austauschten [654]. Die Nachricht des Suizids führte zu anhaltenderer Aufmerksamkeit als die seines Todes. Die Suizidmethode erregte weniger Aufmerksamkeit – allerdings gab es User, die sich stark mit der Methode beschäftigten. Diese Studie zeigt, dass sich über solche Auswertungen früher als etwa aus Tageszeitungen erfahren lässt, ob es riskante Berichterstattung oder Austausch auf sozialen Medien gibt, und dass vulnerable Personen über Twitter mit Angeboten zu Hilfsangeboten etc. erreicht werden könnten.

Selbstverletzungen können ohne suizidale Absicht geschehen, etwa durch Schnitte in Arme oder Beine zur Emotionsregulation. Diese sog. nichtsuizidalen Selbstverletzungen werden häufig über Bilder in sozialen Medien mitgeteilt. Es ist nicht ganz klar, wie besorgniserregend das ist. Eine britische Studie zu Twitter, Instagram und Tumblr gab Entwarnung, da die meisten solcher Nachrichten Selbstverletzungen nicht glorifizieren, sondern gegenseitigen Austausch und Unterstützung zu ermöglichen scheinen [655]. Eine deutsche Studie bestätigte diesen Befund und ergab zusätzlich, dass solche Bilder nicht nur sehr häufig sind, sondern auch Bilder schwerer Selbstverletzungen mehr kommentiert werden. Diese Form von Aufmerksamkeit könnte allerdings problematisch sein und solche Bilder (und die dargestellten Selbstverletzungen) häufiger werden lassen [656].

Webseiten über Suizidalität

Ein Thema, das hier nur gestreift werden kann, sind Webseiten, die sich für Suizid aussprechen und Suizidmethoden verbreiten. Untersuchungen legen nahe, dass solche Seiten die Zahl von Suiziden erhöhen, indem Menschen erfahren, wie sie sich das Leben nehmen können. So steht in Deutschland die Häufigkeit von Internetsuchen nach dem Stichwort Kohlenmonoxidvergiftung in deutlichem Zusammenhang mit dem starken Anstieg der Suizide durch diese Methode [657]. Eine Untersuchung US-amerikanischer und deutschsprachiger Webseiten zum Thema Suizidalität ergab, dass positive Webseiten, z. B. mit Information zu Hilfsangeboten, häufiger waren als negative, die über Suizidmethoden informierten. Allerdings hatten negative Webseiten ein höheres Ranking und waren somit leichter zu finden [658]. Behandler sollten daher Informationen aus dem Internet mit ihren Patienten thematisieren, und in der Suizidprävention könnte die Sichtbarkeit positiver Webseiten verbessert werden.

7.4.6 Gründe für Stigma in Medien

Profit

Ob es um Nachrichten oder Filme geht, die meisten Medienprodukte werden auch aus kommerziellen Interessen hergestellt. Das muss nicht schlecht sein, es ist einfach eine Bedingung, unter der Medieninhalte produziert werden und in deren Licht sie verstanden werden können. Diese Situation ist nicht neu. Der römische Dichter Horaz schrieb vor gut 2000 Jahren: „Aut prodesse volunt aut delectare poetae“ (Entweder nützen oder unterhalten wollen die Dichter; *Ars poetica*, 333). Schon damals galt es abzuwägen, ob ein Text informativ nützlich sein oder aber Unterhaltung bieten solle. Für Medienprofis heute ist die Lage nicht grundsätzlich anders. Nachrichten sollen von vielen gesehen werden, Unterhaltungssendungen sowieso, und auch online verspricht eine hohe Zahl von Klicks Einnahmen. In Unterhaltungsmedien wird daher zuweilen versucht, Information zugunsten besserer Unterhaltung zurückzustellen [659]. Bizarre, akute psychische Symptome und Krisen, erst recht in Verbindung mit Gewalt, scheinen sich besser für Unterhaltung zu eignen und beim Publikum auf mehr Interesse zu stoßen als die Darstellung von Phasen, in denen es Menschen gut geht: „Ein guter Zustand ist todlangweilig, denn meistens sind Menschen viel interessanter, wenn sie krank sind. Das ist einfach so" ([659], S. 31). Aus dieser Äußerung spricht allerdings ein Klischee. Wie Menschen mit psychischen Erkrankungen nach Krisen den Weg zurück in ihr Leben finden, kann ein reiches und vielschichtiges Thema sein und alles andere als langweilig. Das zeigt schon ein Blick in Berichte aus eigener Erfahrung wie den von Thomas Melle (➤ Kap. 5.4.2 [315]).

Unwissenheit

Es gibt keinen Grund, weshalb Medienprofis wesentlich besser über psychische Erkrankungen Bescheid wissen sollten als die Allgemeinbevölkerung. Das gilt umso mehr, als unter wirtschaftlichen Zwängen oft wenig Zeit für eigene Recherchen bleibt. Außerdem äußern sich auch viele sog. Experten, einschließlich Psychiater, oft einseitig (➤ Kap. 5.1.2). Geringes Wissen spiegelt sich in Beiträgen, die negative Stereotype wiedergeben.

Anna Mueller untersuchte Berichte lokaler Medien über gehäufte Suizide von Jugendlichen und Einstellungen in einer Kleinstadt im Mittleren Westen der USA [660]. Mediale Aufmerksamkeit fanden vor allem die Suizide derjenigen Jugendlichen, die bis zu ihrem Tod erfolgreich und „perfekt" gewirkt hatten und deren Tod schwer erklärlich erschien. Die Medien boten als Erklärung für die Suizide den unter Jugendlichen verbreiteten Leistungsdruck an; das ist nicht unproblematisch, weil damit Suizid als eine verständliche Problemlösung erscheinen konnte (➤ Kap. 7.4.7). Vermutlich aufgrund der in der Kleinstadt ausgeprägten Vorurteile und Tabuisierung psychischer Erkrankungen diskutierten die Medien nicht Depression als (Mit-)Ursache der Suizide; somit wurde Hilfesuche für Depression nicht als mögliche Lösung dargestellt. Mueller schließt daraus, dass solche Medienberichterstattung zwar zu Suizidhäufungen beitragen und Hilfesuche erschweren kann, dies aber auf der Basis der vorherrschenden Einstellungen geschieht, die wiederum die Medien beeinflussen. Das hat Implikationen für Antistigma-Interventionen im Bereich der Medien (➤ Kap. 7.4.7). Da Medien (auch) ein Produkt der Gesellschaft sind, wird es nicht reichen, mit dem Finger auf Medienprofis zu zeigen.

Bildtraditionen

Zusätzlich stehen Medien in einer langen Tradition der Abbildung von Menschen mit psychischen Erkrankungen. Sander Gilman beschrieb in seinem eindrucksvollen Buch *Seeing the Insane* (Betrachten der Verrückten) diese Bildgeschichte [661]. Im 18. Jahrhundert verbreitete sich die Vorstellung, dass sich psychische Auffälligkeiten und Persönlichkeitsmerkmale in der Kopf- und Gesichtsform zeigen. Die daraus abgeleitete intensive Beschäftigung mit diesen Formen und der Physiognomie der Menschen wird Physiognomik genannt. Davon zeugen die mehrbändigen *Physiognomischen Fragmente* des Zürchers Johann Caspar Lavater, die ab 1775 erschienen. Die Physiognomik beeinflusste die Psychiatrie ihrer Zeit intensiv: Beispielsweise zeichnete der französische Psychiater und Reformer Philippe Pinel 1801 Köpfe eines *Idioten* und *Manikers*, um ihre Gesichtsproportionen mit dem klassischen Ideal des Apoll von Belvedere zu vergleichen – wie zu erwarten nicht zum Vorteil der Sterblichen ([661], S. 73). Die Zeichnung einer Melancholikerin des belgischen Reformpsychiaters Joseph Guislain (1797–1860) zeigte sie mit schwärzlich-dunklem Gesicht. Dem Betrachter wurde so die Farbe der Melancholie (Schwarzgalligkeit ➤ Kap. 2.1.1) anschaulich vor Augen geführt ([661], S. 226). So transportieren Bilder Vorstellungen ihrer Zeit über Krankheitsursachen und Verschiedenheit der Kranken.

Später folgten Fotografien psychiatrischer Patienten, die sichtbare Kennzeichen verschiedener Erkrankungen zeigen sollten. Hervortretende Augen, wie sie bei Schilddrüsenerkrankungen (Morbus Basedow) vorkommen, sind ein altes bildnerisches Zeichen des Wahnsinns [662]. Als Folge dieses Bildmotivs ist in einem klinischen Lehrbuch des späten 19. Jahrhunderts eine Frau mit Basedow-Erkrankung und stark hervortretenden Augen zu sehen, die gleichzeitig einen starren, „irr" wirkenden Blick nach oben wirft ([661], Abb. 300, S. 234; ➤ Abb. 7.3). Diese Darstellung des Blicks hat mit der Schilddrüse wenig zu tun, zeigt aber die Kraft der Bildtradition, die hervortretende Augen und Wahnsinn verbindet. Sie wirkt noch in Peter Lorres Rollen fort (➤ Kap. 7.4.1). Medien, die die sichtbare Verschiedenheit von Menschen mit psychischen Erkrankungen betonen, haben hier ihre Vorbilder.

Kulturelles Wissen und Selbstvergewisserung

Medien transportieren kulturelles Wissen. Sie werden auch die Geschichtenerzähler unserer Zeit genannt [610]. Die Darstellung psychischer Erkrankungen ist oft von aktuell vorherrschenden Sichtweisen und Krankheitsmodellen geprägt. Beispielsweise verbreitete sich in der westlichen Welt durch den Vietnamkrieg die Vorstellung, dass Traumatisierung

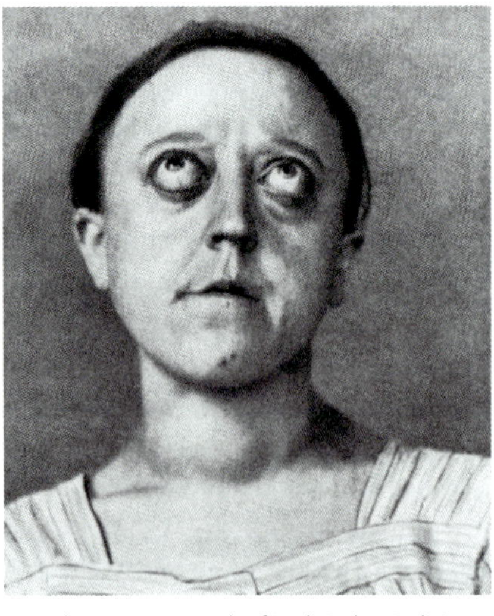

Abb. 7.3 Frau mit Morbus Basedow aus einem Atlas für Klinische Medizin, ca. 1895 [J810-010]

im Krieg psychische Erkrankungen verursacht. Das führte zu einer Fülle von Hollywood-Filmen über Vietnam und Veteranen mit posttraumatischer Belastungsstörung.

Filme erklären die Welt. Weltbilder sind ein menschliches Bedürfnis, weil sie die verwirrenden, oft absurden Einzelheiten und Härten des Lebens verständlicher machen (➤ Kap. 3.3.3, Glaube an eine gerechte Welt). Daher dient die Darstellung von psychischer Erkrankung und Gewalt etwa in Filmen auch als Erklärung, warum jemand gewalttätig wird. Er war nicht einer von *uns*, sondern einer von *denen*, daher konnte er eine solche Tat begehen [610]. Sander Gilman beschrieb die beruhigende Wirkung solcher Darstellungen:

„Unser Schock ist immer, dass sie wirklich sind wie wir … Dann wissen wir nicht mehr, wo die Linie verläuft, die unsere normale, verlässliche Welt, eine Welt, die unsere Furcht verringert, trennt von der Welt, in der das Furchterregende, Erschreckende, Aggressive lauert. Wir wollen – nein, wir brauchen –, dass die ‚Verrückten' verschieden sind. So erzeugen wir aus dem Stoff ihrer Wirklichkeit Mythen, die sie verschieden machen" ([663], S. 13; ➤ Kap. 3.1.4).

Die Verschiedenheit der „Verrückten" erklärt die Welt und beruhigt, denn sie verortet die Quelle unserer Furcht in ihnen. Das impliziert auch, dass die Ursache, etwa für Gewalt und andere Übel, in der Person des von uns so verschiedenen Kranken liegt. Das entbindet den Betrachter von der Aufgabe, sich um soziale Mitursachen psychischer Erkrankungen zu kümmern, etwa Armut oder Mängel im Versorgungssystem [610]. Es dient auch der Rechtfertigung des Systems, in dem „Verrückte" benachteiligt werden (➤ Kap. 3.3.3).

7.4.7 Antistigma-Interventionen im Medienbereich

Stigmatisierende Medieninhalte sind häufig, andererseits können positive Medienberichte Stigma abbauen. Daher stellt sich die Frage, ob und wie sich durch gezielte Interventionen Darstellungen psychischer Erkrankung in den Medien verbessern lassen. Diese Art von Antistigma-Interventionen wird hier besprochen. Interventionen im Allgemeinen werden weiter unten vorgestellt (➤ Kap. 8 ff.).

Medienrichtlinien

Richtlinien sollen Journalisten sachliche und ausgewogene Berichterstattung erleichtern, die Stigma nicht verstärkt. Verschiedene Empfehlungen oder Richtlinien liegen vor. Bekannt sind in den USA die des Carter Center, das vom ehemaligen US-Präsidenten Jimmy Carter und seiner Frau Rosalynn gegründet wurde und sich u. a. für die Schulung von Journalisten in diesem Bereich einsetzt (cartercenter.org). Hier wird empfohlen, angemessene Sprache zu verwenden (➤ Kap. 1.2), auf Präventions- und Behandlungsmöglichkeiten zu verweisen und auf Recovery (Genesung) einzugehen. In Deutschland gibt es ähnliche Empfehlungen des *Aktionsbündnisses Seelische Gesundheit* (➤ Kap. 12.2 [664]).

In Bezug auf Suizide sind neben den Richtlinien für Berichterstattung der WHO von 2008 [665] in deutscher Sprache die übersichtlichen Hinweise des NASPRO (Nationales Suizidpräventionsprogramm; suizidpraevention-deutschland.de, ➤ Kap. 5.2.3) verfügbar. Kernpunkte dieser Empfehlungen sind: über Suizide nicht reißerisch und nicht auf der Titelseite zu berichten, Details über Methode und Ort nicht zu nennen, den Suizid nicht zu romantisieren oder zu verklären, den Suizid nicht als unausweichlich darzustellen, auf vorschnelle Erklärungen („Sie nahm sich das Leben, weil …") oder Ferndiagnosen sog. Experten zu verzichten. Hilfreich ist weiterhin, darauf hinzuweisen, dass ein Suizid meist Folge einer psychischen Erkrankung oder Krise ist, für die es Hilfe gibt (und somit andere Auswege als Suizid).

Kurse für Medienprofis

Ein anderer Ansatz ist die aktive Schulung von Journalisten oder Journalismus-Studenten, um eine bessere Berichterstattung zu erreichen. In der Regel setzen diese Programme auf Edukation, also Informationsvermittlung (➤ Kap. 8.1). Doch weltweit haben nur sehr wenige Studien die Wirksamkeit solcher Schulungen untersucht [646, 666]. Die Ergebnisse sind für Journalisten allerdings recht ernüchternd, weil sich kaum positive Effekte zeigten, teils sogar negative. Das mag an der Kürze der Intervention liegen und daran, dass Menschen mit eigener Erfahrung psychischer Erkrankung nicht als Dozenten einbezogen waren (siehe nächster Absatz). Etwas besser fielen die Auswertungen für Journalismus-Studenten aus.

Kontakt und Einbezug von Peers

In Bezug auf Antistigma-Interventionen allgemein, auch außerhalb der Medien, gilt, dass Kontakt zwischen der Zielgruppe (hier: Medienprofis) und Menschen mit eigener Erfahrung psychischer Erkrankung einer der wirksamsten Wege ist, um Stigma abzubauen (➤ Kap. 8.4). Ein nachdenklicher Dokumentarfilmer äußerte, was nicht nur fürs Fernsehen gelten mag: „Fernsehen kann das Sichtbare unsichtbar machen" ([659], S. 36). Denn die soziale Wirklichkeit und eigene Erfahrung psychischer Erkrankung kann im medialen Dauertrommelfeuer leicht untergehen. Dagegen hilft der Einbezug von Menschen mit eigener Erfahrung psychischer Erkrankung in einer Form von **Bürger-Journalismus**. In Kanada wurden Menschen mit psychischer Erkrankung, die nicht zugleich professionelle Journalisten waren, in der Herstellung von Videos zum Thema psychische Erkrankung geschult. Im Vergleich zu Videos professioneller Journalisten zu demselben Thema fielen ihre Videos deutlich positiver aus und behandelten viel häufiger die Themen Recovery (Genesung) oder Stigma und seltener Gewalt oder Straftaten [667].

7.5 Stigma und Recht

Recht durchdringt alle Bereiche unseres Lebens. Es geht im Zusammenhang mit dem Stigma psychischer Erkrankung um zahlreiche Rechtsbereiche, vom Sozialrecht bis hin zum Diskriminierungsverbot aufgrund einer auch psychischen Behinderung (Art. 3 Abs. 3 Grundgesetz). Dieses Verbot ist umfassender im Allgemeinen Gleichbehandlungsgesetz von 2006 geregelt. Da Recht sich auf allgemeine Abläufe bezieht, hat es insbesondere für strukturelle Diskriminierung Bedeutung [668]. Doch dürfte ein Verbot von Diskriminierung aufgrund psychischer Erkrankung auch positiv auf öffentliches Stigma und Selbststigma wirken. Denn rechtliche Normen tragen dazu bei, dass solche Diskriminierung weniger akzeptiert wird. Das gilt für die Allgemeinbevölkerung (Abbau öffentlichen Stigmas) ebenso wie für Betroffene, deren Selbstachtung durch rechtlichen Schutz steigen kann (Abbau von Selbststigma). Es folgen ohne Anspruch auf Vollständigkeit fünf Schlaglichter auf rechtliche Aspekte von Stigma und Diskriminierung.

7.5.1 Stigma und soziale Gerechtigkeit

Das Stigma psychischer Erkrankung ist eine Frage sozialer Gerechtigkeit. Zwar reichen rechtliche Regelungen allein nicht aus, um Diskriminierung zu verhindern. Doch ohne rechtlichen Schutz fällt der Kampf gegen Diskriminierung schwer. Recht hat nicht nur praktische, sondern auch symbolische Bedeutung: Normen beeinflussen gesellschaftliche Einstellungen.

Was ist gerecht? Die Frage begleitet die Menschheit seit Jahrtausenden [669]. Negativ formuliert besteht Gerechtigkeit nicht darin, dass alle gleich viel oder dasselbe erhalten. Denn schon die Ausgangsbedingungen der Menschen zu Lebensbeginn sind sehr unterschiedlich, u. a. in Bezug auf Begabung, Wohlstand oder Gesundheit. Was kann eine Gesellschaft tun, um unter solch unterschiedlichen Bedingungen der Einzelnen knappe Ressourcen gerecht zu verteilen? Die Anhänger des Utilitarismus seit Jeremy Bentham und John Stuart Mill im frühen 19. Jahrhundert wollten Güter so verteilen, dass die Gesamtsumme des Nutzens für alle möglichst groß werde. Ein Problem daran ist, dass die Interessen von Minderheiten zu wenig berücksichtigt werden, solange die Mehrheit profitiert. Etwas plump übertragen auf unser Thema hieße das: Wenn Sozial- und Gesundheitspolitik auf die etwa 95 % der Bevölkerung ohne schwere psychische Erkrankung ausgerichtet sind, kommen die schwer erkrankten 5 % unter die Räder.

Der amerikanische Philosoph John Rawls (1921–2002 [670]) formulierte seine *Theorie der Gerechtigkeit*, die u. a. dieses Problem des Utilitarismus löst. Um Regeln für eine gerechte Gesellschaftsordnung zu entwickeln, entwarf Rawls eine fiktive Ausgangssituation. Man stelle sich vor, die Menschen wüssten zwar allgemein Bescheid über soziale und wirtschaftliche Zusammenhänge, doch nichts über ihre persönliche Ausgangssituation in dieser Gesellschaft (z. B. in Form von Begabung, Geld, Macht oder Gesundheit). Hinter diesem **Schleier des Unwissens** (veil of ignorance) über ihre eigene Ausgangslage würden sie sich auf Freiheitsrechte und Stabilität der Gesellschaft einigen und unparteiisch für eine gerechte Ressourcenverteilung eintreten – und zwar zugunsten derjenigen, die z. B. durch Krankheit oder Behinderung eine schlechte Ausgangsposition haben. Nach Rawls würde hinter dem Schleier des Unwissens jeder wollen, dass auch die schlechteste Ausgangsposition noch akzeptabel wäre – sie könnte ja seine eigene sein. Wieder plump auf unser Thema übertragen ginge es gerecht zu, wenn Menschen mit schwerer psychischer Erkrankung die nötigen Ressourcen und Unterstützung erhielten, um aus ihrer Situation das Bestmögliche zu machen, auch wenn sich Erkrankung oder Behinderung dadurch nicht aufheben lassen.

Es ist, bei allen Differenzen, nicht weit von Rawls' Position zu dem in heutiger Sozial- und Entwicklungspolitik einflussreichen **Fähigkeitenansatz** (capability approach) des indischen Wirtschaftsnobelpreisträgers Amartya Sen (*1933 [671]). Eine Kernannahme seines Ansatzes ist, dass Menschen für ihr Wohlbefinden die Wahlfreiheit brauchen, so zu leben und zu sein, wie sie möchten. Sens Ausgangspunkt war, dass für die Einschätzung sozialer Gerechtigkeit und des Zustandes der Menschen in einer Gesellschaft der Blick nur auf Ressourcen oder nur auf subjektive Zufriedenheit nicht ausreicht. Denn Menschen mit Behinderung oder mit der Erfahrung sozialer Ausgrenzung können theoretisch vorhandene Ressourcen häufig nicht nutzen. Auch können Personen, die sich demoralisiert in das Schicksal ihrer Armut oder Ausgrenzung ergeben haben, Zufriedenheit angeben, obwohl sie objektiv keine Optionen haben, ihr Leben anders zu leben (➤ Kap. 5.1.1, Erfahrung und Erwartung von Stigma).

Sen unterscheidet zwischen Funktionsweisen und Fähigkeiten: Funktionsweisen sind Zustände und Tätigkeiten (beings and doings), z. B. Lesen können oder Lesen lernen. Fähigkeiten sind realisierbare Funktionsweisen und die Freiheit, zwischen ihnen zu wählen und so das eigene Leben selbst zu bestimmen; sie werden daher auch als Verwirklichungschancen bezeichnet. Wer aus Not hungert, hat nicht die Fähigkeit zu essen; doch wer freiwillig fastet, hat diese Fähigkeit: Die Funktionsweise des Hungerns ist dieselbe, die Fähigkeiten und Entscheidungsfreiheiten sind jedoch völlig verschieden [672]. Die Möglichkeiten, Funktionsweisen zu erreichen, hängen entscheidend von der einzelnen Person und ihrem sozialen Umfeld ab. Menschen mit psychischer Erkrankung leiden unter einem Fähigkeitenmangel, wenn sie aufgrund ihrer Erkrankung, aufgrund von Stigma oder fehlender Unterstützung z.B. nicht arbeiten können. Sen betont damit die Rolle sozialer Faktoren für eine gerechte Gesellschaft und das Wohlbefinden der Menschen in ihr. In seinem Fokus auf Selbstbestimmung und Wahlfreiheit ist der Fähigkeitenansatz gut vereinbar mit dem Recovery-Konzept (➤ Kap. 5.1.6 [673]).

Solidarität ist ein in diesem Zusammenhang oft verwendeter Begriff. Das Wort stammt von der *obligatio in solidum* des antiken römischen Rechts (lat. solidus: massiv, ganz), also der Gesamthaftung füreinander. In diesem Sinne stehen bei schicksalhaften Gefahren oder Verlusten alle für einen und einer für alle ein. Im ursprünglichen Sinne steht Solidarität auf einer Zwischenstufe zwischen Rechtspflicht und freiwilliger Menschenliebe [669]. Das Solidaritätskonzept ist für das Stigmathema wichtig, u. a., weil Solidarität mit Menschen mit psychischen Erkrankungen eine hilfreiche Botschaft von Antistigma-Interventionen sein kann (➤ Kap. 8.1.4).

7.5.2 Die UN-Behindertenrechtskonvention

Im Jahr 2006 verabschiedete die Generalversammlung der Vereinten Nationen (engl. United Nations, UN) die Behindertenrechtskonvention (UN-BRK), die unter aktiver Beteiligung von Behindertenverbänden erarbeitet worden war. Dieses *Übereinkommen der Vereinten Nationen über die Rechte von Menschen mit Behinderung* ist ratifiziert und geltendes Recht u. a. in allen deutschsprachigen Ländern und der EU. Die UN-BRK gilt für alle „Menschen, die langfristige körperliche, seelische, geistige oder Sinnesbeeinträchtigungen haben" (Art. 1), somit explizit auch für Menschen mit dauerhaften schweren psychischen Erkrankungen. Während früher Behinderung als Defizit der behinderten Person gesehen wurde, beruht die UN-BRK auf einem sozialen Begriff von Behinderung. Behinderung (disability) entsteht demnach aus dem Zusammenwirken von Beeinträchtigung (impairment) der Person und Barrieren in der Umwelt (Präambel [e]). Einfacher sagt dasselbe der bekannte Satz: „Ich bin nicht behindert, ich werde behindert." Er gilt für den Rollstuhlfahrer, der durch das Fehlen von Rampe oder Lift behindert wird, ebenso wie für einen Autisten, der aufgrund seiner Beeinträchtigung nicht in einem Großraumbüro arbeiten kann. Er wird in seiner Teilhabe am Arbeitsleben behindert, wenn er kein ruhiges Einzelbüro erhält (➤ Kap. 5.4.1).

Grundlegend für die UN-BRK sind der Begriff der Würde, das Prinzip der Nichtdiskriminierung und das Prinzip der Selbstbestimmung. All dies steht Menschen mit Behinderung als unveräußerliches Recht zu. Wenn Betroffene aufgrund ihrer Behinderung ihre Rechte nicht wahrnehmen können, sollen ihre Rechte nicht durch einen Vertreter ausgeübt werden, sondern sie sollen bei ihrer Entscheidungsfindung unterstützt werden (Art. 12 Abs. 3). Das Bildungssystem soll dazu beitragen, dass Menschen mit Behinderung das Bewusstsein ihrer Würde und ihr Selbstwertgefühl voll zur Entfaltung bringen (Art. 24 Abs. 1[a]). Es ist naheliegend, dass dies kaum gelingen kann, wenn in der Gesellschaft Vorurteile und Diskriminierung herrschen [674]. Insofern ruft die UN-BRK zu Antistigma-Arbeit auf. Ganz explizit wird in Artikel 8 gefordert, „Klischees, Vorurteile und schädliche Praktiken … in allen Lebensbereichen zu bekämpfen". Eine weitere wichtige Grundlage ist, dass Menschen mit Behinderung in der UN-BRK nicht negativ als mangelhafte Wesen gesehen werden, sondern als Bereicherung für eine vielfältige Gesellschaft (Präambel [m]). Das von der UN-BRK begründete Recht auf soziale Inklusion nützt daher Menschen mit Behinderung ebenso wie der Gesamtgesellschaft. Der Schutz vor Diskriminierung erstreckt sich übrigens auch auf assoziierte Personen, also auf Angehörige von Menschen mit Behinderung [675].

Die Implikationen der UN-BRK für Menschen mit psychischen Erkrankungen sind vielfältig. Neben den erwähnten Grundlagen finden sich spezifische Regelungen. Artikel 25 formuliert das Recht auf das „erreichbare Höchstmaß an Gesundheit ohne Diskriminierung aufgrund von Behinderung". Das schließt Rehabilitation (s. auch Art. 26), Frühintervention und gemeindenahe Versorgung ein (zu existierenden Defiziten in diesen Bereichen ➤ Kap. 7.3.1 und ➤ Kap. 7.3.3). Artikel 27 behandelt das „gleiche Recht von Menschen mit Behinderungen auf Arbeit", incl. „Unterstützung bei der Arbeitsuche, beim Erhalt und der Beibehaltung eines Arbeitsplatzes" (Art. 27 [e]). Das liest sich wie eine Kurzbeschreibung Unterstützter Beschäftigung (Supported Employment); diese psychosoziale Intervention ist im deutschsprachigen Raum allerdings bisher kaum umgesetzt (➤ Kap. 7.1.2). Alles in allem hat die UN-BRK großes Potenzial, die Lage besonders von Menschen mit schweren psychischen Erkrankungen zu verbessern. Doch die Umsetzung ist auch in westlichen Ländern unvollständig. Es ist zu hoffen, dass bestehende Defizite, die Menschen mit psychischen Erkrankungen betreffen, nach und nach behoben werden.

Artikel 33 verpflichtet die Vertragsstaaten, die Umsetzung und Einhaltung der UN-BRK zu überprüfen. Menschen mit psychischen Erkrankungen sind in die Erstellung dieser Berichte einzubeziehen (Art. 4 Abs. 3). Zu diesem Zweck gibt es in Deutschland eine Monitoring-Stelle am Deutschen Institut für Menschenrechte in Berlin (institut-fuer-menschenrechte.de). Das Institut erarbeitet regelmäßig Berichte, die auch den Vereinten Nationen vorgelegt werden. Auf Basis dieser und weiterer Berichte veröffentlichte die WHO 2018 eine Übersicht der Lage von Menschen mit geistigen oder psychischen Behinderungen in Europa, die in Institutionen leben (u. a. in Wohn- oder Pflegeheimen [676]). Diese Gruppe ist aufgrund der Schwere der Behinderung und der oft entlegenen Lage der Einrichtungen besonders von Einschränkungen ihrer Rechte bedroht. Untersucht wurde daher die Einhaltung von Menschenrechten, wie sie in der UN-BRK festgelegt sind, in Einrichtungen aus 31 europäischen Ländern. Das Ergebnis fiel ernüchternd aus. In vielen Fällen wurden Grundrechte wie Rechts- und Handlungsfähigkeit, Selbstbestimmung,

Würde, Freiheit, Sicherheit, Schutz vor Misshandlung und Gewalt verletzt. Sexueller Missbrauch wurde berichtet. Sehr oft fehlten Angebote für sinnvolle Beschäftigung und Aktivitäten. Es gab selten Beschwerdemöglichkeiten. Meist fehlte jeder Plan zur Verbesserung von Recovery und sozialer Teilhabe, ebenso zu Wohnmöglichkeiten außerhalb der Einrichtung: Die Mehrzahl der Bewohner würde die Institution gerne verlassen, doch kann nirgendwo hin [676].

7.5.3 Bundesteilhabegesetz

Das Gesetz zur Stärkung der Teilhabe und Selbstbestimmung von Menschen mit Behinderungen, kurz Bundesteilhabegesetz (BTHG), wurde 2016 verabschiedet. Zur Entstehung des Gesetzes hatte einerseits die UN-BRK beigetragen, andererseits der Wunsch, weitere Kostensteigerungen der Eingliederungshilfe für Menschen mit Behinderung zu dämpfen. Das BTHG änderte weite Teile der Sozialgesetzbücher SGB IX (Rehabilitation und Teilhabe von Menschen mit Behinderungen) und SGB XII (Sozialhilfe). Die Änderungen traten von Anfang 2017 bis Anfang 2020 schrittweise in Kraft. Anfang 2023 soll eine Regelung folgen, wer Anspruch auf Leistungen der Eingliederungshilfe hat.

Im BTHG wird die **Eingliederungshilfe** aus dem SGB XII herausgelöst und als neuer Teil 2 ins SGB IX integriert. Das hat den Vorteil für Betroffene, dass Vermögen und Einkünfte weniger stark auf Leistungen angerechnet werden. Allerdings werden Teilhabeleistungen nur noch auf Antrag gewährt (§ 108 SGB IX). Die Folgen dieses sog. Antragserfordernisses im Alltag sind noch unklar. Es besteht das Risiko, dass Menschen mit schweren psychischen Erkrankungen oder Suchterkrankungen Leistungen nicht beantragen oder Ablehnungen nicht fristgemäß widersprechen. Das Antragserfordernis erhöht somit die Zugangsschwelle zu Hilfeleistungen ([677], S. 337 f.). Stellen zur sog. *ergänzenden unabhängigen Teilhabeberatung* sollen daher Antragsberechtigte unterstützen. Angesichts der Unübersichtlichkeit des deutschen Sozial- und Gesundheitssystems (➤ Kap. 7.3.3) ist das eine anspruchsvolle Aufgabe.

Neu ist im BTHG die **Teilhabeplanung** geregelt. Der Rehabilitationsträger muss in Abstimmung mit anderen Trägern und dem Leistungsberechtigten (d. h. dem Menschen mit Behinderung) Ziele, Art und Umfang der Leistungen abstimmen (§ 19 SGB IX). Im Gesamtplanverfahren zur Koordination der Hilfen sind die Leistungsberechtigten, ganz im Sinne der UN-BRK, auf jeder Stufe mit einzubeziehen. Betroffene haben hier ein Wunsch- und Wahlrecht. Sie können z. B. das Wohnen in Einrichtungen ablehnen und stattdessen mit Unterstützung unabhängig leben wollen (§ 104 SGB IX). Diesem Wunsch ist, falls irgend zumutbar und möglich, zu entsprechen. Die Umsetzung bleibt abzuwarten, und das Thema Wohnraum wird unsere Gesellschaft auch in dieser Hinsicht weiter beschäftigen (➤ Kap. 7.2.6).

Beim Thema Arbeit bringt das BTHG eine wichtige Neuerung, das **Budget für Arbeit** (§ 61 SGB IX). Menschen mit Behinderung können einen Arbeitsplatz auf dem allgemeinen Arbeitsmarkt antreten, und der Arbeitgeber erhält zeitlich unbefristet bis zu 75 % der Lohnkosten. In den Leistungen ist, falls nötig, ein Job Coach zur Unterstützung am Arbeitsplatz enthalten [677] und somit ein wichtiges Element *unterstützter Beschäftigung* (➤ Kap. 7.1.2). Wie sich dieses Budget in der Praxis bewährt, ist offen. Doch es birgt die Chance der Inklusion durch Arbeit, und zwar außerhalb der Werkstätten für behinderte Menschen, aus denen bislang der Schritt auf den allgemeinen Arbeitsmarkt nur selten gelang.

Schon seit 2008 gibt es für alle Menschen mit Behinderung ein sog. **persönliches Budget** (§ 29 SGB IX). Es ist keine zusätzliche Leistung, sondern eine neue Art der Leistungserbringung. Mit ihm können Menschen mit Behinderungen Teilhabeleistungen selbstständig einkaufen. Meist liegt das Budget bei einigen hundert Euro pro Monat. Noch bis 2021 werden Modellprojekte zur Umsetzung des BTHG in fast allen Bundesländern durchgeführt. Derzeit herrscht, etwa in Baden-Württemberg, Streit um die Kostenverteilung zwischen Land und Landkreisen.

Zum jetzigen Zeitpunkt können die Auswirkungen des BTHG noch nicht beurteilt werden. Die Meinungen zu seinen Folgen gehen weit auseinander. Befürworter erhoffen sich ein Ende des Fürsorgemodells, durch das Betroffene entmündigt und viele Jahre in mitunter ghettoartigen Wohnheimen oder Werkstätten für behinderte Menschen verharren. Kritiker sehen erhebliche Probleme in verschiedenen Bereichen: Die durch das BTHG eingeführte Trennung von Sozial- und Eingliederungshilfe verstärkt ohne Not die Fragmentierung in diesem Bereich des Hilfesystems. Besonders Menschen mit schweren psychischen Erkrankungen könnten Schwierigkeiten haben, sich gegenüber der Bürokratie des Sozialhilfeträgers zu behaupten. Denn mit dem BTHG wendet sich der Sozialhilfeträger nun nicht mehr an sozialpsychiatrische Einrichtungen, sondern direkt an den Leistungsempfänger. Wenn der die Post nicht öffnen oder beantworten kann, drohen ihm Kürzungen oder im Extremfall Wohnungslosigkeit.

Fazit

Das BTHG könnte einen paradoxen Effekt haben: Anstatt wie erhofft Empowerment zu stärken, könnten aufgrund der hohen Anforderungen an Betroffene gesetzliche Betreuer für schwer Erkrankte unumgänglich werden. Es gibt also vermutlich Licht und Schatten, und es wird wichtig sein, die Benachteiligung schwer Erkrankter zu verhindern.

7.5.4 Wahlrecht

Bis Juni 2019 konnten in Deutschland nach dem bis dahin gültigen Bundeswahlgesetz (§ 13 Nr. 2 und 3) diejenigen Menschen nicht an Wahlen teilnehmen, die für all ihre Angelegenheiten einen gesetzlichen Betreuer hatten, unter ihnen zahlreiche Menschen mit psychischen Erkrankungen. Das Gleiche galt für Menschen, die eine Straftat im Zustand der Schuldunfähigkeit aufgrund psychischer Erkrankung (§ 20 StGB) begangen hatten und deshalb in einer Klinik für forensische Psychiatrie waren (§ 63 StGB). Dagegen erhoben acht Angehörige beider Personenkreise Einspruch. Der Bundestag wies die Beschwerde zurück. Wie schwer es sogar im Rückgriff auf die UN-BRK war, diese Grundrechtseinschränkung aufzuheben, zeigte u. a. eine Studie im Auftrag der Bundesregierung [678]. Sie riet 2016 nach einer Abwägung auf über 300 Seiten von der ersatzlosen Streichung der Wahlrechtsausschlüsse ab. So landete der Fall schließlich beim Bundesverfassungsgericht, das im Januar 2019 die Regelung des Bundeswahlgesetzes für verfassungswidrig erklärte (2 BvC 62/14). Erstens verstoße die Regelung gegen den Grundsatz der Allgemeinheit der Wahlen und entziehe den Betroffenen mit dem Wahlrecht *das* zentrale demokratische

Mitwirkungsrecht. Zweitens verstoße das Gesetz gegen das Verbot der Benachteiligung aufgrund einer Behinderung (Art. 3 Abs. 3 Satz 2 Grundgesetz). Ein Ausschluss von der Wahl sei zwar grundsätzlich möglich, u. a., wenn die Teilhabe einer Person an der politischen Meinungsbildung unmöglich sei. Doch das müsse konkret begründet werden. Weder das Vorhandensein eines Betreuers noch die vergangene Straftat im Zustand meist vorübergehender Schuldunfähigkeit rechtfertigten den Wahlrechtsausschluss. Nebenbei sei die bisherige Regelung zum Wahlrechtsausschluss schon deshalb nicht plausibel, weil in Bayern rund 200, doch in Bremen weniger als 10 Menschen (jeweils pro 100.000 erwachsene Bürger) von der Wahl ausgeschlossen seien. Diese Unterschiede seien sachlich nicht nachvollziehbar. In der Folge des Urteils wurden 2019 beide Ausschlussregelungen aus dem Bundeswahlgesetz gestrichen. In der seit 2019 gültigen Fassung des Bundeswahlgesetzes (§ 13) kann das Wahlrecht Einzelner nur durch Richterspruch aberkannt werden.

Aus einer Stigmaperspektive ist die Entscheidung des Bundesverfassungsgerichtes nicht nur ein Beispiel dafür, wie hartnäckig sich solche Diskriminierung hält und wie Gerichte Fälle von jahrzehntelang bestehender struktureller Diskriminierung beenden können. Die Gerichtsentscheidung ist auch ein Aufruf zur De-Kategorisierung (➤ Kap. 3.2.2). Zuvor wurden Menschen pauschal aufgrund ihrer Zugehörigkeit zu einer stark etikettierten Kategorie (umfassende gesetzliche Betreuung; Aufenthalt in forensischer Psychiatrie) von Wahlen ausgeschlossen. Dagegen wies das Gericht darauf hin, dass ein Ausschluss die Prüfung des Einzelfalls voraussetze. Es geht also um den Vorrang des Individuums vor der Kategorie oder Gruppe.

7.5.5 Bayerisches Psychisch-Kranken-Hilfe-Gesetz

In Bayern wurde Anfang 2018 lebhaft über den Entwurf eines neuen PsychKHG debattiert. Es sollte u. a. regeln, wann und wie Menschen mit psychischen Erkrankungen auch gegen ihren Willen in einer psychiatrischen Klinik untergebracht werden können. Ein zentraler Streitpunkt war die geplante Einrichtung einer sog. Unterbringungsdatei. In ihr sollten für mindestens 5 Jahre Daten aller Menschen mit Angaben u. a. zu ihrer Diagnose erfasst werden, die gegen ihren Willen in eine psychiatrische Klinik eingewiesen worden waren. Das schien unverhältnismäßig. Denn wenn jemand mit einer Psychose oder Suchterkrankung verwirrt durch den Straßenverkehr irrt oder wenn eine junge Mutter mit nachgeburtlicher Depression depressiv erkrankt und suizidgefährdet ist, kann es sein, dass die Polizei die Person auch gegen ihren Willen in die Psychiatrie bringt. Doch sie zusätzlich für Jahre in einer Art von Gefährderdatei zu speichern, wäre unangemessen, da von diesen Menschen außerhalb der Akutsituationen keine erhebliche Gefahr ausgeht. Im Übrigen hätte eine solche Datei vermutlich auf viele abschreckend gewirkt und so die Barriere weiter erhöht, in Krisensituationen psychiatrische Hilfe zu suchen (➤ Kap. 5.1.7). Abgesehen von dieser Einzelregelung verwies der Gesetzentwurf häufig auf Regelungen des Maßregelvollzugs (zur Unterbringung und Behandlung von Menschen, die eine Straftat im Zustand aufgehobener oder verminderter Schuldfähigkeit begangen haben, in Kliniken für forensische Psychiatrie). Dieser Fokus auf vermeintlich pauschal von Menschen mit psychischer Erkrankung ausgehender Gefahr hätte das Stigma psychischer Erkrankung weiter verstärkt.

Es kam zu massiven Protesten von Psychiatrie-Erfahrenen (➤ Kap. 6.1), Angehörigen, in der Psychiatrie tätigen Profis und Verbänden der Sozialpsychiatrie, Kliniken und unterschiedlicher Berufsgruppen, auch in einer großen Online-Petition (zu Protest als Antistigma-Strategie ➤ Kap. 8.3). In der Folge dieser Proteste wurde der Gesetzentwurf stark überarbeitet und auf die Unterbringungsdatei verzichtet. Das Bayerische PsychKHG wurde in seiner neuen Form 2018 verabschiedet und ähnelt nun den in den letzten Jahren novellierten PsychKHGs anderer Bundesländer [607]. Positiv hervorzuheben ist, dass in Bayern durch das neue Gesetz ab 2021 überall Krisendienste für Menschen in seelischen Notlagen aller Art eingerichtet werden (in Oberbayern und Mittelfranken gab es sie schon). Mit einer Telefonleitstelle und mobilen Teams können sie Krisen entschärfen. Inwiefern sie die Zahl der Klinikeinweisungen verringern und die Versorgung insgesamt verbessern werden, bleibt abzuwarten.

KAPITEL

8 Abbau öffentlichen Stigmas

In diesem Kapitel geht es um den Abbau öffentlichen Stigmas. Hierbei sind drei Aspekte wichtig:

1. Wer hat Vorurteile und übt Diskriminierung aus? Das können Menschen im privaten Umfeld sein, Personen in Machtpositionen oder die Allgemeinbevölkerung.
2. Geht es um Wissen, Vorurteile oder Verhalten/Diskriminierung (➤ Kap. 3.1.2)?
3. Welche Strategien werden eingesetzt, um das öffentliche Stigma abzubauen: Edukation, Namensänderung, Protest oder Kontakt?

Nach diesen vier Strategien ist das Kapitel untergliedert. Bei allen Strategien sollte es nicht nur darum gehen, Stigma zu verringern, sondern gleichzeitig sollten positive Einstellungen aufgebaut werden, d. h. Akzeptanz, Recovery-Orientierung und das Bekenntnis zur Gleichberechtigung von Menschen mit psychischen Erkrankungen.

8.1 Edukation

8.1.1 Prinzip von Edukation

Bei Edukation geht es darum, Stigma als Ausdruck von Ignoranz oder verzerrtem Pseudowissen (➤ Kap. 3.1.7) dadurch abzubauen, dass Mythen oder falsche Stereotype durch Fakten ersetzt werden. Statt „Menschen mit psychischen Erkrankungen sind inkompetent und können keine anspruchsvolle Arbeit verrichten" soll die Allgemeinbevölkerung lernen und denken: „Menschen mit psychischen Erkrankungen können arbeiten. Sie sind in allen Berufen und allen Karrierestufen vertreten, vom Hilfsarbeiter bis zum Konzernchef."

Der Ansatz, dass Menschen, wenn sie erst einmal genug wissen, sich auch recht verhalten werden, ist uns kulturell so geläufig, dass er gar nicht mehr hinterfragt wird. Er ist im Grunde optimistisch: Menschen verhalten sich nicht schlecht (hier: diskriminierend) wider besseres Wissen. Schon Sokrates schien so zu denken, als er die Athener in lange Gespräche darüber verwickelte, was denn nun Gerechtigkeit und andere Konzepte seien. Bekanntlich machte sich Sokrates damit nicht nur Freunde, sondern wurde von seinen Mitbürgern zum Tode verurteilt – ein warnendes Beispiel für den Widerstand, den edukative Ansätze auslösen können. In unserer Zeit ist Wissensvermittlung oder was als solche gilt allgegenwärtig, offline und online. Mitarbeiter wohl jedes Unternehmens eilen von einer Fortbildung und Schulung zur nächsten.

8.1.2 Erfolgskriterien von Edukation

Der Erfolg edukativer Ansätze lässt sich mit zwei Kriterien beurteilen: Durchdringung und Wirkung. Mit **Durchdringung** ist gemeint, welcher Anteil der Zielgruppe durch Edukation erreicht wird. Das ist je nach Zielgruppe sehr unterschiedlich: Wird ein Edukationsprogramm zu psychischer Gesundheit Teil des Pflichtschulunterrichts (für ein Beispiel ➤ Kap. 5.7), dürfte die Durchdringung der Schülerjahrgänge nahezu 100 % erreichen. Doch bei Webseiten oder Plakaten geht die Durchdringung der Allgemeinbevölkerung oft gegen Null. Untersuchungen zu groß angelegten Online-Kampagnen in den USA ergeben ein ernüchterndes Bild: Nicht einmal ein Tausendstel Promille der Allgemeinbevölkerung besuchte die Webseite – und von diesen verließen fast alle die Seite wieder nach nicht einmal einer Minute [679]. Ein Problem hier ist das „Predigen in der Kirche". Solche Webseiten u. Ä. erreichen vor allem diejenigen, die schon für das Anliegen empfänglich sind. Hinzu kommt, dass sich Menschen, die eine Webseite besucht oder im Vorübergehen ein Poster gesehen haben, meist schon bald nicht mehr daran erinnern. Zumindest in Bezug auf die Allgemeinbevölkerung stellt sich daher die Frage, ob die stets knappen Ressourcen der Antistigma-Arbeit für Poster, Webseiten etc. verwendet werden sollten.

Das entscheidende **Wirkung**skriterium für Edukation als Antistigma-Strategie ist, wie für alle anderen Strategien, Verhaltensänderung. Stellen Arbeitgeber nach einer Edukationskampagne mehr Menschen mit psychischen Erkrankungen ein (oder sorgen dafür, dass sie ihren Arbeitsplatz behalten)? Berichten Menschen mit psychischen Erkrankungen weniger Diskriminierungserfahrungen als Folge einer landesweiten Edukationskampagne, die sich an die Allgemeinbevölkerung richtet?

8.1.3 Probleme von Edukation

Ist mehr besser?

Wir leben in einer von Informationen berstenden Welt. Das stellt unsere Annahme, mehr Information sei einfach „gut", grundsätzlich infrage. Es führt auch im Gesundheitsbereich zu dem Problem, dass die Menge an Informationen für niemanden mehr überschaubar und ihre Qualität kaum mehr beurteilbar ist (➤ Kap. 1.5). Dieses Phänomen wird auch als Informationsüberflutung (information overload) bezeichnet. Es kommt zu einer **Filterstörung**, d. h., Informationen können nicht mehr gefiltert aufgenommen und verarbeitet werden. Vielmehr werden Menschen und Gesellschaften mit Informationen überflutet, sodass ihre Verarbeitungsmechanismen zusammenbrechen [680]. Filterstörung ist übrigens auch ein Modell zur Entstehung von Psychosen. Wie Menschen mit Psychosen von Reizen überflutet werden können, so können wir als Gesellschaft vom Wahnsinn der sich exponentiell beschleunigenden Wissensproduktion überrollt werden.

Eine Übersicht von Psychoedukationsprogrammen (nicht zu Stigma, sondern zu Krankheitsaufklärung) bei Patienten mit unterschiedlichsten Erkrankungen zeigte, dass diese gut gemeinten Programme häufig eine unerwünschte Nebenwirkung hatten: Die Teilnehmer litten nach dem Programm unter Informationsüberflutung [681]. Auch hier zeigt sich ein sozialer Gradient in dem Sinne, dass Menschen mit geringer Bildung und niedrigem sozialen Status besonders schnell unter Informationsüberflutung litten. Gerade diejenigen also, die wegen ihres Bildungsstandes Informationen besonders dringend bräuchten, können sie weniger aufnehmen.

Fazit

Edukation als Antistigma-Strategie muss sich daher der Frage stellen, wie Informationen so sparsam ausgewählt werden können, dass sie aufgenommen werden und wirken können.

Führt Edukation zu Verhaltensänderung?

Eine Grundannahme wird kaum je hinterfragt: Wenn Menschen mehr über Gesundheit und Prävention von Krankheit wissen, werden sie sich gesünder verhalten. Eine große amerikanische Studie ging dieser Frage am Beispiel der Masern-Mumps-Röteln-Impfung nach [682]. Hintergrund ist der verbreitete Irrglaube, diese Impfung verursache Autismus. Fast 1.800 Eltern erhielten zufällig eine von fünf Arten von Information:

1. Korrektur der in dem Irrglauben enthaltenen Fehlinformation
2. Information über Risiken von Masern, Mumps und Röteln
3. Dramatische Erzählung über Kinder, die an den Folgen von Masern, Mumps oder Röteln leiden
4. Erzählung wie in 3, zusätzlich mit Bildern der Kinder, und
5. Information über Vogelfütterung als Kontrollbedingung.

Alle Informationen (1 bis 4) waren seriös und Materialien einer bundesweiten Behörde (vergleichbar der BZgA) entnommen. Vorher und nachher wurden bei allen Teilnehmern Wissen über Impfrisiken erfasst und die Absicht, ein nächstes eigenes Kind impfen zu lassen. Das Wissen nahm zwar zu, doch die Bereitschaft zur Impfung stieg im Durchschnitt aller Teilnehmer und Interventionsarten (1 bis 4) nicht an. Im Gegenteil: Diejenigen Eltern, die zu Beginn Impfskeptiker waren und die Korrektur der Fehlinformation (1) gehört hatten, waren danach noch weniger bereit, ihr Kind impfen zu lassen. Beide Arten von Erzählungen (3 und 4) führten paradoxerweise dazu, dass Impfungen für noch gefährlicher gehalten wurden.

Die Studie ist ein eindrucksvoller Beleg dafür, dass auch sachlich gute Edukation das Gegenteil ihres Zieles erreichen kann [2]. Dafür gibt es zwei Erklärungen:

- Erstens mögen Menschen mit vorbestehenden festen Meinungen (hier: Impfskeptiker; doch mehr oder weniger wir alle) nicht, wenn man ihnen sagt, was sie denken sollen. Das führt zu Widerstand und dazu, dass sie erst recht denken, was sie aus Sicht der Aufklärenden nicht denken sollen.
- Zweitens werden Informationen häufig selektiv so aufgenommen, dass sie den vorbestehenden eigenen Standpunkt bestätigen (motivierte soziale Wahrnehmung/motivated social cognition [177]).

8.1.4 Welche Botschaft soll Edukation vermitteln?

Welche Botschaft soll Edukation zum Abbau des öffentlichen Stigmas psychischer Erkrankung vermitteln? Auch angesichts der Informationsüberflutung ist das keine triviale Frage. Nehmen wir als Vergleich Gesundheitsaufklärung zu HIV [2]. Die Botschaft ist: Kondome! Auch im Bereich HIV-Stigma sind Botschaften vergleichsweise simpel: HIV ist ohne ungeschützten Sex nicht ansteckend, es gibt keinen Grund zu sozialer Distanz! Was wäre die analoge Botschaft für das Stigma psychischer Erkrankung: Nicht ansteckend? Sei nett zu Kranken? Sei inklusiv? Das dürfte kaum funktionieren. Ein Problem hier ist, dass Adressaten solcher Botschaften denken werden: „Ich habe doch keine Vorurteile!“ und sich daher nicht angesprochen fühlen. Drei Edukationsbotschaften wurden verwendet und sollen im Folgenden kurz vorgestellt werden [2]: Normalität, Mitleid, Kontinuum.

8

Normalität?

„Menschen mit psychischen Erkrankungen sind Menschen wie du und ich“ – so könnte ein Slogan lauten, um die Normalität der Erkrankung zu betonen. Angesichts der Häufigkeit psychischer Erkrankungen bei rund 30 % der Menschen (➤ Kap. 2.2.1) wirkt das auf den ersten Blick nicht einmal unplausibel. Dieser Ansatz erscheint allerdings aus drei Gründen wenig hilfreich.

Erstens gibt es einen bekannten Vorläufer: Rassismus in den USA der 1960er-Jahre sollte durch sog. *Farbenblindheit* (color-blindness) beseitigt werden. Menschen sollten lernen, dass sie alle gleich seien und über Hautfarben hinwegsehen. Das funktionierte nicht und hatte zudem den Nachteil, dass es Schwarzen erschwerte, sich zu ihrer Gruppe und Identität als Schwarze mit Stolz zu bekennen. Daher lehnten Schwarze diesen (gut gemeinten) Ansatz zunehmend ab und pflegten den Stolz auf ihre Gruppe („Black is beautiful“). Auch Menschen mit psychischen Erkrankungen engagieren sich in demselben Sinne bei *Mad Pride*.

Zweitens sind psychische Erkrankungen von außen kaum erkennbar. Daher führt der Normalitätsansatz dazu, dass Menschen mit psychischen Erkrankungen noch mehr versuchen werden, als „normal" durchzugehen (➤ Kap. 4.3.7). Das wird jedoch die häufige Geheimhaltung der Erkrankung mit allen bekannten Nachteilen verstärken, u. a. mit sozialem Rückzug (➤ Kap. 5.1.4).

Drittens wurden in Programmen gegen das öffentliche Stigma psychischer Erkrankung normalisierende Botschaften häufig eingesetzt: Eine psychische Erkrankung sei eine *Erkrankung wie jede andere* (also wie Diabetes etc.; durch die Gleichsetzung mit körperlichen Erkrankungen besteht eine konzeptuelle Nähe zu biologischen Krankheitsmodellen, die ebenfalls Stigma nicht verringern ➤ Kap. 5.1.2). Dieser *Disease-like-any-other*-Ansatz wurde in der Allgemeinbevölkerung durchaus verstanden, führte aber eher zur Verstärkung von Vorurteilen [181].

Schließlich hat die Normalitätsbotschaft zwei unerwünschte Nebenwirkungen: Sie erschwert es Menschen mit psychischen Erkrankungen, selbstbewusst und stolz auf ihre Identität und ihre Lebensgeschichte zu sein – sie sollen ja „normal" sein (was immer das bedeuten mag). Zweitens verhindert sie eine wichtige Reaktion vonseiten der Allgemeinbevölkerung: Solidarität, hier verstanden als Einstehen füreinander in einer Gemeinschaft (➤ Kap. 7.5.1). Wenn Betroffene vor allem „normal" sein sollen, gibt es keine Gruppe, keinen Erfahrungshorizont von Menschen, den die Allgemeinbevölkerung schätzen lernen kann. Hilfreicher wäre die Haltung, dass es normal ist, verschieden zu sein.

Je mehr die Öffentlichkeit erkennt, dass psychische Erkrankung nicht „normal" ist, aber eine zutiefst menschliche Erfahrung, kann sie sich solidarisch zeigen. Das wäre nicht die schlechteste Haltung, vor allem für von Selbststigma und Scham Betroffene. Auch Peer Support dürfte durch Normalitätsbotschaften erschwert werden, denn er besteht in der gegenseitigen Unterstützung innerhalb der eigenen Gruppe, die eben nicht „normal" ist (*ingroup* oder mit Goffman *the own*: ➤ Kap. 4.3.6).

Mitleid?

Glücklicherweise kann Mitleid zu Hilfsbereitschaft führen. Kampagnen etwa zur Unterstützung krebskranker Kinder oder der Opfer einer Naturkatastrophe verwenden erfolgreich Bilder und Botschaften, die Mitleid erregen. Eignet sich Mitleid daher auch als Botschaft gegen das Stigma psychischer Erkrankung? Psychiatrie-Erfahrene lehnen Mitleid ab. Sie möchten keine Almosen, keine Herablassung, sondern Gleichberechtigung (*parity, not pity* – ganz im Sinne der UN-BRK ➤ Kap. 7.5.2). Nehmen wir an, ein Edukationsprogramm gegen Stigma verwendete Bilder von Menschen mit schweren psychischen Erkrankungen, die obdachlos und in Lumpen auf der Straße lägen oder hilflos in einem Pflegeheim lebten. Beides dürfte Mitleid erregen. Doch solche Botschaften verstärken zwei Wahrnehmungen, die Voraussetzung für Stigma sind: Machtdifferenz und Verschiedenheit (➤ Kap. 3.1.4). Mitglieder der Allgemeinbevölkerung werden dann erst recht denken, Betroffene seien schwach und machtlos und ganz verschieden von ihnen selbst [2].

Kontinuum?

Es besteht ein Kontinuum zwischen völliger psychischer Ausgeglichenheit und Wohlbefinden einerseits und schwerster psychischer Erkrankung und Einschränkung andererseits (➤ Kap. 1.6). Diagnosen können Stigma auslösen, indem sie fälschlich suggerieren, es gebe eine Grenze zwischen gesund (ohne Diagnose) und krank (mit Diagnose). Daher ist es naheliegend, das Kontinuum zu betonen (und Diagnosen nicht zu betonen), um Stigma abzubauen. Bei einer RCT in der Allgemeinbevölkerung führte die Verstärkung von Kontinuumsannahmen zum Abbau von Stigma [683]. Ob sich das auf Verhalten auswirkt und wie lange die Wirkung anhält, ist unklar. In einer anderen RCT wurde die Wirksamkeit eines Workshops für in der Psychiatrie tätige Profis untersucht. Er verstärkte wie gewünscht Kontinuumsannahmen, führte jedoch nicht zu Stigmaabbau [574]. Der Ansatz ist plausibel, doch ob er unter Alltagsbedingungen nachhaltig wirkt, ist eine offene Frage.

Konsequent umgesetzt wird der Kontinuumsansatz vom *Netzwerk Stimmenhören* (stimmenhoeren.de; *Hearing Voices Network*: hearing-voices.org [684]). Es entstand in den 1980er-Jahren in Holland in Zusammenarbeit von Patsy Hage, einer Stimmenhörerin, Marius Romme, ihrem Psychiater, und seiner Kollegin Sandra Escher [684]. Grundlagen der Arbeit des Netzwerks sind folgende Annahmen: Stimmenhören an sich ist nicht pathologisch, sondern eine häufige menschliche Erfahrung, die Sinn ergeben kann; viele Stimmenhörer haben keine Erkrankung und brauchen keine Behandlung; Stimmen können ihren Ursprung in traumatischen Ereignissen haben, und ihr Verständnis kann die Belastung durch Stimmenhören lindern. Das Netzwerk emanzipiert sich von psychiatrischen Ansätzen nicht nur, weil Psychopharmaka Stimmen häufig nicht verstummen lassen und nebenwirkungsreich sind. Auch wird Stimmenhören in der Psychiatrie fast ausnahmslos pathologisiert und führt als Symptom (vor allem der Schizophrenie) zu Etikettierung (zu dem Herrn aus Bayreuth, der seine Stimmen behalten wollte ➤ Kap. 6.1). Im Gegensatz dazu bietet das Netzwerk Stimmenhören im Sinne von Peer Support (➤ Kap. 7.3.4) und Selbsthilfeansätzen einen Raum, in dem sich Stimmenhörer über ihre Erfahrungen austauschen können.

8.1.5 Welche Edukationsprogramme gibt es?

Tony Jorm unterschied vier Arten von Edukationsprogrammen [89], und zwar Programme (1) für die Allgemeinbevölkerung, (2) in Ausbildungs- und Schuleinrichtungen, (3) *Mental Health First Aid*, und (4) Online-Interventionen. Zur ersten Gruppe zählt Jorm das australische *beyondblue*, das Wissen über Depression verbessern soll, ebenso wie das aus Leipzig stammende *Bündnis gegen Depression* (➤ Kap. 5.2.3). Programme in Schulen sind naheliegend, u. a., da sie im Gegensatz zu Programmen für die Allgemeinbevölkerung hohe Durchdringung erreichen; sie vermitteln Wissen über psychische Erkrankung und Hilfsmöglichkeiten an Schüler (➤ Kap. 5.7).

Mental Health First Aid (Erste Hilfe psychische Gesundheit) ist ein von Jorm entwickeltes Programm, das Erste-Hilfe-Fertigkeiten bei psychischen Krisen und Erkrankungen vermitteln will, analog zu Erste-Hilfe-Kursen für medizinische Notfälle. Der Kurs dauert zwei Tage und behandelt ausführlich die Symptome diverser psychischer Erkrankungen. Anschließend lernen Teilnehmer fünf Dinge: Suizidrisiko beurteilen, nicht urteilend zuhören, informieren und Ruhe vermitteln, zum Aufsuchen professioneller Hilfe ermutigen, ebenso zu Peer Support/Selbsthilfe. Was schließlich die vierte Art von Edukation angeht, so finden sich online Informationen in unüberschaubarer Menge und von höchst unterschiedlicher Qualität.

8.1.6 Wirkt Edukation gegen öffentliches Stigma?

Zweifel an der Wirksamkeit von Edukation zum Abbau von Stigma sind nicht neu. Gordon W. Allport schrieb 1954:

„Man hat immer geglaubt, man brauche den Menschen nur die richtigen Vorstellungen in die Köpfe hineinzugeben, dann würde auch das richtige Verhalten herauskommen. Viele Schulrichtungen vertreten immer noch das sokratische Motto: Wissen ist Tugend. *Aber man ist sich heute allgemein einig, daß die Bereitschaft des Schülers, Tatsachen zu lernen, von dem Zustand seiner Einstellungen abhängig ist. Informationen werden selten festgehalten, wenn sie nicht irgendwie mit Einstellungen verbunden sind. Tatsachen allein sind unmenschlich; nur Einstellungen sind menschlich" ([77], S. 482).*

Wie ist der Forschungsstand? Grundsätzlich sagen experimentelle Studien zur Wirksamkeit von Edukation wenig über ihre Wirkung auf die Allgemeinbevölkerung aus. Denn Online- oder Laborstudien können unter Interventionsteilnehmern starken Stigmaabbau zeigen [685]. Doch die beste Intervention richtet wenig aus, wenn sie in der Allgemeinbevölkerung nicht ankommt, d. h. keine hohe Durchdringung erreicht – und das gelingt oft nicht (➤ Kap. 8.1.2). Ein weiteres Problem ist die erwähnte Informationsüberflutung. In der unvermeidlich künstlichen Studiensituation hören Studienteilnehmer (meist) zu und nehmen Informationen auf – das ist im Alltag zwischen Smartphone, Butterbrot und Gaspedal anders. Weil diese Probleme des Transfers in Alltagsbedingungen oft übersehen werden, wird die Wirksamkeit von Edukation zumindest für die Allgemeinbevölkerung überschätzt. Schließlich wirken in experimentellen Situationen die Funktionen, die Stigma hat und deretwegen es sich hartnäckig hält, weniger als im wirklichen Leben – von Selbstwertsteigerung bis zu Systemrechtfertigung (➤ Kap. 3.3).

Manche landesweiten Kampagnen wählten Edukation als Schwerpunkt und erreichten große Teile der Bevölkerung, u. a. *beyondblue* in Australien oder *Time to Change* in England. Eine Auswertung von *beyondblue* zeigte zwar gute Wirkung auf Wissen über Depression, aber keine klaren Effekte auf Stigma [686]. Pat Corrigan untersuchte die Effekte kurzer Videos in einer RCT [687]. Rund 500 Teilnehmer sahen entweder ein *beyondblue*-Video mit drei Männern, die über Depression als behandelbare Erkrankung sprachen, oder ein Video, in dem ein Mann von seiner Depression und anschließender Recovery erzählte, oder ein Video zu Zahnreinigung als Vergleichsbedingung. Kein Video führte zu einer Steigerung der Bereitschaft, bei Bedarf Hilfe zu suchen. Zu einer Abnahme von Vorurteilen führte nur das Recovery-Video. Die Studie gibt einen wichtigen Hinweis: Aufklärung, die auf Probleme und Lösungen/Behandlungen fokussiert, ist weniger ausgewogen als der persönliche Bericht eines Menschen über Ab (Erkrankung) und Auf (Recovery) seines Lebens. Diese Art von Erzählungen dürfte hilfreich sein, um Stigma durch positive Haltungen zu ersetzen (für Kontakt ➤ Kap. 8.4, Recovery ➤ Kap. 5.1.6).

Sara Evans-Lacko, Claire Henderson und Graham Thornicroft fanden Ermutigenderes für *Time to Change* (➤ Kap. 12.1 [688]): Etwa die Hälfte der Bevölkerung kannte die Kampagne, und diese Hälfte hatte weniger Vorurteile gegenüber Menschen mit psychischen Erkrankungen. In einer neueren Auswertung waren diejenigen, die *Time to Change* kannten, eher bereit, eine eigene mögliche Erkrankung nicht geheim zu halten und bei Bedarf Hilfe zu suchen [689]. Allerdings setzt *Time to Change* auch Kontakt (➤ Kap. 8.4)

8

als Strategie ein, was die Wirksamkeit verbessert haben dürfte. Dazu passen Befunde aus Kalifornien an fast 2.000 Teilnehmern, die psychisch belastet waren. Während einer dortigen Antistigma-Kampagne mit Edukations- und Kontaktelementen nahmen Menschen, welche die Kampagne wahrgenommen hatten, eher Behandlung in Anspruch. Dafür verantwortlich schien aber weniger die Abnahme von Stigma als ein erhöhter subjektiver Hilfebedarf zu sein [690].

In der Region Hamburg ist seit 2011 das Projekt *psychenet – Hamburger Netz psychische Gesundheit* (psychenet.de) aktiv. *psychenet* führte eine breit angelegte mediale Aufklärungskampagne durch, in Zusammenarbeit u. a. mit Marketingfirmen und in Form von Postern, Postkarten oder Kurzfilmen in Kinos. Inhaltlich wurde die Häufigkeit psychischer Erkrankung betont und auf Hilfsmöglichkeiten hingewiesen. Die Ergebnisse waren ernüchternd [691]: Im Vergleich zu einer Stadt ohne eine solche Kampagne zeigte sich so gut wie keine Wirkung auf Einstellungen oder Vorurteile. Nicht einmal 10 % der Hamburger Bevölkerung war *psychenet* überhaupt bekannt. Hier zeigen sich Probleme solcher Initiativen: geringe Durchdringung und fehlende Wirksamkeit. Die Hamburger Kollegen zogen daraus den Schluss, zukünftig auf Programme für bestimmte Zielgruppen zu setzen anstatt sich gießkannenartig an die Allgemeinbevölkerung zu wenden.

Im Rahmen einer europäischen Studie zum *Bündnis gegen Depression* (➤ Kap. 5.2.3) wurde dessen Wirksamkeit auf Vorurteile gegen Menschen mit Depression untersucht. Dafür wurden Mitglieder der Allgemeinbevölkerung in den Studienorten vor Beginn und gegen Ende des Bündnis-Programms untersucht [692]. Da Vorurteile in Städten mit und ohne Bündnis abnahmen, ergab sich kein klarer Hinweis auf Stigmaabbau durch die Intervention. Die fehlende Wirkung des Bündnis-Programms auf Suizidraten im Rahmen derselben europäischen Studie wurde schon erwähnt (➤ Kap. 5.2.3). Doch das Bündnis kann selbstverständlich in anderer Hinsicht wertvoll sein: Beispielsweise bietet das *Münchner Bündnis gegen Depression* (muenchen-depression.de) zahlreiche Aktivitäten an, von Hausarztschulungen bis zu Beratungen von Lehrern etc. Das Münchner Bündnis organisiert auch die Münchner *Woche für Seelische Gesundheit* (woche-seelische-gesundheit.de) mit vielen Einzelveranstaltungen. Weiterhin werden in München (und vielen anderen Orten des Bündnisses) Peer-zu-Peer-Beratung durch EX-IN-Mitarbeiter, Schreibwerkstätten, Besuche von Patienten in psychiatrischen Kliniken angeboten usw.

Die Wirksamkeit von *Mental Health First Aid* ist gründlich untersucht worden. Eine Metaanalyse fasste 18 kontrollierte Studien (davon 14 RCTs) mit insgesamt fast 6.000 Teilnehmern zusammen [693]. Die Wirkung auf Krankheitserkennung, Wissen über Behandlungsmöglichkeiten und Bereitschaft, anderen Erste Hilfe im Sinne des Programms anzubieten, war gut. Die Wirkung auf Stigma war hingegen minimal und ein Jahr nach dem Programm nicht mehr messbar. Woran liegt das bei einem immerhin zweitägigen intensiven Kurs? Es könnte verschiedene Gründe geben:

- Erstens ist *Mental Health First Aid* ein Programm mit dem klaren Ziel, das Hilfesuchverhalten von Menschen in psychischen Krisen aller Art zu verstärken. Das ist ein mögliches Ziel von Antistigma-Arbeit (➤ Kap. 1.3), und dieses Ziel erreicht *Mental Health First Aid.*
- Doch als Nebenwirkung könnte der Fokus auf Symptome, Risiken und Behandlungsbedarf die Verschiedenheit von Menschen mit psychischen Erkrankungen betonen – was Stigmaabbau verhindert.

- Informationsüberflutung ist ein weiteres Problem. Als ich schon in der Psychiatrie arbeitete, war ich einmal bei Tony Jorm zu Gast in Melbourne und besuchte einen *Mental Health First Aid*-Kurs. Die Stoffmenge zu Symptomen und Psychopathologie war groß. Schließlich sind die erwähnten fünf Handlungsempfehlungen des Programms komplexer, als sie scheinen: Wer kann schon in einem kurzen Teil eines Seminars lernen, nicht urteilend zuzuhören? Das lernen manche Psychotherapeuten kaum in jahrelangen Ausbildungen.

Auch die Wirksamkeit von Online-Interventionen zur Verbesserung des Wissens über psychische Gesundheit wurde untersucht. Es geht dabei allerdings um sehr unterschiedliche Formate, von klassischer textbasierter Psychoedukation bis hin zu Lernspielen in sozialen Medien oder vollautomatisierten Multimedia-Programmen zur Steigerung von Hilfesuche. Eine Übersichtsarbeit mit 14 experimentellen Studien zeigte gemischte Effekte [694]. Die Programme verbesserten zwar das Wissen der Teilnehmer, doch fand sich kein Effekt auf tatsächliche Hilfesuche. Wirkungen auf Stigma waren sehr unterschiedlich. Eine mögliche Erklärung für dieses Befundmuster ist, dass besseres Wissen über Behandlungsmöglichkeiten nicht zu mehr Hilfesuche führt, solange Stigma als bekannte Barriere für Hilfesuche (➤ Kap. 5.1.7) nicht gleichzeitig abgebaut wird. Wenn diese Interpretation zuträfe, wäre sie ein weiterer Hinweis für die Grenzen edukativer Ansätze.

Metaanalysen haben die Wirksamkeit von Edukation zum Abbau öffentlichen Stigmas auf der Grundlage zahlreicher einzelner RCTs untersucht [695, 696]. Edukationsprogramme hatten sehr verschiedene Intensität, von kurzen Texten bis zu ausführlichen Schulungen. Insgesamt wurden negative Einstellungen Erwachsener nur minimal reduziert; auch dieser Effekt verschwand einige Monate nach dem jeweiligen Programm. Die Effekte von Edukation waren schwächer als die von Kontakt (➤ Kap. 8.4). Allerdings ergaben Studien mit Jugendlichen ein anderes Bild: Hier war Edukation wirksamer [695].

Fazit

Erwachsene haben seit Jahrzehnten eine Unmenge an Informationen und Pseudoinformationen zu psychischer Gesundheit/Krankheit aufgenommen. Es ist daher wenig erstaunlich, dass zumeist kurze Edukationsprogramme mit noch mehr Information wenig ausrichten. Da unsere Kultur Wissen und Edukation grundsätzlich für hilfreich hält, wird der Nutzen von Edukation zum Abbau von Stigma, zumindest bei Erwachsenen, überschätzt [2]. Das gilt erst recht, da die personellen und finanziellen Ressourcen für Antistigma-Arbeit begrenzt sind – ebenso wie die Aufmerksamkeit der Allgemeinbevölkerung. Lohnend scheinen daher nur Programme, die wenige Ressourcen erfordern (z. B. wenig personal- und kostenintensive Online-Interventionen) oder solche, die die gesamte Zielgruppe erreichen (z. B. Schulprogramme ➤ Kap. 5.7 [471]). Schulprogramme haben den weiteren Vorteil, dass die Wirksamkeit von Edukation bei Jugendlichen besser belegt ist [695] und in dieser Altersgruppe Einstellungen noch veränderlicher sind. Auch in diesen Fällen scheint die Kombination von Edukation mit Kontakt (direkt in der Schule oder indirekt in Form von Video-Erzählungen online) hilfreicher zu sein als nur Edukation, und diese Kombination wird daher vielfach mit Erfolg eingesetzt.

8.2 Namensänderung

Namen sind nicht nur Schall und Rauch. Im Bereich psychischer Erkrankungen sind Diagnosen Worte, die zu Etikettierung und damit Stigma führen können (➤ Kap. 1.6). Besonders umstritten ist der Begriff Schizophrenie. Das liegt einerseits in Fachdiskussionen daran, dass die von Bleuler so genannte *Gruppe der Schizophrenien* sehr unterschiedliche Zustände und Verläufe umfasst und der Begriff daher manchen als wenig sinnvoll erscheint (➤ Kap. 5.3). Andererseits ist Schizophrenie in der Allgemeinbevölkerung eine der am stärksten stigmatisierten Erkrankungen. Daher wird seit einiger Zeit besonders in ostasiatischen Ländern versucht, Schizophrenie durch weniger negativ besetzte Ausdrücke zu ersetzen, um Stigma abzubauen, z. B. durch *Integrationsstörung* 2002 in Japan [697]. Diese Namensänderungsprogramme sind, wie immer im Antistigma-Bereich, gut gemeint. Es stellen sich allerdings zwei simple Fragen:

1. Sind sie auch „gut" und verringern öffentliches Stigma?
2. Und hat der Ansatz Nebenwirkungen?

8.2.1 Nebenwirkungen von Namensänderung

Was die Nebenwirkungen angeht, so wies Pat Corrigan auf einige Probleme der Namensänderungsagenda hin [2].

Erstens tut der Ansatz so, als sei Stigmaabbau ein Kinderspiel: „Lasst uns einfach den Namen wechseln, schon ist Stigma verschwunden!" Das ist naiv und ignoriert, wie hartnäckig Stigma in Gesellschaften verankert ist, u. a. in Hinblick auf historische und kulturelle Prozesse (➤ Kap. 2.1) sowie auf seine Funktionen (➤ Kap. 3.3). In gewisser Weise verniedlicht der Ansatz Stigma zu einem kosmetischen Problem, was Leid und Diskriminierung der durch Stigma Betroffenen Hohn spricht. Diese Verharmlosung ist auch ein Problem für Antistigma-Initiativen, die um Ressourcen kämpfen oder sich hartnäckiger struktureller Diskriminierung zuwenden. Entscheidungsträger werden denken, Ressourcen seien nicht nötig, eine Namensänderung sei doch ganz einfach (und billig) zu haben.

Zweitens läuft der Ansatz Gefahr, eine Wortklauberei von Insidern zu werden. Die Menschen, die sich mit *Integrationsstörung* oder *Bleuler-Syndrom* etc. als Alternativen zum Schizophrenie-Begriff beschäftigen, sind nicht die Hauptzielgruppe von Antistigma-Arbeit. Es läuft also auf ein Predigen in der Kirche hinaus. Antistigma-Arbeit muss in erster Linie die Mitglieder der Allgemeinbevölkerung erreichen, die mit den „Irren" nichts zu tun haben wollen und von Problemen des Schizophrenie-Konzepts noch nie etwas gehört haben.

Drittens dürften die Effekte auf Stigma kurzlebig sein. Nehmen wir an, wir ersetzten Schizophrenie im deutschsprachigen Raum morgen durch den Begriff Integrationsstörung. Dass in einer anschließenden Befragung der Allgemeinbevölkerung kaum Vorurteile gegenüber Menschen mit Integrationsstörung geäußert würden, wäre als Befund so absehbar und trivial, dass wir das Geld anstatt für diese Erhebung direkt an Selbsthilfegruppen spenden sollten. Das Ergebnis käme schlicht dadurch zustande, dass Menschen mit dem neuen Begriff wenig anfangen könnten und daher negative Stereotype (Integrationsstörung = Gefahr) noch nicht ausgeprägt wären. Das dürfte sich aber im Laufe der Jahre ändern: Hätte die Allgemeinbevölkerung erst einmal verstanden, dass „die Verrückten, die in der Klapse, eine Integrationsstörung haben", gälten die alten Vorurteile denselben Menschen, mit oder ohne neuen Namen.

Viertens sind die Aufmerksamkeit der Öffentlichkeit und die Ressourcen für alle Arten von Antistigma-Arbeit sehr begrenzt (➢ Kap. 8.1.3). Mitglieder der Allgemeinbevölkerung haben viele soziale Themen, die sie beschäftigen: Klimawandel, Migration, Einbrüche, Dieselmotoren. Aktivisten gegen das Stigma psychischer Erkrankung werden mehr als bisher kämpfen müssen, um in diesem Durcheinander gehört zu werden. Da erscheint es sehr fraglich, ob es eine gute Investition ist, sich für einen Namenswechsel einzusetzen, statt sich echten Problemen zu widmen: Gleichberechtigung in den Bereichen Arbeit usw.

Fünftens wird es keinen Begriff geben, der alle zufrieden stellen wird. Unzählige Worte wurden als Alternative zu Schizophrenie vorgeschlagen, und eine Einigung ist nicht in Sicht – wer soll die Definitionshoheit haben? Die Stimme Betroffener sollte entscheidend sein. Ja, Schizophrenie ist ein stigmatisierter Begriff. Doch manche Menschen mit Schizophrenie bevorzugen diesen Ausdruck. In den 1980er-Jahren entstand in den USA eine später international aktive Selbsthilfebewegung namens *Schizophrenics Anonymous* (Anonyme Schizophrene). Der Name mag nicht allen gefallen. Doch wem steht es zu, Menschen vorzugeben, welche Wörter sie (zumal für die eigene Erkrankung) verwenden dürfen?

Das führt zum sechsten Problem: Namensänderungsaktivisten agieren häufig im Sinne einer Wortpolizei: Das Wort Schizophrenie ist verboten, erlaubt ist nur noch Integrationsstörung (oder welches Wort auch immer). Diese Form von Denk- und Sprechverboten wird Menschen vor den Kopf stoßen und sie dem eigentlichen Ziel, d. h. dem Abbau von Diskriminierung, entfremden. Nicht nur mögen Menschen es nicht, wenn man ihnen sagt, was sie (nicht) denken sollen, und sperren sich dann erst recht gegen Änderungen. In der Allgemeinbevölkerung wird auch der Eindruck entstehen, Stigma sei ein Problem mangelnder politischer Korrektheit. Mir erscheint diese Art von Wortpolizei nicht nur anmaßend, sondern auch eine Ablenkung vom eigentlichen Thema (➢ Kap. 1.2): „Es ist mir egal, wie du es nennst. Wir müssen sicherstellen, dass mir Leute nicht meine Lebensziele rauben wegen meiner Vorgeschichte psychischer Erkrankung" ([2], S. 113). Hinzu kommt, dass gerade beim Thema Stigma Respekt geboten ist davor, wie Menschen ihre eigene Erfahrung benennen.

Schließlich ergeben sich zwei weitere Probleme: Zum einen führt die Namensänderungsagenda oft nur dazu, dass die aus ihrer Sicht korrekt Sprechenden sich gut und gerecht fühlen: „Ich sage jetzt nur noch Integrationsstörung, damit bin ich gut und tue etwas gegen Stigma." Diese im Englischen so schön *slacktivism* (von engl. slacker: Faulenzer) genannte Haltung bezeichnet Pseudoengagement, das in erster Linie dem Wohlgefühl der Sprechenden dient. Sie denken, sie hätten viel getan, doch in Wirklichkeit wäre der konkrete Einsatz für Betroffene hilfreicher als Zeit auf *Likes* online oder Wortpolizeiarbeit zu verschwenden. Schließlich kenne ich keinen Weg, Antistigma-Arbeit rascher entgleisen zu lassen, als sich um Worte zu streiten (für ein Beispiel ➢ Kap. 1.2). Ganz gleich, ob es Psychiatrie-Erfahrene unter sich sind oder Menschen mit und ohne Psychiatrie-Erfahrung: Der Streit um Worte verhindert Konzentration auf die Sache.

8.2.2 Wirksamkeit von Namensänderungen

Was sagen Studien dazu? Es liegen keine überzeugenden Hinweise aus Ostasien vor, dass dortige Namensänderungen das mit Schizophrenie verbundene Stigma verringert hätten. Eine Studie untersuchte Millionen japanischer Zeitungs- und Fernsehbeiträge zwischen 1985 und 2013 zu Schizophrenie oder, nach der Umbenennung 2002, zu Integrationsstörung. Der Anteil negativer Berichte nahm nach 2002 nicht signifikant ab [697]. In Taiwan wurden über tausend Zeitungsartikel zu Schizophrenie oder, nach der Umbenennung 2014, zu *Dysregulation von Denken und Wahrnehmung* untersucht. Der Anteil der Artikel, die sich mit Verbrechen, Gewalt und Suizid beschäftigten, blieb nach 2014 unverändert (33 % vor, 34 % nach der Namensänderung [698]).

Vertreter des Namensänderungsansatzes hoffen auf langfristige kulturelle Änderungen infolge eines weniger stigmatisierten Namens. Daten dazu sind mir nicht bekannt. Diese optimistische Hypothese wird schwer zu bestätigen oder zu widerlegen sein. Denn eine Namensänderung könnte Ursache oder Folge einer kulturellen Änderung sein oder auch ohne ursächlichen Zusammenhang parallel stattfinden.

Fazit

Der Ansatz ist ein Irrweg und Verschwendung von Ressourcen. Er überzeugt weder konzeptuell noch zeigen Daten seine Wirksamkeit. Streit um Worte hilft nicht weiter. Veränderung ist schwerer und geht anders.

8.3 Protest

8

Protest ist eine naheliegende Strategie gegen Stigma: „Schluss mit Diskriminierung – das ist Unrecht!“ Protest bezieht sich auf die Rechte der diskriminierten Gruppe, die durch Stigma eingeschränkt werden. Es gibt historisch zahlreiche Beispiele von Protest, die Diskriminierung nachhaltig verringert haben. Um nur ein Beispiel zu nennen, erreichte die in den USA der 1960er-Jahre von Martin Luther King Jr. angeführte Bürgerrechtsbewegung durch ihre Proteste eine erhebliche Verringerung der Diskriminierung von Schwarzen. Heute geht Protest meist von in Vereinen oder online organisierten Gruppen aus, die Diskriminierung identifizieren und dagegen mobil machen. Häufige Anlässe des Protests sind Darstellungen in Medien oder in Firmenwerbung, politische Entscheidungen oder Gesetzesvorhaben. Zu den Methoden des Protestes gehören Schreiben von Briefen, E-Mails oder anderen Nachrichten in sozialen Medien, Boykott von Firmenprodukten oder Demonstrationen. Protest kann außerdem bewirken, dass Antistigma-Arbeiter sich austauschen und zusammenfinden.

Manche Berichte zeigen die Wirksamkeit von Protesten, z. B. nach Werbung, die sich über Menschen mit Suizidalität lustig macht. In England wurde nach Protesten der Vertrieb eines blutigen „Psychopatienten“-Zwangsjackenkostüms samt Hackebeil gestoppt (➤ Kap. 7.4.1). Menschen mit psychischen Erkrankungen hatten in sozialen Medien aus Protest in großer Zahl völlig alltägliche Bilder von sich geteilt mit der Notiz: „So sieht ein wirklicher ‚Psychopatient‘ aus!“

Ein das Rechtssystem betreffendes Beispiel ist der erfolgreiche Protest gegen den Entwurf des Bayerischen PsychKHG (➤ Kap. 7.5.5). Nach Protesten vieler Verbände und Einzelpersonen wurde das Gesetz umfassend überarbeitet und in Ton und Inhalt weniger diskriminierend. Die Justiz kann auch eine Korrekturfunktion übernehmen, wenn Proteste gescheitert sind. Ein Beispiel ist der diskriminierende Wahlrechtsausschluss vieler Menschen mit psychischen Erkrankungen in Deutschland bis 2019. Proteste hatten nichts genützt; schließlich wurde der Ausschluss höchstrichterlich für nichtig erklärt (➤ Kap. 7.5.4).

Es gibt kaum Studien zur Wirksamkeit von Protest. Pat Corrigan untersuchte in einer RCT, wie Mitglieder der Allgemeinbevölkerung auf drei Strategien gegen öffentliches Stigma reagieren [699]. Jeweils ein Drittel der Studienteilnehmer nahm an einem Programm teil, das eine der drei Strategien anwandte: Protest, Edukation oder Kontakt. Während der Protest-Intervention wurden den Teilnehmern in einem Vortrag Beispiele von Diskriminierung gezeigt. Daraufhin wurden sie aufgefordert, so nicht zu denken („Wer so denkt, sollte sich schämen!"). Im Gegensatz zu den beiden anderen Strategien führte Protest zu keiner Verbesserung der Einstellungen. Weder dachten Teilnehmer, Menschen mit unterschiedlichen psychischen Erkrankungen seien weniger schuld an ihrem Zustand, noch hielten sie eher Recovery für möglich.

Ein Problem von Protest ist, dass er Einstellungen der Zielgruppe (z. B. die Werbeabteilung einer Firma) nicht verbessert, sondern eher verschlechtert. Das liegt erstens daran, dass es bekanntlich schwer ist, an etwas *nicht* zu denken („Denken Sie nicht an einen rosa Elefanten!"). Zweitens führt die mit Protest verbundene Haltung der moralischen Überlegenheit zum oben erwähnten Widerstand: „Ich lasse mir nicht sagen, was ich denken soll!"

In der Antistigma-Arbeit wird man also abwägen müssen, wann Protest sinnvoll eingesetzt werden kann und Verhalten verändert, auch wenn Vorurteile bestehen bleiben. Beispielsweise könnten Antistigma-Aktivisten gegen eine Firma protestieren, die in ihren Firmenabläufen und ihrer Personalpolitik Betroffene benachteiligt oder in ihrer Werbung diskriminierende Botschaften verbreitet. Auch wenn Personal- oder Werbeabteilungen ihre Vorurteile daraufhin nicht ablegen, könnten sie ihr Verhalten mit Blick auf die schiere Zahl Betroffener in der Bevölkerung aus Eigeninteresse doch ändern. Es ist in diesem Zusammenhang erstaunlich, wie wenig die Marktmacht von Menschen mit psychischen Erkrankungen genutzt wird. Angesichts der Häufigkeit psychischer Erkrankungen (➤ Kap. 2.2.1) müsste man nur einen Teil der Betroffenen mobilisieren, um über Protest Einfluss gegen Diskriminierung zu gewinnen. Dafür müsste man allerdings das Gezänk über Worte und unterschiedliche Perspektiven überwinden (➤ Kap. 1.2, Ende von ➤ Kap. 8.2.1).

8

Fazit

Protest im öffentlichen Bereich kann diskriminierendes Verhalten verringern. Für Stärke und Bedingungen seiner Wirksamkeit liegen kaum Forschungsdaten vor. Der Mangel an solchen Belegen heißt nicht, dass Protest nicht wirkt. Man sollte Erfolgschancen bei Protest etwa gegen Gesetzesvorhaben oder Firmen abwägen und Allianzen bilden. Dabei muss man berücksichtigen, dass Einstellungen Einzelner sich durch Protest verschlechtern können.

8.4 Kontakt

8.4.1 Prinzip von Kontakt

Allport formulierte 1954 die Hypothese, dass sich Vorurteile zwischen Mitgliedern verschiedener sozialer Gruppen durch Kontakt zwischen den Gruppen abbauen lassen [77]. Dabei kommt es darauf an, dass der Kontakt positiv und unter günstigen Rahmenbedingungen abläuft. Denn konflikthafter oder feindseliger Kontakt kann Vorurteile verstärken. Allport nannte vier Rahmenbedingungen, unter denen der Kontakt stattfinden sollte, um wirksam zu sein:

- Gleicher Status zwischen den Mitgliedern beider Gruppen (in der Kontaktsituation bestehen keine Machtunterschiede zwischen z. B. Arbeitgeber/Arbeitnehmer oder Arzt/Patient; beide Seiten sind auf Augenhöhe)
- Ein gemeinsames Ziel (z. B. ein gemeinsames Projekt in einer Firma oder einem Stadtviertel)
- Kooperation (d. h. Zusammenarbeit, auf beiden Seiten ohne negative Botschaften über die jeweiligen anderen während des Kontakts)
- Unterstützung durch die Führungsebene oder andere Autoritäten für den Kontakt (z. B. wird in einer Firma eine Kontaktintervention für Mitarbeiter besser wirken, wenn der Chef allen klar macht: „Heute haben wir einen wertvollen Menschen mit eigener Erfahrung zu Gast – hören Sie ihm zu, wir alle können viel von ihm lernen!" [2]).

Aus Studien zur Wirkung von Kontakt kamen noch zwei günstige Bedingungen hinzu: Der Kontakt sollte nicht oberflächlich sein, und die Gruppenzugehörigkeit beider Seiten sollte deutlich werden (group salience [700]). Wichtig ist schließlich, dass die Mitglieder der Minderheit typisch für ihre Gruppe sind. Wenn eine Kontaktintervention gegen Rassismus mit Barack Obama arbeitet, können (weiße) Adressaten sagen: „Ja, Obama ist schlau, aber er ist eine Ausnahme." Durch solche Subtypisierung (Obama als Subtyp/Ausnahme) können sich Vorurteile halten (➤ Kap. 3.2.8; vgl. John Nash ➤ Kap. 8.4.3).

Frühe Studien zeigten, dass Kontakt in diesem Sinne rassistische Vorurteile abbaut. Wenn Weiße mit Schwarzen in einem Team arbeiteten oder in Wohnanlagen gemeinsam wohnten, führte das zu besseren Einstellungen beider Seiten (Weißer und Schwarzer [685]). Die Wirkung war stärker bei Mitgliedern der Bevölkerungsmehrheit (z. B. Weiße) als bei Mitgliedern der Minderheit (z. B. Schwarze). Vorurteile nahmen nicht nur gegenüber Einzelnen (z. B. dem einzelnen Schwarzen aus einem Team) ab, sondern gegenüber der ganzen Gruppe. Pettigrew führte eine Metaanalyse von mehreren Hundert experimentellen Einzelstudien mit insgesamt über 250.000 Teilnehmern durch und fand klare Effekte: Mehr Kontakt führte zu weniger Vorurteilen. Der Effekt war geringer, wenn die Bedingungen nicht Allports günstigen Bedingungen entsprachen, aber er verschwand nicht [98].

Was verändert Kontakt, und wie wirkt er? Kontakt scheint auf vielen Ebenen zu wirken: Angst vor den Mitgliedern der anderen Gruppe nimmt ab. Pettigrew nannte den Mechanismus *Abnahme der Unsicherheit* (uncertainty reduction). Das ist plausibel, da im Umgang mit Vertretern anderer Gruppen häufig Unsicherheit herrscht: Was denkt der andere von mir, welche Absichten hat er usw. (➤ Kap. 4.1 und ➤ Kap. 4.2)? Dadurch wird der Umgang nicht einfacher, und positive Kontakterfahrungen wirken, indem sie diese Unsicherheit abbauen. Gleichzeitig nehmen Empathie und die Fähigkeit zu, die Welt aus der Perspektive der anderen zu sehen. Nach dem Kontakt nehmen Mitglieder einer Gruppe die der anderen Gruppe eher als Individuen wahr – die anderen sind nicht mehr *alle gleich* (➤ Kap. 3.2.5, Die anderen ähneln einander). Die Wahrnehmung wird also differenzierter, mehr auf das einzelne Gegenüber bezogen. Interessanterweise scheint die Wirkung von Kontakt auf emotionale Reaktionen stärker zu sein als die auf Stereotype: Menschen denken womöglich weiterhin, *die anderen* seien so oder so, doch wenn sie einem Vertreter der anderen Gruppe begegnen, mögen sie ihn eher [700]. Kontakt scheint zu wirken, auch wenn er ohne Zutaten daher kommt (*mere exposure* [700]), wenn also z. B. Menschen mit psychischen Erkrankungen einfach in einem Team und mit gleichem Status mitarbeiten.

Eine wichtige Form von Kontakt sind Freundschaften, die zwischen Mitgliedern verschiedener Gruppen entstehen. Sie erfüllen alle Kriterien für günstige Bedingungen und sind einer der besten Wege, Vorurteile dauerhaft abzubauen. Es hilft dabei auch, wenn z. B. ein Mensch ohne psychische Erkrankung einen anderen ebensolchen Menschen kennt, der mit einer Person mit Schizophrenie befreundet ist. Allein das Wissen des Ersten um die Freundschaft zwischen dem Zweiten und der Person mit Schizophrenie verringert die Vorurteile des Ersten.

Hilfreich bei Kontakt scheint weiterhin zu sein, wenn Menschen von sich erzählen (*self-disclosure* [701]). Das macht sie als Individuen erkennbarer und erschwert pauschale Urteile über sie aufgrund ihrer Gruppenzugehörigkeit.

8.4.2 Verringert Kontakt das Stigma psychischer Erkrankung?

Angesichts dieser recht robusten Befunde aus Jahrzehnten sozialpsychologischer und anderer Forschungen stellt sich die Frage, ob Kontakt ähnlich gut gegen das Stigma psychischer Erkrankung wirkt. Eine Metaanalyse untersuchte die Wirksamkeit von Edukation (➤ Kap. 8.1.6) und Kontakt in Studien, die bis 2010 veröffentlicht worden waren [695]. Edukation und Kontakt wirkten auf Einstellungen und Verhaltensabsichten, doch Kontakt war effektiver. Direkter Kontakt war wirksamer als Kontakt über Video (wenn eine Person mit psychischer Erkrankung in einem Video von sich berichtete). Bei Jugendlichen ergab sich ein anderes Bild: Hier wirkten Edukation und Kontakt gleich stark auf Verhalten, auf Einstellungen wirkte Edukation sogar besser.

Eine neuere Metaanalyse fasste die Wirksamkeit von Kontakt in insgesamt etwa 100 Studien aus 24 Ländern mit rund 26.000 Teilnehmern zusammen [702]. Die Untersuchung zeichnet sich dadurch aus, dass sie den Einfluss verschiedener Arten von Kontakt und Rahmenbedingungen prüft. Das ist wichtig, da sonst leicht Unvergleichbares verglichen wird (➤ Kap. 1.5). Doch auch hier gilt: Wenn keine Einzelstudien diese Faktoren untersucht und verglichen haben, stößt die beste Metaanalyse an ihre Grenzen. Sieben Arten von Kontakt wurden unterschieden:

- Persönlicher Kontakt (von Angesicht zu Angesicht im persönlichen Austausch)
- Kontakt bei Vortrag (Mitglied der stigmatisierten Gruppe hält einen Vortrag vor Teilnehmern)
- Videokontakt (Teilnehmer sehen Mitglied der stigmatisierten Gruppe im Film)

- Stellvertretender Kontakt (Teilnehmer sehen, dass andere Personen mit Mitgliedern der stigmatisierten Gruppe Kontakt haben, s. obiges Beispiel)
- Elektronischer Kontakt (z. B. in einem Chat)
- Imaginierter Kontakt (Teilnehmer stellen sich vor, sie hätten Kontakt mit einem Mitglied der stigmatisierten Gruppe)

Die Studie nahm weitere Differenzierungen vor, von denen nur zwei genannt seien: Erstens kann „nur“ Kontakt stattfinden, d. h., Menschen mit psychischer Erkrankung traten mit Studienteilnehmern in Kontakt ohne weitere Zutaten; oder Kontakt war mit Edukation kombiniert, d. h., Menschen mit psychischer Erkrankung erzählten während des Kontakts von sich und ihrer Geschichte. Zweitens wurde untersucht, ob die Diagnose der Person mit psychischer Erkrankung mit der Messung des Erfolgs des Kontaktprogramms übereinstimmte: Eine Person mit Schizophrenie kann von sich erzählen (Kontakt und Edukation), und anschließend können Einstellungen der Teilnehmer gegenüber Menschen mit Schizophrenie oder aber ganz allgemein gegenüber Menschen mit psychischer Erkrankung gemessen werden. Das ist wichtig, denn so lässt sich zeigen, ob sich nach einer Kontaktintervention positivere Einstellungen auf Menschen mit psychischer Erkrankung allgemein übertragen.

Was sind die Ergebnisse dieser Metaanalyse? Kontakt hatte einen mittelstarken Effekt auf Einstellungen, emotionale Reaktionen und Verhaltensabsichten; Effekte auf tatsächliches Verhalten wurden fast nie untersucht [702]. Es spielte dabei keine Rolle, ob nach der Intervention Vorurteile gegenüber Menschen mit genau der Erkrankung erfragt wurden, die auch die Person im Kontaktprogramm hatte; die Effekte waren sogar etwas stärker für Einstellungen gegenüber Menschen mit psychischer Erkrankung allgemein. Das spricht erfreulicherweise dafür, dass Kontakt auf Einstellungen zu einer weit gefassten Gruppe positiv wirkt. Es ist im Übrigen ein weiteres Argument für ein diagnoseübergreifendes Vorgehen bei Antistigma-Interventionen (➤ Kap. 1.6). Auch „nur“ Kontakt war wirksam, allerdings wurden hierfür nur kurzfristige Effekte untersucht, und sie waren etwas schwächer als bei Kontakt mit Edukation. Soweit es aufgrund vorliegender Studien beurteilbar war, spielte die Art des Kontaktes für die Wirkungsstärke keine Rolle (z. B. wirkte Videokontakt ähnlich stark wie persönlicher Kontakt). Auch der Zusammenhang zwischen Länge und Intensität des Kontaktes und Wirkung ist noch unklar [703].

Sogar imaginierter Kontakt war wirksam. Dass die lebhafte Ausmalung eines Kontakts mit dem Mitglied einer anderen Gruppe grundsätzlich Vorurteile abbauen kann, ist seit einer Weile bekannt. Wem das erstaunlich vorkommt (und ich gestehe: mir auch), dem bieten die Autoren einer Metaanalyse zur Wirksamkeit imaginierten Kontakts ein Zitat Graham Greenes an: „Wenn du dir einen Mann oder eine Frau sorgfältig vor Augen führtest … wenn du die Fältchen in den Augenwinkeln sahst, die Form des Mundes, das Wachsen der Haare, war es unmöglich zu hassen. Hass war nur ein Versagen der Imagination“ ([704], S. 3). Das verweist darauf, dass gelungener Kontakt, ob imaginiert oder nicht, die Menschlichkeit des Gegenübers vor Augen führt – und damit vor Dehumanisierung schützt, die extreme Diskriminierung begünstigt (➤ Kap. 2.1.2, ➤ Kap. 3.1.4). Allerdings kann imaginierter Kontakt auch schaden. Eine Serie von Studien fand, dass Vorurteile gegenüber Menschen mit Schizophrenie nur abnehmen, wenn imaginierter Kontakt ausdrücklich positiv verläuft [705]. Wenn sich also Teilnehmer, u. U. beeinflusst von stark negativen Stereotypen über Schizophrenie, den Kontakt negativ ausmalen, werden die Vorurteile schlimmer.

Die Wirkung von Kontakt blieb auch nach 4–12 Monaten ähnlich stark wie kurz nach der Intervention [702]. Besonders starke Effekte zeigten sich für Kontaktinterventionen bei Profis im Gesundheitssystem. Das ist einerseits ermutigend, denn Vorurteile lassen sich bei ihnen abbauen – wenn die Kontaktintervention aus positivem Kontakt im Sinne Allports besteht. Andererseits ist es ernüchternd, da diese Zielgruppe häufigen und intensiven Kontakt zu Menschen mit psychischen Erkrankungen hat (➤ Kap. 7.3.1). Doch ihr Alltagskontakt scheint weit von den günstigen Bedingungen Allports entfernt zu sein: zu wenig auf Augenhöhe, zu wenig kooperativ usw. Das deutet an, wie eine veränderte Praxis und Haltung innerhalb des Gesundheitssystems hin zu mehr Kooperation und echter gemeinsamer Entscheidungsfindung nicht nur die Abläufe, sondern auch Einstellungen von Profis verbessern dürfte.

Eine weitere Metaanalyse ging speziell der Frage nach, ob Kontakt in Form von Video Vorurteile unter Schülern abbaut [706]. Videos erwiesen sich als genauso wirksam wie persönlicher Kontakt. Langzeiteffekte wurden nicht untersucht, doch vorläufig sind Videos zumindest in Schulen ein gut umsetzbarer und vielversprechender Ansatz. Das gilt für Videos, in denen Menschen mit psychischer Erkrankung von sich berichten. (Anders verhält es sich bei Videos zur Simulation und Veranschaulichung von Halluzinationen, wie sie immer wieder von pharmazeutischen Unternehmen zu Werbezwecken eingesetzt werden. Üblicherweise ist die hier simulierte Welt eine des Schreckens und der Fremdheit. Wenig überraschend schadet der Ansatz eher, als er nützt, auch wenn seine Wirksamkeit in Form einer möglichst neutralen Antistigma-Strategie untersucht wird [696].)

Kontakt und Selbststigma

Wenn Menschen mit psychischen Erkrankungen an Kontaktinterventionen teilnehmen, baut das nicht nur (öffentliches) Stigma in der Zielgruppe ab, sondern kann auch ihr Selbststigma verringern. In der Regel haben sie eine führende Rolle in der Intervention und begegnen aufrichtigem Interesse; beides wirkt Selbststigma entgegen. Eine spanische Studie stützt diese Vermutung [707].

Kontakt und sozialer Wandel

Kontakt führt zum Abbau von Vorurteilen. Ein wesentlicher Teil von Stigma besteht aber aus struktureller Diskriminierung (➤ Kap. 3.1.5, ➤ Kap. 5.1.8). Ohne strukturelle Veränderungen wird Stigma nicht nachhaltig abnehmen. Kontaktinterventionen sind daher kritisiert worden: Sie könnten bewirken, dass alle nett zueinander sind und sich mögen – doch gerade deshalb Aktivitäten für sozialen Wandel und für die Verbesserung der Lage der benachteiligten Gruppe erschweren. Konzeptuell ist der Punkt durchaus strittig. Denn ein positiver Effekt von Kontakt ist ebenso denkbar: Mitglieder der Allgemeinbevölkerung, deren Einstellungen sich durch Kontakt verbessern, können eher bereit sein, mit der diskriminierten Gruppe Koalitionen zu bilden und gemeinsam gegen strukturelle Diskriminierung vorzugehen [700]. Kontakt kann auch Mitglieder der Minderheit ihre relative soziale Benachteiligung spüren lassen und so ihre Motivation steigern, sich für sozialen Wandel einzusetzen. Neuere Längsschnittdaten sprechen dafür, dass Kontakt Bereitschaft zu sozialem Wandel eher verstärkt [708].

8.4.3 Wie sollten Kontaktinterventionen aussehen?

Pat Corrigan stellte in Kooperation zwischen Forschern und Peers Vorschläge zusammen, wie ein kontaktbasiertes Antistigma-Programm aussehen sollte [709]. Es geht um fünf Themen:

1. **Die Peer-Leiter:** Das Programm wird von Peers geleitet, die eine Schulung durchlaufen haben und entlohnt werden. Die Peers sollten dabei möglichst zur Zielgruppe passen. Wenn die Zielgruppe Polizisten sind, sollte es ein Polizist als Peer sein (d. h. ein Polizist mit eigener Erfahrung psychischer Erkrankung).
2. **Die Zielgruppe:** Sie sollte klar definiert sein (z. B. Arbeitgeber), und der Vortrag sollte inhaltlich zu ihren Bedürfnissen passen. Das positive Verhalten, das gefördert werden soll, muss auf sie zugeschnitten sein („Arbeitgeber stellen Menschen mit psychischer Erkrankung ein").
3. **Das Personal:** Vortragende und Programmleiter sollten Peers sein, ebenfalls Beirat o. Ä.; andernfalls würde den Adressaten die schädliche Botschaft vermittelt, Peers könnten zwar etwas von sich erzählen, doch ein Programm nicht leiten.
4. **Die Botschaft:** Die Erzählung über (meist eigene) psychische Erkrankung enthält Schwierigkeiten und Einschränkungen durch die Erkrankung (Klinikaufenthalte u. Ä. – sonst ist sie nicht glaubwürdig). Ebenso enthält sie Erfolge und Recovery trotz und mit der Erkrankung, mit Fokus auf das Ziel für die jeweiligen Adressaten („Menschen mit psychischen Erkrankungen können gut arbeiten").
5. **Die Nachbefragung der Zielgruppe:** Hat das Programm gewirkt? Hat es Einstellungen oder Verhalten verändert? Wie nachhaltig sind die Effekte?

Im Vergleich zur oben erwähnten Metaanalyse [702] fallen einige Punkte auf. Erstens wird in Corrigans Ansatz [709] der persönliche Kontakt bevorzugt. Zweitens ist der Inhalt des Vortrags wichtig, mit anderen Worten: Hier geht es um eine Kombination von Kontakt und Edukation. Diese Kombination ist plausibel und daher weit verbreitet. Allerdings sind angesichts der Befunde der Metaanalyse auch andere Wege denkbar, z. B. „nur" Kontakt (wobei während der Intervention deutlich sein muss, dass die Person ein Peer ist, sonst ist es kein Kontakt im hier verwendeten Sinne). Die Studienlage dazu, welche Art von Kontakt diskriminierendes Verhalten nachhaltig abbaut, ist allerdings noch dünn [703].

Wichtig ist noch ein weiterer Punkt (vgl. Obama zu Beginn von ➤ Kap. 8.4.1): Der Peer in einer Kontaktintervention sollte nur mäßig vom Stereotyp abweichen. Wenn John Nash (1928–2015), der Schizophrenie hatte und den Wirtschaftsnobelpreis erhielt, etwa in Form eines Videos Teil einer Kontaktintervention wäre, würde das nicht unbedingt helfen: „Nash ist anders, doch mein Nachbar spinnt, mit ihm will ich nichts zu tun haben." Daher gibt es Online-Projekte wie Mutmachleute (mutmachleute.de), in denen „ganz normale" Menschen mit psychischen Erkrankungen in Form von Bild und Text von sich und ihrer Recovery berichten.

8.4.4 TLC3 und kontaktbasierte Antistigma-Arbeit

Pat Corrigan nannte den Ansatz fokussierter kontaktbasierter Antistigma-Arbeit vor Ort *TLC3*. Das steht für *targeted, local, credible, continuous contact* (gezielter, lokaler, glaubwürdiger, kontinuierlicher Kontakt [710]):

- **Gezielter Kontakt** richtet sich an eine bestimmte Zielgruppe, nicht einfach an irgendwen. Der Fokus auf eine Zielgruppe führt zum Abbau von Stigma bei denen, deren Einstellungen für Betroffene besonders wichtig sind, weil sie Macht haben, z. B. Arbeitgeber, Hausärzte, Lehrer, Medienprofis, Politiker und Behördenmitarbeiter. Auch Zeit und Ort des Programms sollten so zielgenau sein, dass es Teilnehmer erreicht.
- **Lokaler Kontakt** findet in einem Stadtteil, einem lokalen Arbeitgeberverband, bei den Polizisten einer Stadt statt. Der lokale Fokus führt dazu, dass man die lokalen Bedingungen berücksichtigen kann und die Akteure vor Ort kennt. Ein Antistigma-Programm, das im Berliner Stadtteil Neukölln funktioniert, funktioniert womöglich nicht gleich gut im Odenwald. Daher wird es sinnvoll sein, ein Programm auf die lokalen Bedingungen anzupassen – besonders wenn es sich an ethnische oder kulturelle Minderheiten richtet.
- **Glaubwürdig** ist Kontakt, wenn die Peers in der Kontaktrolle für die jeweiligen Adressaten überzeugend sind. Vor Arbeitgebern sollte ein Arbeitgeber sprechen, der eigene Erfahrung mit psychischer Erkrankung hat. Wenn das nicht möglich ist (z. B. wegen der Angst des Arbeitgebers vor Offenlegung seiner eigenen Erkrankung), kann ein Arbeitgeber einen Peer begleiten. So könnte ein Tandem zu Arbeitgebern sprechen: ein Peer und ein Arbeitgeber, der über positive Erfahrungen mit psychisch erkrankten Arbeitnehmern berichtet. Schließlich erhöht es die Glaubwürdigkeit des Peers, wenn er erhebliche Einschränkungen durch die Erkrankung erlebt hat, aber trotz und mit der Krankheit einige seiner Ziele erreicht hat. Nicht der Überflieger (John Nash) ist hier gefragt, sondern die Erfahrung von Licht und Schatten.
- Kontakt soll **kontinuierlich** sein, denn einmaliger Kontakt ist begrenzt wirksam. Auch wenn die Wirkungen messbar sind, lassen sie doch im Laufe der Zeit nach. Was hilft? Dieselbe Kontaktintervention, womöglich mit demselben Peer in der Kontaktrolle, einfach zu wiederholen, ist wenig sinnvoll. Die Herausforderung ist, die Zielgruppe immer wieder, auf verschiedene Art und Weise, über verschiedene Kanäle und mit verschiedenen Peers in Kontakt zu bringen und so die Kontaktinterventionen kontinuierlich werden zu lassen. Das ist nicht einfach – und deutet die Größe der Aufgabe an, um wirkliche Änderungen zu erreichen [2].

8.4.5 Irrsinnig Menschlich e. V.

Im Jahr 2000 gründeten Manuela Richter-Werling und Matthias Angermeyer in Leipzig den Verein *Irrsinnig Menschlich* (irrsinnig-menschlich.de). Der Verein begann damit, Schulklassen zu besuchen und dort Antistigma-Arbeit in einer Kombination von Kontakt und Edukation durchzuführen – das Schulprogramm heißt *Verrückt? Na und! Seelisch fit in der Schule.* Mittlerweile gibt es fast 80 Regionalgruppen in 11 Bundesländern; dazu kommen Gruppen in Österreich, Tschechien, der Slowakei, Polen und Großbritannien. Im Jahr 2019 wurden an über 1.000 Schultagen rund 36.000 Schüler und Lehrer erreicht. Das Schulprogramm hilft Schülern und Lehrern, über das Thema psychische Krisen sowie Hilfs- und Präventionsmöglichkeiten zu sprechen und bei Bedarf Hilfe zu suchen. Wie funktioniert *Verrückt? Na und!*? Tandems von Peer und Profi gehen in die Schulklassen, d. h. gleichberechtigte Experten aufgrund eigener Erfahrung und aufgrund beruflicher

Ausbildung. Es geht dabei nicht in erster Linie um Krankheitsaufklärung – darin unterscheidet sich der Ansatz von Irrsinnig Menschlich vom psychoedukativen Mental Health First Aid-Programm (➤ Kap. 8.1.5). Stattdessen stehen die Lebensgeschichten der Peers im Vordergrund; insofern liegt der Schwerpunkt auf Kontakt.

Ein wesentliches Ziel von Irrsinnig Menschlich ist dabei die Sekundärprävention (➤ Kap. 7.3.4, Prävention); junge Menschen, die psychisch belastet sind, sollen sich durch die Arbeit des Vereins leichter und früher Hilfe suchen können, ohne dass Stigma oder Scham sie davon abhalten. Die Wahl der Zielgruppe junger Menschen ist aus zwei Gründen sinnvoll: Erstens werden besonders junge Leute durch verschiedene Stigmaaspekte von der Hilfesuche abgehalten (➤ Kap. 5.1.7); zweitens beginnen psychische Erkrankungen meist früh, und gelungene Prävention kann über Jahrzehnte hinweg zu einem glücklicheren Leben beitragen. Der Verein hat mittlerweile seine Aktivitäten von der Arbeit in Schulen auf Studenten und junge Berufstätige ausgedehnt. Auch Lehrerfortbildungen werden angeboten. Die Wirksamkeit u. a. der Schulprojekte wurde mehrfach nachgewiesen [711].

8.4.6 Irre menschlich Hamburg e. V.

Ende der 1990er-Jahre entstand in Hamburg aus trialogischen Psychoseseminaren sowie als Resonanz auf das Kinderbuch *Die Bettelkönigin* [712] der Verein *Irre menschlich Hamburg*, u. a. mit Dorothea Buck und Thomas Bock. Trialogisches Arbeiten bedeutet, dass sich Menschen mit Psychose-Erfahrung, Angehörige und Profis gleichberechtigt begegnen und austauschen (➤ Kap. 7.3.4, Peer Support, EX-IN, Trialog). Auf dieser Basis entwickelte sich das Konzept, Vorurteile durch die Verbindung von Begegnung und Kontakt, Information und Aufklärung abzubauen. Es finden zahlreiche Projekte in (Hoch-)Schulen und Betrieben statt. Fortbildungsveranstaltungen werden für verschiedene Berufsgruppen angeboten, die auf ihre Weise für Menschen mit psychischen Erkrankungen und Stigma wichtig sind: neben Profis im Gesundheitssystem u. a. Polizisten, Lehrer, Journalisten und Strafvollzugsbeamte. Andere trialogische Veranstaltungen finden im Kulturbereich statt, u. a. zu Filmen oder Theatervorstellungen.

Die Wirksamkeit der Vereinsarbeit wurde verschiedentlich untersucht: Eine RCT zeigte positive Effekte einer trialogischen Intervention auf Einstellungen von Medizinstudenten gegenüber Menschen mit psychischen Erkrankungen [713]; eine ebenfalls trialogische Fortbildung für Justizvollzugsmitarbeiter verringerte deren Wunsch nach sozialer Distanz ebenso wie negative emotionale Reaktionen auf Häftlinge mit psychischen Erkrankungen [714]. Der Verein kooperiert eng mit dem Hamburger Universitätsklinikum. Inzwischen hat sich um die trialogische Bürgerinitiative ein umfassendes *Netzwerk für Prävention* mit festen Partnern gebildet. Die Vereinsarbeit ist geprägt durch ihren regionalen Fokus (vgl. TLC3 ➤ Kap. 8.4.4) und den Trialog. Ein wichtiges Arbeitsmaterial ist die trialogische Broschüre *Es ist normal, verschieden zu sein* (verfügbar unter irremenschlich.de).

8.4.7 BASTA

BASTA – das Bündnis für psychisch erkrankte Menschen ist eine Münchner Antistigma-Kampagne, die 2001 gegründet wurde und in Kooperation zwischen Werner Kissling und Kollegen an der Klinik für Psychiatrie der TU München, Betroffenen und Angehörigen kontaktbasierte Interventionen durchführt (bastagegenstigma.de). Die Projekte konzentrieren sich auf die Bereiche Schule, Polizei und Kultur. Der Schwerpunkt liegt in Bayern, es gibt aber auch bundesweite Projekte, besonders an Schulen. Dort ähnelt das Programm dem Ansatz von Irrsinnig Menschlich (➤ Kap. 8.4.5), d. h., Peer und Profi gehen gemeinsam in Schulklassen. Das Polizeiprojekt findet kontinuierlich an bayerischen Fachhochschulen für Polizeibeamte statt. Sie lernen in Seminaren, die von Betroffenen, Angehörigen und Profis gemeinsam durchgeführt werden, über psychische Erkrankungen und darüber, was Polizisten beitragen können, damit Krisen gut bewältigt werden. Kulturprojekte reichen von Poetry-Slam über Kunst im öffentlichen Raum bis hin zu Filmtagen zum Thema psychische Erkrankung.

Fazit

Kontakt ist nach heutigem Stand die vielversprechendste Strategie zum Stigma-Abbau unter Mitgliedern der Allgemeinbevölkerung, zumindest für Erwachsene. Die Effekte sind stärker als bei Edukation und halten eine Weile an. Allerdings ist die Wirkung auf Verhalten (Diskriminierung) bisher kaum untersucht. Kontakt hilft nicht nur zum Stigmaabbau bei den direkten Adressaten, sondern könnte auch den die Intervention leitenden Peers nützen (Empowerment, Selbststigma-Abbau) und sozialen Wandel fördern.

Ein Problem der Kontaktstrategie ist allerdings, dass persönlicher Kontakt in Kleingruppen hohe zeitliche und finanzielle Ressourcen erfordert. Neuere Ansätze (Video, imaginierter Kontakt) könnten hier ergänzend hilfreich sein und sollten besser untersucht werden.

IWS-Programm, das Teilnehmer bei ihren Entscheidungen für oder gegen Offenlegung der eigenen Erkrankung unterstützt (➤ Kap. 9.2).

9.1 Ansätze zum Abbau von Selbststigma

9.1.1 Psychoedukation

Wie bei Initiativen gegen öffentliches Stigma (➤ Kap. 8.1) ist Psychoedukation auch gegen Selbststigma eine beliebte Strategie. Die Idee ist, dass Menschen mit psychischen Erkrankungen negativen Stereotypen über sich und ihre Gruppe weniger zustimmen werden, wenn sie besser über psychische Erkrankungen und Stigma Bescheid wissen. Antistigma-Psychoedukationsprogramme klären also typischerweise auf über Formen, Ursachen, Verlauf und Behandlung psychischer Erkrankungen, über öffentliches und Selbststigma und seine Folgen und über Bewältigungsmöglichkeiten im Umgang mit Stigma.

Die Programme bestehen meist aus von Profis geleiteten Gruppen, überwiegend in Form mehrerer Doppelstunden über einige Wochen. Der Ansatz von Psychoedukation ist insofern plausibel, als ein Aspekt von Selbststigma einseitig negative und verzerrte Stereotypen über sich selbst sind. Allerdings ist der Edukationsansatz optimistisch (wie für öffentliches Stigma, ➤ Kap. 8.1.3), da er davon ausgeht, dass die Korrektur solcher Verzerrungen oder Irrtümer Selbststigma einschließlich seiner emotionalen und Verhaltensanteile grundlegend beeinflusst.

Gibt es Daten zur Wirksamkeit? Gaebel und deutsche Kollegen legten hierzu eine wichtige randomisierte Studie vor [715]. Insgesamt nahmen 462 Patienten mit schizophrenen oder depressiven Störungen an von Profis geleiteten Psychoedukationsgruppen teil: Ein Teil erhielt übliche Psychoedukation ohne Schwerpunkt auf Stigma, der andere Teil nahm zusätzlich an drei Sitzungen teil, die sich mit der Erfahrung von Diskriminierung, Selbststigma und Bewältigungsstrategien beschäftigten. Der Erfolg der Antistigma-Psychoedukation wurde durch die Erfassung von Selbststigma, Empowerment und Lebensqualität beurteilt. Eine Stärke der Studie bestand in dem langen Beobachtungszeitraum: Teilnehmer wurden noch ein Jahr nach Ende der Psychoedukation befragt. Die Ergebnisse waren ernüchternd: In Hinsicht auf keines dieser Erfolgsmaße schnitten die Teilnehmer der Antistigma-Psychoedukation auch nur minimal besser ab als bei Standard-Psychoedukation. Schon vor dieser Studie schien der Ansatz, Selbststigma durch von Profis geleitete Psychoedukation abzubauen, optimistisch; diese große Studie liefert nun einen Beleg dafür, dass er eine Sackgasse ist.

Alicia Lucksted und Amy Drapalski entwickelten in den USA *Ending Self-Stigma* als von Profis geleitetes psychoedukatives Gruppenprogramm zum Abbau von Selbststigma, das aus neun Sitzungen besteht. In einer großen RCT zeigte es keine klaren Effekte auf Selbststigma am Ende des Programms; 6 Monate später waren alle Effekte verschwunden [716]. In einer Metaanalyse zur Wirksamkeit von Interventionen gegen Selbststigma fanden sich Hinweise auf positive Effekte von Psychoedukation [717]. Allerdings waren die Studien oft von schlechter Qualität, die Effekte schwach, die Programme in Inhalt und Länge sehr unterschiedlich und somit schlecht vergleichbar, und viele Programme verwendeten Psychoedukation nur als ein Element unter vielen. Es spricht also insgesamt wenig dafür, vorrangig auf Psychoedukation als Strategie gegen Selbststigma zu setzen (was Befunden im Bereich öffentlichen Stigmas entspricht, ➤ Kap. 8.1.6).

9.1.2 Kognitive Therapie

Die kognitive Therapie geht auf den Psychotherapeuten Aaron Beck zurück und wendet sich Denkmustern und der Bewertung von Ereignissen zu, um Gefühle und Verhalten zu verändern. Hier wird Selbststigma als verzerrter und schädlicher Gedanke betrachtet („Ja, ich bin psychisch krank und kann deshalb nichts erreichen"). Der Gedanke kann dann hinterfragt und korrigiert werden („Nein, ich kümmere mich um meine Familie, ich treffe mich mit Freunden, bald werde ich wieder arbeiten – ich habe eine psychische Erkrankung, doch ich kann meine Ziele erreichen"). Kognitive Therapie kann weitere Strategien gegen Selbststigma einsetzen: die Normalisierung psychischer Symptome auf einem Kontinuum, um sich weniger *anders* zu fühlen, den Aufbau sozialer Fertigkeiten, um sich auch im Umgang mit Stigma besser behaupten zu können, und den Umgang mit belastenden Emotionen (u. a. Scham) oder Verhaltensweisen (u. a. sozialer Rückzug). In Metaanalysen zeigte sich ein Mangel guter Studien zu diesem Ansatz und damit kein klarer Hinweis auf seine Wirksamkeit [717].

9.1.3 Narrativ-kognitive Therapie (NECT)

Das amerikanisch-israelische Forschertrio Phil Yanos, David Roe und Paul Lysaker, das seit Jahren wichtige Arbeiten zu den Themen Selbstkonzept und Selbststigma vorlegt, entwickelte ein umfangreiches Programm zum Abbau von Selbststigma: *Narrative Enhancement and Cognitive Therapy* (NECT, Narrativ meint hier die Erzählung der eigenen Lebensgeschichte; frei übersetzt heißt das Programm daher Lebensgeschichtsstärkung und kognitive Therapie). Der Einbezug des Narrativs beruht auf einer alten Erkenntnis: Wir alle erzählen uns unsere Lebensgeschichte immer wieder neu und konstruieren so unser gegenwärtiges Selbstbild.

NECT ist ein umfangreiches Programm, das 20 von Profis geleitete Gruppensitzungen umfasst und drei Elemente hat: Psychoedukation über Stigma, kognitive Therapie (➤ Kap. 9.1.2) und die Arbeit am eigenen Narrativ. Durch Letztere werden Teilnehmer dabei unterstützt, ihre Lebensgeschichte neu zu entwickeln, weg vom Schwerpunkt auf Defizite, Krankheit, Scham o. Ä. und hin zu Stärken, Empowerment, Sinn und vielem, das trotz und mit Krankheit gelungen ist. Studien gaben erste Hinweise für die Wirksamkeit von NECT [717]. Eine neuere RCT, an der Menschen mit Schizophrenie teilnahmen, fand positive Effekte besonders unter ambulanten Patienten und in Bezug auf sozialen Rückzug [718]. Die Wirkung blieb teilweise über mehrere Monate erhalten. NECT ist somit ein vielversprechender Ansatz. Allerdings ist das Programm mit 20 Sitzungen sehr umfangreich, was eine Herausforderung in Bezug auf Durchführung und Finanzierung darstellt.

9.1.4 Photovoice

Photovoice bedeutet, dass Menschen ihre Stimme (engl. voice) zurückgewinnen, indem ihre Sicht der Dinge durch Fotografie deutlich wird. Photovoice ist eine seit den 1990er-Jahren zunehmend verbreitete Methode der partizipativen Sozialforschung, die zunehmend auch für und mit Menschen mit psychischen Erkrankungen Anwendung findet [719]. Partizipativ bedeutet, dass Forscher eine soziale Gruppe nicht einfach beobachten, sondern die Gruppenmitglieder (z. B. Menschen mit psychischen Erkrankungen) als Mit-Forscher aktiv teilnehmen, indem sie mit einer Kamera selbst Bilder anfertigen (oder zeichnen oder sich anders visuell ausdrücken). Die Bilder können ihr soziales Umfeld zeigen, ihre Person oder auch Dinge, die symbolisch für sie und ihre Lage stehen. In Photovoice-Projekten von Menschen mit psychischen Erkrankungen entstehen Bilder, die Stigma veranschaulichen: Stigma als Käfig, in dem sie nur noch als *krank* wahrgenommen werden, oder sie selbst als nicht mehr menschliche Wesen am Rande der Gesellschaft [720]. Dadurch, dass sie selbst die Bilder aufnehmen, werden gerade Mitglieder diskriminierter Gruppen, die oft Objekt der Umwelt sind, zum Subjekt. Insofern ist schon die Methode ein Beitrag zu Empowerment, zur Korrektur der Machtlosigkeit von Randgruppen und somit zu sozialer Gerechtigkeit [721]. Doch Photovoice ist mehr als Fotografieren. Die Fotos werden, oft in einer Gruppe, gemeinsam diskutiert [719]: Was ist auf ihnen zu sehen? Was passiert wirklich „hinter der Oberfläche“? Welchen Bezug hat das Bild zum Leben der Teilnehmer? Was lässt sich an allem, worauf das Bild deutet, ändern?

Es liegt nach alledem nahe, Photovoice für Empowerment und gegen Selbststigma bei Menschen mit psychischen Erkrankungen einzusetzen. Zlatka Russinova untersuchte die Wirksamkeit von Photovoice im Rahmen einer RCT [722] und fand bei Teilnehmern, die sich in zehn Photovoice-Sitzungen gemeinsam mit dem Thema Stigma auseinandersetzten, eine Verbesserung in den Bereichen Selbststigma, Stigmabewältigung und Recovery. Photovoice ist somit ein kreativer Ansatz gegen Selbststigma. Eine Stärke ist die aktive Rolle der Teilnehmer (im Vergleich etwa zur Psychoedukation). Doch die Wirksamkeit lässt sich nach nur einer Studie nicht zuverlässig beurteilen.

9.1.5 Selbsthilfe und Peer Support

Eine der vielen Stärken von Peer Support ist, dass der Ansatz an sich schon zu Empowerment führt und Selbststigma abbaut: Ein Peer hilft anderen Peers. Peers haben aufgrund ihrer eigenen Erfahrung viel zu sagen und zu geben (gerade für Recovery oft mehr als Profis). Indem ein Peer anderen hilft, ist er für den anderen auch ein Rollenmodell: Es gibt ein Leben nach der Krise, die eigene Erfahrung ist wertvoll. Daher ist Peer Support wohl der beste Weg, um Selbststigma durch Empowerment zu ersetzen. Wie bei öffentlichem Stigma geht es nicht nur darum, etwas Negatives (Selbststigma) abzubauen, sondern etwas Positives (Empowerment, Recovery) muss an seine Stelle treten. Glücklicherweise sind viele solcher Selbsthilfegruppen und Netzwerke auch im deutschsprachigen Raum aktiv, u. a. EX-IN Deutschland (ex-in.de; für Österreich und Schweiz ex-in.eu).

Selbsthilfe, EX-IN und Peer Support sind der beste Weg gegen Selbststigma. Das gilt sowohl für Selbsthilfegruppen und für Peers, die als Experten aus Erfahrung arbeiten (➤ Kap. 7.3.4), als auch für spezifische Antistigma-Programme, die von Peers geleitet werden (für IWS ➤ Kap. 9.2). Diese Einschätzung wird zunehmend durch Daten gestützt: Eine Übersichtsarbeit fand Hinweise für positive Effekte von Peer Support auf Selbststigma, vor allem unter Menschen mit Depression [723].

Fazit

Interventionen können Selbststigma abbauen, wenn auch erst wenige gute Studien vorliegen, was eine klare Beurteilung erschwert.

- Psychoedukation wird überschätzt und dürfte nur als ein Bestandteil unter mehreren in einer komplexen Intervention hilfreich sein.
- Vielversprechend erscheinen sowohl narrative (NECT) als auch kreativ-partizipative Ansätze wie Photovoice.
- Unabhängig von der inhaltlichen Ausrichtung eines Programms wirken Gruppenprogramme besser als Programme für Einzelne. Das ist plausibel, denn der Austausch in der Gruppe über gegenseitige Erfahrung mit Selbststigma und Stigmabewältigung hilft.
- Eine offene Frage ist, ob in Zukunft je nach Belastung und Bedürfnissen Einzelner individuell spezifische Ansätze gegen Selbststigma empfohlen werden können [717], z. B. Photovoice bei geringem Empowerment, NECT bei defizitorientiertem Blick einer Person auf die eigene Lebensgeschichte, und IWS bei Stigmastress.

9.2 In Würde zu sich stehen (IWS)

Ein anderer Ansatz zur Unterstützung von Menschen mit psychischer Erkrankung ist das peergeleitete Gruppenprogramm *In Würde zu sich stehen* (IWS). Es wird im Folgenden vorgestellt (für eine ausführlichere Darstellung siehe [219]). IWS unterstützt Teilnehmer bei Offenlegungsentscheidungen, d. h. bei der Entscheidung, ob und wie sie anderen von ihrer psychischen Erkrankung berichten.

9.2.1 Identität als *psychisch krank* und Offenlegung

Ähnlich wie Diagnosen unterschiedlich aufgenommen werden – von hilfreich bis stigmatisierend (➤ Kap. 1.6 [7]), – so können Betroffene ihrer möglichen Identität als Person mit psychischer Erkrankung unterschiedlich gegenüberstehen. Besonders Menschen mit leichteren oder vorübergehenden psychischen Erkrankungen können die Identität als *psychisch krank* ablehnen und dadurch die Folgen von Stigmatisierung vermeiden [724]. Wie in ➤ Kap. 5.1.3 (Krankheitseinsicht und Selbststigma) erwähnt, sind Identität oder Selbstkonzept als Person mit psychischer Erkrankung nicht per se schlecht oder gut – es hängt davon ab, was die Person mit dieser Identität verbindet. Auch sozial können die Identität als *psychisch krank* und Identifikation mit der eigenen Gruppe einerseits zu Diskriminierung durch andere führen, andererseits zu sozialer Unterstützung durch die eigene Gruppe, etwa im Bereich der Selbsthilfe [195]. Schließlich zeigten Studien zu Recovery (➤ Kap. 5.1.6), dass es die Genesung fördert, eine positive Identität als Person mit psychischer Erkrankung (oder wie auch immer die eigene Erfahrung benannt wird) zu entwickeln, die nicht auf die Erkrankung reduziert ist: „Ich *bin* nicht die Erkrankung, ich *habe* die Erkrankung."

Menschen mit psychischen Erkrankungen stehen, ähnlich wie Angehörige sexueller Minderheiten, vor der oft schwierigen Entscheidung, ob sie angesichts verbreiteter Vorurteile diesen Aspekt ihrer Identität offenlegen sollen. Auch Offenlegung oder Geheimhaltung der Erkrankung sind nicht einfach „gut" oder „schlecht" – ihre Folgen hängen stark vom Umfeld und von der betroffenen Person ab (➤ Kap. 5.1.4 [725]). In einer feindseligen Umgebung dürften die Nachteile von Offenlegung überwiegen, umgekehrt ermöglicht Offenlegung oft erst soziale Unterstützung. Die Entscheidung für den Einzelnen bleibt daher komplex und situationsabhängig. Auch die persönliche Sicht der betroffenen Person ist wichtig: Für viele, aber nicht alle, kann Geheimhaltung zu Grübeln, zu einer belastenden Aufspaltung in öffentliche und private Rollen und zum Gefühl verringerter Authentizität führen [725]. Umgekehrt kann der selbstbewusste, offene Umgang mit der eigenen Erfahrung psychischer Erkrankung mit Stolz verbunden sein, trotz und mit krankheitsbedingten Einschränkungen viel erreicht zu haben. Unabhängig von erreichten Zielen kann das Bewusstsein der eigenen Identität und die mit Offenheit einhergehende Authentizität stolz machen [726].

9.2.2 Der Ansatz von IWS

Das IWS-Programm wurde von Pat Corrigan und Kollegen in Chicago als peergeleitetes Programm entwickelt, das Teilnehmer mit Erfahrung psychischer Erkrankung angesichts der eben diskutierten Komplexität individueller Identität und Offenlegung bei ihren Offenlegungsentscheidungen unterstützt. IWS-Teilnehmer sollen befähigt werden, selbstbestimmt und selbstbewusst Entscheidungen für oder gegen Offenlegung ihrer Erkrankung in verschiedenen Umgebungen zu treffen. Es ist nicht das Ziel, Teilnehmer zur Offenlegung zu bewegen. Im Gegenteil kann Geheimhaltung, beispielsweise in einem stigmatisierenden Arbeitsumfeld, eine gute Lösung sein, und IWS unterstützt in diesem Fall den Weg zu wohl überlegter Geheimhaltung ohne Scham (*empowered non-disclosure* in einer Formulierung von Chris White).

9.2.3 Zeitlicher Ablauf und Inhalte

IWS besteht aus drei Sitzungen à 2 Stunden. Meist werden die Sitzungen im Abstand von 1 Woche über einen Zeitraum von 3 Wochen angeboten. In neueren IWS-Versionen ist eine Auffrischungssitzung nach 1 Monat vorgesehen. Für alle IWS-Versionen liegen strukturierte Arbeitsbücher für Gruppenleiter und Teilnehmer mit Fallgeschichten, Tabellen, Abbildungen, Arbeitsblättern sowie Einzel- und Gruppenübungen vor. Es folgt ein Überblick für die Inhalte der Lektionen 1 bis 3 und der anschließenden Auffrischungssitzung (Lektion 4).

In **Lektion 1** wird zunächst erarbeitet, inwieweit sich die Teilnehmer als Menschen mit einer psychischen Erkrankung sehen – mit anderen Worten, wie zentral die Erkrankung für ihre Identität ist. Wie oben ausgeführt, hat das Auswirkungen auf Offenlegungsentscheidungen und ihre Folgen und ist daher ein wichtiger Ausgangspunkt. Anschließend werden mögliche Beweggründe für Offenlegung erarbeitet (z. B. der Wunsch nach sozialer Unterstützung oder das Bedürfnis, authentisch sein zu können). Der Hauptteil der ersten Lektion behandelt dann Vor- und Nachteile von Offenlegung in Abhängigkeit vom jeweiligen Umfeld, da Offenlegung etwa am Arbeitsplatz andere Chancen und Risiken birgt als gegenüber Familienangehörigen. Vor- und Nachteile werden weiter differenziert, indem sie in lang- und kurzfristige Folgen unterschieden und nach ihrer persönlichen Bedeutung gewichtet werden. Schließlich wird erörtert, welche Ziele Teilnehmer mit einer möglichen Offenlegung erreichen möchten und was sie nach einer Offenlegung erwarten – die Klärung dieser Ziele und Erwartungen wiederum beeinflusst Offenlegungsentscheidungen. Am Ende der ersten Lektion sollten Teilnehmer in der Lage sein, für ein Umfeld nach Abwägung der Vor- und Nachteile eine vorläufige Entscheidung für oder gegen Offenlegung oder auch für den Aufschub der Entscheidung zu treffen.

Lektion 2 widmet sich den fünf Stufen der Offenlegung. Der zugrunde liegende Gedanke ist, dass Geheimhaltung und Offenlegung auf einem Kontinuum angesiedelt sind, das von der Vermeidung sozialer Kontakte an einem Ende („Ich gehe allen aus dem Weg, damit meine Erkrankung keinesfalls bekannt wird") bis hin zu aktiver Verbreitung der eigenen Erfahrung am anderen Ende reicht („Ich erzähle von meiner Erkrankung auf YouTube, um andere zu informieren und Stigma abzubauen"). Dazwischen liegen als zweite bis vierte Stufe Geheimhaltung (ohne sozialen Rückzug), ausgewählte Offenlegung gegenüber Einzelnen und nichtselektive Offenlegung, ohne jedoch die eigene Erfahrung aktiv zu verbreiten. Vor- und Nachteile dieser fünf Stufen werden für verschiedene Kontexte diskutiert. Eine wichtige und für Teilnehmer oft erleichternde Lernerfahrung ist, dass Offenlegungsentscheidungen nicht nach dem Alles-oder-Nichts-Prinzip stattfinden. Die Teilnehmer können vielmehr lernen, sich auf dem Kontinuum je nach Kontext flexibel zu bewegen.

Lektion 2 behandelt zwei weitere wichtige Themen für die Vorbereitung einer Entscheidung. Erstens lernen Teilnehmer, wie sie bei möglichen Adressaten einer Offenlegung „vorfühlen" und so geeignete Gegenüber finden können. Beispielsweise kann eine Teilnehmerin anhand einer Fernsehserie außerhalb der IWS-Gruppe mit einem Arbeitskollegen ein Gespräch über Menschen mit psychischen Erkrankungen beginnen. Wenn er eigene Vorurteile äußert, weiß sie, dass Vorsicht geboten und der Kollege für Offenlegung wenig geeignet ist. Zweitens üben Teilnehmer in Rollenspielen, wie ablehnende Reaktionen anderer auf die eigene Offenlegung auf sie wirken. Wenn dabei negative Gefühle überwiegen, ist das ein Hinweis, mit Offenlegung vorsichtig zu sein.

Lektion 3 entwickelt mit den Teilnehmern Arten und Weisen, ihre Geschichte zu erzählen, wenn sie diese erzählen möchten. Ausgangspunkt sind Erzählungen anderer Menschen mit psychischen Erkrankungen im IWS-Arbeitsbuch. Es folgt ein Leitfaden für die eigene Geschichte, der in biografischer Abfolge Lebensabschnitte und Erfahrungen mit Erkrankung und Genesung sowie Stigmaerfahrungen und ihre Bewältigung aufführt. Abhängig vom Adressaten und vom Ziel für die Offenlegung werden die Inhalte überarbeitet. Ziel ist es, eine Geschichte erzählen zu können, die das und nur das transportiert, was für Erzähler und Zuhörer in einer Situation passend und hilfreich ist. Als Übung in der Gruppe können sich Teilnehmer ihre Geschichten erzählen – oft ein sehr wichtiger und bewegender Moment im Ablauf von IWS. Abgeschlossen wird Lektion 3 durch eine Reflexion der Erfahrung des Erzählens der eigenen Geschichte, durch Sammeln der Möglichkeiten von Peer-Unterstützung für Offenlegung(sentscheidungen) und durch eine Rekapitulation des Erlernten.

Lektion 4 behandelt, etwa 1 Monat nach Lektion 3, Entscheidungen und Erfahrungen mit Offenlegung oder Nicht-Offenlegung in der Zwischenzeit. Die Teilnehmer diskutieren, ob und warum sie sich nach Lektion 3 für oder gegen Offenlegung entschieden haben und wie eine mögliche Offenlegung ablief. Weiterhin werden Erfahrungen mit Selbsthilfeprogrammen und Peer-Unterstützung erörtert. Schließlich erarbeiten die Teilnehmer mögliche neue Gesichtspunkte für oder gegen Offenlegung sowie mögliche Änderungen ihrer Geschichte aufgrund der neuen Erfahrungen.

9.2.4 Gruppenleiter und Teilnehmer

IWS wird grundsätzlich von Peers geleitet. Die Gruppenleiter haben also selbst Erfahrung mit der Bewältigung psychischer Erkrankung und mit Offenlegungsentscheidungen. Das macht sie für Teilnehmer glaubwürdig und für die Gruppenleitung kompetent. Darüber hinaus ist es hilfreich, wenn Gruppenleiter einen spezifischen Erfahrungshintergrund mit den Teilnehmern teilen, der für Offenlegungsentscheidungen relevant ist; beispielsweise werden IWS-Gruppen für psychisch erkrankte Soldaten der Bundeswehr von Soldaten geleitet, die eine psychische Erkrankung überwunden haben. Das entspricht dem Prinzip der Glaubwürdigkeit bei Interventionen gegen öffentliches Stigma (➤ Kap. 8.4.4). Auch für die Gruppenleitung gilt Flexibilität: In unserer Studie mit IWS für Jugendliche, die überwiegend in stationärer Behandlung waren, wurden IWS-Gruppen gemeinsam von einem jungen erwachsenen Peer und einem jungen Profi geleitet. Was die Zahl der Gruppenleiter angeht, haben sich zwei Peers pro Gruppe bewährt.

Es ist nicht entscheidend, ob Teilnehmer eine psychiatrische Diagnose haben, auch wenn das typischerweise der Fall ist, oder ob sie aktuell in Behandlung sind. Wichtig ist ihre eigene Erfahrung mit psychischer Erkrankung/Krise und Belastung durch Offenlegungsentscheidungen. Die Gruppen sollten rund 6–8 Teilnehmer haben. Weicht die Teilnehmerzahl stark nach oben oder unten ab, kann dies den Austausch in der Gruppe erschweren. Es handelt sich bei IWS um geschlossene Gruppen in dem Sinne, dass nach der ersten Sitzung keine neuen Teilnehmer hinzukommen.

9.2.5 Versionen für verschiedene Zielgruppen

Seit der ursprünglichen Version für psychisch erkrankte Erwachsene wurde IWS für verschiedene kulturelle Kontexte und Zielgruppen adaptiert (in Klammern jeweils die Entwickler der Versionen), im Sinne partizipativer Forschung in enger Abstimmung mit der jeweiligen Zielgruppe der Intervention [727]. Stigma ist sozial und kulturell bestimmt, und daher funktioniert eine Intervention aus einem Land womöglich nicht in einem anderen Land. Auch unterscheiden sich Stereotype in Bezug auf verschiedene Gruppen, z. B. zwischen psychischen Erkrankungen im Vergleich zu Suizidalität (➤ Kap. 5.2).
Derzeit liegen verschiedene IWS-Versionen vor:

- für Jugendliche und Studenten mit psychischen Erkrankungen (McKenzie, Urbashich & Corrigan, USA, adaptiert von Rüsch und Kollegen für Deutschland),
- für Eltern psychisch erkrankter Kinder (Ohan, Australien; adaptiert von Mayer, Oexle und Rüsch in Ulm/Günzburg),

- für Menschen mit Erfahrung von Suizidalität (Sheehan, USA, und Oexle, Ulm/Günzburg),
- für Soldaten (Rüsch, Ulm/Günzburg und Kollegen des Berliner Bundeswehrkrankenhauses) und Veteranen (Andra, USA),
- für Menschen in Frühstadien demenzieller Erkrankungen (Bhatt, UK) und
- für im psychiatrisch-psychotherapeutischen Bereich tätige und selbst erkrankte Profis (Scior, UK).

Informationen zu verschiedenen IWS-Versionen und Arbeitsbüchern sind in englischer (hopprogram.org) und deutscher Sprache (uni-ulm.de/med/iws) verfügbar.

9.2.6 Der Name

IWS hieß im Englischen ursprünglich *Coming Out Proud*. Aufgrund des andauernden Missverständnisses, es gehe um die Offenlegung von Homosexualität, wurde es ohne inhaltliche Änderungen in *Honest, Open, Proud* (HOP) umbenannt. Der deutsche Name IWS entstand in Kooperation zwischen Peers, Profis und Forschern in Kilchberg und Zürich [728]. Was die Begriffe für die eigene stigmatisierte Erkrankung angeht, spricht das Arbeitsbuch von psychischer Erkrankung, doch sind Teilnehmer frei, andere Wörter zu wählen (psychische Krise etc.) – in den IWS-Gruppen und außerhalb. Welche Bezeichnung er hierfür wählt, ist Teil der Identität und der Offenlegungsentscheidungen jedes Einzelnen (➤ Kap. 1.2).

9.2.7 Wirkt IWS?

Der Ansatzpunkt von IWS ist die Unterstützung bei Offenlegungsentscheidungen. Wie oben erwähnt, ist (Nicht-)Offenlegung eine Schlüsselreaktion von Menschen mit psychischen Erkrankungen auf erfahrene oder erwartete Stigmatisierung durch andere und auf Selbststigma. Daher ist zu erwarten, dass IWS zunächst Änderungen im Bereich der Belastung durch Offenlegungsentscheidungen und der Belastung durch Stigma (Stigmastress, Selbststigma) bewirkt und des Weiteren auch Verbesserungen in Bereichen wie Selbstwertgefühl, Lebensqualität oder Depressivität erreicht.

Bisher liegen vier RCTs zu IWS vor. Die erste RCT bei Schweizer Erwachsenen zeigte einen Rückgang der Belastung durch Stigmastress, durch den Entscheidungskonflikt in Bezug auf Offenlegung und durch Geheimhaltungsneigung [728]. Eine kalifornische RCT mit Erwachsenen bestätigte die Reduktion von Stigmastress und fand positive Effekte auf Selbststigma sowie (bei Frauen) auf depressive Symptome [729]. In einer weiteren US-amerikanischen RCT reduzierte IWS Selbststigma und Stigmastress bei Studenten [730]. IWS für Jugendliche mit psychischen Erkrankungen wurde in einem süddeutschen RCT evaluiert und zeigte positive Effekte nicht nur auf Stigmavariablen (u. a. Stigmastress und Selbststigma), sondern u. a. auch auf Lebensqualität, Depressivität, Recovery und Einstellungen zu Behandlungsteilnahme [472]. IWS zeigte in dieser Studie eine gute Kosteneffizienz in Bezug auf Verbesserung der Lebensqualität. IWS wirkt bei Jugendlichen möglicherweise besonders gut, weil soziale Netzwerke und der Umgang mit der (meist recht neuen) Erkrankung noch im Fluss sind.

Fazit

Die bisherigen Daten sind ermutigend. Doch die langfristigen Wirkungen von IWS sind noch nicht untersucht. Es ist auch unklar, ob es besonders IWS-Teilnehmern, die sich für Offenlegung entscheiden, besser geht oder ob selbstbewusste Nicht-Offenlegung (empowered non-disclosure) ebenso hilfreich ist. IWS hat weiterhin das Potenzial, durch die Förderung strategischer und gelungener Offenlegung zum Abbau öffentlicher Stigmatisierung beizutragen. Denn wenn Offenlegung gelingt, wird mehr positiver Kontakt zwischen Mitgliedern der Allgemeinbevölkerung und Menschen mit psychischer Erkrankung entstehen. Da Kontakt die beste Strategie gegen öffentliches Stigma ist (➤ Kap. 8.4), könnte das helfen. Das ist aber bisher eine nicht überprüfte Hypothese.

IWS ist mit drei Sitzungen ein kompaktes Programm und kann flexibel für verschiedene Zielgruppen in verschiedenen Settings angeboten werden. Teilnehmer können durch IWS lernen, strategisch mit Offenlegungsentscheidungen und Stigma umzugehen. Um im Sinne eines Public Health-Ansatzes jedoch nachhaltige Veränderungen zu erzielen, sollte IWS mit Programmen, die öffentliche Stigmatisierung abbauen, kombiniert werden. Das hat zwei Gründe: Erstens dürfen Menschen mit psychischen Erkrankungen nicht mit der Bewältigung von Stigmatisierung, für die sie nichts können, allein gelassen werden, und zweitens entsteht nur durch die Verbesserung öffentlicher Einstellungen ein vorurteilsarmer öffentlicher Raum, in dem Offenlegung, positiver Kontakt und soziale Integration gelingen können.

KAPITEL

10 Abbau von Stigmabarrieren für Hilfesuche

Antistigma-Arbeit kann verschiedene Ziele verfolgen. Ein Ziel ist der Abbau von Stigma, um Hilfesuche zu erleichtern (services agenda ➢ Kap. 1.3). Das heißt, verschiedene Formen von Stigma, die als Barrieren für Hilfesuche wirken, sollen abgebaut werden (➢ Kap. 5.1.7): die Furcht vor Etikettierung und öffentlichem Stigma aufgrund von Hilfesuche, Selbststigma und Scham und schließlich strukturelle Diskriminierung, deretwegen geeignete Hilfe nicht zur Verfügung steht – weshalb das Vermeiden von Hilfe nachvollziehbar sein kann.

10.1 Allgemeinbevölkerung und Gesundheitssystem

Weil zahlreiche Aspekte von Stigma Hilfesuche erschweren (➢ Kap. 5.1.7), hat eine Vielzahl von Antistigma-Programmen das Ziel, direkt oder indirekt Hilfesuche zu erleichtern. Erstens können Programme gegen öffentliches Stigma Hilfesuche fördern: Wenn öffentliche Einstellungen besser werden, nimmt die Furcht vor Etikettierung durch Hilfesuche ab. Dafür spricht, dass Antistigma-Programme für die Allgemeinbevölkerung zumindest in geringem Umfang die Neigung verstärken, bei Bedarf selbst Hilfe zu suchen (➢ Kap. 8.1.6 [689]).

Spezifischer sind Antistigma-Programme im Gesundheitssystem, sowohl für Profis (➢ Kap. 7.3.2) als auch gegen strukturelle Diskriminierung im Gesundheitswesen (➢ Kap. 7.3.4). Diese Programme zielen auf die Qualität und Verfügbarkeit von Hilfe. Weiterhin gibt es Edukationsprogramme für die Allgemeinbevölkerung oder Risikogruppen, die Wissen über psychische Gesundheit, Prävention und Behandlungsmöglichkeiten verbessern wollen, um frühe Hilfesuche zu erleichtern, z. B. *Mental Health First Aid* (➢ Kap. 8.1.5).

10.2 Selbststigma, Scham und Angehörige

Insofern Selbststigma, Scham und *Why try* (➢ Kap. 5.1.3) Menschen mit psychischen Erkrankungen von Behandlungsteilnahme abhalten, können alle Ansätze zum Abbau von Selbststigma Hilfesuche erleichtern. Auch das IWS-Programm steigerte die Bereitschaft von Jugendlichen, in einer möglichen künftigen Krise professionelle Hilfe zu suchen [472]. Das ist plausibel, denn Offenlegung, zumindest gegenüber einem Helfer, ist Voraussetzung für Hilfesuche – und IWS steigert das Selbstvertrauen, solche Offenlegungsentscheidungen in Zukunft gut treffen zu können. Jede Art von Intervention, die Empowerment von Menschen mit psychischer Erkrankung stärkt, kann selbstbestimmte Entscheidungen erleichtern. Noch einmal: Es geht nicht darum, Menschen in die Arme der Psychiatrie zu treiben. Vielmehr sollen Menschen sich frei, ohne Furcht vor Stigma oder Scham, für oder gegen jede Art professioneller oder nichtprofessioneller Hilfe entscheiden können (➢ Kap. 1.3). Dabei kann auch gemeinsame Entscheidungsfindung (Shared Decision Making) helfen, durch die sich Betroffene gut informiert und auf Augenhöhe mit Profis für oder gegen Behandlung entscheiden (➢ Kap. 7.3.1, Interaktion). Janine Berg-Peer (➢ Kap. 6.2) weist darauf hin, dass durch die Stigmatisierung Angehöriger Hilfesuche weiter erschwert wird – u. a., weil Angehörige sich im Rahmen der Behandlung keine Vorwürfe von Profis anhören wollen. Daher sind auch Interventionen gegen diese Form familiären Stigmas ein Weg, Hilfesuche zu erleichtern.

10.3 Studienlage

Meine Kollegin Ziyan Xu untersuchte systematisch, welche Interventionen (mit oder ohne Fokus auf Stigma) Hilfesuche für psychische Erkrankungen oder Probleme erleichtern [731]. In einer Metaanalyse fasste sie 98 Einzelstudien, davon 91 RCTs, mit insgesamt fast 70.000 Teilnehmern zusammen. Die meisten Studien kamen, in dieser Reihenfolge, aus den USA, Australien oder Europa. Die jeweiligen Interventionen richteten sich an sehr verschiedene Zielgruppen: an die Allgemeinbevölkerung, an Menschen mit psychischer Erkrankung, an Personen mit erhöhten Symptomen und damit einem erhöhten Risiko für psychische Erkrankung, an Hausärzte oder an Angehörige. In all diesen Gruppen sollte die Intervention die Hilfesuche im Falle einer eigenen psychischen Erkrankung bzw. der eines Patienten (Hausärzte) oder eines Angehörigen erleichtern.

Was kam heraus? Zunächst erleichtern die Programme das Aufsuchen von professioneller Hilfe und von Selbsthilfe. Klare Effekte fanden sich nur bei Interventionen, die sich an Menschen mit psychischen Erkrankungen richteten, an Menschen mit erhöhtem Risiko/Symptomen oder aber an Hausärzte. Interventionen für Angehörige wurden wenig untersucht, daher fand sich kein signifikanter Effekt, auch wenn der Trend positiv war. Interventionen für die Allgemeinbevölkerung zeigten keine Wirkung.

Welche Art von Intervention hilft? Es gab drei Haupttypen:

- Programme zur Verbesserung des Wissens über psychische Gesundheit, Prävention und Behandlung (Mental Health Literacy ➢ Kap. 3.1.7),
- Antistigma-Programme im engeren Sinne und

- Programme zur Klärung der persönlichen Motivation der Interventionsteilnehmer (meist im Sinne motivationaler Gesprächsführung, die u. a. in der Suchttherapie zur Klärung der Ziele und Motivation Betroffener zum Einsatz kommt – nicht ganz verschieden vom erwähnten Shared Decision Making).

Programme für mehr Wissen und Programme gegen Stigma waren beide kurzfristig wirksam; nach einigen Monaten war der Effekt noch erkennbar, aber nicht mehr statistisch signifikant. Programme zur Klärung der Motivation wirkten nicht kurzfristig, doch langfristig. Was das Medium anging, so wirkten Programme am besten im persönlichen Kontakt, nicht online oder gar nur über das Verteilen von Informationsmaterialien. Auch hier besteht eine Parallele zu Interventionen gegen öffentliches Stigma (➤ Kap. 8.4).

KAPITEL

11 Abbau struktureller Diskriminierung

Strukturelle Diskriminierung findet in bestimmten gesellschaftlichen Kontexten und Strukturen statt (➤ Kap. 5.1.8). Interventionen gegen strukturelle Diskriminierung müssen an diesen Strukturen ansetzen, um wirksam sein zu können. Daher wurden sie in den jeweiligen Bereichen besprochen (Arbeit ➤ Kap. 7.1, Wohnen ➤ Kap. 7.2, Gesundheitssystem ➤ Kap. 7.3.4, Medien ➤ Kap. 7.4.7 und Recht ➤ Kap. 7.5).

Strukturelle Diskriminierung bezieht sich auf die Gesamtheit sozialer Prozesse in Institutionen und gesellschaftlichen Teilsystemen, die Menschen mit psychischer Erkrankung benachteiligen. Diese Prozesse verstärken sich gegenseitig und wirken in einem Teufelskreis auf Einstellungen und Ressourcenverteilung in der Gesellschaft zurück. Daher reicht eine Intervention nicht aus, um grundlegende Verbesserungen zu erreichen. Die Veränderungen werden auch nicht schnell zu erreichen sein – es wird eher ein Marathon werden. Doch wie ich von meinem Bruder weiß, kann Langstreckenlauf Freude machen.

Dass strukturelle Diskriminierung hartnäckig ist, sollte niemanden entmutigen. Wandel ist möglich, nicht nur für sexuelle Minderheiten. Auch für Krankheiten sind erhebliche Veränderungen im Laufe weniger Jahrzehnte möglich: Noch in den 1970er-Jahren stießen Frauen mit Brustkrebs vielfach auf Stigma und reagierten mit Geheimhaltung und Scham. Das Gesundheitssystem wurde (fast wie heute noch von manchen die Psychiatrie) als Last empfunden – es herrschte ein Krankheits*regime* der Profis [732]. Das änderte sich glücklicherweise in den darauffolgenden Jahrzehnten grundlegend.

Welche Ansätze verringern strukturelle Diskriminierung? Es lohnt sich ein Blick auf den Rassismus gegen Schwarze, der weit verbreitet ist – mit oft tödlichen Folgen (vgl. den Film *Queen & Slim*, 2019; ➤ Kap. 4.2.6 [147]). Programme gegen strukturelle Diskriminierung Schwarzer setzen an Knotenpunkten an, in denen sich Diskriminierung bündelt und gleichsam institutionalisiert ist: Interventionen für Stadtviertel, in denen vorwiegend Schwarze leben, Interventionen in Strafrecht und Justizsystem, um die Zahl schwarzer Männer in Haft zu verringern, und Interventionen im Gesundheitssystem, in dem Schwarze benachteiligt werden [733].

In ähnlicher Weise wird es sinnvoll sein, zweierlei zu tun zum Abbau struktureller Diskriminierung von Menschen mit psychischen Erkrankungen:

- Allen Akteuren muss klar werden, dass Selbstbestimmung und Recovery von Menschen mit psychischen Erkrankungen eine Aufgabe für alle Politikbereiche ist (mental health in all policies ➤ Kap. 2.3.3). Das reicht vom Verteidigungsministerium für Belange von Soldaten mit psychischen Erkrankungen (Ende von ➤ Kap. 5.1.7) bis hin zu Justiz- und Innenministerien, von Sozial- und Gesundheitsressorts ganz zu schweigen.
- Psychiatrie-Erfahrene und ihre Verbündeten werden Kernbereiche auswählen müssen, in denen Veränderungen dringend sind. Es böten sich u. a. die Durchsetzung der in der UN-BRK festgeschriebenen Rechte (➤ Kap. 7.5.2), Maßnahmen zur Verbes-

serung der Teilhabe am Arbeitsleben (➤ Kap. 7.1) und der Ausbau von Peer Support und EX-IN innerhalb und außerhalb des Gesundheitswesens an (➤ Kap. 7.3.4, ➤ Kap. 9.1.5).

Schließlich wird der Abbau von Diskriminierung nicht genügen. Parallel muss die aktive und gleichberechtigte Beteiligung von Menschen mit psychischer Erkrankung an Entscheidungsprozessen durchgesetzt werden. Das gilt selbstverständlich auch für die Wissenschaft: Es sollte weniger über oder „an" und mehr durch und mit Psychiatrie-Erfahrenen geforscht werden [26]. Hier geht es auch um Macht über Ressourcen und Deutungshoheit – somit für viele Profis ein gewöhnungsbedürftiger Ansatz [734]. Professionelle Forscher sind dabei nicht überflüssig: Sie können ihre Kompetenz beisteuern, u. a. in der systematischen Bewertung der Wirksamkeit von Antistigma-Programmen, und können Partner für strukturelle Verbesserungen im Sozial- und Gesundheitssystem sein.

KAPITEL 12 Landesweite Antistigma-Kampagnen

Arbeit gegen öffentliches Stigma ist am vielversprechendsten, wenn sie lokal, also vor Ort stattfindet (➢ Kap. 8.4.4). Ähnliches gilt für Programme gegen Selbststigma, etwa durch Peer Support oder peergeleitete Gruppen (➢ Kap. 9.1, ➢ Kap. 9.2). Anders sieht es bei struktureller Diskriminierung aus, die auch politische und juristische Initiativen erfordert (➢ Kap. 11). Daher stellt sich die Frage, welche Rolle überregionale oder landesweite Antistigma-Programme spielen können. Dies wird im Folgenden ohne Anspruch auf Vollständigkeit diskutiert.

12.1 Antistigma-Kampagnen aus englischsprachigen Ländern

Im englischsprachigen Raum sind landesweite Antistigma-Programme weit verbreitet. In England ist seit 2007 die große Kampagne *Time to Change* (time-to-change.org.uk) aktiv. Die Kampagne und ihre Auswertung werden u. a. durch Lotteriegelder und das britische Gesundheitsministerium in zweistelliger Millionenhöhe unterstützt. Ziele sind Edukation der Allgemeinbevölkerung, die Etablierung von Kontaktprogrammen und die Verringerung der von Betroffenen berichteten Diskriminierungserfahrungen. *Time to Change* setzt eine Fülle von Strategien ein, u. a. Massenmedien wie Fernsehen, Zeitungen und Online-Medien, Kontaktinterventionen aller Art und Kunstprojekte. Neben der Allgemeinbevölkerung hat *Time to Change* verschiedene Zielgruppen, u. a. Arbeitgeber, Lehrer und Schüler sowie Medienprofis. In der aktuellen Phase der Kampagne (2016–2021) zielt die Öffentlichkeitsarbeit besonders auf Männer mittleren Alters mit niedrigem sozialem Status als eine besonders von Stigma betroffene Gruppe. Die Wirksamkeit von Time to Change wurde von Claire Henderson, Sara Evans-Lacko, Graham Thornicroft und Kollegen gründlich evaluiert. Wiederholte Bevölkerungsbefragungen deuten darauf hin, dass sich während *Time to Change* Einstellungen der Allgemeinbevölkerung verbesserten [735]. Auch die Berichterstattung über psychische Erkrankungen in Zeitungen wurde positiver und weniger von negativen Stereotypen beherrscht [620].

Das schottische Programm *See Me* (seemescotland.org) wird von der schottischen Regierung und einer Stiftung finanziert. Es ist etwas basisorientierter als *Time to Change* und setzt weniger auf Massenmedien. Stattdessen setzt sich *See Me* für eine soziale Bewegung ein, die Stigma und Diskriminierung aufgrund psychischer Erkrankung beendet. Hauptzielbereiche sind junge Leute, die Arbeitswelt sowie Sozial- und Gesundheitssysteme. Besonders berücksichtigt werden dabei Menschenrechte, die durch Diskriminierung verletzt werden (➢ Kap. 7.5.2), Koproduktion, d.h. Erarbeitung und Vermittlung der Inhalte gemeinsam durch Peers, Profis, Angehörige und Bürger, und Intersektionalität, d.h. die besonders schwierige Lage mehrfach stigmatisierter sozialer Gruppen (➢ Kap. 5.5) Schließlich hat See Me einen starken Akzent auf Kulturarbeit, u.a. im Rahmen des *Mental Health Arts and Film Festival* in Glasgow [736].

Das kanadische Programm *Opening Minds* hat ein klares Profil: Das Ziel ist die Verringerung von Diskriminierung in vier Zielgruppen (junge Leute, Profis im Gesundheitssystem, Journalisten, Arbeitnehmer); die Strategie für alle Zielgruppen sind Kontakt (➢ Kap. 8.4) und die Bildung von Praxis-Netzwerken, die Erfahrungen und Methoden austauschen. *Opening Minds* verzichtet auf den Einsatz von Massenmedien, der angesichts knapper Ressourcen als nicht effizient gilt [737]. Eine Stärke des kanadischen Ansatzes sind der klare Fokus und die Beschränkung auf Kontaktprogramme als die am nachhaltigsten wirksame Strategie.

12.2 Die Lage im deutschsprachigen Raum

Ein Blick von außen kann lehrreich sein. Seit 2012 besteht eine *Global Anti-Stigma Alliance* als Plattform relevanter landesweiter Antistigma-Programme aus aller Welt. Aus Sicht dieses Verbundes finden solche landesweiten Programme in englischsprachigen sowie in zahlreichen kontinentaleuropäischen Ländern statt, darunter Dänemark, Holland, Tschechien und Spanien. Deutschsprachige Länder fehlen vollständig (Übersicht bei time-to-change.org.uk). Das ist bedauerlich und spricht für die fehlende politische Priorisierung des Themas im deutschsprachigen Raum.

Es gibt jedoch stärker umschriebene Koordinationsprojekte zu Antistigma-Arbeit. In Deutschland zählt dazu das *Aktionsbündnis Seelische Gesundheit* (seelischegesundheit.net). Es entstand aus der *Open the Doors*-Kampagne der World Psychiatric Association der 1990er-Jahre, die sich auf Schizophrenie konzentrierte. Gefördert wird das Aktionsbündnis vom Bundesgesundheitsministerium. Träger ist die DGPPN, Vorsitzender ist der Psychiater und frühere DGPPN-Präsident Wolfgang Gaebel. Das Aktionsbündnis bietet eine Plattform zum Austausch von über hundert Einzelorganisationen, von Selbsthilfegruppen bis hin zu Berufsverbänden und Politik. Der Ansatz ist vorrangig psychoedukativ; die Bevölkerung soll im Sinne der Prävention u.a. mehr über die Häufigkeit und Behandelbarkeit psychischer Erkrankungen lernen. Ein weiterer Schwerpunkt ist die Arbeit mit Medienprofis. In jährlichen Aktionswochen für seelische Gesundheit im Oktober werden wechselnde Schwerpunktthemen behandelt, z.B. Kinder psychisch erkrankter Eltern. Die

Arbeit des Bündnisses ist verdienstvoll, zumal angesichts knapper Ressourcen, und bietet eine Übersicht zu Aktivitäten in Deutschland. Die Wirksamkeit der Arbeit ist jedoch nicht gut zu beurteilen, da keine systematischen Evaluationen veröffentlicht sind [738].

12.3 Wer zahlt?

In Zeiten knapper Ressourcen mag sich mancher fragen, wer landesweite Antistigma-Kampagnen bezahlen soll. Das führt zurück zum Thema Gesundheitsökonomie (> Kap. 2.2.4). Die durch psychische Erkrankungen jedes Jahr verursachten gesellschaftlichen Kosten liegen für Deutschland im dreistelligen Milliardenbereich. Wenn Antistigma-Programme diese Kosten reduzieren, sind sie (auch) ökonomisch gut begründbar.

Viel spricht dafür, dass Antistigma-Programme kosteneffizient sind. Studien zeigen, dass die Erfahrung von Diskriminierung im Gesundheitswesen mit stark erhöhten Gesundheitskosten assoziiert ist, unabhängig vom Ausmaß psychischer Symptome [739]. Eine mögliche Erklärung ist, dass Menschen nach schlechten Erfahrungen mit Behandlung oder Behandlern verfügbare Hilfen nicht oder zu spät aufsuchen, was zu akuten Krisen und höheren Kosten führt, u. a. in Form von stationärer Behandlung. Paul McCrone entwickelte ein detailliertes Modell dazu, wie sich ökonomische Effekte von Antistigma-Kampagnen zeigen lassen [740]. Das Modell basiert auf der Annahme, dass durch die Abnahme von öffentlichem und von Selbststigma mehr Menschen Hilfe, welcher Art auch immer, suchen, ihre Erkrankungen besser verlaufen, sie eher wieder arbeiten und weniger auf staatliche Unterstützung angewiesen sind. Modellrechnungen auf dieser Basis sprechen dafür, dass Antistigma-Kampagnen eine sehr gute Investition sind, selbst wenn man nur kurzfristige Folgen einbezieht und große Kostentreiber wie Frühberentungen nicht einberechnet.

Dass es im deutschsprachigen Raum keine auskömmlich finanzierten landesweiten Programme gibt, ist ein Unding. Die Kosten wären Peanuts im Vergleich zu den gesellschaftlichen Folgekosten der Erkrankung – ganz zu schweigen von den menschlichen Folgen von Stigma für Betroffene und ihr Umfeld, die sich in Geldbeträgen nicht schätzen lassen. Beides sollte Grund genug sein, ein solches langfristiges Programm aufzulegen. Es geht nicht darum, ein aufwendiges Programm top-down zu installieren, schon gar nicht unter Vorsitz von Psychiatern (> Kap. 12.4), sondern um die Unterstützung und Evaluation von peergeleiteten Kontaktinitiativen vor Ort für ausgewählte Zielgruppen und einem Praxisnetzwerk nach kanadischem Vorbild (> Kap. 8.4.4).

12.4 Wer sitzt auf dem Fahrersitz?

Stigma und Diskriminierung finden aufgrund eines Machtgefälles zuungunsten der stigmatisierten Gruppe statt. Das heißt, Stigma kann nur nachhaltig und glaubhaft verändert werden *von* Menschen mit psychischen Erkrankungen, nicht für sie und nicht über ihre Köpfe hinweg. Man stelle sich vor, ich als Mann wäre Vorsitzender eines Programms zur

Reduktion der Diskriminierung von Frauen in der Arbeitswelt. Oder ich als Weißer leitete eine Kampagne gegen Rassismus in Deutschland. Das wäre nicht nur nicht glaubwürdig – es wäre absurd. Um ein Missverständnis zu vermeiden: Jede stigmatisierte Gruppe braucht Verbündete in der Allgemeinbevölkerung und in Zielgruppen (z. B. Arbeitgeber). Daher könnte ich selbstverständlich als Weißer bei einer Initiative gegen Rassismus mitarbeiten – doch auf dem Rücksitz, nicht auf dem Fahrersitz.

All das klingt selbstverständlicher, als es ist. Psychiater und andere Profis neigen mitunter zu Paternalismus – ein Ausdruck (wohlwollenden) Stigmas. Daher kommt es vor, dass Psychiater Antistigma-Programmen vorsitzen. Doch das ist ein Irrweg. Sie sollen mitarbeiten, selbstverständlich, doch sich gegen ihre Gewohnheit auf die Rückbank setzen [741]. Denn wenn Peers am Lenkrad sind, ist schon das eine wirksame Botschaft. Profis können auf der Rückbank ihren Beitrag leisten, z. B. als Verbündete zum Abbau von Stigma im Gesundheitssystem (➤ Kap. 7.3). Außerdem können sie ihren Beitrag leisten und das Tabu eigener Erfahrung psychischer Erkrankungen abbauen, die unter Profis (wie überall in der Gesellschaft) nicht selten sind (➤ Kap. 7.3.1).

Der Wechsel vom gewohnten Fahrersitz auf die Rückbank wird Profis nicht leichtfallen, denn es geht um Verzicht auf Macht. Genau deshalb ist der Wechsel von Profis auf die Rückbank so wichtig. Im Übrigen ist heute trialogische Arbeit in aller Munde, d. h. die Zusammenarbeit von Profis, Peers und Angehörigen auf Augenhöhe. Das ist ein wunderbarer Ansatz [460]. Nur reicht es bei der Entscheidung über den Vorsitz und die Verantwortung bei Antistigma-Programmen nicht aus, von trialogischer Arbeit zu sprechen. Die wesentlichen Entscheidungen müssen von Peers getroffen werden. In diesem Sinne spreche ich mich für ein Machtgefälle zugunsten der Peers aus (ob mit oder ohne trialogischen Ansatz).

KAPITEL

13 Blick zurück und voraus

Bis hierher war das Buch eine Wanderung durch die zerklüftete Landschaft des Stigmas psychischer Erkrankung, die aus Höhen und Tiefen und allerlei Seitentälern besteht. An manchen Orten wächst fruchtbare Antistigma-Arbeit, z. B. bei EX-IN, andere Äcker liegen brach. Zu Beginn wurden zwei Ziele dieses Buches genannt (➤ Kap. 1.1): Stigma in seinen Formen und Folgen erkennbar zu machen und Wege zum Abbau von Stigma aufzuzeigen. Ich hoffe, das erste Ziel ist in Ansätzen erreicht worden. Wie oft höre ich von sog. Experten in Kliniken oder Behörden: „Ach, Stigma, das war früher ein Problem, heute ist das kein Thema mehr!" Das ist ein Hindernis für Veränderung – wo kein Problem gesehen wird, wird nichts getan.

Was das zweite Ziel angeht, so habe ich versucht, ein paar Schneisen durch die Vielzahl von Ansätzen zu schlagen, um den Wald vor lauter Bäumen nicht aus den Augen zu verlieren. Über einzelne Formen und Zielgruppen von Antistigma-Interventionen hinweg stellt sich dabei die Frage, wie sich grundlegende soziale Veränderungen erreichen lassen. Besonders strukturelle Diskriminierung zeigt, dass Einzelmaßnahmen nicht ausreichen werden – Stigma gleicht, noch einmal auf den Anfang (➤ Kap. 1.1) zurückgreifend, dem alten Meergott Proteus. Wenn wir dem Alten einen Weg verstellen, erreicht er sein Ziel der Diskriminierung in anderer Gestalt.

Fazit

Nötig sind daher Ansätze auf verschiedenen Ebenen und ein Kulturwandel: Wir brauchen eine solidarische Bewegung für die volle Gleichberechtigung von Menschen mit psychischen Erkrankungen in allen Lebensbereichen.

13.1 Was begünstigt sozialen Wandel?

Wie entsteht sozialer Wandel, der die Lage bislang gesellschaftlich benachteiligter Gruppen verändert? Das ist Gegenstand komplexer soziologischer Forschung [742]. Wichtig für den Erfolg solcher Veränderungsbemühungen scheint eine breite kulturelle Bewegung zu sein – wie in der Schwulen-/LGBT-Bewegung. Eine Spekulation ist, dass Bewegungen erfolgreicher sind, wenn das stigmatisierte Merkmal nicht als selbst verschuldet gilt [742]. Das wird eine Herausforderung beim Kampf gegen das Stigma psychischer Erkrankung, zumal biologische Modelle zwar das Schuld-Stereotyp abbauen mögen, doch insgesamt als Antistigma-Strategie nicht hilfreich sind (➤ Kap. 5.1.2). Untersuchungen zu kulturellem Wandel in Bezug auf Stigma und gesellschaftliche Konzepte von Krankheit fanden drei gemeinsame Faktoren solcher Konzepte, die den Abbau öffentlichen und strukturellen Stigmas begünstigen [743]:

1. Das neue Konzept (in unserem Fall: von psychischer Erkrankung) muss glaubwürdig sein; es muss von Experten glaubhaft vertreten werden.
2. Das Konzept sollte kompatibel zu vorbestehenden Meinungen und Ideologien sein und sich auf sie stützen können.
3. Entstigmatisierung ist wahrscheinlicher, wenn Mitglieder der Allgemeinbevölkerung zu der Überzeugung kommen, dass ihr eigenes Schicksal mit dem der stigmatisierten Gruppe verbunden ist.

Wie steht es mit den drei begünstigenden Faktoren für Wandel im Falle des Stigmas psychischer Erkrankung? Was die Glaubwürdigkeit angeht, so unterstreicht es die Bedeutung sozialer Aspekte psychischer Erkrankungen (➤ Kap. 2.3). Das derzeit dominierende, einseitig biologische Modell ist unzureichend. Experten aller Art können ihren Beitrag leisten, indem sie soziale Aspekte stärker in Wissenschaft und Therapie integrieren. In Bezug auf den zweiten Faktor ist ein Beispiel Antistigma-Arbeit, die sich auf die UN-BRK stützt (➤ Kap. 7.5.2). Die Behindertenrechtskonvention ist international bekannt und gültiges Recht. Sie schützt Menschen mit psychischer Erkrankung vor Diskriminierung und kann somit ein machtvoller Bezugspunkt für Stigmaabbau sein. Schließlich sind psychische Erkrankungen so häufig, dass so gut wie jede Familie betroffen ist – und schon morgen kann jeder selbst betroffen sein (➤ Kap. 2.2.1). Allein das sollte deutlich machen, dass wir gleichsam alle in einem Boot sitzen, und Solidarität fördern (Ende von ➤ Kap. 7.5.1). Aus diesen Gründen könnten die drei Faktoren einen kulturellen Wandel für den Abbau des Stigmas psychischer Erkrankung begünstigen.

Fazit

Es wird nicht reichen, Stigma zu verringern; vielmehr müssen positive Haltungen aufgebaut werden: Empowerment und Recovery von Menschen mit psychischen Erkrankungen. Die Gesellschaft und jeder Einzelne sollte Recovery selbstverständlich unterstützen, damit Betroffene ihr Leben in die Hand nehmen und sich, wenn sie möchten, für Antistigma-Arbeit einsetzen können. Sie sind die Treiber der Veränderung.

All das wird nicht ohne Konflikte abgehen: Damit Peers an Einfluss und Selbstbestimmung gewinnen, müssen andere Gruppen Einfluss abgeben. Dieses Problem taucht mitunter schon auf, wenn Peers sich anschicken, in der Psychiatrie mitzuarbeiten: „Was machen *die* denn hier? Das ist doch *unser* Beruf!“ Gleiches gilt für die Leitung von Antistigma-Programmen (➤ Kap. 12.4).

13.2 Science-Fiction?

Prognosen sind schwierig, wenn sie die Zukunft betreffen, heißt es. Doch sei hier die Prognose gewagt, dass das Thema Stigma psychischer Erkrankung uns in Verwandlungen begleiten wird. Einige Themen deuten sich an: *Machine-Learning*-Algorithmen werden dazu beitragen, Stigma zu messen und zu verstehen [744]. Die biogenetische Forschung in der Psychiatrie wird – soziale Faktoren hin oder her – fortschreiten, und hier stellen sich in Hinblick auf Biomarker psychischer Erkrankungen Fragen nach Etikettierung (durch die Biomarkierung) und rechtlichem Schutz vor Diskriminierung, auf die wir nicht einmal ansatzweise Antworten haben [745].

Das Thema psychische Erkrankung und sein mediales Echo, ein wichtiger Aspekt von Stigma, werden zunehmend in Echtzeit online verhandelt werden, u. a. auf sozialen Medien (zu Twitter und Avicii ➤ Kap. 7.4.5). Das eröffnet sowohl der Verbreitung von Vorurteilen als auch der Antistigma-Arbeit neue Räume. Milliarden von Menschen vergnügen sich mit Online-Spielen (➤ Kap. 7.4.2) – auch über dieses Medium wird sich in Form von „serious games" Stigma abbauen lassen, u. a. durch simulierten Kontakt und die Konfrontation mit solchen Zitaten: „Es gibt nur einen Unterschied zwischen einem Wahnsinnigen und mir. Der Wahnsinnige denkt, er ist gesund. Ich weiß, ich bin wahnsinnig" ([746], S. 206). Schließlich wird das Verständnis der Wirkung sozialer Netzwerke, online und offline, auf Gesundheit zunehmen, ebenso soziale Netzwerkinterventionen [747].

13.3 Was zu tun ist

Das Stigma psychischer Erkrankung geht uns alle an. Es ist nicht nur das Problem derjenigen, die eine psychische Erkrankung haben. Es ist soziales Unrecht. Betroffene haben ein Recht darauf, ohne Stigma und all seine Folgen zu leben. Um voranzukommen, brauchen wir Koalitionen. Sie werden durch ideologischen Zank, wer für wen sprechen darf, nicht einfacher. Allerlei Brüche innerhalb und zwischen diversen Gruppen stehen dem im Wege. Beispielsweise ist für manche Psychiatrie-Erfahrene die Psychiatrie (nur) Teil des Problems, für andere ist sie (auch) Teil der Lösung. Profis machen es nicht besser: Manche halten Recovery und Empowerment für neumodisches Wortgeklingel, anderen geben sie Hoffnung – vom Streit der Profis an Sektorengrenzen und zwischen Therapieschulen ganz zu schweigen.

Für diese und viele weitere Haltungen gibt es Argumente – und persönliche Erfahrungen. Doch anstatt sich zu beharken und zu lähmen, könnten gemeinsame Ziele gesucht werden. Streit um Worte und ideologische Rechthaberei verändern nichts (➤ Kap. 1.2). Manche Kollegen denken sehr anders als ich. Das hält mich nicht davon ab, selbst zu handeln. Die Linien des Lebens sind verschieden, wie Wege sind und wie der Berge Grenzen, schrieb ein alter Tübinger. In diesem Sinne wäre ein unaufgeregter, sachorientierter Umgang mit Meinungsverschiedenheiten hilfreich. Wenn wir uns nicht auf einige gemeinsame Ziele einigen können und für sie etwa gegenüber der Politik mit einer Stimme sprechen, werden wir bestenfalls Kopfschütteln ernten.

Was die Wahl der Antistigma-Arbeit angeht, so ist zu prüfen, welcher Ansatz in Hinblick auf verschiedene legitime Ziele zu wirklicher Veränderung führt (➤ Kap. 1.3). Es gibt nicht *das eine* Heilmittel, *die eine* Intervention für jede Art von Stigma in jeder Zielgruppe an jedem Ort. Daher müssen Interventionen immer wieder lokal angepasst und ihre Wirksamkeit und Nebenwirkungen überprüft werden. Das ist nur möglich im Dialog mit der Zielgruppe und mit Peers (die bei Kontaktinterventionen Träger der Intervention sind). Eine anspruchsvolle Aufgabe wird es sein, eine Balance zu finden zwischen Zuversicht und Begeisterung für Antistigma-Arbeit einerseits und andererseits Skepsis. Die Aufgabe ist groß. Ohne Zuversicht wird sie nicht gelingen, und es besteht Grund zu Optimismus. Genauso wichtig ist gesunde Skepsis: Nicht jede Antistigma-Intervention hilft, manche schaden sogar. Doch Daten zeigen, was hilft und was nicht – und gute Forschung wird nötig sein, um die Machbarkeit und Wirksamkeit sich wandelnder Interventionen in lokalen Kontexten zu prüfen.

Eine Frage zum Ende lautet, in welcher Art von Gesellschaft wir leben möchten und was wir für gerecht halten. In Rückgriff auf Rawls (➤ Kap. 7.5.1) ist sozial gerecht, was Menschen mit Behinderung ein möglichst gutes Leben ermöglicht. Damit das gelingt, sollten wir Verschiedenheit, das Anderssein der anderen, nicht nur ertragen, sondern als Teil der Vielfalt menschlichen Lebens begrüßen. Das können uns am besten Menschen lehren, die mit eigener Verschiedenheit zu leben gelernt haben. In der Redaktion von *Ohrenkuss*, einem Magazin von Menschen mit Down-Syndrom, heißt es zum Umgang mit Verschiedenheit: „Jeder hat ja eine Meinung als der andere." Wer wollte auf solche Sätze verzichten?

Literatur

[1] Finzen A. „Der Verwaltungsrat ist schizophren“: Die Krankheit und das Stigma. Bonn: Psychiatrie-Verlag; 1996.
[2] Corrigan PW. The stigma effect: Unintended consequences of mental health campaigns. New York: Columbia Univ. Press; 2018.
[3] Corrigan PW, Al-Khouja MA. Three agendas for changing the public stigma of mental illness. *Psychiatr Rehabil J* 2018; 41:1–7.
[4] Oexle N, et al. Self-stigma and suicidality: A longitudinal study. *Eur Arch Psychiatry Clin Neurosci* 2017; 267:359–361.
[5] Smith GCS, Pell JP. Parachute use to prevent death and major trauma related to gravitational challenge: Systematic review of randomised controlled trials. *BMJ* 2003; 327:1459–1461.
[6] Patel V, et al. The Lancet Commission on global mental health and sustainable development. *Lancet* 2018; 392:1553–1598.
[7] Perkins A, et al. Experiencing mental health diagnosis: A systematic review of service user, clinician, and carer perspectives across clinical settings. *Lancet Psychiatry* 2018; 5:747–764.
[8] Goffman E. Stigma: Über Techniken der Bewältigung beschädigter Identität. Frankfurt: Suhrkamp; 1975.
[9] Birbeck GL, et al. Advancing health equity through cross-cutting approaches to health-related stigma. *BMC Med* 2019; 17:40.
[10] Heinz A. Der Begriff der psychischen Krankheit. 2. Aufl. Berlin: Suhrkamp; 2015.
[11] Winterling A. Caligula: Eine Biographie. 2. Aufl. München: Beck; 2019.
[12] Fuchs T. Das Gehirn - ein Beziehungsorgan: Eine phänomenologisch-ökologische Konzeption. 5. Aufl. Stuttgart: Kohlhammer; 2017.
[13] Leonhard K. Aufteilung der endogenen Psychosen und ihre differenzierte Ätiologie. 8. Aufl. Stuttgart: Thieme; 2003.
[14] Tikkinen KAO, et al. Public, health professional and legislator perspectives on the concept of psychiatric disease: A population-based survey. *BMJ Open* 2019; 9:e024265.
[15] Rüsch N, et al. What is a mental illness? Public views and their effects on attitudes and disclosure. *Aust N Z J Psychiatry* 2012; 46:641–650.
[16] Beck U. Die Metamorphose der Welt. 2. Aufl. Berlin: Suhrkamp; 2017.
[17] Swinburn BA, et al. The global syndemic of obesity, undernutrition, and climate change: The Lancet Commission report. *Lancet* 2019; 393:791–846.
[18] Evans GW. Projected behavioral impacts of global climate change. *Annu Rev Psychol* 2019; 70:449–474.
[19] Marmot M. The health gap: The challenge of an unequal world. London: Bloomsbury Press; 2015.
[20] Ribeiro WS, et al. Income inequality and mental illness-related morbidity and resilience: A systematic review and meta-analysis. *Lancet Psychiatry* 2017; 4:554–562.
[21] Goschler C. Rudolf Virchow: Mediziner, Anthropologe, Politiker. Köln: Böhlau; 2002.
[22] West ML, et al. Forensic psychiatric experiences, stigma, and self-concept: A mixed-methods study. *J Forens Psychiatry Psychol* 2018; 29:574–596.
[23] Fazel S, et al. Mental health of prisoners: Prevalence, adverse outcomes, and interventions. *Lancet Psychiatry* 2016; 3:871–881.
[24] Kleinman A. Rethinking psychiatry: From cultural category to personal experience. New York: Free Press; 1988.
[25] Zehnder M, et al. Stigma as a barrier to mental health service use among female sex workers in Switzerland. *Front Psychiatry* 2019; 10:32.
[26] Russo J. In dialogue with conventional narrative research in psychiatry and mental health. *Philos Psychiatr Psychol* 2016; 23:215–228.
[27] Schott H, Tölle R. Geschichte der Psychiatrie: Krankheitslehren, Irrwege, Behandlungsformen. München: Beck; 2006.
[28] Klibansky R, Panofsky E, Saxl F. Saturn und Melancholie: Studien zur Geschichte der Naturphilosophie und Medizin, der Religion und der Kunst. 8. Aufl. Frankfurt: Suhrkamp; 2015.

[29] Klee E. "Euthanasie" im Dritten Reich: Die "Vernichtung lebensunwerten Lebens". 3. Aufl. Frankfurt: Fischer; 2018.

[30] Roelcke V. Psychiatrie im Nationalsozialismus: Historische Kenntnisse, aktuelle Implikationen. *PSYCH up2date* 2019; 13:263–270.

[31] Armbruster J, Dieterich A, Hahn D, Ratzke K, Hrsg. 40 Jahre Psychiatrie-Enquete: Blick zurück nach vorn. Köln: Psychiatrie-Verlag; 2015.

[32] Goffman E. Asyle: Über die soziale Situation psychiatrischer Patienten und anderer Insassen. Frankfurt: Suhrkamp; 1972.

[33] Söhner F, Becker T, Fangerau H. Psychiatrie-Enquete mit Zeitzeugen verstehen: Eine Oral History der Psychiatriereform in der BRD. Köln: Psychiatrie-Verlag; 2020.

[34] Szasz TS. Geisteskrankheit, ein moderner Mythos? Grundzüge einer Theorie des persönlichen Verhaltens. Olten, Freiburg: Walter; 1972.

[35] Foucault M. Die Macht der Psychiatrie: Vorlesung am Collège de France 1973-1974. Frankfurt: Suhrkamp; 2005.

[36] Zedlick D. Psychiatriereform in der DDR. In: Armbruster J, Dieterich A, Hahn D, Ratzke K, Hrsg. 40 Jahre Psychiatrie-Enquete: Blick zurück nach vorn. Köln: Psychiatrie-Verlag; 2015. S. 102–121.

[37] Weil F. Ärzte als inoffizielle Mitarbeiter des Ministeriums für Staatssicherheit der DDR: Das Beispiel der Psychiater. In: Kumbier E, Steinberg H, Hrsg. Psychiatrie in der DDR: Beiträge zur Geschichte. Berlin: be.bra wissenschaft verlag; 2018. S. 127–142.

[38] Finzen A. Gutachten zum Abbau von Vorurteilen gegenüber psychisch Kranken und Behinderten. In: Deutscher Bundestag, Hrsg. Bericht über die Lage der Psychiatrie in der Bundesrepublik Deutschland: Zur psychiatrischen und psychotherapeutisch/psychosomatischen Versorgung der Bevölkerung. Bonn: Heger; 1975. S. 1130–1139.

[39] Wittchen HU, et al. The size and burden of mental disorders and other disorders of the brain in Europe 2010. *Eur Neuropsychopharmacol* 2011; 21:655–679.

[40] Thom J, et al. Versorgungsepidemiologie psychischer Störungen: Warum sinken die Prävalenzen trotz vermehrter Versorgungsangebote nicht ab? *Bundesgesundheitsbl* 2019; 62:128–139.

[41] Palla R. Verschwundene Arbeit: Das Buch der untergegangenen Berufe. 2. Aufl. Wien: Brandstätter; 2014.

[42] Ehrenberg A. Das erschöpfte Selbst: Depression und Gesellschaft in der Gegenwart. 2. Aufl. Frankfurt, New York: Campus; 2015.

[43] Baxter AJ, et al. Challenging the myth of an "epidemic" of common mental disorders: Trends in the global prevalence of anxiety and depression between 1990 and 2010. *Depress Anxiety* 2014; 31:506–516.

[44] Goldney RD, et al. Changes in the prevalence of major depression in an Australian community sample between 1998 and 2008. *Aust N Z J Psychiatry* 2010; 44:901–910.

[45] Salize HJ, Kilian R. Gesundheitsökonomie in der Psychiatrie: Konzepte, Methoden, Analysen. Stuttgart: Kohlhammer; 2010.

[46] Whiteford HA, et al. Global burden of disease attributable to mental and substance use disorders: Findings from the Global Burden of Disease Study 2010. *Lancet* 2013; 382:1575–1586.

[47] Vigo D, et al. Estimating the true global burden of mental illness. *Lancet Psychiatry* 2016; 3:171–178.

[48] Knapp M, Wong G. Economics and mental health: The current scenario. *World Psychiatry* 2020; 19:3–14.

[49] OECD/EU. Health at a Glance: Europe 2018: State of Health in the EU Cycle. Paris: OECD; 2018.

[50] Trautmann S, et al. The economic costs of mental disorders: Do our societies react appropriately to the burden of mental disorders? *EMBO Rep* 2016; 17:1245–1249.

[51] Chisholm D, et al. Scaling-up treatment of depression and anxiety: A global return on investment analysis. *Lancet Psychiatry* 2016; 3:415–424.

[52] McDaid D, et al. The economic case for the prevention of mental illness. *Annu Rev Public Health* 2019; 40:373–389.

[53] Earnshaw VA, et al. Stigma-based bullying interventions: A systematic review. *Dev Rev* 2018; 48:178–200.

[54] Evans-Lacko S, et al. Childhood bullying victimization is associated with use of mental health services over five decades: A longitudinal nationally representative cohort study. *Psychol Med* 2017; 47:127–135.

[55] Aceituno D, et al. Cost-effectiveness of early intervention in psychosis: Systematic review. *Br J Psychiatry* 2019; 215:388–394.

[56] Knapp M, et al. Recovery and economics. *Psychiatrie* 2015; 12:162–166.
[57] Weinmann S, Becker T. Das Soziale in der Psychiatrie: Soziale Determinanten, Ungleichheit und psychische Gesundheit - wie ist die Studienlage? *Kerbe* 2019; 37:12–15.
[58] WHO, Calouste Gulbenkian Foundation. Social determinants of mental health. Geneva: WHO; 2014.
[59] WHO Regional Office for Europe. Review of social determinants and the health divide in the WHO European region: Final report. Copenhagen: WHO; 2014.
[60] Case A, Deaton A. Mortality and morbidity in the 21st century. *Brookings Pap Econ Act* 2017:397–476.
[61] Durkheim É. Der Selbstmord 14. Aufl. Frankfurt: Suhrkamp; 2017.
[62] Braveman P, et al. The social determinants of health: Coming of age. *Annu Rev Public Health* 2011; 32:381–398.
[63] Priebe S. A social paradigm in psychiatry - themes and perspectives. *Epidemiol Psychiatr Sci* 2016; 25:521–527.
[64] Dean CE. Social inequality, scientific inequality, and the future of mental illness. *Philos Ethics Humanit Med* 2017; 12:10.
[65] Bundeszentrale für Politische Bildung, Statisches Bundesamt, et al. Datenreport 2018: Ein Sozialbericht für die Bundesrepublik Deutschland. Bonn: Bundeszentrale für Politische Bildung; 2018.
[66] Jaspers K. Allgemeine Psychopathologie. 6. Aufl. Heidelberg: Springer; 1953.
[67] Gühne U, Weinmann S, et al. (DGPPN) S3-Leitlinie Psychosoziale Therapien bei schweren psychischen Erkrankungen. 2. Aufl. Berlin, Heidelberg: Springer; 2019.
[68] Evans K. Treating financial difficulty - the missing link in mental health care? *J Ment Health* 2018; 27:487–489.
[69] Ma R, et al. The effectiveness of interventions for reducing subjective and objective social isolation among people with mental health problems: A systematic review. *Soc Psychiatry Psychiatr Epidemiol* 2020; 55:839–876.
[70] Pescheny JV, et al. The impact of social prescribing services on service users: A systematic review of the evidence. *Eur J Public Health* 2020. doi:10.1093/eurpub/ckz078.
[71] Schöck G, Schöck I. Bürgerhelfer in der Psychiatrie: Mehr als "Grüne Damen" im Krankenhaus! In: Zinkler M, Laupichler K, Osterfeld M, Hrsg. Prävention von Zwangsmaßnahmen: Menschenrechte und therapeutische Kulturen in der Psychiatrie. Köln: Psychiatrie Verlag; 2016. S. 209–217.
[72] Grabe C, Jung A. Stigma, Barrieren und Vorschläge zu deren Überwindung. In: Ratzke K, Bayer W, Bunt S, Hrsg. Inklusion für die gemeindepsychiatrische Praxis: Erfahrungen aus einem Modellprojekt. Köln: Psychiatrie Verlag; 2020. S. 30–40.
[73] Oesterle S, et al. Long-term effects of the Communities That Care trial on substance use, antisocial behavior, and violence through age 21 years. *Am J Public Health* 2018; 108:659–665.
[74] Wahlbeck K, et al. Interventions to mitigate the effects of poverty and inequality on mental health. *Soc Psychiatry Psychiatr Epidemiol* 2017; 52:505–514.
[75] Sayce L. Stigma, discrimination and social exclusion: What's in a word? *J Ment Health* 1998; 7:331–343.
[76] Nelson TD. The psychology of prejudice. 2nd ed. Boston: Pearson Education; 2006.
[77] Allport GW. Die Natur des Vorurteils. Köln: Kiepenheuer & Witsch; 1971.
[78] Corrigan PW, Watson AC. The paradox of self-stigma and mental illness. *Clin Psychol Sci Pract* 2002; 9:35–53.
[79] Link BG, Phelan JC. Conceptualizing stigma. *Annu Rev Sociol* 2001; 27:363–385.
[80] Driskell JE, Mullen B. Status, expectations, and behavior: A meta-analytic review and test of the theory. *Pers Soc Psychol Bull* 1990; 16:541–553.
[81] Corrigan PW, et al. Self-stigma and the "why try" effect: Impact on life goals and evidence-based practices. *World Psychiatry* 2009; 8:75–81.
[82] Hatzenbuehler ML. Structural stigma: Research evidence and implications for psychological science. *Am Psychol* 2016; 71:742–751.
[83] Gawronski B, Creighton LA. Dual process theories. In: Carlston DE, ed. Oxford Handbook of Social Cognition. Oxford: Oxford University Press; 2013. pp. 282–312.

[84] Rüsch N, et al. Implicit self-stigma in people with mental illness. *J Nerv Ment Dis* 2010; 198:150–153.

[85] Hehman E, et al. Disproportionate use of lethal force in policing is associated with regional racial biases of residents. *Soc Psychol Personal Sci* 2018; 9:393–401.

[85a] Hebl MR et al., Formal and interpersonal discrimination: A field study of bias toward homosexual applicants. *Pers Soc Psychol Bull* 2002; 28:215-225.

[86] Sue DW, et al. Racial microaggressions in everyday life: Implications for clinical practice. *Am Psychol* 2007; 62:271–286.

[87] Lilienfeld SO. Microaggressions: Strong claims, inadequate evidence. *Perspect Psychol Sci* 2017; 12:138–169.

[88] Barber S, et al. Microaggressions towards people affected by mental health problems: A scoping review. *Epidemiol Psychiatr Sci* 2020; 29:e82.

[89] Jorm AF. Mental health literacy: Empowering the community to take action for better mental health. *Am Psychol* 2012; 67:231–243.

[90] Waldmann T, et al. Mental health literacy and help-seeking among unemployed people with mental health problems. *J Ment Health* 2020; 29:270–276.

[91] Thornicroft G. Shunned: Discrimination against people with mental illness. Oxford: Oxford University Press; 2006.

[92] Al-Faham H, et al. Intersectionality: From theory to practice. *Annu Rev Law Soc Sci* 2019; 15:247–265.

[93] Crenshaw K. Demarginalizing the intersection of race and sex: A Black feminist critique of antidiscrimination doctrine, feminist theory, and antiracist politics. *Univ Chic Leg Forum* 1989; 140:139–167.

[94] Hurtado A. Intersectional understandings of inequality. In: Hammack PL, ed. The Oxford Handbook of Social Psychology and Social Justice. Oxford: Oxford University Press; 2018. pp. 157–172.

[95] Dovidio JF, Gaertner SL. Intergroup bias. In: Fiske ST, Gilbert DT, Lindzey G, eds. Handbook of Social Psychology. 5th ed. Hoboken: Wiley; 2010. pp. 1084–1121.

[96] Rhodes M, Baron A. The development of social categorization. *Annu Rev Dev Psychol* 2019; 1:359–386.

[97] Turner JC. Rediscovering the social group: A self-categorization theory. Oxford: Basil Blackwell; 1987.

[98] Pettigrew TF, Tropp LR. A meta-analytic test of intergroup contact theory. *J Pers Soc Psychol* 2006; 90:751–783.

[99] Nier JA, et al. Changing interracial evaluations and behavior: The effects of a common group identity. *Group Process Intergroup Relat* 2001; 4:299–316.

[100] Fiske ST. Stereotype content: Warmth and competence endure. *Curr Dir Psychol Sci* 2018; 27:67–73.

[101] Fiske ST, et al. A model of (often mixed) stereotype content. *J Pers Soc Psychol* 2002; 82:878–902.

[102] Khalifeh H, et al. Recent physical and sexual violence against adults with severe mental illness: A systematic review and meta-analysis. *Int Rev Psychiatry* 2016; 28:433–451.

[103] Maier W, et al. Zwischenmenschliche Gewalt im Kontext affektiver und psychotischer Störungen. *Nervenarzt* 2016; 87:53–68.

[104] Scheff TJ. Being mentally ill: A sociological theory. Chicago: Aldine; 1966.

[105] Link BG, et al. A modified labeling theory approach in the area of mental disorders: An empirical assessment. *Am Sociol Rev* 1989; 54:400–423.

[106] DeLuca JS. Conceptualizing adolescent mental illness stigma: Youth stigma development and stigma reduction programs. *Adolescent Res Rev* 2020; 5:153–171.

[107] Link BG, et al. The social rejection of former mental patients: Understanding why labels matter. *Am J Sociol* 1987; 92:1461–1500.

[108] Angermeyer MC, Matschinger H. The stigma of mental illness: Effects of labelling on public attitudes towards people with mental disorder. *Acta Psychiatr Scand* 2003; 108:304–309.

[109] Duckitt J. Differential effects of right wing authoritarianism and social dominance orientation on outgroup attitudes and their mediation by threat from and competitiveness to outgroups. *Pers Soc Psychol Bull* 2006; 32:684–696.

[110] Hill T, et al. The role of learned inferential encoding rules in the perception of faces: Effects of nonconscious self-perpetuation of a bias. *J Exp Soc Psychol* 1990; 26:350–371.

[111] Yzerbyt V, Demoulin S. Intergroup relations. In: Fiske ST, Gilbert DT, Lindzey G, eds. Handbook of Social Psychology. 5th ed. Hoboken: Wiley; 2010. pp. 1024–1083.

[112] Hamilton DL, Gifford RK. Illusory correlation in interpersonal perception: A cognitive basis of stereotypic judgments. *J Exp Soc Psychol* 1976; 12:392–407.
[113] Sherman JW, et al. Attentional processes in stereotype formation: A common model for category accentuation and illusory correlation. *J Pers Soc Psychol* 2009; 96:305–323.
[114] Craft JT, et al. Language and discrimination: Generating meaning, perceiving identities, and discriminating outcomes. *Annu Rev Linguist* 2020; 6:389–407.
[115] Macrae CN, et al. Out of mind but back in sight: Stereotypes on the rebound. *J Pers Soc Psychol* 1994; 67:808–817.
[116] Snyder ML, et al. Avoidance of the handicapped: An attributional ambiguity analysis. *J Pers Soc Psychol* 1979; 37:2297–2306.
[117] Crocker J, et al. Social stigma. In: Gilbert DT, Fiske ST, Lindzey G, eds. Handbook of Social Psychology. 4th ed. Boston: McGraw-Hill; 1998. pp. 504–553.
[118] Gerber JP, et al. A social comparison theory meta-analysis 60+ years on. *Psychol Bull* 2018; 144:177–197.
[119] Wills TA. Downward comparison principles in social psychology. *Psychol Bull* 1981; 90:245–271.
[120] Rosenblatt A, et al. Evidence for terror management theory: I. The effects of mortality salience on reactions to those who violate or uphold cultural values. *J Pers Soc Psychol* 1989; 57:681–690.
[121] Jones EE, Farina A, et al. Social stigma: The psychology of marked relationships. New York: Freeman; 1984.
[122] Corrigan PW, et al. From whence comes mental illness stigma? *Int J Soc Psychiatry* 2003; 49:142–157.
[123] Sidanius J, Pratto F. Social dominance: An intergroup theory of social hierarchy and oppression. Cambridge: Cambridge Univ. Press; 1999.
[124] Furnham A. Belief in a just world: Research progress over the past decade. *Pers Indiv Diff* 2003; 34:795–817.
[125] Rüsch N, et al. Do people with mental illness deserve what they get? Links between meritocratic worldviews and implicit versus explicit stigma. *Eur Arch Psychiatry Clin Neurosci* 2010; 260:617–625.
[126] Madeira AF, et al. Primes and consequences: A systematic review of meritocracy in intergroup relations. *Front Psychol* 2019; 10:2007.
[127] Jost JT. A quarter century of system justification theory: Questions, answers, criticisms, and societal applications. *Br J Soc Psychol* 2019; 58:263–314.
[128] Lewin K. Die Lösung sozialer Konflikte: Ausgewählte Abhandlungen über Gruppendynamik. Bad Nauheim: Christian Verlag; 1953.
[129] Ross LD, et al. Social roles, social control, and biases in social-perception processes. *J Pers Soc Psychol* 1977; 35:485–494.
[130] Chow WS, Priebe S. How has the extent of institutional mental healthcare changed in Western Europe? Analysis of data since 1990. *BMJ Open* 2016; 6:e010188.
[131] Phelan JC, et al. Stigma and prejudice: One animal or two? *Soc Sci Med* 2008; 67:358–367.
[132] Neuberg SL, et al. Evolutionary social psychology. In: Fiske ST, Gilbert DT, Lindzey G, eds. Handbook of Social Psychology. 5th ed. Hoboken: Wiley; 2010. pp. 761–796.
[133] Nesse RM. The smoke detector principle: Signal detection and optimal defense regulation. *Evol Med Public Health* 2019; 2019:1.
[134] Kurzban R, Leary MR. Evolutionary origins of stigmatization: The functions of social exclusion. *Psychol Bull* 2001; 127:187–208.
[135] Walsh D, Foster J. A contagious other? Exploring the public's appraisals of contact with 'mental illness'. *Int J Environ Res Public Health* 2020; 17:2005.
[136] Pescosolido BA, et al. The "backbone" of stigma: Identifying the global core of public prejudice associated with mental illness. *Am J Public Health* 2013; 103:853–860.
[137] Pacilli MG, et al. When affective (but not cognitive) ambivalence predicts discrimination toward a minority group. *J Soc Psychol* 2013; 153:10–24.
[138] Stephan WG. Intergroup anxiety: Theory, research, and practice. *Pers Soc Psychol Rev* 2014; 18:239–255.
[139] Steele CM. A threat in the air. How stereotypes shape intellectual identity and performance. *Am Psychol* 1997; 52:613–629.

[140] Spencer SJ, et al. Stereotype threat. *Annu Rev Psychol* 2016; 67:415–437.

[141] Quinn DM, et al. Discreditable: Stigma effects of revealing a mental illness history on test performance. *Pers Soc Psychol Bull* 2004; 30:803–815.

[142] Lazarus RS. Stress and emotion: A new synthesis. New York: Springer; 1999.

[143] Major B, O'Brien LT. The social psychology of stigma. *Annu Rev Psychol* 2005; 56:393–421.

[144] Ruggiero KM, Taylor DM. Coping with discrimination: How disadvantaged group members perceive the discrimination that confronts them. *J Pers Soc Psychol* 1995; 68:826–838.

[145] Pascoe EA, Richman LS. Perceived discrimination and health: A meta-analytic review. *Psychol Bull* 2009; 135:531–554.

[146] Beatty Moody DL, et al. Interpersonal-level discrimination indices, sociodemographic factors, and telomere length in African-Americans and Whites. *Biol Psychol* 2019; 141:1–9.

[147] Orchard J, Price J. County-level racial prejudice and the black-white gap in infant health outcomes. *Soc Sci Med* 2017; 181:191–198.

[148] Nystedt TA, et al. The association of self-reported discrimination to all-cause mortality: A population-based prospective cohort study. *SSM Popul Health* 2019; 7:100360.

[149] Testa M, Major B. The impact of social comparisons after failure: The moderating effects of perceived control. *Basic Appl Soc Psych* 1990; 11:205–218.

[150] Roth P. Der menschliche Makel. München: Hanser; 2002.

[151] Pachankis JE. The psychological implications of concealing a stigma: A cognitive-affective-behavioral model. *Psychol Bull* 2007; 133:328–345.

[152] Major B, Gramzow RH. Abortion as stigma: Cognitive and emotional implications of concealment. *J Pers Soc Psychol* 1999; 77:735–745.

[153] Cole SW, et al. Accelerated course of human immunodeficiency virus infection in gay men who conceal their homosexual identity. *Psychosom Med* 1996; 58:219–231.

[154] Rüsch N, et al. Attitudes toward disclosing a mental health problem and reemployment: A longitudinal study. *J Nerv Ment Dis* 2018; 206:383–385.

[155] Pachankis JE, Bränström R. Hidden from happiness: Structural stigma, sexual orientation concealment, and life satisfaction across 28 countries. *J Consult Clin Psychol* 2018; 86:403–415.

[156] Link BG, et al. The effectiveness of stigma coping orientations: Can negative consequences of mental illness labeling be avoided? *J Health Soc Behav* 1991; 32:302–320.

[157] Rüsch N, et al. Das Stigma psychischer Erkrankung: Konzepte, Formen und Folgen. *Psychiatr Prax* 2005; 32:221–232.

[158] Angermeyer MC, Dietrich S. Public beliefs about and attitudes towards people with mental illness: A review of population studies. *Acta Psychiatr Scand* 2006; 113:163–179.

[159] Boysen GA, et al. Evidence for blatant dehumanization of mental illness and its relation to stigma. *J Soc Psychol* 2020; 160:346–356.

[160] Corrigan PW, Nieweglowski K. How does familiarity impact the stigma of mental illness? *Clin Psychol Rev* 2019; 70:40–50.

[161] Angermeyer MC, et al. Changes in the perception of mental illness stigma in Germany over the last two decades. *Eur Psychiatry* 2014; 29:390–395.

[162] Schomerus G, et al. Evolution of public attitudes about mental illness: A systematic review and meta-analysis. *Acta Psychiatr Scand* 2012; 125:440–452.

[163] Phelan JC, et al. Public conceptions of mental illness in 1950 and 1996: What is mental illness and is it to be feared? *J Health Soc Behav* 2000; 41:188–207.

[164] Thornicroft G, et al. Global pattern of experienced and anticipated discrimination against people with schizophrenia: A cross-sectional survey. *Lancet* 2009; 373:408–415.

[165] Lasalvia A, et al. Global pattern of experienced and anticipated discrimination reported by people with major depressive disorder: A cross-sectional survey. *Lancet* 2013; 381:55–62.

[166] Mestdagh A, Hansen B. Stigma in patients with schizophrenia receiving community mental health care: A review of qualitative studies. *Soc Psychiatry Psychiatr Epidemiol* 2014; 49:79–87.

[167] Rose D, et al. Reported stigma and discrimination by people with a diagnosis of schizophrenia. *Epidemiol Psychiatr Sci* 2011; 20:193–204.

[168] Evans-Lacko S, et al. Association between public views of mental illness and self-stigma among individuals with mental illness in 14 European countries. *Psychol Med* 2012; 42:1741–1752.

[169] Meier M. Spannungsherde: Psychochirurgie nach dem Zweiten Weltkrieg. Göttingen: Wallstein; 2015.

[170] OECD. Health at a Glance 2017: OECD Indicators. Paris: OECD Publishing; 2017.

[171] Hyman SE. Psychiatric drug development: Diagnosing a crisis. *Cerebrum* 2013; 2013:5.

[172] Aschenberg R. Die Gedanken sind frei … – Transzendentale Argumente für Freiheit? *Wiener Jahrbuch für Philosophie* 2012:39–63.

[173] Weiner B, et al. An attributional analysis of reactions to stigmas. *J Pers Soc Psychol* 1988; 55:738–748.

[174] Dar-Nimrod I, Heine SJ. Genetic essentialism: On the deceptive determinism of DNA. *Psychol Bull* 2011; 137:800–818.

[175] Johnson EC, et al. No evidence that schizophrenia candidate genes are more associated with schizophrenia than noncandidate genes. *Biol Psychiatry* 2017; 82:702–708.

[176] Border R, et al. No support for historical candidate gene or candidate gene-by-interaction hypotheses for major depression across multiple large samples. *Am J Psychiatry* 2019; 176:376–387.

[177] Keller J. In genes we trust: The biological component of psychological essentialism and its relationship to mechanisms of motivated social cognition. *J Pers Soc Psychol* 2005; 88:686–702.

[178] Lebowitz MS, Appelbaum PS. Biomedical explanations of psychopathology and their implications for attitudes and beliefs about mental disorders. *Annu Rev Clin Psychol* 2019; 15:555–577.

[179] Angermeyer MC, et al. Biogenetic explanations and public acceptance of mental illness: Systematic review of population studies. *Br J Psychiatry* 2011; 199:367–372.

[180] Schomerus G, et al. Causal beliefs of the public and social acceptance of persons with mental illness: A comparative analysis of schizophrenia, depression and alcohol dependence. *Psychol Med* 2014; 44:303–314.

[181] Pescosolido BA, et al. "A disease like any other"? A decade of change in public reactions to schizophrenia, depression, and alcohol dependence. *Am J Psychiatry* 2010; 167:1321–1330.

[182] Lebowitz MS, Ahn W-k. Effects of biological explanations for mental disorders on clinicians' empathy. *Proc Natl Acad Sci USA* 2014; 111:17786–17790.

[183] Rüsch N, et al. Biogenetic models of psychopathology, implicit guilt, and mental illness stigma. *Psychiatry Res* 2010; 179:328–332.

[184] Wigand ME, et al. Causal attributions and secrecy in unemployed people with mental health problems. *Psychiatry Res* 2019; 272:447–449.

[185] Lebowitz MS, Ahn W-k. Blue genes? Understanding and mitigating negative consequences of personalized information about genetic risk for depression. *J Genet Couns* 2018; 27:204–216.

[186] Corrigan PW, et al. Examining a progressive model of self-stigma and its impact on people with serious mental illness. *Psychiatry Res* 2011; 189:339–343.

[187] Dubreucq J, et al. Self-stigma in serious mental illness: A systematic review. Manuscript submitted for publication.

[188] Rüsch N, et al. Self-stigma in women with borderline personality disorder and women with social phobia. *J Nerv Ment Dis* 2006; 194:766–773.

[189] Deacon M. Personal experience: Being depressed is worse than having advanced cancer. *J Psychiatr Ment Health Nurs* 2015; 22:457–459.

[190] Gallo KM. First person account: Self-stigmatization. *Schizophr Bull* 1994; 20:407–410.

[191] Brohan E, et al. Self-stigma, empowerment and perceived discrimination among people with schizophrenia in 14 European countries: The GAMIAN-Europe study. *Schizophr Res* 2010; 122:232–238.

[192] Brohan E, et al. Self-stigma, empowerment and perceived discrimination among people with bipolar disorder or depression in 13 European countries: The GAMIAN-Europe study. *J Affect Disord* 2011; 129:56–63.

[193] Correll J, Park B. A model of the ingroup as a social resource. *Pers Soc Psychol Rev* 2005; 9:341–359.

[194] Rüsch N, et al. Self-stigma, empowerment, and perceived legitimacy of discrimination among women with mental illness. *Psychiatr Serv* 2006; 57:399–402.

[195] Rüsch N, et al. Ingroup perception and responses to stigma among persons with mental illness. *Acta Psychiatr Scand* 2009; 120:320–328.

[196] Rogers ES, et al. Validating the empowerment scale with a multisite sample of consumers of mental health services. *Psychiatr Serv* 2010; 61:933–936.
[197] Hansson L, Björkman T. Empowerment in people with a mental illness: Reliability and validity of the Swedish version of an empowerment scale. *Scand J Caring Sci* 2005; 19:32–38.
[198] WHO Regional Office for Europe. User empowerment in mental health - A statement by the WHO regional office for Europe. Copenhagen: WHO; 2010.
[199] Thoits PA. Resisting the stigma of mental illness. *Soc Psychol Q* 2011; 74:6–28.
[200] Firmin RL, et al. Stigma resistance is positively associated with psychiatric and psychosocial outcomes: A meta-analysis. *Schizophr Res* 2016; 175:118–128.
[201] Livingston JD, Boyd JE. Correlates and consequences of internalized stigma for people living with mental illness: A systematic review and meta-analysis. *Soc Sci Med* 2010; 71:2150–2161.
[202] Oexle N, Rüsch N. Stigma - Risikofaktor und Konsequenz suizidalen Verhaltens: Implikationen für die Suizidpravention. *Nervenarzt* 2018; 89:779–783.
[203] Xu Z, et al. Involuntary psychiatric hospitalisation, stigma stress, and recovery: A 2-year-study. *Epidemiol Psychiatr Sci* 2019; 28:458-465.
[204] Wang K, et al. Perceived provider stigma as a predictor of mental health service users' internalized stigma and disempowerment. *Psychiatry Res* 2018; 259:526–531.
[205] Lysaker PH, et al. Insight in schizophrenia spectrum disorders: Relationship with behavior, mood and perceived quality of life, underlying causes and emerging treatments. *World Psychiatry* 2018; 17:12–23.
[206] Lysaker PH, et al. Toward understanding the insight paradox: Internalized stigma moderates the association between insight and social functioning, hope, and self-esteem among people with schizophrenia spectrum disorders. *Schizophr Bull* 2007; 33:192–199.
[207] Moritz S, et al. Embracing psychosis: A cognitive insight intervention improves personal narratives and meaning-making in patients with schizophrenia. *Schizophr Bull* 2018; 44:307–316.
[208] Forgione FA. Diagnostic dissent: Experiences of perceived misdiagnosis and stigma in persons diagnosed with schizophrenia. *J Humanist Psychol* 2019; 59:69–98.
[209] Rüsch N, et al. Disclosure and quality of life among unemployed individuals with mental health problems: A longitudinal study. *J Nerv Ment Dis* 2019; 207:137–139.
[210] Grice T, et al. Factors associated with mental health disclosure outside of the workplace: A systematic literature review. *Stigma Health* 2018; 3:116–130.
[211] Pasek MH, et al. Identity concealment and social change: Balancing advocacy goals against individual needs. *J Soc Issues* 2017; 73:397–412.
[212] Garcia JA, Crocker J. Reasons for disclosing depression matter: The consequences of having egosystem and ecosystem goals. *Soc Sci Med* 2008; 67:453–462.
[213] Rüsch N, et al. A stress-coping model of mental illness stigma: I. Predictors of cognitive stress appraisal. *Schizophr Res* 2009; 110:59–64.
[214] Rüsch N, et al. Stigma and disclosing one's mental illness to family and friends. *Soc Psychiatry Psychiatr Epidemiol* 2014; 49:1157–1160.
[215] Schibalski JV, et al. Stigma-related stress, shame and avoidant coping reactions among members of the general population with elevated symptom levels. *Compr Psychiatry* 2017; 74:224–230.
[216] Rüsch N, et al. Emotional reactions to involuntary psychiatric hospitalization and stigma as a stressor among people with mental illness. *Eur Arch Psychiatry Clin Neurosci* 2014; 264:35–43.
[217] Rüsch N, et al. A stress-coping model of mental illness stigma: II. Emotional stress responses, coping behavior and outcome. *Schizophr Res* 2009; 110:65–71.
[218] Rüsch N, et al. Stigma as a stressor and transition to schizophrenia after one year among young people at risk of psychosis. *Schizophr Res* 2015; 166:43–48.
[219] Rüsch N, et al. In Würde zu sich stehen – Konzept und Wirksamkeit eines peer-geleiteten Programms zu Offenlegung und Stigmabewältigung. *Psychiatr Prax* 2019; 46:97–102.
[220] Zuaboni G, Burr C, Winter A, Schulz M, Hrsg. Recovery und psychische Gesundheit: Grundlagen und Praxisprojekte. Köln: Psychiatrie Verlag; 2019.

[221] Anthony WA. Recovery from mental illness: The guiding vision of the mental health service system in the 1990s. *Psychosoc Rehabil J* 1993; 16:11–23.

[222] Stein LI, Test MA. Alternative to mental hospital treatment. I. Conceptual model, treatment program, and clinical evaluation. *Arch Gen Psychiatry* 1980; 37:392–397.

[223] Stratford AC, et al. The growth of peer support: An international charter. *J Ment Health* 2019; 28:627–632.

[224] Rowe M, Davidson L. Recovering citizenship. *Isr J Psychiatry Relat Sci* 2016; 53:14–20.

[225] Slade M. Everyday solutions for everyday problems: How mental health systems can support recovery. *Psychiatr Serv* 2012; 63:702–704.

[226] Pincus HA, et al. A review of mental health recovery programs in selected industrialized countries. *Int J Ment Health Syst* 2016; 10:73.

[227] Crowther A, et al. The impact of Recovery Colleges on mental health staff, services and society. *Epidemiol Psychiatr Sci* 2019; 28:481–488.

[228] Schulz M, et al. Recovery Colleges: Grundlagen und praktische Umsetzung. In: Zuaboni G, Burr C, Winter A, Schulz M, Hrsg. Recovery und psychische Gesundheit: Grundlagen und Praxisprojekte. Köln: Psychiatrie Verlag; 2019. S. 242–254.

[229] Wood L, Alsawy S. Recovery in psychosis from a service user perspective: A systematic review and thematic synthesis of current qualitative evidence. *Community Ment Health J* 2018; 54:793–804.

[230] Thornicroft G, et al. Undertreatment of people with major depressive disorder in 21 countries. *Br J Psychiatry* 2017; 210:119–124.

[231] Degenhardt L, et al. Estimating treatment coverage for people with substance use disorders: An analysis of data from the World Mental Health Surveys. *World Psychiatry* 2017; 16:299–307.

[232] Swift JK, et al. Treatment refusal and premature termination in psychotherapy, pharmacotherapy, and their combination: A meta-analysis of head-to-head comparisons. *Psychotherapy* 2017; 54:47–57.

[233] Karyotaki E, et al. Predictors of treatment dropout in self-guided web-based interventions for depression: An 'individual patient data' meta-analysis. *Psychol Med* 2015; 45:2717–2726.

[234] Ng JYY, et al. Self-determination theory applied to health contexts: A meta-analysis. *Perspect Psychol Sci* 2012; 7:325–340.

[235] Corrigan PW, et al. From adherence to self-determination: Evolution of a treatment paradigm for people with serious mental illnesses. *Psychiatr Serv* 2012; 63:169–173.

[236] Priebe S, et al. Mental health care institutions in nine European countries, 2002 to 2006. *Psychiatr Serv* 2008; 59:570–573.

[237] Angermeyer MC, et al. Attitudes of the German public to restrictions on persons with mental illness in 1993 and 2011. *Epidemiol Psychiatr Sci* 2014; 23:263–270.

[238] Burns T, Rugkåsa J. Hospitalisation and compulsion: The research agenda. *Br J Psychiatry* 2016; 209:97–98.

[239] de Jong MH, et al. Interventions to reduce compulsory psychiatric admissions: A systematic review and meta-analysis. *JAMA Psychiatry* 2016; 73:657–664.

[240] Series L, Nilsson A. Article 12 CRPD: Equal recognition before the law. In: Bantekas I, Stein MA, Anastasiou D, eds. The UN Convention on the Rights of Persons with Disabilities: A commentary. Oxford: Oxford University Press; 2018. pp. 339–382.

[241] Borbé R, et al. Anwendung psychiatrischer Behandlungsvereinbarungen in Deutschland: Ergebnisse einer bundesweiten Befragung. *Nervenarzt* 2012; 83:638–643.

[242] Corrigan PW, et al. The impact of mental illness stigma on seeking and participating in mental health care. *Psychol Sci Public Interest* 2014; 15:37–70.

[243] Clement S, et al. What is the impact of mental health-related stigma on help-seeking? A systematic review of quantitative and qualitative studies. *Psychol Med* 2015; 45:11–27.

[244] Savage H, et al. Exploring professional help-seeking for mental disorders. *Qual Health Res* 2016; 26:1662–1673.

[245] Schomerus G, et al. Stigma as a barrier to recognizing personal mental illness and seeking help: A prospective study among untreated persons with mental illness. *Eur Arch Psychiatry Clin Neurosci* 2019; 269:469–479.

[246] Rüsch N, et al. Shame, perceived knowledge and satisfaction with mental health as predictors of attitude patterns towards help-seeking. *Epidemiol Psychiatr Sci* 2014; 23:177–187.

[247] Schnyder N, et al. Association between mental health-related stigma and active help-seeking: Systematic review and meta-analysis. *Br J Psychiatry* 2017; 210:261–268.
[248] Sirey JA, et al. Stigma as a barrier to recovery: Perceived stigma and patient-rated severity of illness as predictors of antidepressant drug adherence. *Psychiatr Serv* 2001; 52:1615–1620.
[249] Rüsch N, et al. Predictors of dropout from inpatient dialectical behavior therapy among women with borderline personality disorder. *J Behav Ther Exp Psychiatry* 2008; 39:497–503.
[250] Kovandžić M, et al. Access to primary mental health care for hard-to-reach groups: From 'silent suffering' to 'making it work'. *Soc Sci Med* 2011; 72:763–772.
[251] Wittchen HU, et al. Traumatic experiences and posttraumatic stress disorder in soldiers following deployment abroad: How big is the hidden problem? *Dtsch Ärztebl Int* 2012; 109:559–568.
[252] Hom MA, et al. A systematic review of help-seeking and mental health service utilization among military service members. *Clin Psychol Rev* 2017; 53:59–78.
[253] Coleman SJ, et al. Stigma-related barriers and facilitators to help seeking for mental health issues in the armed forces: A systematic review and thematic synthesis of qualitative literature. *Psychol Med* 2017; 47:1880–1892.
[254] Haugen PT, et al. Mental health stigma and barriers to mental health care for first responders: A systematic review and meta-analysis. *J Psychiatr Res* 2017; 94:218–229.
[255] Rüsch N, et al. Attitudes towards disclosing a mental illness among German soldiers and their comrades. *Psychiatry Res* 2017; 258:200–206.
[256] Link B, Hatzenbuehler ML. Stigma as an unrecognized determinant of population health: Research and policy implications. *J Health Polit Policy Law* 2016; 41:653–673.
[257] Schomerus G, et al. Preferences of the public regarding cutbacks in expenditure for patient care: Are there indications of discrimination against those with mental disorders? *Soc Psychiatry Psychiatr Epidemiol* 2006; 41:369–377.
[258] Hazo J-B, et al. European Union investment and countries' involvement in mental health research between 2007 and 2013. *Acta Psychiatr Scand* 2016; 134:138–149.
[259] Arseneault L. Mental health research funding: We are still not getting our fair share 2019. www.nationalelfservice.net/mental-health/mental-health-research-funding/. Accessed 4 Jan 2020.
[260] WHO. Preventing suicide: A global imperative. Geneva: WHO; 2014.
[261] WHO. Suicide in the world: Global Health Estimates 2019. apps.who.int/iris/bitstream/handle/10665/326948/WHO-MSD-MER-19.3-eng.pdf. Accessed 12 Feb 2020.
[262] Wray M, et al. The sociology of suicide. *Annu Rev Sociol* 2011; 37:505–528.
[263] Hofmann D. Suizid in der Spätantike: Seine Bewertung in der lateinischen Literatur. Stuttgart: Steiner; 2007.
[264] Oexle N, et al. Suizidstigma und Suizidprävention. *Nervenarzt* 2020.
[265] Sheehan L, et al. The specificity of public stigma: A comparison of suicide and depression-related stigma. *Psychiatry Res* 2017; 256:40–45.
[266] Sheehan L, et al. The self-stigma of suicide attempt survivors. *Arch Suicide Res* 2020; 24:34–47.
[267] Sheehan L, et al. Benefits and risks of suicide disclosure. *Soc Sci Med* 2019; 223:16–23.
[268] Calear AL, Batterham PJ. Suicidal ideation disclosure: Patterns, correlates and outcome. *Psychiatry Res* 2019; 278:1–6.
[269] Oexle N, et al. Perceived suicide stigma, secrecy about suicide loss and mental health outcomes. *Death Studies* 2020; 44:248–255.
[270] Bartone PT, et al. Peer support services for bereaved survivors: A systematic review. *Omega* 2019; 80:137–166.
[271] Chen JA, et al. The role of stigma and denormalization in suicide-prevention laws in East Asia: A sociocultural, historical, and ethical perspective. *Harv Rev Psychiatry* 2017; 25:229–240.
[272] Rüsch N, et al. Self-contempt as a predictor of suicidality: A longitudinal study. *J Nerv Ment Dis* 2019; 207:1056–1057.
[273] Christensen H, et al. Changing the direction of suicide prevention research: A necessity for true population impact. *JAMA Psychiatry* 2016; 73:435–436.
[274] Oexle N, et al. Emerging trends in suicide prevention research. *Curr Opin Psychiatry* 2019; 32:336–341.
[275] Bateson J. The last and greatest battle: Finding the will, commitment, and strategy to end military suicides. Oxford: Oxford University Press; 2015.

[276] Pourmand A, et al. Social media and suicide: A review of technology-based epidemiology and risk assessment. *Telemed J E Health* 2019; 25:880–888.

[277] Hofstra E, et al. Effectiveness of suicide prevention interventions: A systematic review and meta-analysis. *Gen Hosp Psychiatry* 2020; 63:127–140.

[278] Hegerl U, et al. Prevention of suicidal behaviour: Results of a controlled community-based intervention study in four European countries. *PLoS One* 2019; 14:e0224602.

[279] Wasserman D, et al. School-based suicide prevention programmes: The SEYLE cluster-randomised, controlled trial. *Lancet* 2015; 385:1536–1544.

[280] Ahern S, et al. A cost-effectiveness analysis of school-based suicide prevention programmes. *Eur Child Adolesc Psychiatry* 2018; 27:1295–1304.

[281] Bock T, Heinz A. Psychosen: Ringen um Selbstverständlichkeit. Köln: Psychiatrie Verlag; 2016.

[282] Dörner K, Hrsg. Irren ist menschlich: Lehrbuch der Psychiatrie und Psychotherapie. 25. Aufl. Köln: Psychiatrie Verlag; 2019.

[283] Bleuler E. Dementia praecox oder Gruppe der Schizophrenien. Leipzig, Wien: Deuticke; 1911.

[284] Fusar-Poli P, et al. The psychosis high-risk state: A comprehensive state of the art review. *JAMA Psychiatry* 2013; 70:107–120.

[285] Bosnjak Kuharic D, et al. Interventions for prodromal stage of psychosis. *Cochrane Database Syst Rev* 2019:CD012236.

[286] Colizzi M, et al. Should we be concerned about stigma and discrimination in people at risk for psychosis? A systematic review. *Psychol Med* 2020; 50:705–726.

[287] Selten JP, Cantor-Graae E. Hypothesis: Social defeat is a risk factor for schizophrenia? *Br J Psychiatry Suppl* 2007; 51:9–12.

[288] Pearce J, et al. Perceived discrimination and psychosis: A systematic review of the literature. *Soc Psychiatry Psychiatr Epidemiol* 2019; 54:1023–1044.

[289] Gronholm PC, et al. Mental health-related stigma and pathways to care for people at risk of psychotic disorders or experiencing first-episode psychosis: A systematic review. *Psychol Med* 2017; 47:1867–1879.

[290] Rüsch N, et al. Attitudes towards help-seeking and stigma among young people at risk for psychosis. *Psychiatry Res* 2013; 210:1313–1315.

[291] Rüsch N, et al. Well-being among persons at risk of psychosis: The role of self-labeling, shame and stigma stress. *Psychiatr Serv* 2014; 65:483–489.

[292] Xu Z, et al. Stigma and suicidal ideation among young people at risk of psychosis after one year. *Psychiatry Res* 2016; 243:219–224.

[293] Temesgen WA, et al. Conceptualizations of subjective recovery from recent onset psychosis and its associated factors: A systematic review. *Early Interv Psychiatry* 2019; 13:181–193.

[294] Mueser KT, et al. Clinical and demographic correlates of stigma in first-episode psychosis: The impact of duration of untreated psychosis. *Acta Psychiatr Scand* 2020; 141:157–166.

[295] Lord C, et al. Autism spectrum disorder. *Lancet* 2018; 392:508–520.

[296] Silberman S. NeuroTribes: The legacy of autism and the future of neurodiversity. New York: Avery; 2015.

[297] Baron-Cohen S. Neurodiversity - A revolutionary concept for autism and psychiatry. *J Child Psychol Psychiatry* 2017; 58:744–747.

[298] O'Brolcháin F, Gordijn B. Risks of stigmatisation resulting from assistive technologies for people with autism spectrum disorder. *Stud Health Technol Inform* 2017; 242:265–268.

[299] Gilman SL. Madness as disability. *Hist Psychiatry* 2014; 25:441–449.

[300] Cage E, et al. Understanding, attitudes and dehumanisation towards autistic people. *Autism* 2019; 23:1373-1383.

[301] Botha M, Frost DM. Extending the minority stress model to understand mental health problems experienced by the autistic population. *Soc Ment Health* 2020; 10:20-34.

[302] Reiff M, et al. "Set in Stone" or "Ray of Hope": Parents' beliefs about cause and prognosis after genomic testing of children diagnosed with ASD. *J Autism Dev Disord* 2017; 47:1453–1463.

[303] Austin JE, et al. Evaluating parental autism disclosure strategies. *J Autism Dev Disord* 2018; 48:103–109.

[304] Sasson NJ, Morrison KE. First impressions of adults with autism improve with diagnostic disclosure and increased autism knowledge of peers. *Autism* 2019; 23:50-59.

[412] Hayward LE, Vartanian LR. Potential unintended consequences of graphic warning labels on sugary drinks: Do they promote obesity stigma? *Obes Sci Pract* 2019; 5:333–341.

[413] Ramos Salas X, et al. A critical analysis of obesity prevention policies and strategies. *Can J Public Health* 2018; 108:e598-e608.

[414] Brady J, Beausoleil N. A response to "A critical analysis of obesity prevention policies and strategies". *Can J Public Health* 2018; 108:e630-e632.

[415] Werner S, Roth D. Stigma in the field of intellectual disabilities: Impact and initiatives for change. In: Corrigan PW, ed. The stigma of disease and disability: Understanding causes and overcoming injustices. Washington: American Psychological Association; 2014. pp. 73–91.

[416] Pelleboer-Gunnink HA, et al. Mainstream health professionals' stigmatising attitudes towards people with intellectual disabilities: A systematic review. *J Intellect Disabil Res* 2017; 61:411–434.

[417] Clapton NE, et al. The role of shame in the development and maintenance of psychological distress in adults with intellectual disabilities: A narrative review and synthesis. *J Appl Res Intellect Disabil* 2018; 31:343–359.

[418] Mitter N, et al. Stigma experienced by families of individuals with intellectual disabilities and autism: A systematic review. *Res Dev Disabil* 2019; 89:10–21.

[419] Friedman C. The relationship between disability prejudice and institutionalization of people with intellectual and developmental disabilities. *Intellect Dev Disabil* 2019; 57:263–273.

[420] Jahoda A, Markova I. Coping with social stigma: People with intellectual disabilities moving from institutions and family home. *J Intellect Disabil Res* 2004; 48:719–729.

[421] Werner S, Scior K. Interventions aimed at tackling intellectual disability stigma: What works and what still needs to be done. In: Scior K, Werner S, eds. Intellectual disability and stigma: Stepping out from the margins. London: Palgrave Macmillan; 2016. pp. 129–147.

[422] Schomerus G, et al. The stigma of alcohol dependence compared with other mental disorders: A review of population studies. *Alcohol Alcohol* 2011; 46:105–112.

[423] Yang LH, et al. Stigma and substance use disorders: An international phenomenon. *Curr Opin Psychiatry* 2017; 30:378–388.

[424] McGinty EE, et al. Portraying mental illness and drug addiction as treatable health conditions: Effects of a randomized experiment on stigma and discrimination. *Soc Sci Med* 2015; 126:73–85.

[425] Couto E Cruz C, et al. Mental and physical health correlates of discrimination against people who inject drugs: A systematic review. *J Stud Alcohol Drugs* 2018; 79:350–360.

[426] Leach CW, Cidam A. When is shame linked to constructive approach orientation? A meta-analysis. *J Pers Soc Psychol* 2015; 109:983–1002.

[427] Luoma JB, et al. Substance use and shame: A systematic and meta-analytic review. *Clin Psychol Rev* 2019; 70:1–12.

[428] Randles D, Tracy JL. Nonverbal displays of shame predict relapse and declining health in recovering alcoholics. *Clin Psychol Sci* 2013; 1:149–155.

[429] de Saint-Exupéry A. Der kleine Prinz. Vogt: Karl Rauch; 1950.

[430] Hammarlund R, et al. Review of the effects of self-stigma and perceived social stigma on the treatment-seeking decisions of individuals with drug- and alcohol-use disorders. *Subst Abuse Rehabil* 2018; 9:115–136.

[431] Crapanzano KA, et al. The association between perceived stigma and substance use disorder treatment outcomes: A review. *Subst Abuse Rehabil* 2019; 10:1–12.

[432] Burton CL, et al. Does getting stigma under the skin make it thinner? Emotion regulation as a stress-contingent mediator of stigma and mental health. *Clin Psychol Sci* 2018; 6:590–600.

[433] Zapolski TCB, et al. Less drinking, yet more problems: Understanding African American drinking and related problems. *Psychol Bull* 2014; 140:188–223.

[434] van Boekel LC, et al. Stigma among health professionals towards patients with substance use disorders and its consequences for healthcare delivery: Systematic review. *Drug Alcohol Depend* 2013; 131:23–35.

[435] Livingston JD, et al. The effectiveness of interventions for reducing stigma related to substance use disorders: A systematic review. *Addiction* 2012; 107:39–50.

[436] Luoma JB, et al. Slow and steady wins the race: A randomized clinical trial of acceptance and commitment therapy targeting shame in substance use disorders. *J Consult Clin Psychol* 2012; 80:43–53.
[437] Corrigan PW, et al. Developing a research agenda for reducing the stigma of addictions, part II: Lessons from the mental health stigma literature. *Am J Addict* 2017; 26:67–74.
[438] McGinty E, et al. Communication strategies to counter stigma and improve mental illness and substance use disorder policy. *Psychiatr Serv* 2018; 69:136–146.
[439] Schomerus G, et al. Das Stigma von Suchterkrankungen verstehen und überwinden. *Sucht* 2017; 63:253–259.
[440] Jackson-Best F, Edwards N. Stigma and intersectionality: A systematic review of systematic reviews across HIV/AIDS, mental illness, and physical disability. *BMC Public Health* 2018; 18:919.
[441] Zerger S, et al. Differential experiences of discrimination among ethnoracially diverse persons experiencing mental illness and homelessness. *BMC Psychiatry* 2014; 14:353.
[442] West ML, et al. The influence of mental illness and criminality self-stigmas and racial self-concept on outcomes in a forensic psychiatric sample. *Psychiatr Rehabil J* 2015; 38:150–157.
[443] Price M, et al. The intersectionality of identity-based victimization in adolescence: A person-centered examination of mental health and academic achievement in a U.S. high school. *J Adolesc* 2019; 76:185–196.
[444] Staiger T, et al. Intersections of discrimination due to unemployment and mental health problems: The role of double stigma for job- and help-seeking behaviors. *Soc Psychiatry Psychiatr Epidemiol* 2018; 53:1091–1098.
[445] Hatzenbuehler ML, et al. Stigma as a fundamental cause of population health inequalities. *Am J Public Health* 2013; 103:813–821.
[446] Hinshaw SP. Eine andere Art von Wahnsinn: Vom langen Schweigen und Hoffen einer Familie. Köln: Psychiatrie Verlag; 2019.
[447] Soklaridis S, et al. Where is the family voice? Examining the relational dimensions of the family-healthcare professional and its perceived impact on patient care outcomes in mental health and addictions. *PLoS One* 2019; 14:e0215071.
[448] Corrigan PW, et al. Blame, shame, and contamination: The impact of mental illness and drug dependence stigma on family members. *J Fam Psychol* 2006; 20:239–246.
[449] Catthoor K, et al. Associative stigma in family members of psychotic patients in Flanders: An exploratory study. *World J Psychiatry* 2015; 5:118–125.
[450] Simpson-Adkins GJ, Daiches A. How do children make sense of their parent's mental health difficulties: A meta-synthesis. *J Child Fam Stud* 2018; 27:2705–2716.
[451] Moses T. Stigma and family. In: Corrigan PW, ed. The stigma of disease and disability: Understanding causes and overcoming injustices. Washington: American Psychological Association; 2014. pp. 247–268.
[452] Riebschleger J, et al. Mental health literacy content for children of parents with a mental illness: Thematic analysis of a literature review. *Brain Sci* 2017; 7:E141.
[453] Gaebel W, Hasan A, Falkai P. (DGPPN) S3-Leitlinie Schizophrenie. Berlin: Springer; 2019.
[454] Gorrell S, et al. Family-based treatment of eating disorders: A narrative review. *Psychiatr Clin North Am* 2019; 42:193–204.
[455] Hauschild J. Übersehene Geschwister: Das Leben als Bruder oder Schwester psychisch Erkrankter. Weinheim: Beltz; 2019.
[456] Sambrook Smith M, et al. Barriers to accessing mental health services for women with perinatal mental illness: Systematic review and meta-synthesis of qualitative studies in the UK. *BMJ Open* 2019; 9:e024803.
[457] Song J, et al. Health of parents of individuals with developmental disorders or mental health problems: Impacts of stigma. *Soc Sci Med* 2018; 217:152–158.
[458] Berg-Peer J. Aufopfern ist keine Lösung: Mut zu mehr Gelassenheit für Eltern psychisch erkrankter Kinder und Erwachsener. München: Kösel; 2015.
[459] O'Shay-Wallace S. "We weren't raised that way": Using stigma management communication theory to understand how families manage the stigma of substance abuse. *Health Commun* 2020; 35:465–474.

[460] Bock T, et al. Trialog - eine Herausforderung mit Zukunft. In: Rössler W, Kawohl W, Hrsg. Soziale Psychiatrie: Das Handbuch für die psychosoziale Praxis. Stuttgart: Kohlhammer; 2013. S. 243–254.

[461] Barkmann C, Schulte-Markwort M. Prevalence of emotional and behavioural disorders in German children and adolescents: A meta-analysis. *J Epidemiol Community Health* 2012; 66:194–203.

[462] Klipker K, et al. Mental health problems in children and adolescents in Germany: Results of the cross-sectional KiGGS Wave 2 study and trends. *J Health Monitoring* 2018; 3:34–41.

[463] Perry BL, et al. Comparison of public attributions, attitudes, and stigma in regard to depression among children and adults. *Psychiatr Serv* 2007; 58:632–635.

[464] Mulfinger N, et al. Secrecy versus disclosure of mental illness among adolescents: I. The perspective of adolescents with mental illness. *J Ment Health* 2019; 28:296–303.

[465] Kaushik A, et al. The stigma of mental illness in children and adolescents: A systematic review. *Psychiatry Res* 2016; 243:469–494.

[466] Moses T. Stigma apprehension among adolescents discharged from brief psychiatric hospitalization. *J Nerv Ment Dis* 2011; 199:778–789.

[467] Mueller J, et al. Communications to children about mental illness and their role in stigma development: An integrative review. *J Ment Health* 2016; 25:62–70.

[468] Ferrie J, et al. Psychosocial outcomes of mental illness stigma in children and adolescents: A mixed-methods systematic review. *Child Youth Serv Rev* 2020; 113:104961.

[469] Yamaguchi S, et al. Mental health literacy programs for school teachers: A systematic review and narrative synthesis. *Early Interv Psychiatry* 2020; 14:14–25.

[470] Gronholm PC, et al. Stigma related to targeted school-based mental health interventions: A systematic review of qualitative evidence. *J Affect Disord* 2018; 240:17–26.

[471] Hart LM, et al. teen Mental Health First Aid as a school-based intervention for improving peer support of adolescents at risk of suicide: Outcomes from a cluster randomised crossover trial. *Aust N Z J Psychiatry* 2020; 54:382-392.

[472] Mulfinger N, et al. Honest, Open, Proud for adolescents with mental illness: Pilot randomized controlled trial. *J Child Psychol Psychiatry* 2018; 59:684–691.

[473] Rüsch N, et al. In Würde zu sich stehen – Ein peer-geleitetes Gruppenprogramm für Jugendliche mit psychischen Erkrankungen. *Nervenheilkunde* 2019; 38:30–34.

[474] Chen S-P, et al. Contact in the classroom: Developing a program model for youth mental health contact-based anti-stigma education. *Community Ment Health J* 2016; 52:281–293.

[475] Ewald T-M. Stigmatisierungsprozesse – Sichtweisen, Forschungsbelege und Ableitungen für den inklusionsförderlichen Unterricht 2016. www.uni-potsdam.de/fileadmin01/projects/inklusion/PDFs/ZEIF-Blog/Ewald_2016_Stigmatisierungsprozesse.pdf. Accessed 13 Feb 2020.

[476] International Organization for Migration. World Migration Report 2020. Geneva: IOM; 2019.

[477] WHO Regional Office for Europe. Mental health promotion and mental health care in refugees and migrants: Technical guidance. Copenhagen: WHO; 2018.

[478] Morgan C, et al. Migration, ethnicity and psychoses: Evidence, models and future directions. *World Psychiatry* 2019; 18:247–258.

[479] Bourque F, et al. A meta-analysis of the risk for psychotic disorders among first- and second-generation immigrants. *Psychol Med* 2011; 41:897–910.

[480] Satinsky E, et al. Mental health care utilisation and access among refugees and asylum seekers in Europe: A systematic review. *Health Policy* 2019; 123:851–863.

[481] Byrow Y, et al. Perceptions of mental health and perceived barriers to mental health help-seeking amongst refugees: A systematic review. *Clin Psychol Rev* 2020; 75:101812.

[482] Grupp F, et al. 'Only God can promise healing: Help-seeking intentions and lay beliefs about cures for post-traumatic stress disorder among Sub-Saharan African asylum seekers in Germany. *Eur J Psychotraumatol* 2019; 10:1684225.

[483] Makowski AC, von dem Knesebeck O. Depression stigma and migration - Results of a survey from Germany. *BMC Psychiatry* 2017; 17:381.

[484] Nickerson A, et al. 'Tell Your Story': A randomized controlled trial of an online intervention to reduce mental health stigma and increase help-seeking in refugee men with posttraumatic stress. *Psychol Med* 2020; 50:781–792.

[485] Ingleby D, et al. The MIPEX Health strand: a longitudinal, mixed-methods survey of policies on migrant health in 38 countries. *Eur J Public Health* 2019; 29:458–462.

[486] International Organization for Migration. Summary report on the MIPEX Health Strand and country reports. Geneva: IOM; 2016.

[487] Turrini G, et al. Efficacy and acceptability of psychosocial interventions in asylum seekers and refugees: Systematic review and meta-analysis. *Epidemiol Psychiatr Sci* 2019; 28:376–388.

[488] Salize HJ. Versorgungsrealität und Versorgungsgerechtigkeit in der Psychiatrie. *Archiv Wiss Prax soz Arb* 2017; 4:2–12.

[489] Bennouna C, et al. School-based programs for supporting the mental health and psychosocial wellbeing of adolescent forced migrants in high-income countries: A scoping review. *Soc Sci Med* 2019; 239:112558.

[490] Hynie M. The social determinants of refugee mental health in the post-migration context: A critical review. *Can J Psychiatry* 2018; 63:297–303.

[491] Gühne U, Riedel-Heller SG. Die Arbeitssituation von Menschen mit schweren psychischen Erkrankungen in Deutschland 2015. www.dgppn.de/_Resources/Persistent/6f086cca1f-ce87b992b2514621343930b0c398c5/Expertise_Arbeitssituation_2015-09-14_fin.pdf. Accessed 13 Feb 2020.

[492] Evans-Lacko S, et al. The mental health consequences of the recession: Economic hardship and employment of people with mental health problems in 27 European countries. *PLoS One* 2013; 8:e69792.

[493] Techniker Krankenkasse. Gesundheitsreport 2019: Arbeitsunfähigkeiten 2019. Hamburg: TKK (Hrsg.); 2019.

[494] Arends I, Baer N, et al. Mental health and work: Achieving well-integrated policies and service delivery: OECD Social, Employment and Migration Working Papers, No. 161. Paris: OECD Publishing; 2014.

[495] Evans-Lacko S, Knapp M. Global patterns of workplace productivity for people with depression: Absenteeism and presenteeism costs across eight diverse countries. *Soc Psychiatry Psychiatr Epidemiol* 2016; 51:1525–1537.

[496] Angermeyer MC, et al. Public attitudes towards people with depression in times of uncertainty: Results from three population surveys in Germany. *Soc Psychiatry Psychiatr Epidemiol* 2013; 48:1513–1518.

[497] Mendel R, et al. Managers' reactions towards employees' disclosure of psychiatric or somatic diagnoses. *Epidemiol Psychiatr Sci* 2015; 24:146–149.

[498] Baer N. Was ist schwierig an «schwierigen» Mitarbeitern? Arbeitsprobleme und Potentiale bei Menschen mit psychischen Störungen. *Schw Arch Neur Psychiatr* 2013; 164:123–131.

[499] Henderson C, et al. Mental health problems in the workplace: Changes in employers' knowledge, attitudes and practices in England 2006-2010. *Br J Psychiatry Suppl* 2013; 55:70-76.

[500] Yoshimura Y, et al. Psychiatric diagnosis and other predictors of experienced and anticipated workplace discrimination and concealment of mental illness among mental health service users in England. *Soc Psychiatry Psychiatr Epidemiol* 2018; 53:1099–1109.

[501] Brouwers EPM, et al. Discrimination in the workplace, reported by people with major depressive disorder: A cross-sectional study in 35 countries. *BMJ Open* 2016; 6:e009961.

[502] Brohan E, et al. Systematic review of beliefs, behaviours and influencing factors associated with disclosure of a mental health problem in the workplace. *BMC Psychiatry* 2012; 12:11.

[503] Hebl M, et al. Modern discrimination in organizations. *Annu Rev Organ Psychol Organ Behav* 2020; 7:257-282.

[504] van Laar C, et al. Coping with stigma in the workplace: Understanding the role of threat regulation, supportive factors, and potential hidden costs. *Front Psychol* 2019; 10:1879.

[505] McDowell C, Fossey E. Workplace accommodations for people with mental illness: A scoping review. *J Occup Rehabil* 2015; 25:197–206.

[556] Henderson C, et al. Mental health-related stigma in health care and mental health-care settings. *Lancet Psychiatry* 2014; 1:467–482.

[557] Nordt C, et al. Attitudes of mental health professionals toward people with schizophrenia and major depression. *Schizophr Bull* 2006; 32:709–714.

[558] Sweeney A, et al. The role of fear in mental health service users' experiences: A qualitative exploration. *Soc Psychiatry Psychiatr Epidemiol* 2015; 50:1079–1087.

[559] Harangozo J, et al. Stigma and discrimination against people with schizophrenia related to medical services. *Int J Soc Psychiatry* 2014; 60:359–366.

[560] Stovell D, et al. Shared treatment decision-making and empowerment-related outcomes in psychosis: Systematic review and meta-analysis. *Br J Psychiatry* 2016; 209:23–28.

[561] Hamann J, et al. Self-stigma and consumer participation in shared decision making in mental health services. *Psychiatr Serv* 2017; 68:783–788.

[562] Schmidbauer W. Hilflose Helfer: Über die seelische Problematik der helfenden Berufe. 21. Aufl. Reinbek: Rowohlt; 2018.

[563] Riley R, et al. 'Treading water but drowning slowly': What are GPs' experiences of living and working with mental illness and distress in England? A qualitative study. *BMJ Open* 2018; 8:e018620.

[564] Fink-Miller EL, Nestler LM. Suicide in physicians and veterinarians: risk factors and theories. *Curr Opin Psychol* 2018; 22:23–26.

[565] Tay S, et al. Mental health problems among clinical psychologists: Stigma and its impact on disclosure and help-seeking. *J Clin Psychol* 2018; 74:1545–1555.

[566] Adams EFM, et al. What stops us from healing the healers: A survey of help-seeking behaviour, stigmatisation and depression within the medical profession. *Int J Soc Psychiatry* 2010; 56:359–370.

[567] Vayr F, et al. Barriers to seeking help for physicians with substance use disorder: A review. *Drug Alcohol Depend* 2019; 199:116–121.

[568] Bhugra D, et al. EPA guidance on how to improve the image of psychiatry and of the psychiatrist. *Eur Psychiatry* 2015; 30:423–430.

[569] Angermeyer MC, et al. Public attitudes towards psychiatry and psychiatric treatment at the beginning of the 21st century: A systematic review and meta-analysis of population surveys. *World Psychiatry* 2017; 16:50–61.

[570] Knaak S, Patten S. A grounded theory model for reducing stigma in health professionals in Canada. *Acta Psychiatr Scand* 2016; 134:53–62.

[571] Winkler P, et al. Short video interventions to reduce mental health stigma: A multi-centre randomised controlled trial in nursing high schools. *Soc Psychiatry Psychiatr Epidemiol* 2017; 52:1549–1557.

[572] Deb T, et al. Responding to experienced and anticipated discrimination (READ): Anti-stigma training for medical students towards patients with mental illness - study protocol for an international multisite non-randomised controlled study. *BMC Med Educ* 2019; 19:41.

[573] Lebowitz MS, Ahn W-k. Using personification and agency reorientation to reduce mental-health clinicians' stigmatizing attitudes toward patients. *Stigma Health* 2016; 1:176–184.

[574] Helmus K, et al. Decreasing stigmatization: Reducing the discrepancy between "us" and "them" - an intervention for mental health care professionals. *Front Psychiatry* 2019; 10:243.

[575] Mutschler C, et al. Transition experiences following psychiatric hospitalization: A systematic review of the literature. *Community Ment Health J* 2019; 55:1255–1274.

[576] Steinhart I, Wienberg G, Hrsg. Rundum ambulant: Funktionales Basismodell psychiatrischer Versorgung in der Gemeinde. Köln: Psychiatrie Verlag; 2017.

[577] Rössler W, Melchinger H. Die ambulante Soziotherapie nach § 37a SGB V ist gescheitert. *Psychiatr Prax* 2012; 39:106–107.

[578] McGinty EE, et al. Quality of medical care for persons with serious mental illness: A comprehensive review. *Schizophr Res* 2015; 165:227–235.

[579] Bongiorno DM, et al. Comorbid psychiatric disease is associated with lower rates of thrombolysis in ischemic stroke. *Stroke* 2018; 49:738–740.

[580] Hoffmann-Donner H. Auf heiteren Pfaden: Gesammelte Gedichte. 2. Aufl. Frankfurt: Literarische Anstalt Rütten & Löning; 1873.

[581] Engstrom EJ. Clinical psychiatry in imperial Germany: A history of psychiatric practice. Ithaca: Cornell University Press; 2003.

[582] Beine KH. Mitteilungen des Arbeitskreises der Chefärzte und Chefärztinnen von Kliniken für Psychiatrie und Psychotherapie an Allgemeinkrankenhäusern in Deutschland (ACKPA): Perspektiven der Krankenhauspsychiatrie - Positionspapier 2008. *Psychiatr Prax* 2008; 35:205–209.

[583] Chrysikou E. Psychiatric institutions and the physical environment: Combining medical architecture methodologies and architectural morphology to increase our understanding. *J Healthc Eng* 2019; 2019:4076259.

[584] Jovanović N, et al. How to design psychiatric facilities to foster positive social interaction: A systematic review. *Eur Psychiatry* 2019; 60:49–62.

[585] Liddicoat S. Designing a supportive emergency department environment for people with self harm and suicidal ideation: A scoping review. *Australas Emerg Care* 2019; 22:139–148.

[586] Friedrich-Ebert-Stiftung. Es ist Zeit für einen neuen Aufbruch! Handlungsbedarfe zur Reform der psychosozialen Versorgung 44 Jahre nach der Psychiatrie-Enquete. Bonn: Friedrich-Ebert-Stiftung; 2019.

[587] Firth J, et al. The Lancet Psychiatry Commission: A blueprint for protecting physical health in people with mental illness. *Lancet Psychiatry* 2019; 6:675–712.

[588] Lambert M, et al. Behandlungskonzepte für Patienten aller Schweregrade. *Hamb Ärztebl* 2019; 73:14–15.

[589] Deister A, Wilms B. Regionale Verantwortung übernehmen: Modellprojekte in Psychiatrie und Psychotherapie nach §64b SGB V. Köln: Psychiatrie Verlag; 2014.

[590] Bramesfeld A, Koller M, Salize HJ, Hrsg. Public mental health: Steuerung der Versorgung für psychisch kranke Menschen. Bern: Hogrefe; 2019.

[591] Ebert DD, Cuijpers P. It is time to invest in the prevention of depression. *JAMA Netw Open* 2018; 1:e180335.

[592] Rüsch N. Prävention und das Stigma psychischer Erkrankungen. In: Rössler W, Ajdacic-Gross V, Hrsg. Prävention psychischer Störungen: Konzepte und Umsetzungen. Stuttgart: Kohlhammer; 2015. S. 19–28.

[593] Embry DD. Behavioral vaccines and evidence-based kernels: Nonpharmaceutical approaches for the prevention of mental, emotional, and behavioral disorders. *Psychiatr Clin North Am* 2011; 34:1–34.

[594] Dirscherl T, Hahlweg K, et al. Triple P – ein „Public Health"-Ansatz zur Förderung der seelischen Gesundheit von Kindern und Jugendlichen durch Stärkung der elterlichen Erziehungskompetenz: Grundlagen, Struktur, Inhalte und Evaluation. Münster: Triple P Deutschland; 2011.

[595] Prinz RJ, et al. Population-based prevention of child maltreatment: The U.S. Triple P System Population Trial. *Prev Sci* 2009; 10:1–12.

[596] Gilbert R, et al. Burden and consequences of child maltreatment in high-income countries. *Lancet* 2009; 373:68–81.

[597] Furlong M, et al. Cochrane review: Behavioural and cognitive-behavioural group-based parenting programmes for early-onset conduct problems in children aged 3 to 12 years. *Evid Based Child Health* 2013; 8:318–692.

[598] Ormel J, et al. Prevention of depression will only succeed when it is structurally embedded and targets big determinants. *World Psychiatry* 2019; 18:111–112.

[599] Utschakowski J, Sielaff G, Bock T, Winter A, Hrsg. Experten aus Erfahrung: Peerarbeit in der Psychiatrie. Köln: Psychiatrie Verlag; 2016.

[600] Buck-Zerchin DS. Auf der Spur des Morgensterns: Psychose als Selbstfindung. Neumünster, Norderstedt: Paranus Verlag, Anne Fischer Verlag; 2005.

[601] Burke E, et al. The effects of peer support on empowerment, self-efficacy, and internalized stigma: A narrative synthesis and meta-analysis. *Stigma Health* 2019; 4:337–356.

[602] Johnson S, et al. Peer-supported self-management for people discharged from a mental health crisis team: A randomised controlled trial. *Lancet* 2018; 392:409–418.

[651] Niederkrotenthaler T, et al. Association of increased youth suicides in the United States with the release of 13 Reasons Why. *JAMA Psychiatry* 2019; 76:933–940.

[652] Till B, et al. Determining the effects of films with suicidal content: A laboratory experiment. *Br J Psychiatry* 2015; 207:72–78.

[653] Pirkis J, et al. Suicide prevention media campaigns: A systematic literature review. *Health Commun* 2019; 34:402–414.

[654] Niederkrotenthaler T, et al. Celebrity suicide on Twitter: Activity, content and network analysis related to the death of Swedish DJ Tim Bergling alias Avicii. *J Affect Disord* 2019; 245:848–855.

[655] Shanahan N, et al. Self-harm and social media: Thematic analysis of images posted on three social media sites. *BMJ Open* 2019; 9:e027006.

[656] Brown RC, et al. #cutting: Non-suicidal self-injury (NSSI) on Instagram. *Psychol Med* 2018; 48:337–346.

[657] Paul E, et al. Has information on suicide methods provided via the Internet negatively impacted suicide rates? *PLoS One* 2017; 12:e0190136.

[658] Till B, Niederkrotenthaler T. Surfing for suicide methods and help: Content analysis of websites retrieved with search engines in Austria and the United States. *J Clin Psychiatry* 2014; 75:886–892.

[659] Henderson L. Selling suffering: Mental illness and media values. In: Philo G, ed. Media and mental distress. London/New York: Longman; 1996. pp. 18–36.

[660] Mueller AS. Does the media matter to suicide? Examining the social dynamics surrounding media reporting on suicide in a suicide-prone community. *Soc Sci Med* 2017; 180:152–159.

[661] Gilman SL. Seeing the Insane. Lincoln and London: University of Nebraska Press; 1996.

[662] Merke F. History and iconography of endemic goitre and cretinism. Lancaster: MTP; 1984.

[663] Gilman SL. Disease and representation: Images of illness from madness to AIDS. Ithaca: Cornell University Press; 1988.

[664] Aktionsbündnis Seelische Gesundheit. Berichterstattung über Menschen mit psychischen Erkrankungen 2014. www.seelischegesundheit.net/images/stories/kodizes/leitfaden-berichterstattung-absg-2014.pdf. Accessed 19 Dec 2019.

[665] WHO, Dept. of Mental Health and Substance Abuse, International Association for Suicide Prevention (IASP). Preventing suicide: A resource for media professionals. Geneva: WHO; 2008.

[666] Maiorano A, et al. Reducing stigma in media professionals: Is there room for improvement? Results from a systematic review. *Can J Psychiatry* 2017; 62:702–715.

[667] Carmichael V, et al. Media coverage of mental illness: A comparison of citizen journalism vs. professional journalism portrayals. *J Ment Health* 2019; 28:520–526.

[668] Marschner R. Psychisch kranke Menschen im Recht: Ein Ratgeber für Betroffene, Angehörige und Mitarbeiter in psychiatrischen Einrichtungen. 6. Aufl. Köln: Balance; 2015.

[669] Höffe O. Gerechtigkeit: Eine philosophische Einführung. 5. Aufl. München: Beck; 2015.

[670] Rawls J. Eine Theorie der Gerechtigkeit. 20. Aufl. Frankfurt: Suhrkamp; 2017.

[671] Sen AK. Ökonomie für den Menschen: Wege zu Gerechtigkeit und Solidarität in der Marktwirtschaft. München: Hanser; 2000.

[672] Neuhäuser C. Amartya Sen: zur Einführung. Hamburg: Junius; 2013.

[673] Davidson L, et al. A capabilities approach to mental health transformation: A conceptual framework for the recovery era. *Can J Commun Ment Health* 2009; 28:35–46.

[674] Bielefeldt H. Zum Innovationspotenzial der UN-Behindertenrechtskonvention. 3. Aufl. Berlin: Dt. Inst. für Menschenrechte; 2009.

[675] Aichele V, Althoff N. Nicht-Diskriminierung und angemessene Vorkehrungen in der UN-Behindertenrechtskonvention. In: Welke A, Hrsg. UN-Behindertenrechtskonvention mit rechtlichen Erläuterungen. Berlin: Dt. Verein für öffentliche u. private Fürsorge; 2012. S. 104–118.

[676] WHO Regional Office for Europe. Mental health, human rights and standards of care: Assessment of the quality of institutional care for adults with psychosocial and intellectual disabilities in the WHO European Region. Copenhagen: WHO; 2018.

[677] von Boetticher A. Das neue Teilhaberecht. 2. Aufl. Baden-Baden: Nomos; 2020.
[678] BMAS. Studie zum aktiven und passiven Wahlrecht von Menschen mit Behinderung: Forschungsbericht 470. Berlin: Bundesministerium für Arbeit und Soziales; 2016.
[679] Corrigan PW. Where is the evidence supporting public service announcements to eliminate mental illness stigma? *Psychiatr Serv* 2012; 63:79–82.
[680] Klerings I, et al. Information overload in healthcare: Too much of a good thing? *Z Evid Fortbild Qual Gesundhwes* 2015; 109:285–290.
[681] Khaleel I, et al. Health information overload among health consumers: A scoping review. *Patient Educ Couns* 2020; 103:15–32.
[682] Nyhan B, et al. Effective messages in vaccine promotion: A randomized trial. *Pediatrics* 2014; 133:e835-e842.
[683] Schomerus G, et al. An online intervention using information on the mental health-mental illness continuum to reduce stigma. *Eur Psychiatry* 2016; 32:21–27.
[684] Romme M, Escher S. Stimmenhören verstehen: Der Leitfaden für die Arbeit mit Stimmenhörern. 2. Aufl. Bonn: Psychiatrie-Verlag; 2013.
[685] Paluck EL, Green DP. Prejudice reduction: What works? A review and assessment of research and practice. *Annu Rev Psychol* 2009; 60:339–367.
[686] Nous group. Independent evaluation of beyondblue 2014. www.beyondblue.org.au/docs/default-source/research-project-files/bw0265.pdf. Accessed 10 Jan 2020.
[687] Corrigan PW, et al. Examining the impact of public service announcements on help seeking and stigma: Results of a randomized controlled trial. *J Nerv Ment Dis* 2015; 203:836–842.
[688] Evans-Lacko S, et al. Influence of Time to Change's social marketing interventions on stigma in England 2009-2011. *Br J Psychiatry Suppl* 2013; 55:s77-s88.
[689] Henderson C, et al. Relationships between anti-stigma programme awareness, disclosure comfort and intended help-seeking regarding a mental health problem. *Br J Psychiatry* 2017; 211:316–322.
[690] Collins RL, et al. Social marketing of mental health treatment: California's mental illness stigma reduction campaign. *Am J Public Health* 2019; 109:S228-S235.
[691] Makowski AC, et al. Changes in beliefs and attitudes toward people with depression and schizophrenia: Results of a public campaign in Germany. *Psychiatry Res* 2016; 237:271–278.
[692] Kohls E, et al. Public attitudes toward depression and help-seeking: Impact of the OSPI-Europe depression awareness campaign in four European regions. *J Affect Disord* 2017; 217:252–259.
[693] Morgan AJ, et al. Systematic review and meta-analysis of Mental Health First Aid training: Effects on knowledge, stigma, and helping behaviour. *PLoS One* 2018; 13:e0197102.
[694] Brijnath B, et al. Do web-based mental health literacy interventions improve the mental health literacy of adult consumers? Results from a systematic review. *J Med Internet Res* 2016; 18:e165.
[695] Corrigan PW, et al. Challenging the public stigma of mental illness: A meta-analysis of outcome studies. *Psychiatr Serv* 2012; 63:963–973.
[696] Morgan AJ, et al. Interventions to reduce stigma towards people with severe mental illness: Systematic review and meta-analysis. *J Psychiatr Res* 2018; 103:120–133.
[697] Koike S, et al. Effect of name change of schizophrenia on mass media between 1985 and 2013 in Japan: A text data mining analysis. *Schizophr Bull* 2016; 42:552–559.
[698] Chen H-C, et al. Renaming schizophrenia alone has not altered negative wording in newspaper articles: A text-mining finding in Taiwan. *Psychiatry Clin Neurosci* 2019; 73:594–595.
[699] Corrigan PW, et al. Three strategies for changing attributions about severe mental illness. *Schizophr Bull* 2001; 27:187–195.
[700] Pettigrew TF, et al. Recent advances in intergroup contact theory. *Int J Intercult Relat* 2011; 35:271–280.
[701] Turner RN, et al. Reducing explicit and implicit outgroup prejudice via direct and extended contact: The mediating role of self-disclosure and intergroup anxiety. *J Pers Soc Psychol* 2007; 93:369–388.
[702] Maunder RD, White FA. Intergroup contact and mental health stigma: A comparative effectiveness meta-analysis. *Clin Psychol Rev* 2019; 72:101749.

[703] Jorm AF. Effect of contact-based interventions on stigma and discrimination: A critical examination of the evidence. *Psychiatr Serv* 2020 ; 71:735-737.

[704] Miles E, Crisp RJ. A meta-analytic test of the imagined contact hypothesis. *Group Process Intergroup Relat* 2014; 17:3–26.

[705] West K, et al. Enhancing imagined contact to reduce prejudice against people with schizophrenia. *Group Process Intergroup Relat* 2011; 14:407–428.

[706] Janoušková M, et al. Can video interventions be used to effectively destigmatize mental illness among young people? A systematic review. *Eur Psychiatry* 2017; 41:1–9.

[707] Martínez-Hidalgo MN, et al. Social contact as a strategy for self-stigma reduction in young adults and adolescents with mental health problems. *Psychiatry Res* 2018; 260:443–450.

[708] Reimer NK, et al. Intergroup contact and social change: Implications of negative and positive contact for collective action in advantaged and disadvantaged groups. *Pers Soc Psychol Bull* 2017; 43:121–136.

[709] Corrigan PW, et al. The California schedule of key ingredients for contact-based antistigma programs. *Psychiatr Rehabil J* 2013; 36:173–179.

[710] Corrigan PW. Strategic Stigma Change (SSC): Five principles for social marketing campaigns meant to erase the prejudice and discrimination of mental illness. *Psychiatr Serv* 2011; 62:824–826.

[711] Conrad I, et al. Präventiv und stigmareduzierend? Evaluation des Schulprojekts "Verrückt? Na und!". *Z Psychiatr Psychol Psychother* 2010; 58:257–264.

[712] Stratenwerth I, Bock T. Die Bettelkönigin: Illustriert von Hildegard Wohlgemuth, der "Bettelkönigin". 3. Aufl. Köln: Balance; 2013.

[713] Wechsler D, et al. Effects of contact-based, short term anti-stigma training for medical students: Results from a randomized controlled trial. *Neuropsychiatr* 2020; 34:66–73.

[714] Bock T, et al. Was macht die Seele im Knast? Trialogische Fortbildung zum Thema psychischer Gesundheit/Krankheit für werdende Justizvollzugsbeamte. *Recht & Psychiatrie* 2019; 37:20–25.

[715] Gaebel W, et al. Promoting stigma coping and empowerment in patients with schizophrenia and depression: Results of a cluster-RCT. *Eur Arch Psychiatry Clin Neurosci* 2020; 270:501–511.

[716] Lucksted A, et al. Outcomes of a psychoeducational intervention to reduce internalized stigma among psychosocial rehabilitation clients. *Psychiatr Serv* 2017; 68:360-367.

[717] Alonso M, et al. Interventions to reduce internalized stigma in individuals with mental illness: A systematic review. *Span J Psychol* 2019; 22:e27.

[718] Yanos PT, et al. A randomized-controlled trial of treatment for self-stigma among persons diagnosed with schizophrenia-spectrum disorders. *Soc Psychiatry Psychiatr Epidemiol* 2019; 54:1363–1378.

[719] Han CS, Oliffe JL. Photovoice in mental illness research: A review and recommendations. *Health* 2016; 20:110–126.

[720] Fleming J, et al. An ethnographic approach to interpreting a mental illness photovoice exhibit. *Arch Psychiatr Nurs* 2009; 23:16–24.

[721] Molloy JK. Photovoice as a tool for social justice workers. *J Progress Hum Serv* 2007; 18:39–55.

[722] Russinova Z, et al. A randomized controlled trial of a peer-run antistigma photovoice intervention. *Psychiatr Serv* 2014; 65:242–246.

[723] Mills H, et al. Self-help interventions to reduce self-stigma in people with mental health problems: A systematic literature review. *Psychiatry Res* 2020; 284:112702.

[724] Thoits PA. "I'm not mentally ill": Identity deflection as a form of stigma resistance. *J Health Soc Behav* 2016; 57:135–151.

[725] Quinn DM. When stigma is concealable: The costs and benefits for health. In: Major B, Dovidio JF, Link BG, eds. The Oxford Handbook of Stigma, Discrimination, and Health. Oxford: Oxford University Press; 2018. pp. 287–299.

[726] Corrigan PW, et al. Reducing self-stigma by coming out proud. *Am J Public Health* 2013; 103:794–800.

[727] Corrigan PW, et al. Adapting disclosure programs to reduce the stigma of mental illness. *Psychiatr Serv* 2018; 69:826–828.

[728] Rüsch N, et al. Efficacy of Coming Out Proud to reduce stigma's impact among people with mental illness: Pilot randomised controlled trial. *Br J Psychiatry* 2014; 204:391–397.

[729] Corrigan PW, et al. Diminishing the self-stigma of mental illness by Coming Out Proud. *Psychiatry Res* 2015; 229:148–154.

[730] Conley CS, et al. Honest, Open, Proud–college: Effectiveness of a peer-led small-group intervention for reducing the stigma of mental illness. *Stigma Health* 2020; 5:168–178.

[731] Xu Z, et al. Effectiveness of interventions to promote help-seeking for mental health problems: Systematic review and meta-analysis. *Psychol Med* 2018; 48:2658–2667.

[732] Klawiter M. Breast cancer in two regimes: The impact of social movements on illness experience. *Sociol Health Illn* 2004; 26:845–874.

[733] Bailey ZD, et al. Structural racism and health inequities in the USA: Evidence and interventions. *Lancet* 2017; 389:1453–1463.

[734] Sprague L, et al. Participatory praxis as an imperative for health-related stigma research. *BMC Med* 2019; 17:32.

[735] Robinson EJ, Henderson C. Public knowledge, attitudes, social distance and reporting contact with people with mental illness 2009-2017. *Psychol Med* 2019; 49:2717–2726.

[736] Quinn N, et al. The impact of a national mental health arts and film festival on stigma and recovery. *Acta Psychiatr Scand* 2011; 123:71–81.

[737] Stuart H. Reducing the stigma of mental illness. *Glob Ment Health* 2016; 3:e17.

[738] Ramge A, Becker H. The German Mental Health Alliance. In: Gaebel W, Rössler W, Sartorius N, eds. The stigma of mental illness - End of the story? Cham: Springer; 2017. pp. 405–416.

[739] Evans-Lacko S, et al. How much does mental health discrimination cost: Valuing experienced discrimination in relation to healthcare care costs and community participation. *Epidemiol Psychiatr Sci* 2015; 24:423–434.

[740] McCrone P, et al. The economic impact of initiatives to reduce stigma: Demonstration of a modelling approach. *Epidemiol Psichiatr Soc* 2010; 19:131–139.

[741] Corrigan PW. Lessons learned from unintended consequences about erasing the stigma of mental illness. *World Psychiatry* 2016; 15:67–73.

[742] Amenta E, Polletta F. The cultural impacts of social movements. *Annu Rev Sociol* 2019; 45:279–299.

[743] Clair M, et al. Destigmatization and health: Cultural constructions and the long-term reduction of stigma. *Soc Sci Med* 2016; 165:223–232.

[744] Tokmic F, et al. Development of a behavioral health stigma measure and application of machine learning for classification. *Innov Clin Neurosci* 2018; 15:34–42.

[745] Brannan C, et al. Preventing discrimination based on psychiatric risk biomarkers. *Am J Med Genet B Neuropsychiatr Genet* 2019; 180:159–171.

[746] Mullor D, et al. Effect of a serious game (Stigma-Stop) on reducing stigma among psychology students: A controlled study. *Cyberpsychol Behav Soc Netw* 2019; 22:205–211.

[747] Zhang J, Centola D. Social networks and health: New developments in diffusion, online and offline. *Annu Rev Sociol* 2019; 45:91–109.

Register